面向21世纪高等医药院校精品课程教材
（供临床、护理、预防、麻醉、妇产、检验、影像、口腔、药学等专业用）

# 医学科研方法

主　　编　陈　坤
副 主 编　朱益民
编写人员　（按姓氏笔画排序）
乐园罗　朱益民　朱敏洁
陈　坤　陈　芮　沈　毅
张　扬　李秀央



浙江大學出版社

# 前　　言

医学科研的进步促进了医药卫生科学的发展。医学科研学研究正越来越受到重视：在医学部类中，不论是临床医学的内、外、儿、妇，还是公共卫生的疾病控制和预防等领域，都有许许多多未知的问题、疑问需要弄清；人类面临的生、老、病、死尚有许许多多未解之谜需要探索。在人类进行医学科学研究这一开拓性的活动中，医学科研方法学本身也日益受到重视。医学科学研究涉及到选题、设计、实施、数据处理与分析、论文撰写与成果表达等多个环节，不论哪个医学的分支学科和何种形式的研究，都有上述多个环节这一共性问题，这也就是有人将之称为“医学科研方法学”的由来，亦是目前在大学里开设“医学科研方法”这一课程的现实需要和科学基础。为了提高医学工作者的医学科研思想和理论水平，更好地开展医学研究工作，基于理论服务于实践的指导思想，我们编写了《医学科研方法》一书。

本书共分二十一章，以开展医学研究的一个完整过程为纵轴，从医学研究的一般理论扩展到各类研究设计、实施和评价等方面，并逐一作系统介绍。包括绪论一章，医学科研设计的基本原则、方法和误差来源及控制四章（第三、四、五、七章），医学临床问题的各类研究设计和现场研究方法十章（第六、八～十六章），医学研究数据资料的性质及分析处理一般方法两章（第二、十七章），医学证据的收集与评价两章（第十八、十九章），最后是关于医学课题的选题、申报以及医学综述和科研论文写作两章内容（第二十、二十一章）。

参加本书编写的人员绝大部分都是正在从事基础医学、临床医学和预防医学的科研设计和方法教学的同志，本书的许多内容是大家平时在教学或自身科研活动中积累的材料或讲义。编写过程中，我们力求通俗易懂，使本书成为学生能自学、教师能施教的教材和参考书。本书不仅可作为医药卫生各专业七年制或硕士研究生教材，也可作为中高级医务人员继续教育和科研实践中的参考书。

由于我们水平有限，编写时间仓促，书中难免会有错漏、疏忽之处，敬希读者和专家指正和谅解，以便我们在今后修订中予以改正和完善。

**编　者**

2004 年 7 月于浙江大学湖滨校区

# 目　录

# 第一章　绪　　论

人类历史已经迎来了崭新的21世纪。这个世纪，将是各大科技空前融合、急速发展的大科学时代，而现代医学科研在人类基因组破译的突破性进展下，其发展也将面临着前所未有的机遇与挑战。

医学科研是在医学专业理论的指导下，围绕人类身心健康，对尚未研究或尚未深入研究的健康相关事物、现象进行探讨，旨在揭示矛盾的内部联系与客观规律，从而比较客观、正确地提出新的观点和新的技术，并对其进行评价。它是提高对疾病、健康的认识和比较各种医疗保健方法效果的重要途径，其目的是为改进医疗和保健措施等提供科学依据。

## 第一节　医学环境变化对科研的挑战

20世纪70年代中期，计算机技术、卫星通讯技术等的飞速发展，引起了以信息技术为主的新技术革命，使产业结构、经济结构和社会结构发生了深刻的变化。"人类基因组计划"的实施和进展促进了生命科学和信息科学等学科的结合，使医学的环境进一步发生了巨大的变化，对医学科研提出了新的挑战。

### 一、医学环境的变化

在目前经济、技术、信息全球化的浪潮中，医学环境的深刻变化主要表现为以下几个方面。

1. 疾病谱的变化。由于经济、科学技术和人们生活水平的提高以及生活方式的改变，近几十年来疾病谱发生了翻天覆地的变化。在发达国家，传染性疾病已经得到了很好的控制，发病率逐渐降低，但慢性非传染性疾病特别是癌症、循环系统疾病、心理疾患和慢性呼吸系统疾病等对人类的威胁却日趋严峻。由于这些慢性病经常在生命的晚期发生，且通常是不可逆的，只能对症治疗，因此随着期望寿命的延长、社会的老龄化，慢性非传染性疾病的负担必然还要加重。发展中国家则仍主要挣扎在各种传染病的肆虐中，传染性疾病是造成早死的主要原因。

我国近年疾病谱与死因谱已接近发达国家，但兼有发展中国家的特点：虽然感染性疾病已下降，但是并未得到根本控制，而且新的传染病仍在不断出现甚至流行；慢性非传染性疾病、意外伤害导致的卫生问题也在不断上升，双重挑战非常严峻。根据《中国卫生科技发展第十个五年计划及2010年远景规划纲要》，当前我国已经进入以防治急性传染性疾病的"第一次卫生革命"和以防治慢性非传染性疾病的"第二次卫生革命"并存的新阶段。

2. 医学模式的转变。医学模式已经经历了单纯医学模式→生物医学模式→社会、心理、生物医学模式等三个阶段。近年又有人提出生物、心理、社会、生态环境医学模式。相应地，临床医疗模式也由经验模式→循证医学(evidence-based medicine，EBM)模式转变；护理模式由生理护理→责任制护理→系统化整体护理模式转变；医院管理模式由专家管理→MBA、MPA管理模式转变。模式的转变也必然引起健康观念的扩展：由无病即健康，到社会、心理、身体的完美状态，到社会、心理、身体、智力、环境的全健康。医疗卫生服务范围也不断扩大，大卫生观念、三级预防保健得到了更多的提倡；医疗不仅要进行生理服务，还要重视心理服务；社区医疗服务、全科医学崛起；健康管理理念的逐步平民化、个体化；加强环保意识，提倡合理膳食，适当运动的良好生活习惯。医学科研工作也朝向这一模式转轨，无论是从宏观观察还是从微观分析都需顺应这种模式的转变。

3. 卫生资源相对匮乏。随着人口增长、年龄老化、新技术和新药物的应用、人类健康需求层次的提高，全世界都面临着严峻的卫生资源不足的挑战、有限的卫生资源与无限增长的卫生需求之间的矛盾。尤其是我国，虽然卫生保健资源有所增加，但仍是非常有限，而医药费用却在快速上涨，卫生资源利用的有效性越来越重要。

4. 医学科技的发展。我国医疗水平、疾病防治的进步，得益于医学科学研究的进展。医学科学研究，20 世纪 50 年代主要是病例分析；60 年代开始临床与基础的结合研究；70 年代才开始在某些疾病的高发现场开展临床－基础－现场相结合的防治研究；80 年代以来，医药卫生中的重大科技问题已经列入到国家科技攻关计划中，国家自然科学基金、“863”计划、“973”计划等也将生命科学作为重点资助对象。

目前，国内外医学科技已取得了较多的进展，且近年医学科研有综合化和国际化的趋势，这必然有利于出更大的医学科研成果。预计未来几年的医学科研重点将在重大疾病发生发展的规律与机理研究方面，主要包括：疾病与遗传背景的关系；疾病与环境的关系；疾病与心理行为的关系。同时，重大疾病的防治手段也依然是研究的重点，如微创和无创技术的创新、综合疾病防治方案的创新以及治疗手段和新型药物（包括生物制品）的创新等。

## 二、医学科研的基本要求

医学外环境的巨大改变，对医学科研的发展产生了深刻的影响，也对医学科研提出了更高的要求。

1. 创新。科学研究求新、求异、求真，要有独到的见解。因此，创新性是科学研究的灵魂，没有创新，就没有科研的生命力。创新体现科研的真正价值，一项研究如果没有创新，不能算作真正意义的科学研究，只是重复前人的工作。创新分为两大类：一是原始创新，即在所研究领域中建立或突破基本概念、建立新方法或在新的领域内拓展。基础研究主要属于这一类。二是次级创新，即对现有概念、理论或方法等的补充和改良。大部分应用研究属于这一类。创新从立意途径上说有以下七类：否定成说，补充前说，提出新观点，宣布新发现，开辟新领域，采用新角度，运用新方法。也就是说，创新既可以是在前人研究的基础上，超越前人的观点、技术；也可以是否定、修正或补充前人的观点、技术；更可以是独辟蹊径，另选研究方向，通过锲而不舍的刻苦钻研，最终得到全新的研究成果。

要在科学上有所创造、有所发现，就要培养创新思维、创新愿望。如何创新？一是具有前沿意识，时刻关注所从事学科、领域的研究特点和学术动态，把握最新研究成果。二是重视学术积累，即要有知识（专业及相关学科）、资料、研究能力与研究方法的积累。三是善于思考，培养想像力，不迷信书本、权威。四是善于发现，尤其对无意中观察到的偶然现象要及时抓住，还要能捕捉灵感，适当理解直觉。如青霉素的发现就是一个很偶然的机遇。五是转变科研思路，如可将注意力从中心转向边缘，从主流转向支流，从经典学科转向交叉学科、边缘学科。

最后需要说明的是，创新思维本身并不是一种具体的思维方法，也不是可以教出来的，任何现成的方法与模式都只能是创新思维的窠臼。创新思维最需要的是对世界保持一种追问的态度，是一种思的状态。我们只能培养这种追问的兴趣和勇气。

2. 科学思维。所谓科学思维即在医学科研中应以唯物辩证的观点来思考问题，坚持社会普遍联系论、社会发展论和辩证法。

逻辑思维是科学的思维方式，应遵循严格的逻辑规律和规则，在概念与概念之间、概念和命题之间、命题和命题之间进行推演，证明或否定概念或命题。遵循逻辑思维的基本规律是人们正确思维的必要条件。任何科研成果都是正确进行思维的结果。医学概念、医学判断本身就具有较强的逻辑性，所以医学科研中逻辑思维极为重要。

归纳、演绎和类比是逻辑思维的三大主要推理模式。归纳推理是从个别推出一般，其显著特征是“以一推全”或“以少推全”；演绎推理是从普遍性的前提推出特殊性的结论，是应用最广的一种推理，其显著性特征是“以全推一”；类比推理是从特殊到特殊的一种推理，其显著特征是“以一推一”。归纳和演绎构成了一个“从个别到一般，从一般到个别”的辩证思维过程。

逻辑思维贯穿在医学科研的整个过程中，主要体现于假设形成和假设验证的过程中。假设是根据已掌握的事实材料和科学原理对某一未知事物及其发展规律所作出的一种推测。在假设形成中需要综合运用归纳和类比推理；而假设的验证过程中，则需要通过医学统计的描述和推断，主要用到演绎推理。

在病因探索中，因果联系是相当复杂的，有一因多果，也有多因多果，因此必须运用归纳推理的方式。主要有以下 6 种方法：

(1)求同法。如果多种不同情况与某种疾病的存在有联系，而在这多种情况中都有一个相同的因素存在，那么这个因素很可能是该病的病因。

(2)求异法。如果在 A 情况下存在某因素 F，在 B 情况下不存在因素 F，同时某病的发病率在 A 情况下高于 B 情况，并且两者的差别在统计学上有意义，则 F 因素可能为该病的病因。

(3)求同求异共用法。该方法是上述求同法和求异法的综合运用。

(4)共变法。当某个因素 F 出现的频率或强度变化时，该病发生的频率或强度也随之变化，则 F 因素可能为该病的病因。

(5)剩余法。如果已经知道复合现象 T 是符合现象 S 的原因，并知道 T 的一部分 A、B、C 是 S 的一部分 a、b、c 的原因，则 T 剩余部分 D 是 S 的剩余部分 d 的原因。

(6)类推法。当一种疾病的分布与另外一种病因已研究清楚的疾病的分布相似时，则这两种疾病可能具有共同的病因。

上述 6 种方法为医学科研中病因推断提供了基本思路，实际应用中这几种方法往往是结合使用的。另外还要注意不可生搬硬套，要结合专业知识和流行病学的知识和原理。

## 第二节　医学科研的基本步骤

与其他学科研究的过程相似，医学科研也由 5 个阶段组成：科研选题、科研设计、实施方法、统计分析和总结归纳。各个步骤丝丝入扣，紧密相连，其中科研选题、科研设计是关键的两个步骤，确定一个创意新锐、设计周密、指标合理、科学性强又切实可行的实施方案是取得高新成果的根本保证。

1. 科研选题。医学科研的选题就是确定所要探索的题目。它是科研的起点，也是关系到科研成败和成果大小的关键性问题。其基本程序为：原始想法的形成或提出问题→文献评价→假设形成→立项。应遵循四个基本原则：科学性原则、意义性原则、创新性原则、可行性原则。

2. 科研设计。科研设计是对科学研究具体内容与方法的设想和计划安排，它是整个科研过程的纲领。设计的好坏不仅直接影响到科研的创新性、科学性和可行性，而且还决定了完成课题的速度与经费的开支等问题。科研设计主要包括专业设计和统计学设计：专业设计是运用专业理论和知识技术来进行设计；统计学设计是运用数理统计学理论和方法来进行设计。

3. 实施方法。按照研究对象属性和实验场所的不同，医学科研实施方法一般可分为观察、实验和理论三大类型。这个阶段，也就是通常所说的资料搜集阶段。

4. 统计分析。大多数情况下，医学科研通常是在研究对象的总体中随机抽取部分即样本来进行研究，通过样本的结果来推断总体参数。这就需要运用医学统计学方法，包括统计描述和统计推断。医学科研中，研究者不仅应具备丰富的专业知识，还需具备流行病学和医学统计学等知识。

统计描述是指运用各种统计学手段（如统计表、统计图、统计指标等）对观测数据的数量特征进行客观如实的描述和表达，如集中趋势和离散程度、百分比（率）等。注意，描述的结果仅为局部（样本）的结果。

统计推断是指根据观测数据（样本）所提供的信息，对未知总体作出具有一定概率保证的估计和推断，包括假设检验和参数估计两大内容。在实际应用中要根据推断目的、资料的性质、实验设计的类型以及样本的大小，选择正确的统计方法。例如，成组设计的两样本均数比较选用 $t$ 检验；成组设计的多样本均数比较则选用 $F$ 检验；对两组或两组以上计数资料的样本率比较需选用 $\chi^2$ 检验等。

5. 总结归纳。总结归纳是科研过程中的最后一个步骤，即根据研究事实与统计分析结果，运用综合、归纳与演绎等方法，把感性认识上升为理性概念，得出科研结论。总结归纳的基本形式是撰写科研论文和课题鉴定总结。在归纳总结中，应注意两点：①推理要基于已有的研究数据。既要尊重研究证据和客观公理，不可天马行空、凭空捏造，又要不拘泥于传统观念，敢于怀疑，推陈出新。②重视研究对象的固有特征，即只能推断出本科研设计的总体特征，切不可轻易外延推断。

## 第三节　医学科研的类型

医学科研类型由于不同的科研目的，有多种不同的分类方法。如，按科技活动类型分为基础研究、应用研究和开发研究（发展研究）；按照医学中各专业的属性，可分为基础医学科研、临床医学科研、预防医学科研、社会医学科研（包括卫生事业管理学研究和医学心理学科研）；等等。

一般来说，医学科研的分类，常按设计类型的不同，分为以下几种基本类型（图 1-1）。

### 一、观察性研究

医学研究由于其对象的特殊性，在很多科研中，研究者不能主动地控制研究因素。这种在自然状态下，观察疾病发生发展过程中表现出来的特点和规律，以阐述疾病的分布特征，认识疾病的病因和影响因素的研究方法，称为观察性研究（observational study）。观察性研究分为描述性研究和分析性研究两大类。

（一）描述性研究

1. 横断面研究（cross-sectional study）。也称现况研究、患病率研究，是研究特定时点与特

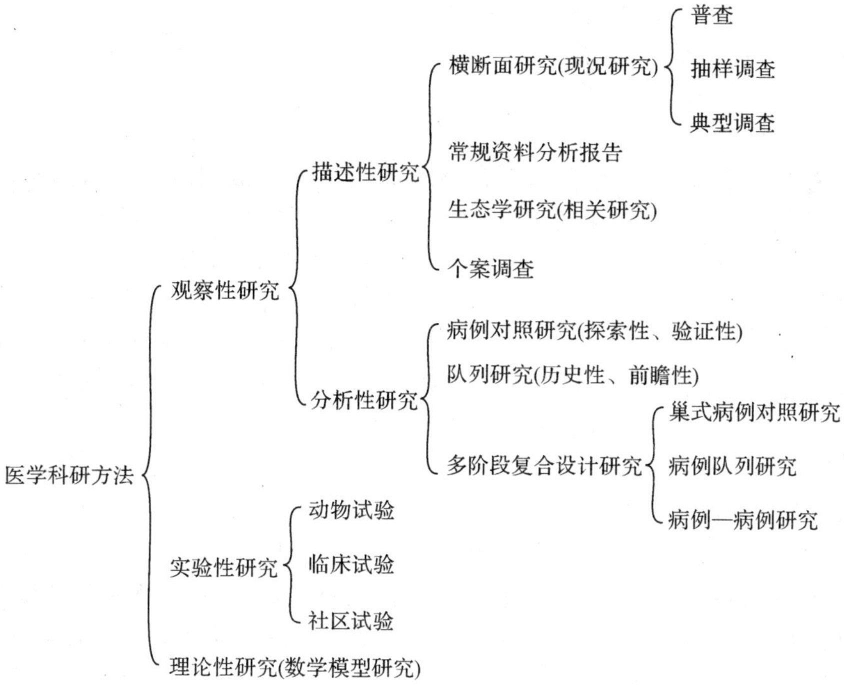


图 1-1　医学科研方法基本类型

定范围内人群中的有关变量(因素)与疾病或健康状况的现况及其相互关系。其特点是研究过程中没有人为地施加干预措施,而是客观地观察和记录某些现象在某个时间断面上的现状及其相关特征。根据研究对象的范围,横断面研究可分为普查、抽样调查和典型调查。

(1)普查。即对特定范围的人群中的每一成员均于某一特定时间内进行调查,可避免抽样误差,了解全貌,但较为费时费力。

(2)抽样调查。在研究对象的总体中随机抽取一部分有代表性的人群(样本)进行调查,通过对样本的调查结果来估计总体的参数。这是以局部估计总体的调查方法,节省人力物力和时间,但对样本的代表性要求较高,实施和数据分析比较复杂。

(3)典型调查。又称案例调查。指在对事物做了全面分析的基础上,选择特征典型、集中的观察单位进行进一步的调查,有利于更深入了解事物的特征。但典型调查由于没有经过随机抽样,观察单位不能代表总体,故不能用于估计总体的特征。

2. 常规资料分析报告。常规资料一般指医疗卫生系统的工作原始记录,是医疗机构不断积累并长年保存的可供随时查阅、提供医学科研信息、评价防治工作的资料,包括日常填写的工作记录和定期整理归档的统计报表两类。如传染病登记报告,医院病案、门诊登记资料,疾病监测资料,职业病、地方病防治资料和健康检查资料等等。其实,国家的任何一个部门都有它自己的经常性资料,如各级统计部门有人口资料或国民经济发展资料,公安部门有人口出生、死亡、交通事故等资料,气象部门有气象资料,环境部门有环境污染及其治理的资料,等等。医学科研工作者可根据自己的需要,去相应部门查阅索取,将之与疾病资料结合应用。

3. 生态学研究(ecological study)。指在搜集疾病或健康状态以及某些因素的资料时,不是以个体为分析单位,而是以群体为分析单位。它描述的是疾病或健康状况、各种(特征)暴露因素在人群中所占的百分数或比数,分析人群中疾病或健康状况分布与人群中哪个特征分布相关,故也称相关性研究。由于生态学研究是以人群为单位的研究,缺乏个体数据,所以只是一种粗线条的描述性研究，只能提供病因线索。

4. 个案调查。某些传染病往往需进行病家调查，其目的是调查其发病的“来龙去脉”，包括对病例、病例家属和周围情况的调查。

(二)分析性研究

1. 病例对照研究(case-control study)。又称回顾性研究、病例比较研究等，指根据研究目的，选定患有某病(病例)和未患某病(对照)的人群，分别调查其既往是否受过某种或某些致病因素的影响以及影响程度(即暴露于某个或某些危险因素的情况和程度)，从而推测判断所暴露的危险因素与疾病在统计学上的相关性和关联程度，主要用于探索疾病的危险因素和病因，是对病因假设进行检验的一种方法。它是一种从“果”到“因”的回顾性调查研究，需设立对照组。病例对照调查方法要求的样本含量较少，省钱、省时、省人力物力，一次调查可研究多个因素与疾病的联系，适宜于罕见病的危险因素的研究。

2. 队列研究(cohort study)。又称定群调查、前瞻性研究。指选择两组人群进行追踪调查，其中一组人群处在所研究危险因素影响中(暴露组)，另一组人群除了不处于这个危险因素影响中以外，其他方面尽可能与前一组人群相同(非暴露组)，两组对象在入组时都不患所要研究的疾病。通过研究这两组人群发病率的差异，来判定危险因素与发病有无关联以及其关联程度的大小。队列研究是“由因及果”的前瞻性研究，可直接获得发病率或死亡率，可靠性好，并可同时调查多种疾病与暴露的关系。

3. 巢式病例对照研究(nested case-control study)。又称套叠式或嵌入式病例对照研究，指以队列中所有的病例为病例组，再根据病例发病时间，在队列研究的非病例中随机匹配(按年龄、性别、住址、民族等)一个或多个对照，组成对照组，其实质是病例对照研究。它的研究对象都从同一个全队列(即通常所说的队列研究)中选取。相对于队列研究而言，具有省时、省钱、省力的特点；相对于病例对照研究而言，由于暴露资料的搜集在疾病发生之前，因果关系明确，不存在暴露与疾病之间的时间顺序问题，观察偏倚可以得到有效控制。

4. 病例一队列研究(case-cohort study)。也称病例参比式研究，指搜集全部研究对象(全队列)中的一个随机样本(子队列)和所有发病者的资料进行分析。该设计吸取了病例对照研究和队列研究的许多优点。

5. 病例一病例研究(case-only study)。研究对象均为患病的病例，不另设非患病者为对照，而是直接在不同临床类型或具有不同标志的病例亚组之间进行比较，并按病例对照研究的方式处理数据，因而称为病例一病例研究。

## 二、实验性研究

实验性研究(experimental study)是一种在人为控制一些条件和因素的基础上，主动给予研究对象某种干预措施，继而观察或观测由此引起的结构、功能、生化或疾病过程的变化，通过对相应效应指标的分析，揭示客观事物发生发展规律的研究方法。其特点是：研究者能人为设置处理因素；研究对象接受处理因素的种类或水平由随机分配决定，因而能较好地排除外界因素的干扰，有效控制误差，从而获得更为可靠的科学数据。广义的实验研究包括动物试验、临床试验和社区试验。

(一)动物试验

动物试验(animal experimental study)是把动物作为研究对象，在动物身上施加处理因素，并对其效果进行评价，再根据实验结果，逐步过渡到人体的实验性研究，是临床试验的基础。动物试验，容易随机化分组，设立对照组，研究者可根据研究目的设计较为理想的实验条件。

（二）临床试验

由于人比动物情况复杂得多，动物试验的结果不能简单地外推到人，还需进行针对人的临床试验（clinical trial）。临床试验是一种经过精心设计的、局限于对研究对象的身心健康无伤害的实验研究方法。临床试验只能是造福人民的实验，即须是评价临床疗效的研究，如研究药物、手术、理化因素的效应，营养、护理等辅助措施与预防措施的作用，也可以是对一整套治疗方案或某种特定形式的治疗措施的研究。临床试验应当遵循随机化、设立对照和盲法观察等基本原则。常见的临床试验设计类型包括：随机对照试验（RCT）、随机自身交叉同期试验、半随机同期对照试验、单个病例的随机对照试验、自身前后（阶段）对照试验和交叉试验。

（三）社区试验

社区试验（community trial）指在某一特定人群中，通过药物、健康教育、饮食或环境改变等干预措施，干扰某些致病因素或施加某些保护性措施，观察其对人群产生的效果，从而对这些干预措施进行考核的一种试验。例如观察疫苗接种、预防药物的效果，饮水中加氟预防龋齿、某些营养食品对儿童身体发育的作用等。由于社区干预试验难以将研究对象进行随机分组，因此又称为准实验性研究（quasi-experimental study）。

上述三种设计方法并非彼此完全独立，在某些医学科研中，需要两者或三者互相紧密结合。如新药的开发必须经过低等动物→高等动物→人体（包括急性、慢性实验、毒理学测试等）试验三个阶段的研究，如果是预防性药物还需进行人群的预防性干预试验。

### 三、理论性研究

理论性研究多指数学模型（mathematical model）研究，指抽象地用不同符号代表有关病因、机体与环境的各项因素，当有足够的资料把所掌握的某病规律性用各种符号组成的数学公式反映出来，且能经受客观实际的考验时，就建立了数学模型。可用来进行理论研究，如预测疾病的发生，或进行仿真。

## 第四节　临床流行病学

临床流行病学（clinical epidemiology）是一门采用近代流行病学、生物统计学、卫生经济学和医学社会学的原理和方法去设计、测量和评价临床医学的问题的医学交叉学科。也就是说，临床流行病学是以临床疾病和病人为基础，探索其所属人群中疾病分布的特征、可能致病因素、转归以及评价防治措施的效果和效益，为改进医疗和保健措施等提供依据的科学。

临床流行病学是医学的交叉学科，所以具有临床和流行病学的特点。

其临床特点表现为：

（1）研究对象。临床流行病学的研究对象是患者及其相应的患病群体，即可认识人群的特点，有利于达到研究群体规律的目的，这与临床医学和传统的流行病学不同。

（2）研究基地。临床流行病学的任务是解决各种临床问题，因此它的研究基地应在临床各学科。临床流行病学专家首先应该具有临床知识和经验。

（3）医学道德的限制。因为研究的对象是人，一切可能对人体有害的因素都不能用实验方法来进行研究。因而，临床流行病学中，观察法用得极为普遍。

其流行病学特点为：

(1)群体观念。临床工作者已日益认识到群体观念在临床医学中应用的重要性，临床流行病学的发展，还需要流行病学家、生物统计学家、卫生经济学家和医学社会学家的共同努力。

(2)观察的限制。由于临床流行病学多采用观察法，很难控制研究因素和研究条件。因此，要求有严格的研究设计，足量的研究对象，并且要求研究者客观反映研究过程和研究结果。

(3)统计学方法和相关统计软件是临床流行病学研究必不可少的工具，研究者须具备相应的基础知识。

临床流行病学与医学科研设计有一定的联系，又有一定的区别。

(1)实质一致。临床流行病学的实质是临床研究的方法学，是流行病学在临床医学的应用，也可将其看作是临床医学中的医学科研设计。

(2)适用范围不同。临床流行病学只研究临床医学相关内容，主要是疗效的评价。而医学科研设计则是对基础医学、临床医学、预防医学等所有医学相关内容科研的方法学。

(3)侧重不同。临床流行病学侧重于医疗技术和水平的提高，而医学科研设计包括医学理论和技术双方面的研究，可能更多的是基础性研究。

## 第五节　医学科研的伦理与道德

伦理即道德理论，伦理和道德有相通之意，都是指人们处理相互关系时所应遵循的行为准则。医学科研道德是医务人员和医学科研工作者在医学科研活动中调整与他人和社会之间相互关系的行为准则。“健康所系，性命相关”。医学科研由于其对象及目的的特殊性，研究过程的高度复杂性以及研究结果的双重性，因此在各种科研活动中，医学科研涉及的伦理道德历来引人注目，应有比较完备和严格的道德标准。

随着现代医学科技的进步，研究生命延长、优生优育、行为控制、器官移植、基因工程、人工生殖等高新医学技术带来的伦理问题以及人口控制、安乐死、医学公正、生态环境保护等重大社会医学伦理问题层出不穷。那么是不是医学科技的进步，必然带来某些医德的败落和丧失呢？我们应该看到，医学科研的发展，其目的在于造福人类；而医学道德是为了医学更好地为人类健康服务。所以从本质上讲，医学科研的发展与医学道德的进步是同步的，它们互相促进、互相渗透、互相制约。

医学科研道德包含在医学科研的整个过程中，主要表现在科研选题、实验设计、资料搜集、动物实验、人体实验、科学发现的优先权、科学的社会关系调节以及科学管理等方面。提倡良好的医学伦理道德，必须严肃对待各种违反医学伦理道德的做法。医学科研道德规范的主要内容有以下内容。

1. 追求真理、造福人类是医学科研道德首要的道德准则。

(1) 医学目的原则。医学科研的直接指向和目的是在宏观和微观上发展医学，积累医学知识，为人类的健康服务。马克思曾说过：“科学绝不是一种自私自利的享受。有幸能够致力于科学研究的人，首先应拿自己的知识为人类服务。”科研人员在医学研究中应避免为获取医学知识而不顾研究手段方法的正确性、道德性和科学性，避免不合医学目的的、违背人道的、危害社会和人类进步的科学研究。

(2) 医学知情同意、自主原则。主要指人体实验中尊重研究对象的知情权和自主权，强调病人的依从性。医患关系观念的转变、公民权益意识的建立、相关法律条文的明晰和可操作性是知情同意原则实施的必要条件。

(3) 人道主义原则。爱因斯坦告诫人们:“关心技术本身是不够的,首先应当关心人本身”。医学科研工作者必须具有高度的社会责任感和预见性,人体试验须严格遵守《赫尔辛基宣言》,做到有利无害;实验进行中应强调受试对象的依从性,一旦出现不利现象,应认真分析,及时采取相应处理措施,确保受试对象的安全。动物试验也要遵循有关使用实验动物的准则。

2. 勇于探索,合理怀疑。

科研的灵魂在于不断创新,勇敢探索。科学研究是创造性的活动,研究者首先应是一个具有首创精神的创造者。不迷信、盲目、墨守成规,科学的想像有助于拓宽思想,寻求科研突破口;具有独创性、开拓性、先导性;还要善于学习,充分汲取前人的知识成果。科学具有继承性,学习是创新的前提,知识是进取的先导。

3. 树立实事求是、坚持真理的科研道德,摒弃弄虚作假的陋习。

医学科研工作的对象和性质决定了医学科研工作者要有严肃的科学态度,严谨的科学作风,严格的科学方法,严密的科学思维,在科研活动中始终坚持实事求是的科学精神。科研选题要严肃认真,注重实效;科研实施要尊重客观,精确可靠;科研成果的鉴定、推广、应用要公正诚实,对社会负责;要团结协作,尊重他人,保护知识产权,打击剽窃行为,促进良好学风的建立;另外,还要有坚持真理,百折不挠,敢于修正错误的勇气。

4. 审慎对待国家主权、人权和肖像权问题,严守科研秘密,确保国家利益与发明者的专利权。

(陈 坤 俞维萍 范春红)

# 第二章　医学科研资料的类型、来源和描述方法

准确、全面和系统的医学研究资料是进行医学科研的前提和基础，而有关的资料类型的正确区分是正确选用有关统计分析方法的前提条件。

## 第一节　医学资料的类型与特点

在医学研究中，医学资料的类型的正确区分是正确选用统计分析方法的首要前提。医学资料一般分为三大类，即计量资料(measurement data)、计数资料(count data)和等级资料(ordinal data)。

计量资料是指用特定的方法测定每个观察单位的某项研究指标量大小的资料，一般有度量衡单位。如2000年全国学生体质健康调查中，学生年龄、身高、体重等指标就是计量资料。

计数资料是将观察单位按照某种性质或属性进行分组，然后分别清点各组中的例数而得的资料。如观察治疗的疗效为有效或无效，病人的性别、血型等均为计数资料。

等级资料是将观察单位按照某种性质或属性的不同程度分为若干组，分别清点各组中观察单位的个数而得的资料。如疗效分为治愈、显效、好转、无效和死亡；某项指标的化验结果－、±、＋、＋＋、＋＋＋和＋＋＋＋等均为等级资料。

以上三种资料类型在一定条件下可以相互转化，如用血压计直接测量得到的是计量资料，若按其血压是否正常分，整理得到的资料是计数资料；若根据95%临床参考值将测得的血压分为：偏高、正常和偏低，整理得到的资料就是等级资料。但是，反过来，则不可以，例如性别是计数资料，在处理数据时，可以赋值为：男＝1，女＝0，这样主要是为了处理数据方便或有关的统计软件所要求的形式，其实它就起到符号的作用，不能在此基础上计算任何统计量。

一般情况下，能够得到什么类型的资料，就选用相应的统计分析方法来分析，不要进行资料的降级处理(即计量资料转化为等级资料，甚至计数资料；或等级资料转化成计数资料)，否则，可能会由于信息量减小而降低统计效能。

## 第二节　医学资料的来源

医学科研资料的来源途径比较多，从不同角度可以作不同的分类。

1. 按搜集资料的组织形式不同，可分为统计报表、专题调查和专题实验。专题调查和专题实验是为了特定的目的，研究某些专门问题而组织的一种搜集资料的方法。

2. 按登记项目的连续性不同，分为经常性资料和一次性资料。经常性资料有常规数据，如住院病人的病案资料、门诊登记资料，人口统计、医疗保险、职业病和地方病的防治资料以及传染病登记报告等。一次性资料有专题调查或专题实验资料，体检、实验室检查或特殊设备检查资料等。

对搜集到的医学资料应满足以下要求：对于每个记录而言，要求项目完整，内容准确，时间上及时。对于每个样本而言，要求具有准确性、可靠性和有效性。准确性是指要求所搜集的内容符合实际情况；可靠性是指样本资料具有一定的稳定性，重复调查或实验应该得到接近的结果；有效性是指通过样本资料的分析能够回答课题设计中所提出来的问题。

## 第三节　医学资料的基本描述

医学资料的描述方法有两种：统计图表法和指标法。

### 一、统计表

#### （一）统计表的基本概念和格式

统计表（statistical table）是以表格的形式简明地表达事物间数量关系的一种形式。它不仅可以代替冗长的文字叙述，而且便于阅读和相互比较。在医学研究中，其使用较普遍。

统计表由标题、标目、线条和数字等组成，其基本的格式如表 2-1 所示。

**表 2-1　标题（何地、何时、何事）**

| 横标目的总标目 | 纵标目的总标目 | | |
|---|---|---|---|
| | 纵标目（单位） | 纵标目（单位） | 纵标目（单位） |
| … | … | … | … |
| 横标目 | | 数字区域 | |
| … | … | … | … |

#### （二）统计表的制表要求

在编制统计表时，必须按统计表各部分的要求进行编制。

1. 内容。要简单明了，在一张统计表中，最多反映一个或两个主题，如有多个主题需要反映，应该制定多张统计表来表达。

2. 标题。要求简明扼要，主题思想和目的性明确。一般应包括时间、地点和内容。位置应该在表的正上方。在标题的前面，一般还有表号。

3. 标目。标目分为横标目和纵标目。横标目位于表的左侧，说明每一行的内容；纵标目一般指统计指标，位于表的上部，说明每一列的内容。

统计表的主词和宾词要安排恰当，主词放置在横标目的位置，宾词放置在纵标目的位置；一般读统计表是“主词－宾词－数字”构成一句完整的、通顺的句子。同类的或要比较的事项，尽可能列在一起，便于分析研究和对比。

4. 线条。统计表的线条一般是“三线式”：标题下的顶线，纵标目与数字之间的隔线和最底下的底线。有的运用“四线式”，即在三线式的基础上，加上合计栏上的一条横线。所有的斜线和竖线均不需要。

5. 数字。统计表中的数字一律用阿拉伯数字，小数点的位置应该对齐。暂缺或未记录用“…”表示，无数字用“—”表示，数字为零者填“0”。

6. 备注。不是统计表的必要组成部分，应该写在表底线的下方。

#### （三）统计表的类型

统计表根据分组变量的数目多少可以分为简单表（simple table）和复合表（combinative table）。只含一个分组变量的统计表称为简单表，如表 2-2；含有两个或两个以上分组变量的统计表称为复合表，如表 2-3。

**表 2-2　某地 200 例正常成人血铅含量的频数分布**

| 血铅含量(μmol/L) | 频数 |
|---|---|
| 0～ | 6 |
| +0.24～ | 48 |
| 0.48～ | 43 |
| 0.72～ | 36 |
| 0.96～ | 28 |
| 1.22～ | 13 |
| 1.46～ | 14 |
| 1.70～ | 4 |
| 1.92～ | 4 |
| 2.16～ | 1 |
| 2.40～ | 2 |
| 2.66～ | 0 |
| 2.90～3.14 | 1 |
| 合计 | 200 |

**表 2-3　某市 1980 年和 1990 年 5 种传染病发病情况**

| 传染病 | 1980 年 | | 1990 年 | |
|---|---|---|---|---|
| | 病例数 | 构成比(%) | 病例数 | 构成比(%) |
| 痢疾 | 3604 | 49.39 | 2032 | 37.92 |
| 肝炎 | 1203 | 16.49 | 1143 | 21.33 |
| 流脑 | 698 | 9.56 | 542 | 10.11 |
| 麻疹 | 890 | 12.20 | 767 | 14.31 |
| 腮腺炎 | 902 | 12.36 | 875 | 16.33 |
| 合计 | 7297 | 100.00 | 5359 | 100.00 |

## 二、统计图

### (一)统计图的基本概念

统计图(statistical chart)是用点、线、面和体等来表达数量资料的一种方式。它在表达数量的大小、相互比较时起到一种形象、直观的作用。

### (二)统计图的制图要求

1.统计图的种类很多，应根据资料的类型和研究目的选用合适的统计图。计数资料，可选用的统计图有直条图、圆图、百分条图、统计地图等。计量资料，可选用的统计图有直方图(或多边图)、普通线图、半对数线图和散点图等。

2.统计图的图题应该包括时间、地点和内容，要求简单扼要，放在图的正下方。在图题前一般有图号。

3.在一张统计图中有两个或两个以上的对象进行比较，需要加上图例。

4.统计图的纵横比较一般 5∶7 或 7∶5。

5.有纵横坐标的统计图，其纵横坐标的比例尺度可以不同。一般横坐标可以不从 0 开始，纵坐标一般从 0 开始。

（三）常见的统计图

常见的统计图有直方图、直条图（棒图）、圆图（饼图）、百分条图、统计地图、普通线图、半对数线图和散点图等。不同的统计图，以不同的方式或姿态来形象地表达资料。因此，掌握各种统计图的特征，有助于正确选用统计图。

1. 直方图（histogram）。以小矩形的面积表示连续型资料的频数分布情况。

2. 多边图（multiple sides graph）。依次连接直方图中各矩形最高处的中点所得的图形，其适用的场合和作用与直方图相同。

3. 直条图（bar graph）（棒图），也称条图。以直条的高度表示相互独立的资料的指标大小。一般，纵轴表示观察指标，用绝对数和相对数均可；横轴表示分组标志的变量。

4. 圆图（circle graph）（饼图）。以扇形的面积表示事物内部各组成部分所占的比重或分布情况。

5. 百分条图（percentage chart）。以均匀直条的长度表示事物内部各组成部分所占的比重或分布情况。百分条图和圆图（饼图）可以统称为构成图。

6. 普通线图（line graph）。表示两个连续型变量中一个随着另一个变化而变化的趋势。

7. 半对数线图（semi-logarithmic line graph）。表示两个连续型变量中一个随着另一个变化而变化的速度。绘制半对数线图时，纵轴尺度取对数尺度，横轴尺度是算术尺度。半对数线图和普通线图可以统称为线图或折线图。

8. 散点图（scatterplot graph）。以坐标系中的点表示在专业上有一定联系的两个连续型变量之间的相互关系或变化趋势。若两个变量之间有自变量和因变量之分，通常把自变量放在横轴，把因变量放在纵轴上。

9. 统计地图（statistical map）。用来表示事物的数量在地域上的分布情况。如反映疾病的地区分布。

## 三、统计数据的指标描述

研究资料的类型不同，所选用的描述性指标也是有所不一样的，对于计量资料，一般用平均数（average）来描述其集中趋势，采用变异指标来描述其离散水平；对于计数资料，通常采用相对数来进行描述。

（一）平均数

平均数是反映一组同质的计量资料的平均水平或中心位置的指标。常用的平均数有算术平均数、几何平均数、中位数、调和平均数和众数等。

1. 算术平均数（arithmetic mean）。简称为均数（mean），适合于表达对称分布资料的平均水平或中心位置。样本均数一般用 $\overline{X}$ 表示，总体均数一般用 $\mu$ 表示。其计算公式如下。

当小样本时，用直接法：$$\overline{X} = \frac{\sum_{i=1}^{n} X_i}{n} \tag{2-1}$$

当大样本时，用加权法：$$\overline{X} = \frac{\sum_{i=1}^{k} f_i X_i}{\sum_{i=1}^{k} f_i} \tag{2-2}$$

公式 2-1 和 2-2 分别适用于原始资料和频数分布表资料。

2. 几何平均数(geometric mean)。适合于表达呈对数正态分布(即资料取对数后服从正态分布)资料或等比级数资料的平均水平或中心位置。样本几何均数用 $X_G$ 表示,总体几何均数用 $\mu_G$ 表示。对于原始资料和频数分布表资料,其计算公式分别为 2-3 和 2-4。

当小样本时,用直接法: $$X_G = \lg^{-1}\left(\frac{\sum_{i=1}^{n}\lg X_i}{n}\right) \tag{2-3}$$

当大样本时,用加权法: $$X_G = \lg^{-1}\left(\frac{\sum_{i=1}^{k}f_i\lg X_i}{\sum_{i=1}^{k}f_i}\right) \tag{2-4}$$

3. 中位数(median)。适合于表达任何分布类型的计量资料的平均水平或中心位置,但是下面几种情况一定要使用中位数:开口资料(即无最大值或无最小值的资料),偏态分布,有特异点资料和分布类型不明确的资料。一般用 M 表示。中位数是将原始数据由小到大排列后,位置居中的数就是中位数。对于原始资料和频数分布表资料,其计算公式分别为 2-5 和 2-6。

当小样本时,用直接法: $$M = \begin{cases} X_{\frac{n+1}{2}} & n\text{ 为奇数} \\ \dfrac{X_{\frac{n}{2}} + X_{\frac{n}{2}+1}}{2} & n\text{ 为偶数} \end{cases} \tag{2-5}$$

式(2-5)中的下标表示数据由小到大排列后的位次。

当大样本时, $$M = L_m + \frac{i}{f_m}\left(\frac{n}{2} - C\right) \tag{2-6}$$

式(2-6)中, $L_m$ 表示中位数所在组的下限值, $i$ 表示中位数所在组的组距, $f_m$ 表示中位数所在组的频数, $n$ 表示样本含量, $C$ 表示小于 $L_m$ 的累计频数。

在临床试验研究中,常因病人失访或意外死亡等原因,造成所搜集的资料信息不全,称之为不完全资料或截尾资料。在描述其有关指标的平均水平时就该选择中位数。

4. 调和平均数(harmonic mean)。适用于表达多数数据比较接近且数值比较小,个别数据特别大,呈极严重的正偏态分布资料的平均水平或中心位置。通常用 $H$ 表示。对于原始资料和频数分布表资料,其计算公式分别为 2-7 和 2-8。

当小样本时,用直接法: $$H = \frac{n}{\sum_{i=1}^{n}\frac{1}{X_i}} \tag{2-7}$$

当大样本时, $$H = \frac{\sum_{i=1}^{k}f_i}{\sum_{i=1}^{k}\frac{f_i}{X_i}} \tag{2-8}$$

5. 众数(mode)。适合于粗略地表达呈单峰分布资料的平均水平或中心位置。一般用 $\hat{X}$ 表示。在医学上常用于估计传染病的平均潜伏期。当数据个数较少时,众数就是出现次数最多的那个数据;当数据个数较多时,编制成频数分布表,众数就是频数最多的那组的组中值。但是众数会随着频数分布表的组段、组距的改变而改变,因此,众数在大样本资料中使用得较少。

(二)变异指标

变异(variation)指标是反映一组同质的计量资料离散(或变异)程度的指标。常用的有极差、标准差、方差、标准误差、四分位数间距和变异系数等。

1. 极差(range)。也称全距,是一组同质计量资料的最大值与最小值之差,通常用 $R$ 表示。

粗略地描述计量资料的离散趋势，但是它受极端值的影响很大，稳定性差，故应用得比较少。

2. 标准差(standard deviation)。适合于反映对称分布资料的离散趋势。样本标准差用 $S$ 表示，总体标准差用 $\sigma$ 表示。其计算公式分别为：

$$S=\sqrt{\frac{\sum_{i=1}^{n}(X_i-\overline{X})^2}{n-1}} \tag{2-9}$$

$$\sigma=\sqrt{\frac{\sum_{i=1}^{n}(X_i-\mu)^2}{N}} \tag{2-10}$$

3. 方差(variance)。是标准差的平方，也称均方($MS$)。

4. 标准误(standard error)。也称为标准误差，是统计量的标准差，反映一组同质的统计量离散程度大小的指标。从理论上来说，只要给出一个统计量，就有其相应的标准误。用 $S_{\overline{X}}$、$S_P$、$S_r$ 和 $S_{CV}$分别表示统计量 $\overline{X}$、$P$、$r$ 和 $CV$ 的标准差，其计算公式分别是：

$$S_{\overline{X}}=\frac{S}{\sqrt{n}} \tag{2-11}$$

$$S_P=\sqrt{\frac{P(1-P)}{n}} \tag{2-12}$$

$$S_r=\sqrt{\frac{1-r^2}{n-2}} \tag{2-13}$$

$$S_{CV}=\sqrt{\frac{CV^2(1+2CV^2)}{2n}} \tag{2-14}$$

5. 分位数间距(centile range)。即同一组资料中的两个分位数之差。具体地说，有四分位数间距、十分位数间距和百分位数间距等，其中四分位数间距用得最多。它可以反映偏态分布资料的离散水平。

6. 变异系数(coefficient of variation)。是不受单位影响的一种变异指标，通常用$CV$ 表示。特别适用于下列两种场合下比较两组或两组以上计量资料变异程度的大小：一是单位不同的资料；二是均数相差较大的资料。其计算公式为：

$$CV=\frac{S}{\overline{X}}\times 100\% \tag{2-15}$$

(三)分位数

分位数是一种位置指标。通过给出一组资料的若干个分位数来描述偏态分布资料的分布情况和离散趋势的指标。

1. 分位数的种类、概念和应用。分位数有四分位数、十分位数和百分位数三种。一个特定的分位数将任何一个频数分布曲线下的面积(其数值为 1)分为两部分，若小于或等于此分位数的观测值个数占全部观测值个数的比例为 1/4，则称该分位数为第 1 四分位数，记 $Q_1$，同理，还有第 2、第 3 四分位数，分别记为 $Q_2$ 和 $Q_3$；若小于或等于此分位数的观测值个数占全部观测值个数的比例为 1/10，则称该分位数为第 1 十分位数，记 $D_1$，同理，还有第 2、第 3、…、第 9 十分位数，分别记为 $D_2$、$D_3$、…、$D_9$；若小于或等于此分位数的观测值个数占全部观测值个数的比例为 1/100，则称该分位数为第 1 百分位数，记 $P_1$，同理，还有第 2、第 3、…、第 99 百分位数，分别记为 $P_2$、$P_3$、…、$P_{99}$。

通过给出一组资料的若干个分位数，可以初步描述该组资料分布情况。在实际科研工作中，用 $P_{50}$ 可以描述资料的集中趋势，用四分位数间距(quartile range，QR)来评价偏态分布资料的离散趋势。常用百分位数法确定服从偏态分布的医学指标的临床参考值范围。

2. 百分位数(percentile)的计算。首先将原始数据整理成频数分布表，接着找出 $P_X$ 所在组，然后按公式 2-16 计算。

$$P_X = L + \frac{i}{f}(n \times X\% - C) \tag{2-16}$$

其中 $L$ 是 $P_X$ 所在组的下限值，$i$ 是 $P_X$ 所在组的组距，$f$ 是 $P_X$ 所在组的频数，$n$ 是样本含量，$X$ 是 0—100 中的任何实数，$C$ 是小于 $L$ 的所有组的累计频数。

**例** 根据表 2-2 所给出的 200 例正常成人血铅含量的资料，试选用指标描述其分布特征，并估计正常成人血铅含量的 95%临床参考值范围。

从表 2-2 可以看出，此资料服从正偏态分布，于是可以选用 $P_{50}$ 来描述资料的集中趋势，$Q_R$ 来描述资料的离散趋势。

又由于根据专业知识，血铅含量越低越好，过高可能会造成铅中毒，所以可以计算 $P_{95}$ 作为血铅含量的 95%临床参考值范围的单侧上限值。

(四)相对数

相对数用于计数资料的统计描述，是两个有联系的指标之比。按性质和用途可以分为率和比(常分为构成比、相对比、动态数列的定基比和环比等)。

1. 率(rate)。强度相对数指标，表示在一定范围和时间内，某现象发生的强度，是该现象的发生个体数与该现象可能发生的个体总数之比。其计算公式为：

$$率 = \frac{该现象的发生个体数}{该现象可能发生的个体数总和} \times K \tag{2-17}$$

其中 $K$ 是比例基数，根据实际情况可以取 100%，1000‰，10 万/10 万等。

2. 比(ratio)。

(1)构成比(proportion)。也称为百分比，表示某现象各组成部分所占的比重或分布情况。其计算公式是：

$$某一组成部分的构成比 = \frac{该组成部分的个体数}{各组成部分的个体数总和} \times 100\% \tag{2-18}$$

各组成部分的构成比总和为 100%，一般可以选用圆图、饼图或百分条图来表达。

(2)相对比(relative ratio)。是两个有关的指标之比，说明两者的相对水平，其计算公式：

$$相对比 = \frac{甲指标}{乙指标} \tag{2-19}$$

当甲指标大于乙指标时，用倍数表示；当甲指标小于或等于乙指标时，用百分比表示。比较的两个指标可以是相对数、绝对数或平均数等。

(3)动态数列(dynamic series)的定基比和环比。动态数列是一系列按时间顺序排列起来的统计指标(包括绝对数、相对数和平均数)，用以说明事物在时间上的变化和发展趋势。常用于动态数列数据计算的统计指标有定基比与环比。根据不同的算法，这两种比可用来反映随时间的推移，事物的发展速度或增长速度。

①用来反映发展速度时，定基比与环比分别为：

定基比。各时间点上的统计指标都以第一个时间点上的统计指标为分母求得。

环比。各时间点上的统计指标都以前一个时间点上的统计指标为分母求得。

②用来反映增长速度时，定基比与环比分别为：

定基比。各时间点上定基比发展速度减 1。

环比。各时间点上环比发展速度减 1。

**例**　某地 1971—1979 年病床数的发展动态资料如表 2-4，试分析该地病床数随时间推移的发展速度和增长速度。

**表 2-4　某地 1971—1979 年病床数的发展动态资料**

| 年份 | 病床数 | 发展速度(%) | | 增长速度(%) | |
|---|---|---|---|---|---|
| | | 定基比 | 环比 | 定基比 | 环比 |
| 1971 | 1400 | 100.0 | 100.0 | —— | —— |
| 1972 | 2100 | 150.0 | 150.0 | 50.0 | 50.0 |
| 1973 | 2200 | 157.1 | 104.8 | 57.1 | 4.8 |
| 1974 | 2300 | 164.3 | 104.5 | 64.3 | 4.5 |
| 1975 | 2500 | 178.6 | 108.7 | 78.6 | 8.7 |
| 1976 | 2600 | 185.7 | 104.0 | 85.7 | 4.0 |
| 1977 | 3000 | 214.3 | 115.4 | 114.3 | 15.4 |
| 1978 | 3700 | 264.3 | 123.3 | 164.3 | 23.3 |
| 1979 | 4500 | 321.4 | 121.6 | 221.4 | 21.6 |

（李秀央）

# 第三章　医学科研设计的基本原则和方法

为了保证医学科研的结果免受已知的或未知的偏倚因素的影响，使研究结果和结论更加真实可靠，在医学科研设计中应该遵守对照、重复、随机化和盲法等原则。

## 第一节　医学科研设计的一般过程

在开始实施一项医学科研前，应该制定周密合理的试验方案，其内容应包括研究背景、研究方案、组织和实施程序、结果评价指标和方法等。一般在科研课题开始后，没有特殊情况不能对试验方案做任何改动，尤其是在新药的临床试验中更是如此。科研设计的一般过程为：

1. 原始想法或问题的提出。
2. 假设的形成。
3. 科研论证与分析性的文献综述。
4. 科研设计(方案的确定)。
5. 实验、调查观察及搜集资料。
6. 数据处理与分析。
7. 结果解释与论文写作。

科研设计的一般过程如图 3-1 所示。

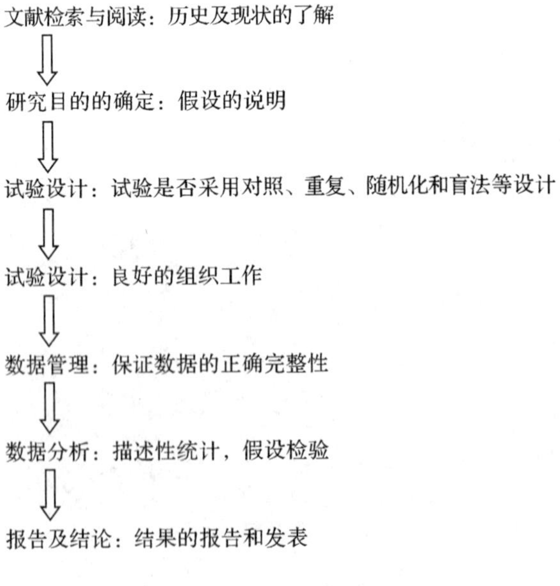


图 3-1　科研设计的一般过程

## 第二节　医学科研设计的原则

医学科研设计是研究临床科研中如何合理地安排试验因素，分析试验效应的科学。其主要作用就是减少误差，提高试验的效率，因此根据误差产生的来源，在设计时必需遵守四个基本原则，即对照原则、重复原则、随机化分组原则及盲法设计原则。

### 一、对照原则

在确定接受处理因素的试验组时，应同时设立对照组(control)。对照的意义在于鉴别处理因素与非处理因素的差异，消除和减少试验误差。因为只有正确地设立了对照，才能平衡非处理因素对试验结果的影响，从而把处理因素的效应充分暴露出来，这是控制各种混杂因素的基本措施。尤其对可自然痊愈及有季节变化的慢性病，在以主观感觉或心理效应作为主要观察指标时，都要有相应的对照，以减少由于自愈、季节变化和主观心理效应带来的偏倚。否则会误认为用一种药物或一种疗法治疗某病，病情有好转，该药就一定有效，或者认为该药无疑是病情好转的主要原因，其实并不然。如鸡血疗法、卤碱疗法、甩手疗法等曾轰动一时被捧为“百病皆治”，后因为“效果不佳”甚至有副作用而销声匿迹，这就是未经很好设计对照而犯错误的例子。例如，20 世纪二三十年代，结核病的金制剂疗法流行了 15 年之久，印度名医为此发表了数以百计的论文，并曾作为定论编入医学教材。在沿用 15 年后，由于采用了有对照的临床试验，才对它作出否定的评价。从此例中可以看出，系统误差会导致错误的结论，会误将非处理因素造成的偏倚(bias)当成处理效应。只有设立对照后，经过一段时间的实验才能验证。早期临床疗效研究多是病案分析性质的临床经验总结，不设对照组，也不论疾病是否有自愈倾向，根据治疗后病情的变化用治愈率表示疗效。此后，有的设计根据医生或病人的主观愿望先确立治疗组，然后随意选择同期或不同期，在同一医院或不同医院，应用不同治疗方法的同类病人为对照，并非确立了研究对象后，将他们随机分配到治疗组和对照组中。虽然有的论文报道临床试验采用随机对照，但没有描述两组治疗前均衡性检验的结果。

#### (一) 对照设置的原则

设立对照应满足均衡(balance)原则。均衡性是指在设立对照时除给予处理因素不同外，其他对试验效应有影响的因素(即非处理因素)尽量均衡一致。影响研究结果的因素很多，包括：①治疗措施；②疾病的特征(不同的疾病有不同的病理发生期和临床期特征与结局，同一种疾病在不同的病人中表现的类型、病程、严重程度、试验前的治疗、并发症和预后也不一样，如脑血管病有自愈的倾向，慢性病呈慢性进行性发展直至死亡)；③安慰剂效应(根据报道，安慰剂对临床多种疾病的有效率达 30%)；④霍桑效应(患某些疾病的病人，因迷信或厌恶某医生或医院而产生一种心理效应，对疗效产生正负两方面的影响)；⑤其他因素(对象的选择，观察测量的指标和方法，以及受试者的失访率等)。由此可见，在接受某种治疗的实验组中，在研究终点时所统计出来的结果要注意比较组之间非处理因素的均衡性。例如，研究改良法测定胃液唾液酶类酶蛋白的效果，要求受试者的健康状况相同，采集标本的方法与时间一致，不同的只是实验组用改良法测定，对照组用原方法测定，这样的测定结果才有可比性。考察对照组是否满足均衡性，可根据已知条件选用方差分析、$t$ 检验或 $\chi^2$ 检验等方法对试验组与对照组受试对象的非处理因素的差别作均衡性检验。

（二）对照的形式

对照有多种形式，可根据研究目的及内容加以选择。

1. 空白对照（blank control）。对照组不加任何处理因素。在干预试验疗效研究中经常采用，来评定测量方法的准确度，以及观察实验是否处于正常状态等。如观察某种新疫苗预防某种传染病的效果，实验组的儿童接种这种疫苗，对照组的儿童不接种任何免疫制品，最后比较两组的血清学和流行病学指标。

2. 实验对照（experimental control）。在许多情况下，只有空白对照常不能控制影响结果的全部因素，而采用与实验组操作条件一致的对照措施，即实验对照。例如，观察某中药预防学生流感的效果，实验组服用这种中草药，并且每天进行教室的消毒、换气；对照组和实验组一样进行教室消毒、换气，但不服用中草药，以保证两组间非处理因素的均衡，这样的对照就是实验对照。

3. 标准对照（standard control）。用现有标准方法、常规方法、现有标准值或参考值作为对照。这种方法在临床上应用得比较多，因很多情况下不给病人任何治疗是不道德的。此外，常用于某种新检验方法是否能代替传统检验方法的研究。在新药临床试验中，以已知效果的药物作为标准对照。

4. 安慰剂对照（placebo control）。对照组采用安慰剂。所谓安慰剂，就是采用一种用乳糖、淀粉和生理盐水制成的，无药理作用的，但其剂型包装、颜色、大小、形状、气味等外观上完全与处理组受试药物一样，不易为受试者识别的物质。使用安慰剂的目的在于防止对照组病人产生与实验组病人不同的心理作用。但使用时一定要慎重，应以不损害病人健康为前提，主要适应于新药或老药用于慢性临床试验的阴性对照。

5. 潜在对照（potential control）。也不专门设立对照组。有些试验研究可能只有几例，甚至是一例病例报告，例如，断手再植第一次成功的报告，被公认是一项了不起的医学成就。它之所以有意义就在于此前许多人所做的众多病例中无一例将断了的手指成功地再接上去，该事实就成为这一例成功手术的对照，就称之为潜在对照。如果现在有一种药物确实能治疗艾滋病，那么过去未治疗而死亡的成千上万的艾滋病患者，就是这种药物服用者的潜在对照。

对照组是医学科研的比较基础。正确设置对照组是试验设计的一个核心问题。对照的作用在于用对比鉴别的方法来研究处理因素的效应，它可以减少或防止偏倚和机遇产生的误差对试验结果的影响。

现在所谓保健品的效果宣传也都回避有无对照及如何对照这个关键问题，而是以引证所谓“专家谈话”、“用户来信”、某人“亲身经验”等违反科学方法的手段作为“证明”。

作为医生，必须掌握疗效分析的原则，才能对病人的治疗作出正确的方案，并能对大量虚夸的广告和不确实的疗效报告作出自己的判断，才不至于不自觉地作了“义务推销员”而损害病人利益。

严格地说，对照要求除了少一个处理因素之外，其他条件均应与试验组尽量一致，这就是均衡原则。但是，在临床实际中，只要求在主要混淆因素和偏倚来源上均衡可比，就是一个较好的对照了。

设立对照组的注意事项：①对照组必须在开始试验前设计好；②对照组在同时期比不同时期好，在本单位比外单位好；③对照组与试验组的确定应按随机化原则分组。

## 二、重复性的原则

### (一) 重复的意义

重复(replication)是指处理组与对照组的受试者应具有一定数量，即要求有一定的样本含量(sample size)和平行试验。重复最主要的作用是控制试验误差和抽样误差。实验误差是客观存在，只有在同一实验条件下对同一测量指标进行多次重复测定，才能掌握该指标的变异规律。另外，抽样误差的大小与样本含量的平方根成反比，也就是样本含量越大，抽样误差就小。但若认为重复越多越好，也是不符合设计原则的。因为无限地增加样本含量，将加大实验规模，延长实验时间，浪费人力物力，反而增加系统误差出现的可能性。

由于生物(特别是人)个体间有差异，在医学科研中一般采取抽样研究的方法进行研究，所以抽样误差总是存在的。一般说，试验的样本愈大则愈可靠，但试验对象过多，有时反而不易达到精密、迅速，甚至造成不必要的浪费。而例数太少，不能反映出真实的结果。因此正确估计一个试验的观察例数，是科研设计的重要内容。

如曾有人用某药治疗 5 例高血压病人，全部治愈，于是就说治愈率为 100%。这就不妥，因为经计算率的抽样误差可知，根据这 5 例的治疗情况，此方法对高血压的真正治愈率可能高达 100%，也可能低达 47.8%(95%可信区间是 47.8%～100%)。如果治疗例数增加到 50 例，仍然全部治愈，其治愈率的 95%可信区间为 93%～100%。所以说，样本必须够大，才能得出较正确的结论，不然往往不能区别差异是研究因素还是其他偶然因素所造成的。

### (二) 样本含量估计

影响样本含量大小的主要因素：①干预措施实施前后研究人群中疾病的治愈率或有效率；②第Ⅰ类错误概率 $\alpha$；③ 检验效能 $1-\beta$；④单、双侧检验；⑤试验设计方法；⑥合并标准差或合并阳性率，如无过去经验作参考，可用较少试验对象先做一个预试验；⑦两个率或平均数间显著差别时最小差值。

医学研究中，不少统计资料是计量资料和计数资料两大类，不同的统计资料进行样本含量大小估计时要用不同的方法。

1. 计量资料样本含量的估计。计量资料是指按照某种特定方法测量得到的每个观察单位的测量结果的资料，一般都用数量大小表示出来，如血压、脉搏、红细胞数、白细胞数、转氨酶、胆固醇值等。

(1)配对比较(自身对照比较)：

$$n=\frac{u_{0.05}{}^{2}S^{2}}{\overline{X}^{2}}(n\text{ 较大})\tag{3-1}$$

$$n=\frac{t_{0.05}{}^{2}S^{2}}{\overline{X}^{2}}(n\text{ 较小})\tag{3-2}$$

上两式中 $n$ 为样本含量；$t$ 为给定条件下的 $t$ 值；$\overline{X}$ 为差数的均值；$S$ 为差数的标准差。

**例**　以 A 药治疗缺铁性贫血患者来提高血红蛋白量。已知治疗前后血红蛋白数，其差数的标准差为 5.5g%，假如该药有效，要求治疗前、后血红蛋白数相差 3g%，问需观察多少病人的疗效？

先用大样本公式计算

$$n=\frac{u_{0.05}{}^{2}S^{2}}{\overline{X}^{2}}=\frac{1.96^{2}\times 5.5^{2}}{3^{2}}\approx 13$$

由于 $n<30$，故用小样本公式重算，当 $n=13$，自由度$=13-1=12$，查附表 1，$t_{0.05(12)}=$

2.179代入小样本公式：

$$n=\frac{t_{0.05}{}^{2}S^{2}}{\overline{X}^{2}}=\frac{(2.179)^{2}5.5^{2}}{3^{2}}\approx 16$$

故可用 16 人作治疗观察。

(2)成组比较：在成组比较中，当 $n_1=n_2$ 时，试验效率最高。

$$n=\frac{2t^{2}S_{C}^{2}}{(\overline{X}_{1}-\overline{X}_{2})^{2}} \tag{3-3}$$

$Sc$ 为合并标准差。

**例** 有人测定急性克山病患者与克山病区健康人的血磷值(mg%)，通过预试验已知试验组与对照组均数相差(即 $\overline{X}_1-\overline{X}_2$)为 2.5mg%，合并标准差为 6mg%，$t$ 可以取 1.96(95%正确性)，求 $n$ 等于多少？

$$n=\frac{2t^{2}S_{C}^{2}}{(\overline{X}_{1}-\overline{X}_{2})^{2}}=\frac{2\times 1.96^{2}\times 6^{2}}{2.5^{2}}\approx 46$$

故每组需 46 人，两组共需 92 人。

2.计数资料样本含量的估计。临床试验中了解某药对某病的疗效，常要清点有效和无效的例数；临床检验中要清点呈阳性或阴性反应例数，如结核菌素试验、寄生虫卵检查等。这些将观察单位按性质或属性的不同分组的资料称计数资料。

计数资料每组所需单位数($n$)可用以下两种方法得到。

(1)查表法。根据预计两组的发病率(或治愈率)查表(见附表 2)。如通过预试验已知甲组阳性率为 45%，乙组阳性率为 65%，则两组阳性率相差显著时($\alpha=0.05$，$\beta=0.10$)所需例数为 113 人。

(2)由公式推出，当 $n_1=n_2=n$ 时，则试验效率最高。计算公式如下：

$$n=\frac{8PQ}{(P_{1}-P_{2})^{2}} \tag{3-4}$$

$P$ 为合并阳性率；$Q$ 为合并阴性率，即 $Q=1-P$；$P_1$ 及 $P_2$ 为已知两组的率。

**例** 对迁延性及慢性肝炎患者用新疗法治疗有效率为 80%，用原有疗法治疗，有效率为 60%。两组合并有效率为 70%。问两组需观察多少例，两种疗法的有效率相差才具有统计学意义？

$P_1=0.80$，$P_2=0.60$，$P=0.70$，$Q=0.30$，代入上式：

$$n=\frac{8PQ}{(P_{1}-P_{2})^{2}}=\frac{8\times 0.07\times 0.30}{(0.80_{1}-0.60)^{2}}\approx 42$$

故每组需观察 42 人，两组共观察 84 人。

3.在新药研究中，一般用以下两种方法确定。

(1)按 2002 年 12 月 1 日 SDA 发布的《药品注册管理办法》中规定的例数进行。

Ⅰ期为 20～30 例，生物利用度试验为 19～25 例。

Ⅱ期临床试验：按规定需进行盲法随机对照试验 100 对，即试验药与对照药各 100 例，共 200 例。

Ⅲ期临床试验：至少 300 例。可试验组与对照组各 100 例(100 对)，另 200 例试验药进行开放试验。

Ⅳ期临床试验：2000 例。

避孕药：

Ⅰ期临床试验应当按照本办法的规定进行。

Ⅱ期临床试验应当完成至少100对6个月经周期的随机对照试验。

Ⅲ期临床试验应当完成至少1000例12个月经周期的开放试验。

Ⅳ期临床试验应当充分考虑该类药品的可变因素，完成足够样本量的研究工作。

(2)根据试验需要，按统计学要求，估计试验例数：

$$n=\frac{P_1\times(1-P_1)+P_2\times(1-P_2)}{(P_1-P_2)^2}\times f_{(\alpha,\beta)} \qquad (3\text{-}5)$$

$n$为估算的应试验病例数；$P_1$为标准药(对照药)估计有效率；$P_2$为试验药预期优于标准药时的有效率；$\alpha$为Ⅰ类误差(常定为0.05)；$\beta$为Ⅱ类误差(常定为0.10，$1-\beta=0.90$)。

## 三、随机化原则

随机化(randomization)是保证实验组和对照组之间非处理因素均衡一致的主要手段，它使不可控制的因素在实验组与对照组中的影响较为均衡，使其产生的总效应归于总的实验误差之中。随机不等于随便，也就是说不能由受试者自己选择，也不能由研究者主观决定，只有通过随机化的分组程序，才能避免出现各种客观因素与主观因素造成的偏性，减少系统误差，保证组间可比性。随机化的正确概念是，在抽样研究中，总体中每个个体都有相等机会被研究者抽取为样本；在实验研究中，每一个受试对象都有相等的概率被分入实验组或对照组中。在全部实验中凡可能影响结果的一切顺序因素应一律加以随机化，否则，假设检验便是无意义的。

科学研究必须遵循随机抽样和随机化原则分组的原则。在进行一项医学科研工作时，往往由于时间、人力、物力限制不能把所有患者都作为研究对象，而只能抽取其中一部分作为样本，使它能代表总体。同时，患者分到试验组或对照组的机会应该均等，不带主观因素，不凭医生或病人主观意愿来决定的。随机抽样和随机化原则分组是医学科研设计中非常重要的原则。

如研究治疗某病的药物疗效时，用志愿者作试验组，用拒绝者作对照组。这样即使试验结果该药物有效，也不一定属实。因志愿者可能是病情严重者，也可能是病情较轻者，所以试验组中有药物和病情严重程度两个因素在影响效果。这种分组就不是随机化分组。

随机抽样共分4种：单纯、分层、机械及整群随机抽样法，这几种方法常结合使用。

随机化是需要一定的技术来实现的，如随机数字表、随机排列表、Excel或统计软件包中的随机化功能等。随机化的方法很多，除用抽签、抓阄、掷骰子等法外，比较科学又方便的方法是用随机数字表。随机数字表是按随机抽样的原理编制并经统计学方法检验，其结果比抽签方法更理想，这是一种最简便适用的随机化方法。使用时可参阅有关的统计学书籍。目前，除了查阅随机数字表得到随机数字外，更简单的方法是用带随机数字的电子计算器或计算机等可直接由按键而得出一系列随机数目。

总之，当我们进行科学研究时，将凡可能影响结果的因素，一律加以随机化，并有一定数量重复的情况下，此时再进行假设检验，从而对试验结果作出评价才是有意义的。

以上谈及医学科研设计必须遵循对照、重复和随机化等原则。除此之外，还应注意到观察指标的选定和避免主观因素等问题。

观察指标选定的标准和界限应明确肯定。一般说，自觉症状是需要的，但必须重视取得客观指标如体征、化验、X线片、细菌培养、心电图、病理切片等资料，并应努力寻找特异度和灵敏度高的客观指标。如有人比较洋地黄和夹竹桃叶治疗心力衰竭的疗效。将“心悸气促减轻，心前区郁闷改善、浮肿消退”等作为疗效观察指标，结果往往难于统一判定，如能用“呼吸、心率次数或心电图变化”等作为观察指标就比较客观一些。因此在临床试验中，避免模棱两可、笼统的观察指标，尽量采用客观和量化的指标，将有助于准确的评定结果。同时，要避免主观因素。在试验设计和判断疗效时，如何避免主观因素，这是值得注意的问题。有许多药物疗效（如止痛、安眠、止咳药等）不能用客观指标来进行测定。当医生多次询问受试的病人，病人为了感谢医生的热情关怀，也常会表示病情有所减轻，这样就会影响真实效果。在动物实验中，也有人曾经发现“安慰”现象，每天受人爱抚 2～3 次的动物能耐受较大的毒性。

### 四、盲法

在临床设计中，为了消除病人心理因素的影响或医务人员主观判断的干扰，多使用盲法设计来消除这些偏倚。任何临床试验都希望得到无偏倚的试验结果，而偏倚可以来自从临床试验设计到结果分析的任一环节，可以来自参加研究的医护人员，也可来自受试病人。为避免这一类偏性，临床上常采用盲法试验(blind trial)。盲法试验是指试验的研究者或受试者一方或双方都不知道试验对象分配的所在组（接受的是试验措施还是对照组措施）的一种试验设计方法，其目的是为了有效地避免受试者或研究者的偏倚和主观偏见。盲法根据盲的程度具体可分为单盲、双盲和三盲，其具体内容见第六章。

## 第三节　科研设计的基本要素

根据医学研究目的和手段的不同，医学研究一般分实验研究、临床试验和调查研究三种类型，它们在具体的设计和操作方法上不尽相同，但是医学科研设计的基本内容和原则具有相似性。

医科科研设计的三个基本要素：处理因素或暴露因素、受试（观察）对象、试验效应或观察指标。

**例**　洛杉矶退伍军人研究(Los Angeles Veterans Study, LAVS)

[目的] 调整饮食结构是否能降低血脂和预防冠心病？

[对象] 美国退伍军人 846 例高血脂症患者，均为男性，平均年龄为 65.5 岁。

[治疗与随访] 采用随机双盲对照方法。干预组 424 例，均限制脂肪供应，饮食胆固醇摄入量只为对照组的一半，且 2/3 的动物脂肪均为不饱和脂肪酸，以降低食物中饱和脂肪酸和胆固醇的比例，不饱和脂肪酸($P$)/饱和脂肪酸($S$)比值达到 2.0；对照组 422 例，按日常饮食不变，其 $P/S$ 比值接近 0.9，随访 8.5 年。

[结果] 干预组血 TC 平均下降 13%，疗效最佳者为年龄较轻和入选时血 TC 较高者。干预组与对照组分别有 68 例和 96 例发生动脉粥样硬化，前者发生率较后者低 31.3%($P<0.05$)。死于动脉硬化者两组分别为 48 例与 70 例，前者较后者低 31.4%($P<0.05$)。

[结论] 调整饮食结构能降低血浆胆固醇水平，并有助于预防冠心病。

对于以上的研究，限制脂肪供应就是处理因素，美国退伍军人高血脂症患者为受试对象，被测的血 TC 值、动脉粥样硬化是否发生和动脉硬化是否病死则是实验效应，这三部分内容就构成了完整的医学科研设计的基本要素，缺一不可。任何一项临床疗效研究在进行设计时，首先应明确这三个要素，再根据它来制定详细的研究计划。

### 一、处理因素

研究者根据研究目的欲施加的能作用于受试对象并引起直接或间接效应的因素，称为处理因素(study factor，treatment)。例如，在食品中加入了赖氨酸，观察其对儿童身高的影响，赖氨酸就是处理因素。处理因素可以是主动施加的某种外部干预(或措施)，如某种药物、手术或治疗方法等。

与处理因素相对应(同时出现)的也能使受试对象产生效应的因素属于非处理因素，例如，不同药物治疗某病时，其用药剂量和服用方式等，这些因素均可影响临床疗效，称其为混杂因素(confounding factor)。因此在确定处理因素的同时，应根据专业知识与实验条件，找出重要的非处理因素，以便进行控制。

**二、受试对象**

受试对象(object)是处理因素作用的客体，实质上它所代表的就是根据研究目的而确定的观察目标总体。医学研究的对象一般为人或动物，在试验进行前必须对研究对象的条件作严格的规定，以保证他们的同质性。首先受试对象应满足两个基本条件：①对处理因素敏感；②反应必须稳定。例如，观察某药物对高血压的疗效，一般情况下Ⅲ期高血压患者对药物不够敏感，而Ⅰ期患者本身血压波动较大，因此宜选择Ⅱ期高血压患者为受试对象。同时受试对象还应具有明确的标准。

**三、试验效应**

试验效应(experimental effect)是处理因素作用于受试对象的反应和结果，它通过观察指标来表达。如果指标选择不当，未能准确地反应处理因素的作用，那么获得的研究结果就缺乏科学性，因此选择好观察指标是关系研究成败的重要环节。选择指标的依据是：指标应具有客观性、特异性与敏感性。

客观性(objectivity)：观察指标有主观指标与客观指标之分，主观指标是由病人回答或医生定性判断来描述观察结果；而客观指标则是借助仪器等手段进行测量来反映观察结果。在临床试验中，主观指标易受研究者和受试对象心理因素影响，例如，“疼痛程度”这个指标虽然可用阈值表达，但它因医生抚慰而减轻，亦可随病人耐受性降低而加重。因此应尽量选用客观的、定量的指标。

特异性(specificity)：特异性表示该指标能鉴别真阴性的能力。选择的指标应能反映处理因素的效应本质。特异性高的指标最易揭示处理因素的作用，不易受混杂因素所干扰，减少假阳性率。例如，血糖高低是诊断糖尿病患者基本的依据，显然血糖在糖尿病研究中是特异性高的指标。

敏感性(sensitivity)：敏感性是表示该指标检出真阳性的能力。选择的指标应能反映处理因素的效应本质，高特异性高敏感性是指标可用性的体现。敏感性高的指标则可减少假阴性率。如研究某药治疗缺铁性贫血的效果，可以选用临床症状、体征、血红蛋白、血清铁蛋白含量的变化等作为观察指标，前3项指标作为观察指标不够灵敏，只有在缺铁较严重的情况下才会出现变化，若选用血清铁蛋白的含量作为观察指标，则可使处理因素的效应充分显示出来。又如血沉在结核活动期明显升高，属敏感指标，但它在风湿病活跃期也发生改变，显然对研究结核病不具有高特异性，仅能作为辅助指标或次要指标(secondary variable)。

(李秀央　金敏娟)

# 第四章　误差、偏倚及其控制

任何医学研究都希望获得的结果能反映真实情况，也就是具有较高的真实性。但是影响医学研究结果的因素非常多，如年龄、性别、职业、遗传和环境因素、疾病类型、分期、社会心理因素等，如果在研究设计、实施、资料分析以及结果推论的过程中不能很好地控制这些影响因素，就有可能使研究结果与真实值之间存在差距，甚至得出完全错误的结论。医学研究设计的目的就是为了在研究的各个环节中控制这些因素，提高真实性。因此在医学研究中要注意误差和偏倚的控制。

## 第一节　误差的概念及分类

误差(error)是指研究所获得的实际测定值与真实值之间的差别。对于同一样本(品)，不同的人、不同的采样方法、测量方法以及不同的仪器设备可能给测量结果带来不同的误差。误差是客观存在的，任何测量都不可能绝对准确。在一定条件下，实际测定结果只能接近真实值而不能达到真实值。按照误差的来源、性质和可否控制，误差可分为：系统误差和随机误差。

### 一、系统误差

系统误差(systemic error)是在调查或测量时，由于某种确定的原因，如实验方法不当、仪器不准、试剂未经校正、调查员凭主观意向询问、对调查内容理解错误、操作人员技术不熟练、未执行标准操作规程、医生诊断标准不一致等原因造成的，它可使调查结果偏大或偏小。例如在测量血压时如读数过早，使测得血压比真实值高。

系统误差有固定的大小、方向，在重复调查(测量)时，可以重复出现。但如果采用统一标准，提高业务技术水平，以及加强工作责任感，系统误差是可以消除的。

### 二、随机误差

随机误差(random error)，又称为偶然误差(accidental error)，是由于偶然的原因(如测量时实验室的湿度、温度有变动)所引起的。在医学研究中主要表现为抽样误差，是指样本研究结果与总体结果之间的差异，一般是由个体的变异性引起的。

随机误差的大小和方向都不是固定的，无法消除。但是随机误差的分布是有规律的，呈正态分布。通过增加实验次数或样本量可以减少随机误差，根据统计学原理可以进行估计。

如：均数的抽样误差 $S_e=\dfrac{S}{\sqrt{n}}$

率的抽样误差 $S_p=\sqrt{\dfrac{p(1-p)}{n}}$

## 第二节　偏倚的概念和分类

偏倚(bias)是指在医学研究中(从研究设计、计划执行、资料统计分析)的系统误差以及结果解释、推论中的片面性,使得研究结果与真实值出现倾向性的差异,从而导致错误的结论。这个差值不像随机误差那样可以用统计学方法处理,加大研究样本并不能使之减少。偏倚是影响医学研究真实性的主要问题。由于医学研究影响因素较多,因此研究者应仔细分析研究中可能产生偏倚的因素,通过周密设计加以控制,把偏倚降低到最低程度,使研究结果具有较高的真实性和可靠性。

### 一、偏倚的分类

#### (一)按偏倚的性质分类

按照 Miettinen's 的分类标准,将研究设计与分析过程中的偏倚分为三大类:(1)选择偏倚(selection bias);(2)信息偏倚(information bias);(3)混杂偏倚(confounding bias)。

#### (二)按偏倚的方向分类

1. 正偏倚和负偏倚　假如某一特征的真实值为 $\theta$,而测量值为 $\theta'$。当 $\theta<\theta'$,为正偏倚;当 $\theta>\theta'$,为负偏倚。

2. 趋向无效值(toward the null)、远离无效值(away from the null)、颠倒偏倚(switchover bias)以相对危险度 $RR$ 作为效应指标,在分析如暴露与疾病的联系时,$RR$ 等于 1 时为无效值。如该暴露为危险因素,效应真实值 $RR_0>1$ 时,若实测值 $RR_1>RR_0>1$,则认为远离无效值的偏倚,反之,若 $RR_0>RR_1>1$,则为趋向无效值的偏倚;如该暴露为保护因素,$RR_0<1$ 时,若 $RR_0<RR_1<1$,则为趋向无效值的偏倚,若 $RR_1<RR_0<1$,则为远离无效值的偏倚。如 $RR_0$ 和 $RR_1$ 分别位于 1 的两边,则为颠倒偏倚(见图 4-1)。

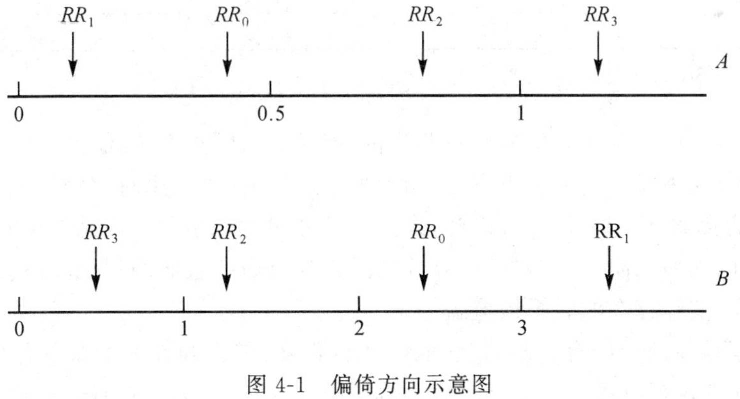


图 4-1　偏倚方向示意图

$A$:保护因素时,$B$:危险因素时。$RR_0$ 为真实值,$RR_1$、$RR_2$ 和 $RR_3$ 分别为实测值。其中 $RR_1$ 显示远离无效值,$RR_2$ 趋向无效值,$RR_3$ 显示颠倒偏倚。

### 二、选择偏倚

选择偏倚(selection bias)是指在对样本进行研究时,入选的研究对象与总体之间的某些特征具有较大的差别,导致样本不能代表总体,因而使样本的研究结果与总体真实值之间有差别。选择偏倚常发生在研究设计阶段。描述性、分析性和实验性方法中都可能发生,尤以病例对照研究和横断面研究中更为常见。在医学研究中常见的选择偏倚有五种。

（一）入院率偏倚（admission rate bias）

又称伯克森氏偏倚（Berkson's bias）。该偏倚常发生在以医院为基础的病例对照研究中，由于入院率的不同，就有可能使某因素与某种疾病之间产生虚假的联系。Berkson 首次从理论上证实了这种偏倚存在的可能性。

假定某人群有 6000 人患有甲病，6000 人患有乙病，且在患有两种疾病的人当中各有 20% 的人具有某因素 $X$。这两种疾病与因素 $X$ 在人群中的分布情况为：

①患有甲病并具有因素 $X$ 者：1200 人；②患有乙病并具有因素 $X$ 者：1200 人；

③患有甲病不具有因素 $X$ 者：4800 人；④患有乙病不具有因素 $X$ 者：4800 人；

又假定患者因甲病的入院率为 60%，乙病为 25%，因具有某因素 $X$ 而入院者为 40%，那么患有这些疾病的人实际入院人数为：

①患有甲病并具有因素 $X$ 者：这类人总共 1200 人，其中 60% 因患有甲病而入院，1200×60%＝720 人；余下 480 人中，40% 因有某因素 $X$ 而入院，480×40%＝192 人，因而总入院人数：720＋192＝912 人；

②患有甲病不具有因素 $X$ 者的入院人数为：4800×60%＝2880 人；

③患有乙病并具有因素 $X$ 者的入院人数为：1200×25%＋900×40%＝660 人；

④患有乙病不具有因素 $X$ 者的入院人数为：4800×25%＝1200 人。

假如用病例对照的方法，以甲病为对照，在住院人群中调查乙病与因素 $X$ 的关系，其结果如表 4-1。

**表 4-1　以医院为基础的病例对照研究调查甲病与因素 X 的关系**

| | 因素 $X$ | | 合　计 |
|---|---|---|---|
| | 有 | 无 | |
| 患疾病甲（对照组） | 912 | 2880 | 3792 |
| 患疾病乙（病例组） | 660 | 1200 | 1860 |
| | 1572 | 4080 | 5652 |

$$OR=\frac{660\times 2880}{912\times 1200}=1.73,\chi^2=81.25,P<0.01$$

该结果提示：如以医院病人作病例对照分析，疾病乙与因素 $X$ 具有一定的联系。但是在一般人群（总体）中，这种联系实际上不存在。因为根据假设的条件，患有疾病甲或乙的人当中，都有 20% 的人具有因素 $X$，即 $OR=1$。因此，人群中某种因素与某种疾病虽然可能并不存在任何联系，但由于不同疾病入院率的差异，而导致某因素与所研究疾病间形成联系。反之，也可能由于入院率的差异，实际存在的联系被掩盖起来。

引起入院率偏倚的原因有很多，如疾病的严重程度、求医和住院的难易程度、对疾病的认识水平等。因此在进行以医院为基础的病例对照研究时，应考虑是否有这种偏倚存在的可能，在结果解释时须十分慎重，留有余地。

在两种情况下，Berkson 偏倚可以忽略不计，即：①研究的暴露不是住院的直接原因；②病例及对照人群是互相排斥的。此两点可用于评价以医院病人为对照的病例对照研究中是否存在 Berkson 偏倚。

（二）现患病例—新病例偏倚（prevalence-incidence bias）

又称奈曼偏倚（Neyman bias），1955 年由奈曼提出。在进行病例对照研究时，研究者所得的病例组通常仅包括调查时的现患病人或存活病例，而无法对因患该病已死亡的病例进行调查。这些研究对象在病情、病型、病程和预后以及对疾病的易感性等因素与病例总体有较大的差别。同时现患病例由于疾病的原因，使研究因素的暴露情况发生改变如戒烟或吸烟量下降等导致研究因素与疾病之间的关系可能被低估。因此由于发生这类偏倚，使病例对照研究结果与队列研究所得的结果有差异。

在进行病例对照研究或横断面研究时，尤其是病死率较高的一些疾病（如恶性肿瘤、心肌梗塞、脑卒中）研究对象通常只包括存活者，而对那些已经死亡的病人，或病程短、已经痊愈的病例，以及轻型不典型病例或隐性病例，研究者通常很难进行调查。此外，某些病人在患病后，可能会改变他原来的暴露状况，如生活习惯的改变。这样，病例对照研究和横断面研究时所采用的病例，显然与队列研究或实验研究时所采用新病例所获得的结果不同。这种差异就是现患病例—新病例偏倚。

在任何分析性研究中，如果暴露时间与实际选择研究对象时间有一段间隔，就有可能产生这种偏倚。在不同情况下，偏倚的大小和方向不同，因此可能减少以至掩盖实际存在的联系，也可能夸大实际并不存在的联系。

（三）检出偏倚（detection bias）

该偏倚是指某种因素虽然不是某病的病因，但由于该因素的存在引起或促进该疾病症状和体征的出现，从而使患者及早就医，接受多种检查，使得该人群有较高的检出率，结果导致该因素与疾病之间有联系的结论。例如，有人发现子宫内膜癌患者，其雌激素的使用率高于一般健康者，故认为服用雌激素与发生子宫内膜癌有关。经进一步研究发现，使用雌激素可以刺激子宫内膜生长，从而使子宫容易出血。因而较早就医、检查，从而有可能早期发现子宫内膜癌。相反，那些不服雌激素的无症状子宫内膜癌，由于没有或较少有子宫内膜出血的症状，因此不会去求医，也就不易被诊断出来。因此，可能得出使用雌激素与子宫内膜癌有关的虚假联系。

（四）无应答偏倚（non-response bias）

部分研究对象由于各种原因如不合作、拒绝参加、失访等没有获得相应的研究结果。如果这部分比例较高，如大于20%以上，就会使得研究结果与真实值有差异。因为无应答人群在一些重要的特征如年龄、性别或疾病、暴露因素等情况与应答人群不一致，因此除去无应答人群之后，与总体人群相比，参与结果分析的应答人群的代表性可能受到影响，而产生选择偏倚。这种偏倚既可发生在观察性研究中，也可见于实验性研究。Seltzer 等用信函调查人群吸烟情况时发现，85%的非吸烟者在 30 天内回信答复，而吸烟者仅为 67%；吸雪茄或烟斗者的答复率介于上述两者之间。

与无应答偏倚相对的是志愿者偏倚（volunteer bias）。一般情况下，志愿者是对健康十分关心或由于其他原因乐于参加研究者，志愿者参加的选择偏倚也可能较大。

（五）易感性偏倚（susceptibility bias）

在许多观察性研究中，事实上不可能完全采用随机化方法，许多主、客观因素影响研究对象暴露于某种危险因素的机会。而这些因素会直接或间接地影响研究对象的易感性。高易感性的人有主动避免继续暴露的倾向，而低易感性者可能易于接受暴露。如以这种人群作为研究对象时，会使某种危险因素与疾病间的关系被错误估计，这种偏倚就是易感性偏倚。在职业流行病学研究中又称为健康工人效应（healthy worker effect）。当研究某种毒物对工人的健康危害时，有时会发现暴露于某种毒物的工人死亡率比一般人群还要低，其原因是接触毒物的工人，其基础健康水平要比一般工人高，疾病的易感性低，对毒物的耐受力较一般人群高。

## 三、信息偏倚

信息偏倚(information bias)又称观察性偏倚(observation bias),是由于在资料搜集、记录、编码、分析过程中,两组间所使用的方法不同或有缺陷,使得研究结果与实际情况产生系统误差。其来源主要为:测量偏倚;调查员的偏向;调查工具(如调查表)的缺陷;调查对象的偏向(如回忆偏倚、应答偏倚等);分类错误(例如把有病的误分为无病或相反);不同组别间搜集资料的方法不一致(不同的调查员、检验员;诊断标准不同;使用的仪器、技术不一致等);原始记录资料不完整等。常见的信息偏倚有五种。

### (一) 回忆偏倚(recall bias)

指回顾性研究在搜集暴露资料时,由于所调查的资料发生在过去,在回忆时资料可能与实际有偏差,而且与回忆时间的长短有关。一般来说病例对过去的暴露情况的记忆深度和详细程度高于对照组,因此病例和对照存在回忆偏倚的分布可能不同。Klemetti 等人在研究环境因素与死产或新生儿畸形关系时发现,当询问产妇过去是否暴露于某种药物时,分娩死婴或畸形儿的母亲有 30%与定群研究或者与过去的病历记录不一致,而正常婴儿母亲只有 22%。

通过回忆获得研究资料,如果研究因素发生频率很低,或者仅有轻微的生物学作用,这时比较容易产生回忆偏倚。此外在病例对照研究中,如果选用的对照不是来自医院,而来自社区的一般人群,也容易产生回忆偏倚。因与来自医院的病例相比,来自社区的人群对过去的暴露经历更易于忘却或不太重视;反之病例组却对过去的暴露经历深入回忆并反复思考。即使采用同样的方法,病例组和对照组的回忆偏倚可能不一致,往往表现为病例组记忆较对照组准确。

### (二) 暴露怀疑偏倚(exposure suspicion bias)

指在病例对照研究时,如果调查员事先知道研究对象的患病情况,在搜集资料时,自觉或不自觉地采取不同的方法或不同的深度和广度来询问病例和对照,导致两组间产生系统误差。例如对病例组采用面对面的询问方式,而对对照组则采用信访。或者对病例的调查比对照更重视,追问更彻底。有些病因比较明确的疾病,采用不同的方式搜集资料,所得到的结果会有较大的差异。

### (三) 诊断怀疑偏倚(diagnostic suspicion bias)

指研究者事先已经知道被观察者过去的暴露因素,而且一般认为该暴露因素与疾病有关,因而在对疾病进行诊断时,对暴露者比非暴露者更加重视、仔细,可能因检查者的主观因素影响疾病的诊断。例如,对一个可疑阳性的结果,在对暴露者进行诊断时易判为阳性,而对非暴露者则易判为阴性。多发生在对研究对象需要确诊时,如亚临床症状、不典型病人的确诊,药物副作用的观察以及疾病间的鉴别诊断等。

### (四) 说谎偏倚(lie bias)

与回忆偏倚不同,说谎偏倚是被调查者有意作假造成的。经常见于敏感问题的调查。所谓敏感问题是指涉及私生活以及大多数人认为不便于在公开场合表态和陈述的问题,如私有财产、不轨行为、性问题、避孕方法、经济收入和中小学生吸烟情况等,如不注意调查的方法、方式、措辞等,拒访率就会相当高。而且有一部分人会有意掩盖阳性行为,从而得不到真实情况,导致调查失败。另外如在征兵或招工体检时,愿意者有可能隐瞒病史,而不愿意参加者则会故意夸大或捏造病史。对敏感性问题可以采用随机应答技术(randomized response technique, RRT)。

（五）诱导偏倚(inducement bias)

调查者的技术不当，或为了取得阳性结果，诱导被调查者做某一倾向性的回答，是产生诱导偏倚的原因。往往表现在对病例组做诱导而对对照组不做诱导或负诱导，由此只能产生虚假的结论。

## 四、混杂偏倚

在病因研究时要分析某个危险因素(risk factor)与某种疾病之间是否存在联系时，必须考虑到其他外界因素(extraneous factor)的影响，如果这个外界因素本身为研究中的病因或危险因素，同时又与所要研究的危险因素有联系，则这个外界因素称为混杂因素(confounding factor)或混杂变量(confounding variable)。常见混杂因素有：人口统计学因素，如年龄、性别、种族、职业、经济收入、文化水平等指标；除暴露因素以外的其他危险因素。当混杂因素在比较的不同组间(如病例对照研究的病例组与对照组，队列研究中的暴露组与非暴露组，实验研究的处理组和对照组)分布不同，使得所研究的危险因素与疾病的关系发生曲解，称为混杂偏倚(confounding bias)。

（一）混杂因素的基本特点

1. 混杂因素必须是所研究疾病的独立的危险因素或效应修正因子(effect modifier)；

2. 与所研究的暴露因素有关，但不是暴露因素的结果；

3. 与研究疾病有因果联系或通过其他因素产生因果联系，但不应是暴露因素与疾病因果链中的中间变量。

（二）混杂偏倚的识别

评估一项研究有没有存在混杂偏倚，首先应结合专业知识判断是否可能存在混杂因素。另一方面可利用分层分析进行定量判别。所谓分层分析是将研究人群按是否暴露于可疑混杂因素分成若干亚层，然后在每个亚层内分析研究因素与疾病关系。现以队列研究为例说明(见表4 2，表4-3)。

**表4-2 未分层前的队列研究**

| | 有病 | 无病 |
|---|---|---|
| 暴露 | $A$ | $B$ |
| 非暴露 | $C$ | $D$ |

$$cRR = \frac{A/(A+B)}{C/(C+D)}$$

**表4-3 按混杂因素 *F* 分层后的队列研究**

| | $F+$ | | $F-$ | |
|---|---|---|---|---|
| | 有病 | 无病 | 有病 | 无病 |
| 暴露 | $A_1$ | $B_1$ | $A_2$ | $B_2$ |
| 非暴露 | $C_1$ | $D_1$ | $C_2$ | $D_2$ |

$$aRR_1 = \frac{A_1/(A_1+B_1)}{C_1/(C_1+D_1)}$$

$$aRR_2 = \frac{A_2/(A_2+B_2)}{C_2/(C_2+D_2)}$$

表 4-2 中用 $cRR$ 来描述暴露与疾病之间的联系强度，如果某混杂因素 $F$ 在暴露与非暴露组的分布不同，则 $cRR$ 可能包含 $F$ 因素的混杂偏倚。把所有研究对象按照 $F$ 因素的情况分成两个亚层（$F+$ 和 $F-$ 组），在每个亚层内暴露组与非暴露组对 $F$ 因素的分布完全相同，不可能有混杂偏倚。因此 $aRR_1$ 和 $aRR_2$ 就不包含 $F$ 因素的混杂偏倚。比较 $cRR$ 和 $aRR_i$ 的大小作为定量判别 $F$ 是否产生混杂效应的依据。

(1)$cRR=aRR_i$：$cRR$ 值不存在混杂偏倚；

(2)$cRR\neq aRR_i$：$cRR$ 值可能存在混杂偏倚。

上述方法也适用于病例对照的 $OR$ 值分析。

也可用混杂指数(index of the degree of confounding)来进行判断：

$$Rf_i=\frac{cRR(\text{或 } cOR)}{aRR_i(\text{或 } aOR_i)}$$

式中 $Rf_i$ 为混杂指数，$i$ 表示分层后的第 $i$ 层；

当 $Rf_i=1$ 时，$F$ 不是混杂因素，$cRR$ 值不存在混杂偏倚；

当 $Rf_i\neq 1$ 时，$F$ 是混杂因素，$cRR$ 值存在混杂偏倚。

## 第三节　偏倚的控制

在医学研究中，从研究设计到结果分析、解释的整个过程中都可出现偏倚。虽然要完全消除偏倚并非易事，但原则上应尽量减少偏倚。因为一旦出现偏倚，几乎很难估计它对真实值曲解的程度。因此应在研究设计阶段分析可能会发生的偏倚以及原因，并加以预防和控制。如果某些因素不可能完全控制，则应设法了解并测定偏倚的大小和方向，否则应指出该结果可能会由于偏倚的存在而受影响。

### 一、选择偏倚的控制

理论上对一项研究的选择偏倚可以进行测量，估计其大小。但是实际上要进行估计是非常困难的，需要了解总体情况，一般不太可能。对存在的选择偏倚也很难进行校正。因此选择偏倚需要通过科学的研究设计和正确的实施，避免其发生。

1. 研究者应充分了解在研究中可能会出现选择偏倚的各个环节，从而在研究设计时加以预防。明确目标人群特征，确定研究人群以及抽样的方法。严格掌握研究对象的纳入与排除标准。在病例对照研究中可采用社区人群为研究对象，或采用多家医院的病人组成。尽量避免只以一家医院的病人为研究对象。

2. 尽可能地采用多组对照。如在以医院为基础的病例对照研究中，可以选用多组对照，其中一组来自社区一般人群。在队列研究中，可以设立内对照或人群对照。如采用不同对照获得一致结果，则说明研究结果比较可靠。

3. 在研究中，通过各种措施尽量取得研究对象的合作，减少无应答率和失访率。如失访人数较多(大于 20%)，则应评价其对结果影响的大小。对失访人群和已应答人群的人口学特征和重要研究因素分布进行比较，如两者是一致的，则说明发生失访偏倚的可能性较低。如两者在重要因素如年龄、疾病状态上的分布不同，则说明失访偏倚比较大。

### 二、信息偏倚的控制

信息偏倚主要是在搜集资料时，因测量或调查方法不当，使研究所需资料不准确所致。减少信息偏倚的方法主要是提高资料搜集的准确性和可靠性。

1. 在研究设计阶段，明确各个研究因素的定义；制定明确、统一的调查表；制定资料搜集方法；对调查员进行培训；制定有效的质量控制方法。尽量采用客观测量指标如实验室检查、仪器检查的结果，按标准操作方法进行检查。对每个研究因素，应有明确的评价标准，如吸烟史调查时，如问"你是否经常吸烟？"时，应明确"吸烟"的评价标准。否则不同研究对象和调查员可能会对吸烟理解不同。或直接改问"你每天吸几支烟"，这样可提高结果的准确性。

2. 采用"盲法"搜集资料。在搜集暴露或疾病资料时，研究者、研究对象都不知道研究对象的分组情况。这样可以减少研究者、研究对象的主观因素对资料准确性的影响，同时使研究者能对不同组间的研究对象以同等程度的重视，并采用统一的调查方法。避免暴露怀疑偏倚和诊断怀疑偏倚。例如在队列研究中，采用"双盲法"搜集资料，使检查者、研究对象事先不知道研究对象的暴露情况。这时发生错误分类(假阳性和假阴性)的频率在比较各组中分布也基本相同，则这种错误属于无差异错误分类偏倚(non-differential misclassfication bias)。可以证明无差异分类错误的偏倚结果总是趋向于无效假设。此时研究者如得到阳性结果，可靠性就更大。如已知发生错误分类的概率，可以对发生的信息偏倚进行校正。

3. 掩盖研究假说。对研究者来说，当研究工作开始时应将预期的假设置于一边，不应关心研究结果的"阳性"或"阴性"。在资料搜集过程中，尽量做到客观、公正，对每个研究对象都应给予同等程度的重视，使所得结果较为真实。

对于敏感问题的调查，可采用随机应答技术(randomized response technique，RRT)等方法，提高应答率和真实性。

### 三、混杂偏倚的控制

混杂偏倚可以在研究设计阶段和结果分析阶段进行控制。常用的控制混杂偏倚的方法有：

1. 限制(restriction)。限制指对某一混杂因素，对研究对象选择条件加以限制。若研究者认为某因素可能是潜在的混杂因素，则可以对该因素的取值范围进行某种限制。例如在研究口服避孕药与心肌梗塞的关系时，考虑到年龄是可能的混杂因素，即只选择 34～44 岁年龄组的妇女作为研究对象。又如在研究冠心病与吸烟的关系时，年龄与性别可能是潜在的混杂因素，则可规定研究对象限于 40～50 岁的男性居民。在这里性别为离散二值变量(男、女)，从中选取一种。年龄为连续变量，从中选取一个狭窄的范围，年龄范围越窄，混杂作用越小。

通过限制方法可以得到同质的研究对象。但是限制条件越多，有可能得不到足够的样本量；采用限制后无法分析该因素与暴露的交互作用；而且限制后样本代表性下降，结论推论时应该慎重。

2. 随机化(randomization)。指将研究对象随机分配到各个研究组中，一般用于实验性研究中。随机分配的目的使混杂因素均匀地分布在各研究组之中。随机化分组分为简单随机分组和分层随机分组两种。简单随机化法是指将观察对象直接按照随机化分配的原则进行分组，事先没有将研究对象按任何因素分组，适用于对混杂因素不了解时采用。分层随机化分组指将研究对象分组之前，将研究对象按某种因素先进行分层，然后再将各层的研究对象采用随机化分配原则分到各组之中。采用分层随机分组控制混杂偏倚效果较好。

3. 配比(matching)。配比是控制混杂偏倚的常用方法。指按照病例组(或暴露组)人群混杂因素的分布情况选择对照组人群，使得对照组的常见混杂因素分布与病例组(或暴露组)相同。配比又分为个体匹配和频数匹配两种方法。

一般来说，对某因素进行匹配后，可以消除该因素的混杂偏倚，提高统计效率。但是匹配后不能分析该因素与疾病间的关系以及与其他因素的交互作用。同时在配比时要防止配比过头(overmatching)等错误。

4. 统计学处理。在结果分析时可以采用标准化方法、分层分析和多因素分析技术控制混杂偏倚。

(1)分层分析。分层分析就是把样本按照一个或更多个混杂因素的有无或作用程度而划分为若干层，在每一层内分析暴露因素与疾病之间的关系。现以病例对照研究资料为例说明分层分析方法控制混杂偏倚，见表 4-4。

**表 4-4 第 $i$ 层内病例对照研究结果**

| 组 别 | 病 例 | 对 照 | 合 计 |
|---|---|---|---|
| 暴 露 | $a_i$ | $b_i$ | $N_{1i}$ |
| 未暴露 | $c_i$ | $d_i$ | $N_{oi}$ |
| 合 计 | $M_{1i}$ | $M_{oi}$ | $T_i$ |

①计算各层内 $OR_i$。

$$OR_i = \frac{a_i d_i}{c_i b_i} \tag{4-1}$$

②各层 $OR_i$ 齐性检验，即检验各层 $OR_i$ 是否来自同一个总体。

$$\chi^2 = \sum_{i=1}^{k} \omega_i (\ln OR_i - \ln OR)^2 \tag{4-2}$$

式中：$k$=层数，自由度=$k-1$，$\omega_i$ 为权重，即方差的倒数。

$$\omega_i = \frac{1}{Var(\ln OR_i)} \tag{4-3}$$

$Var(\ln OR_i)$为 $\ln OR_i$ 的方差

$$Var(\ln OR) = \frac{1}{a} + \frac{1}{b} + \frac{1}{c} + \frac{1}{d} \tag{4-4}$$

即为四格表中每一格数值倒数之和，若有一格为 0，可在每格数值上加 0.5，再求倒数之和。

$$\ln OR = \frac{\sum \omega_i (\ln OR_i)}{\sum \omega_i} \tag{4-5}$$

若 $\chi^2 < \chi^2_{0.05,k-1}$，则说明各层 $OR_i$ 间无显著性差异，来自于同一个总体，即各层 $OR_i$ 齐性。若 $\chi^2 > \chi^2_{0.05,k-1}$，则说明各层间 $OR_i$ 差异显著，来自同一总体的可能性很小。

③若各层 $OR_i$ 具有齐性，则可计算总的 $OR$，即各层 $OR_i$ 的合并 $OR$，合并 $OR$ 是概括各层 $OR_i$ 的一个指标。用 Mantal-Haenszel 方法计算。

合并 $OR$ 的计算方法如下：

$$OR_{MH} = \frac{\sum (a_i d_i / T_i)}{\sum (b_i c_i / T_i)} \tag{4-6}$$

$OR_{MH}$95%可信限计算方法：

$$OR_{MH}^{(1 \pm 1.96/\sqrt{\chi^2})} \tag{4-7}$$

$OR_{MH}$如果不等于 1，那么与 1 的差异是否显著？可用显著性检验，其方法如下：

$$\chi^2_{MH} = \frac{[\sum a_i - \sum E_{(a_i)}]^2}{\sum V_{(a_i)}} \tag{4-8}$$

式中，$a_i$：各层四格表中的 $a$ 数值；$E_{(ai)}$：$a_i$ 的理论值 $=\frac{M_{1i}N_{1i}}{T_i}$；$V_{(a_i)}$：$a_i$ 的方差$=\frac{M_{1i}N_{0i}M_{0i}N_{1i}}{T_i^2(T_i-1)}$；检验假设 $H_0$：$OR=1$，$H_1$：$OR\neq1$；$\chi^2_{MH}$呈自由度为 1 的 $\chi^2$ 分布。

**例**　某地进行了一次食管癌病因的病例对照研究，共调查病例 200 例，对照 776 例，现分析其中饮酒与食管癌的联系，结果见表 4-5。

**表 4-5　饮酒与食管癌关系**

| 饮 酒 史 | 病 例 数 | 对 照 数 | 合 计 |
|---|---|---|---|
| 饮 酒 | 171 | 381 | 552 |
| 不饮酒 | 29 | 395 | 424 |

$$OR=\frac{171\times395}{29\times381}=6.11$$

$$\chi^2=84.29,P<0.01$$

可见，饮酒与食管癌有较强联系。但已知吸烟与食管癌也有较强联系，而且饮酒与吸烟也有关，为了分析饮酒与食管癌的强联系是否可能与吸烟有关，或吸烟是否可能是一个混杂因素，可采用分层分析。按是否吸烟分为两层，见表 4-6。

**表 4-6　吸烟者与不吸烟者饮酒与食管癌的联系**

| 不 吸 烟 者 | | | | 吸 烟 者 | | | |
|---|---|---|---|---|---|---|---|
| 饮酒史 | 病例 | 对照 | 合计 | 饮酒史 | 病例 | 对照 | 合计 |
| 饮酒 | 69 | 191 | 260 | 饮酒 | 102 | 190 | 292 |
| 不饮酒 | 9 | 257 | 266 | 不饮酒 | 20 | 138 | 158 |
| 合计 | 78 | 448 | 526 | | 122 | 328 | 450 |

$OR_1=10.3,\chi^2=53.99,OR=3.70,\chi^2=24.62$

$OR_1$、$OR_2$ 齐性检验：

$$\chi^2_{k-1}=\sum_{i=1}^{k}\omega_i(\ln OR_i-\ln OR)^2=5.06$$

$\chi^2=5.06>\chi^2_{0.05,4}$，$P<0.05$，因此吸烟者和不吸烟者中饮酒与食管癌的 $OR$ 有显著性差异，不是来自同一总体。再计算 $OR_{MH}$也就无意义，此处计算 $OR_{MH}$仅为举例：

$$OR_{MH}=\frac{(69\times257)/526+(102\times138)/450}{(6\times191)/526+(20\times190)\times450}=5.50$$

在此例中，饮酒情况和吸烟之间的关系见表 4-7。

**表 4-7　饮酒与吸烟之间的关系**

| | 吸烟者 | 不吸烟者 | 合 计 |
|---|---|---|---|
| 饮 酒 | 292 | 260 | 552 |
| 不饮酒 | 158 | 266 | 424 |
| 合 计 | 450 | 526 | 976 |

$\chi^2=23.58,P<0.001$。

说明饮酒与吸烟有显著性相关，因此吸烟是一个混杂因素。

有多个混淆因素存在时，用分层分析，则层数可能比较多(如年龄分 3 层，性别分 2 层，吸烟与否分 2 层，则总共有 12 层)，在样本数不是很大的情况下，每层人数将急剧减少，在四格表中可能会出现 0 的情况，以致使统计效率降低。因此分层分析一般适用于混杂因素少，所需分层数不太多的情况。

(2)标准化方法。当混杂因素(如年龄等)在比较组间分布不均匀时,可以选用一种标准构成进行标准化处理,用标准化后的结果(标化的相对危险度)来进行比较。

(3)多因素分析。当样本量不够大,不足以分层分析时,或考虑多种因素对疾病的综合作用时,可用多因素分析。在多因素分析时,暴露因素和混杂因素都作为研究变量进行分析,分别估计各研究因素对疾病发生的作用大小。常用多因素分析方法有多元线性回归模型、logistic 回归模型、Cox 模型和对数线性模型(log-linear model),具体方法见有关统计学参考书。

## 第四节　效应修饰和交互作用

按照某因素分层后估计各个亚层内暴露与疾病的联系强度(或测量效应)大小不同,这个分层变量称为效应修正因子(effect modifier),其对效应产生的影响即为效应修饰(effect modification)。如果两个因素联合效应不能简单地将各个因素的效应相加在一起,其中每一个因素的效应随另一个因素的水平而改变,即称后一个因素对前一个因素有效应修饰,这是统计学术语;或一个因素通过放大或缩小来修饰另一个因素的效应,此即为交互作用,这是生物学术语。效应修饰是与疾病的发病机制和临床表现性质有关的一种客观存在的作用,在混杂被控制的情况下,它仍然存在。例如,吸烟和接触石棉对肺癌的影响中,吸烟的石棉工人肺癌发生率最高,即使接触石棉和不接触石棉工人的吸烟率相同(即吸烟无混杂作用),甚或接触石棉的工人吸烟率更低(即吸烟有"阴性"混杂作用),吸烟者肺癌发生率仍较高。如接触石棉工人吸烟率较对照高,则吸烟既有混杂效应(因吸烟本身可致肺癌,故为正混杂),又有效应修饰作用,如果接触石棉和不接触石棉工人的吸烟率相同,此时大多数肺癌病例是由吸烟与接触石棉协同作用造成的,吸烟即为效应修饰因素。效应修饰与混杂作用的区别列于表 4-8 和表 4-9。

交互作用的识别可以按分层分析的方法进行。按混杂因素分层后,对每一层内的 $aRR_i$ 作一致性检验,如有显著性意义,则说明存在着交互作用。

也可用多因素统计方法分析交互作用,以 logistic 回归模型为例,对交互作用存在与否的判定可以通过比较主效应模型与含有交互项的模型的拟合优度来进行。其具体做法是:先拟合只含有主效应的模型,在此基础上逐次增加交互作用项(每次只增加一项),比较两个模型的拟合优度,如增加交互项后拟合优度有所改善,则认为存在交互作用。可以在此基础上再增加别的交互项。如果拟合优度没有改善,则将另外交互项进入模型,再比较拟合优度。

**表 4-8　效应修饰与混杂作用的区别**

| 区别点 | 效应修饰 | 混杂作用 |
|---|---|---|
| 性质 | 客观存在的真实效应 | 偏倚,歪曲暴露与疾病的联系 |
| 产生原因 | 与发病机制和临床表现的性质有关 | 该因素在暴露与非暴露组的分布不均 |
| 识别方法 | 层间 $OR_i$ 的一致性检验 | 根据经验、已有的知识,统计学显著性检验<br>分别描述各层的 $OR_i$ |
| 处理方法 | 计算暴露的标化 $OR$ 或估计 $SMR$ | 设计阶段:限制<br>分析阶段:分层分析、标准化、多变量数学模型模拟 |

表 4-9 随机抽样资料中混杂效应和交互作用

| | 实例 | 研究类型 | RR 或 OR 值 | | |
|---|---|---|---|---|---|
| | | | 层 1 估计值 | 层 2 估计值 | 粗估计值 |
| 无混杂、无交互作用 | 1 | 队列研究 | 4.00 | 4.00 | 4.00 |
| | 2 | 队列研究 | 1.00 | 1.00 | 1.00 |
| | 3 | 病例对照 | 1.83 | 1.83 | 1.83 |
| | 4 | 队列研究 | 4.00 | 4.00 | 4.00 |
| | 5 | 队列研究 | 1.00 | 1.00 | 1.00 |
| | 6 | 病例对照 | 1.83 | 1.83 | 1.83 |
| 有混杂、无交互作用 | 7 | 队列研究 | 1.01 | 1.03 | 4.00 |
| | 8 | 队列研究 | 3.00 | 3.00 | 1.00 |
| | 9 | 病例对照 | 0.83 | 0.83 | 1.83 |
| 有混杂、有交互作用 | 10 | 队列研究 | 1.02 | 1.86 | 4.00 |
| | 11 | 队列研究 | 1.74 | 3.00 | 1.00 |
| | 12 | 病例对照 | 0.96 | 0.45 | 1.83 |
| 交互作用大，混杂不计 | 13 | 队列研究 | 1.07 | 9.40 | 4.00 |
| | 14 | 队列研究 | 3.00 | 0.33 | 1.00 |
| | 15 | 病例对照 | 0.36 | 6.00 | 1.83 |

**例** 在某项研究中，先后拟合了 3 个模型。模型 1 只含有 $X_1$、$X_2$ 及 $X_3$，模型 2 及模型 3 在模型 1 的基础上增加了 $X_1$ 与 $X_2$、$X_1$ 与 $X_3$ 的交互项：

模型 1：$\text{logit } p1=-2.8613+1.5844X_1+1.5503X_2+1.6852X_3$

$$-2\ln L_1=87.734$$

模型 2：$\text{logit } p2=-3.3569+2.2480X_1+2.1176X_2+1.6975X_3-0.0591X_1*X_2$

$$-2\ln L_2=87.314$$

模型 3：$\text{logit } p3=-3.1884+2.2724X_1+1.5486X_2+2.2216X_3-1.1021X_1*X_3$

$$-2\ln L_3=86.712$$

对模型 1 与 2 的比较可以检验交互项 $X_1 \times X_2$ 是否有显著意义；而对模型 1 与 3 的比较则是检验 $X_1 \times X_3$ 的交互作用的显著性。所用检验统计量为 $Q$，其遵循 $\chi^2$ 分布，自由度为两模型中参数之差。对上例统计量 $Q$ 计算如下：

$$Q_1=-2\ln(L_1/L_2)=87.734-87.314=0.420$$

$$Q_2=-2\ln(L_1/L_3)=87.734-86.712=1.022$$

可见，两者均极小，$P>0.05$，说明无论 $X_1$ 和 $X_2$，$X_1$ 和 $X_3$ 的交互作用都没有统计学上的显著意义。

交互作用的大小可用交互作用指数($SI$)和归因交互百分比($AP$)来表示。

两因素交互作用指数 $SI=\dfrac{OR_{AB}-1}{OR_{(A\bar{B})}+OR_{(\bar{A}B)}-2}$

归因交互百分比 $AP_{(AB)}=\dfrac{OR_{(AB)}-OR_{(A\bar{B})}-OR_{(\bar{A}B)}+1}{OR_{(AB)}}\times 100\%$

其中 $OR_{(AB)}$ 为暴露于 $A$ 和 $B$ 两因素时的 $OR$；$OR_{(A\bar{B})}$ 为仅暴露于 $A$ 因素的 $OR$；$OR_{(\bar{A}B)}$ 为仅暴露于 $B$ 因素的 $OR$；$OR_{(\bar{A}\bar{B})}$ 为既不暴露于 $A$，也不暴露于 $B$ 因素的 $OR$。

**例** 有一项乙肝病史和肿瘤家族史与肝癌关系的研究，结果见表 4-10。

表 4-10　乙肝史和肿瘤家族史对肝癌的联合作用（*OR* 值）

| 乙肝病史 | 肿瘤家族史 | |
|---|---|---|
| | + | − |
| + | 42 | 24.82 |
| − | 2.05 | 1.00 |

乙肝病史与肿瘤家族史　$SI=\frac{42.0-1}{24.82+2.05-1}=1.65$

归因交互百分比为　$AP=\frac{42.0-24.82-2.05+1}{42.0}\times 100\%=38.4\%$

$SI>1$ 说明肿瘤家族史与乙肝病史之间存在正交互作用，有肿瘤家族史的人患乙肝，可能增加肝癌的危险性。其归因交互百分比（*AP*）为 38.4%，表明有肿瘤家族史并且有乙肝的人，其发生肝癌危险性有 38.4%，是由上述两因素的交互作用所致。

（朱益民）

# 第五章　实验设计方法

实验设计包括专业设计与统计学设计两部分，专业设计体现着研究的创新性与学术水平，它的优劣决定于专业知识水平与科研思维能力；统计学设计则是所有研究设计都必须使用的，是对专业设计的合理性与实验结果可靠性的重要保证。统计学设计方法很多，本章仅就医学研究中常用的实验设计方法及其相应的统计分析方法作一介绍，侧重点在于设计方法和如何选择实验设计方法。

## 第一节　实验设计方法的类型和选择

实验设计方法很多，可用于实验室、临床以及现场研究，但不同的方法具有其各自的特点，适用范围也有所差异。

### 一、根据(处理)因素数量选择设计方法

实验设计根据实验中处理因素的多少可将实验设计分为单因素设计和多因素设计。一次实验涉及的处理因素只有一个，称为单因素设计。因素在实验中所处的每个状态称为因素的一个水平(level)，也称处理组。例如仅比较四个不同时间段(四个水平)的降压效应，只需回答处理间(组间)差异有无统计意义，这就属单因素实验；倘若除回答处理间差异意义外，还需考虑几种不同类型高血压对降压的影响，则需回答的问题有两个，即属于两因素实验；如果除考虑这两个问题外，还需考虑不同年龄段对降压的影响，那么需回答的问题有三个，就属于三因素实验。

单因素设计有完全随机设计、配对设计(配对条件不作为因素考虑)和序贯设计。两因素设计包括配伍组(随机区组)设计、均衡不完全配伍组设计、配对设计(配对条件作为因素考虑)和两层次分组设计。三因素设计包括拉丁方设计、尧敦方设计及裂区设计。多因素设计可分析因素间交互作用，常见有析因设计、正交设计和均匀设计。

### 二、根据实验组数选择设计方法

实验设计方法的选择也可从试验研究对象的分组情况考虑。单组比较试验，即比较的研究对象为同一批次对象，常见的有自身前后配对设计、自身左右配对设计和序贯设计。

两组研究对象间的比较试验是较为常见的设计。一般采用异体配对设计或序贯设计；若受试对象来源较少时，可采用交叉设计。如不具备配对条件，且设计时确定样本含量($n$)，可用完全随机设计；若不事先确定 $n$，可用序贯设计。两组试验的实验设计方法选择可参考下列流程(图 5-1)。

多组试验考虑了配伍条件、区组样本量、因素数组、交互作用等方面。以下流程可作为选择多组试验时实验设计方法的参考(图 5-2)。

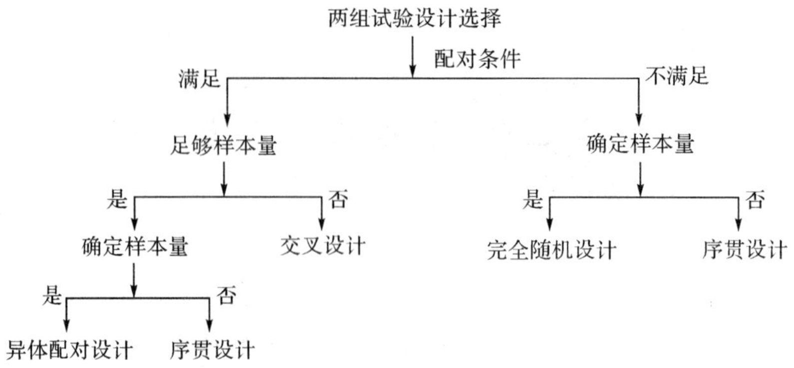


图 5-1　两组试验设计选择流程图(贺石林,1998)

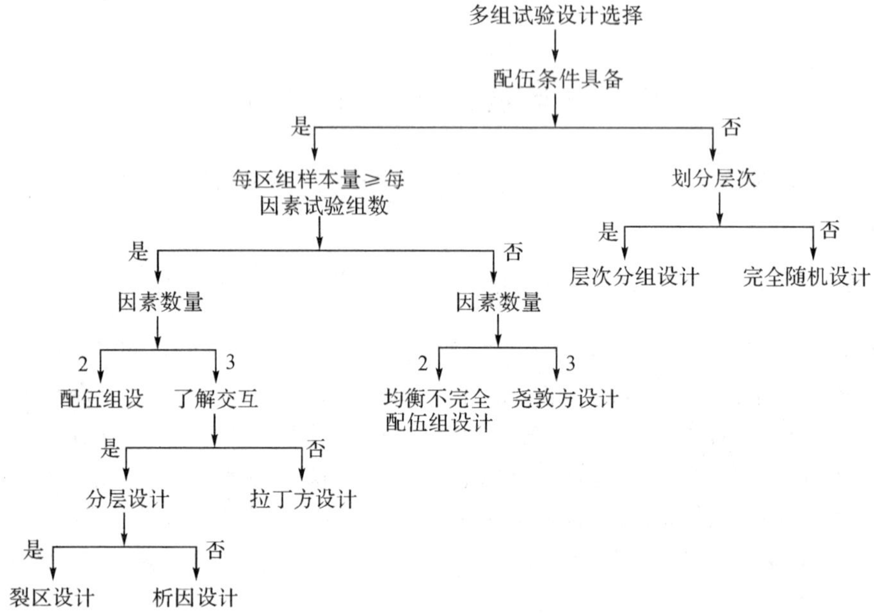


图 5-2　多组试验设计选择流程图(贺石林,1998)

## 三、多因素多水平研究的设计方法选择

多因素多水平研究不仅可以评价因素的主次,而且可分析因素的交互作用与最佳组合。用于多因素的设计方法主要有析因设计、正交设计与均匀设计三种。正交设计是全面考虑,部分实施,工作量小于析因设计,故一般多因素多水平研究常用这种设计。析因设计是全面考虑,全部实施,工作量大,故目前仅用于简单的多因素多水平试验。均匀设计是均匀散布,代表性强,工作量还少于正交设计,但统计分析比较复杂,适用于水平数大于 4 的多因素多水平研究。多因素多水平试验的设计方法选择可概括为如下流程(图 5-3)。

## 四、研究设计统计检验方法的选择

统计检验方法的选择主要取决于资料的性质与实验设计类型,同时也与因素数量、水平、样本含量等有关。关于不同类型实验设计及试验的不同性质资料统计分析方法,本章各种实验设计还会介绍。常用的统计检验方法的选择简单归纳如表 5-1。

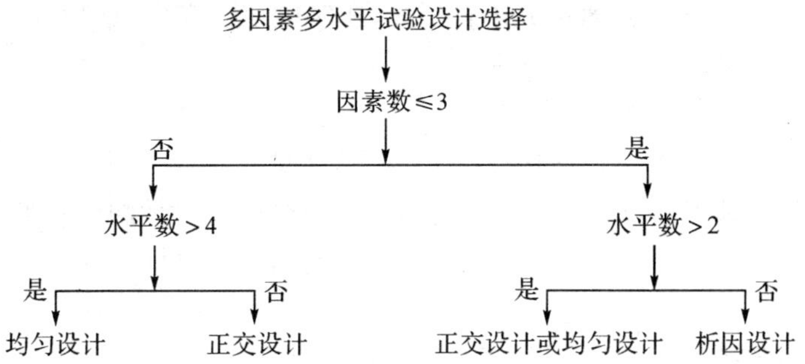


图 5-3　多因素多水平试验设计选择流程图(贺石林,1998)

**表 5-1　试验设计统计方法选择**

| 统计方法 | 计数资料 | 计量资料 | 等级资料 |
|---|---|---|---|
| 配对 $t$ 检验 | | 配对试验 | |
| 配对 $\chi^2$ 检验 | 配对试验 | | |
| 方差分析 | 完全随机设计(变量转换) | 完全随机设计<br>析因设计<br>正交设计<br>均匀设计 | |
| $\chi^2$ 检验 | 完全随机设计 | | |
| 秩和检验 | 完全随机设计(方差不齐)<br>配对设计(非正态分布) | | |
| Ridit 或 $H$ 检验 | | | 完全随机设计 |
| 触线判断 | 序贯设计 | | |

应当指出:以上实验设计与统计检验方法选择流程,只是代表一般情况下的常用方式,不能将其视为绝对化。在实际工作中,应当根据专业知识与资料实际情况,结合统计学原则,灵活地选择实验设计与统计分析方法。

## 第二节　随机分组设计与统计分析

### 一、完全随机设计

(一)基本概念

完全随机设计(completely random design)又称单纯随机设计,是一种将合格的受试对象按随机原则分配到处理组和对照组,并分别给予被试因素和对照物,对它们的效应进行同期平行观察,最后对实验结果作成组统计分析。它是单因素的设计方法。

完全随机设计的优点是简单易行,统计分析简单,是医学科研中最常用的一种实验设计,它的适应面广,不论两组或多组、不管组间样本含量相等或不等,均可采用这种设计。缺点是要求实验单位间有较好的同质性,需要注意在小样本实验时,受试对象完全按随机分配,可能造成较大的抽样误差,因此在大多数情况下,这种设计的效率低于配对设计(两组)和配伍组设计(多组)。一般说来,由于这种设计的效率较低,故实验所需样本含量相对较多。

因此凡两组实验无法配对或多组实验无法配伍的情况,均可采用完全随机设计。在临床科研中，这种设计主要适于非专科病室的比较研究；在实验室研究中，这种设计主要用于大动物及珍贵动物的比较实验。

（二）设计模式

以 $N$ 为受试对象的总体，$Ne$ 为纳入实验的合格受试对象，$R$ 为随机，Ⅰ，Ⅱ，…K 为分组，$C$ 为对照因素，$T$ 为被试因素，$D$ 为实验效应数据，则完全随机设计的模式见图 5-4。

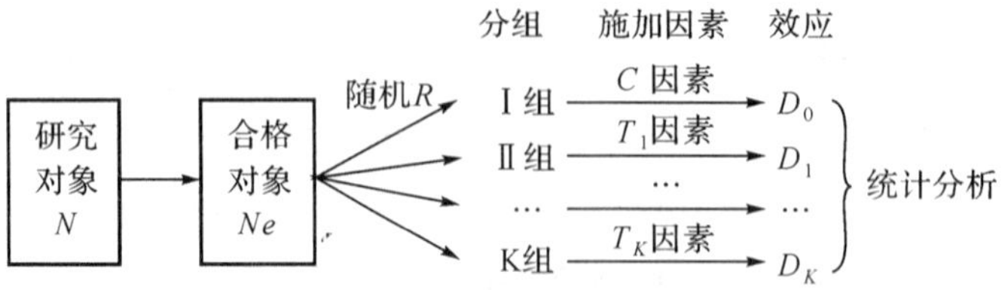


图 5-4　完全随机设计的模式

**例**　将 12 个实验单位随机等分为 $A$、$B$、$C$ 三组。

先将 12 个实验单位编号，然后从随机数字表查找 12 个两位数，将随机数从小到大排列后得序号，并规定 $K=1\sim4$ 者为 $A$ 组，$K=5\sim8$ 者为 $B$ 组，$K=9\sim12$ 者为 $C$ 组，见表 5-2。

**表 5-2　12 个实验单位的分配结果**

| 单位编号 | 1 | 2 | 3 | 4 | 5 | 6 | 7 | 8 | 9 | 10 | 11 | 12 |
|---|---|---|---|---|---|---|---|---|---|---|---|---|
| 随机数 | 22 | 17 | 81 | 65 | 23 | 92 | 35 | 87 | 03 | 51 | 12 | 61 |
| 序号 K | 4 | 3 | 10 | 9 | 5 | 12 | 6 | 11 | 1 | 7 | 2 | 8 |
| 组别 | *A* | *A* | *C* | *C* | *B* | *C* | *B* | *C* | *A* | *B* | *A* | *B* |

在随机分组时：①查找随机数时，位数不应小于研究单位数的位数；②查找随机数时，如果出现重号，则选后一个随机数；③如果设计上要求组间例数不等，则利用 $K$ 作调整。

在研究设计时注意以下问题：

1. 尽量使各组样本间具有均衡性，减小抽样误差。在可能条件下，先按非被试因素分层，而后在分层基础上随机分配样本。必要时前面 85%左右样本完全按随机分配，而后大约 15%样本按非被试影响因素均匀分配，使组间不平衡指数达到最小。

2. 完全随机设计允许各组样本含量不等，但在样本总量不变的条件下，$n_1=n_2$ 的设计效率高于 $n_1\neq n_2$ 的设计。

3. 根据科研目的，确定合理实验组数。例如研究某肿瘤切除后放射疗法与化学疗法的效果，假使已知化疗与放疗都有一定的疗效，研究目的仅仅是比较两者疗效的优劣，则设放疗与化疗两组即可。若化疗与放疗对该类型肿瘤的疗效尚未确定，则应设放疗组、化疗组与空白组。但若还需探索放疗与化疗在疗效上是否存在叠加或交互作用，则应设四组，即空白组、放疗组、化疗组和放疗加化疗组，这时的统计学设计应按 2×2 析因设计进行分析。

（三）样本含量估计

计量资料的完全随机设计实验，在组与组之间样本含量相等（$n_1=n_2$）条件下，每组样本含量（$n$）的计算公式如下：

$$n=2[(s/d)(Z_\alpha+Z_\beta)]^2 \tag{5-1}$$

式中 $s$ 为标准差，$d$ 为估计的差数，$Z_\alpha$ 与 $Z_\beta$ 分别为规定的 $\alpha$ 与 $\beta$ 在正态分布曲线下面积的正 $Z$ 值与负 $Z$ 值，计算时均取绝对值。

计数资料的完全随机设计实验，在 $n_1=n_2$ 条件下，每组样本含量（$n$）的计算公式如下：

$$n=(p_1q_1+p_2q_2)[(Z_\alpha+Z_\beta)/(p_1-p_2)]^2 \quad (5\text{-}2)$$

若多组共用一个对照组时，则共用对照组的样本含量($n_c$)应当随处理组组数扩大而增加，通常应是：

$$n_c=n\sqrt{K} \quad (5\text{-}3)$$

式中 $n$ 为各处理组样本含量，$K$ 为处理组组数(不含对照组)。

(四)统计检验方法

完全随机设计的比较的关键是比较各组前后平均差数，如差数与处理前数值呈比例关系，可使用相对数或比值；若不成比例，则应用平均差数的实际数值。

1. 计量资料的比较。完全随机设计的两组计量资料比较常用 $t$ 检验。使用 $t$ 检验的资料应当符合正态分布与方差齐两个基本要求。资料是否属于正态分布应进行 $D$ 检验；如不符合正态分布，可进行数据变换。资料是否方差齐应进行方差齐性 $F$ 检验。只有满足正态分布与方差齐后才能进行成组 $t$ 检验，否则，应换成非参数检验或 $t'$ 检验。

当方差不齐或不呈正态分布时，还可采用非参数统计的两样本秩和检验：Mann-Whitney(即 Mann Whitney rank sum test)，又称 Wilcoxon 法。应当指出：如果样本含量超过秩和检验 $T$ 界值表范围时，可用正态近似法作 $u$ 检验。

当实验数据呈明显偏态分布时，其集中趋势可用中位数($M_d$)表示。根据数据大于和小于 $M_d$ 可将两组数据排成四格表形式。采用四格表 $\chi^2$ 检验或精确概率法计算 $P$ 值。即可将计量资料转为计数资料处理。

由于假设检验是依照 $\alpha$(假阳性率)水准进行的，随着检验次数增多，犯假阳性错误的概率增大，因此多组资料比较若不对 $P$ 值进行 Bonferroni 校正，不能使用 $t$ 检验、$u$ 检验、$\chi^2$ 检验等方法进行分析。但这种校正虽然简便，却有矫枉过正之嫌。

对于完全随机设计多组实验资料的比较，与其他设计一样，宜采用方差分析(analysis of variance，简称 ANOVA)。当然多组计量资料也可采用有关非参数检验，如 Kruskal-Wallis 法。

2. 计数资料的比较。在样本例数较大情况下，采用 $u$ 检验。当样本例数较小时，如($n_1+n_2$)$<$120，则采用 $u$ 检验校正式。

分类变量可采用 $\chi^2$ 检验，包括多项式分布资料可用行×列表的 $\chi^2$ 检验。

等级资料(如临床疗效的痊愈、显效、有效、无效与恶化；检验结果的－、±、＋、＋＋、＋＋＋等)可列成 $R\times C$ 表(即行×列表)，形式上可用 $\chi^2$ 检验。但 $\chi^2$ 检验只能说明各组的构成差异，不能说明组间效果差异。Ridit 分析适用于有序分类资料的统计处理，它可回答孰优孰劣。

## 二、配对设计与分析

配对设计(matched-pairs design)指的是使受试对象在某一或某些状况、特征因素上相同或基本相同的实验设计，包括自身前后配对设计、左右配对设计及异体配对设计(配对条件不作为因素考虑)。配对设计的基本优点是能减小受试对象间的个体差异，从而减少实验误差，实验效率较高，所需样本量亦相对较少，但不是任何实验均可采用配对设计。

(一)前后配对设计与分析

1. 基本概念。前后配对设计本质上是自身对照试验(self-controlled study)。它是以受试对象接受被试因素前的变量值作为对照值，将被试因素作用后的变量值作为实验值，对被试因素作用前后反应指标的变化进行统计检验。故自身前后配对设计可归入单组比较设计。同一标本接受两种不同测定方法的检查，这类实验也属自身对照试验。

由于这种设计的前后变量均来自同一批次受试对象或标本，因此在一般情况下，这种设计实验的可比性最高，这是它的优点。为说明被试因素的效应，排除非研究因素影响，要求被试因素施加前后的影响因素相同，这在实际中往往不容易做到。外界环境、心理状态等条件可能前后有些改变。例如对支气管哮喘进行疗效观察，若治疗前天气寒冷，治疗一定时间后气候转暖，这时支气管哮喘好转，气温的变化成了影响因素，不能准确回答这时的疗效到底来自药物还是来自气温变化或者两者兼而有之。相同受试对象非平行观察，这无疑将给试验结果带来偏倚，这是自身前后配对设计的缺点。

根据自身前后配对设计的特点和优缺点，该设计主要应用于急性与短期的实验，耗时较长的实验不宜使用这种设计。因为随着时间延长，可能受到一些干扰因素影响，从而使处理前后失去可比性。因此，慢性病不宜使用这种设计。除此，在疾病研究时，有三种情况下不能采用自身前后对照：①自限性疾病；②有季节性，随季节变化的疾病；③以主观指标作为评价时。但这并不是绝对的，某些疾病虽是慢性病，但新的治疗措施能够迅速奏效，亦可采用这种设计。例如由于幽门弯曲杆菌所致的消化性溃疡，使用有效抗生素可以较快显效，就可运用这种设计来观察它的疗效。其次，对于病情稳定的慢性疾病，如研究目的仅仅是观察短暂的对症治疗效果，也可采用这种设计。此外，两种检验方法对比，也可运用这种设计。

2. 设计模式。若以 $N$ 代表可以作为受试对象的总体，$Ne$ 代表符合纳入标准并确定为受试对象的人数，$T$ 为被试因素，$D$ 代表反应指标测定值，则自身前后配对设计的基本模式见图 5-5。

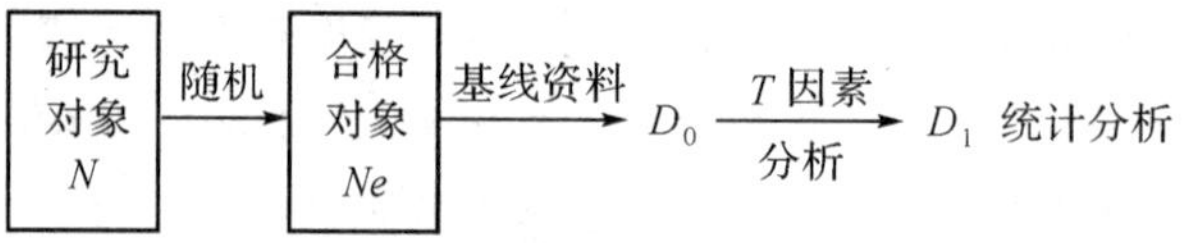


图 5-5　自身前后配对设计的模式

3. 样本含量估计。自身配对设计的样本含量($n$)按下式进行估算：

$$n=[(s/d)(Z_\alpha+Z_\beta)]^2 \tag{5-4}$$

式中 $s$ 为标准差，$d$ 为估计的平均差数，$Z_\alpha$ 与 $Z_\beta$ 分别为规定的 $\alpha$ 与 $\beta$ 在正态分布曲线下面积的正 $Z$ 值与负 $Z$ 值，计算时均取绝对值。

4. 统计分析方法。

(1)计量资料：凡资料呈正态分布或经数据转换后成正态分布者可采用配对 $t$ 检验。资料不符合正态分布，采用非参数检验的符号秩和检验，即 wilcoxon signed rank test。

(2)计数资料：Kappa 检验通常用于一致性检验评价，而两组间的差异比较可用配对 $\chi^2$ 检验。

(二)异体配对设计与分析

1. 基本概念。将受试对象按照一定的配对条件(依专业知识和研究目的确定)，将条件相同的个体配成对子，然后在对子内部按照随机方法，将一个分配至实验组，另一个分配到对照组，最后对其结果以配对分析的统计方法加以处理。这种设计称为异体配对设计(heterogeneous paired design)。

该设计通过配对使两组受试对象具有良好的齐同性，因而异体配对设计的实验效率在大多数情况下高于完全随机设计。由于异体配对设计实验是同期平行进行，可以排除时间、外界环境条件改变与医疗条件等因素对疗效的干扰。因此异体配对设计实验结论的可靠性大于自身前后配对设计，所以两组间比较，在可能条件下宜采用异体配对设计。

由于异体配对试验是同期平行的观察，因此它不仅适于急性实验，而且可用于慢性实验或较长期观察。异体配对条件较易实施，故是一种常用的实验设计。在临床，实验配对的基本要求是病种、病期、病情、病程、年龄与性别相同。动物配对的基本条件是同种、同品系、同性别、同体重，若是小动物，尽量要求同窝。在配对设计中，除要求基本条件齐同外，关键在于是否将实验结果影响较大的非被试因素包括在配对条件之内。例如研究药物对动脉硬化的疗效，血脂水平、动脉血压、饮食因素、吸烟、血糖等因素也应有选择地列为配对条件。但需要指出的是在实际工作中，有时由于知识与条件的局限性，可能还有一些未知的影响因素或已知但无法配对的因素，这些因素仍可能干扰研究结果。因此，配对条件规定是否正确与全面是异体配对设计的成败重要条件之一。

2. 设计模式。以 $N$ 代表总体，$Ne$ 代表纳入的合格受试对象，$P$ 为配对，$R$ 为随机，分为Ⅰ和Ⅱ组，$C$ 为对照因素，$T$ 为被试因素，$D$ 代表效应指标数据，则异体配对设计的模式见图 5-6。

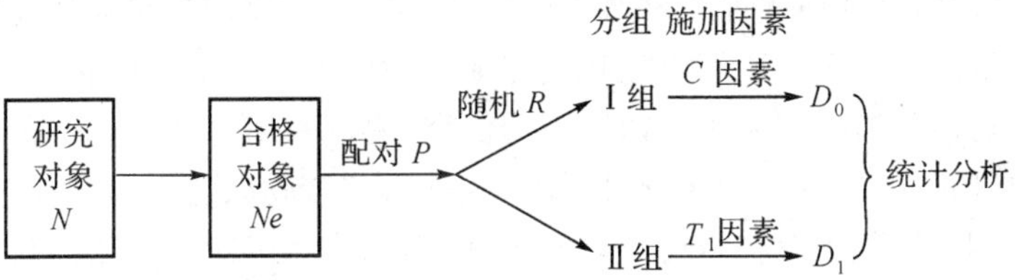


图 5-6　异体配对设计的模式

在配对时应尽量做到对子本身的齐同，配对条件力求包括所有主要影响因素，理想的异体配对是同卵双生，齐同性要求 $P>0.2$；在慢性实验中或长期观察过程中应设法保持非被试因素的可比性，如考察疗效的辅助措施、护理、饮食等必须全程保持齐同。

3. 样本含量的估计与统计分析。1∶1 异体配对设计实验的样本含量估算公式与自身前后配对设计相同。但求得 $n$ 在自身配对设计中为受试对象数，在异体配对设计中是受试对象的对子数（即每组样本例数）。

（1）配对 $t$ 检验：考虑到研究组间的齐同性问题，纵然有处理前数据资料，并且处理前两组比较 $P>0.05$，甚至 $P>0.2$，但不意味着两组处理前基线水平完全相等，不宜以两组处理后数据资料直接进行成组 $t$ 检验，而应以两组对子前后差值的差数作配对 $t$ 检验。因此异体配对设计实验资料分析一般分三步进行。

①对处理前两组资料进行配对 $t$ 检验，其目的是检验配对是否成功。此时检验假设应当是 $H_0$：$\mu_d=0$，$\alpha=0.2$。若配对成功，则 $t<t_{0.2(\nu)}$，$P>0.2$。若在此处以 $\alpha=0.05$，显然是不太合理的；

②对两组处理前后分别进行配对 $t$ 检验，以了解各组处理前后变化是否具有统计学意义；

③对两组处理前后差值的差数进行配对 $t$ 检验，回答处理与对照的前后差值之间的差异是否具有显著意义。此步是异体配对设计实验统计分析的关键。

无处理前数据资料的配对实验，实际上对处理前两组对子的齐同性只是表观认可，并无直接指标数据支持，故配对可能是成功的（属配对设计），也可能是不成功的（属完全随机设计）。在这种情况下，若配对设计实验两组处理后资料经配对 $t$ 检验结果 $P>0.05$，此时可试用成组 $t$ 检验。但如两组有处理前资料，且经配对 $t$ 检验表明对子齐同性较好（$P>0.2$），在此条件下，应用配对 $t$ 检验，而不能改用成组 $t$ 检验。

(2)符号秩和检验:方法与自身前后配对设计实验的符号秩和检验一样。但需将自身前后差值改为两组前后差值的差数或对子的差数进行统计分析。

(3)计数资料的差异比较可用配对 $\chi^2$ 检验。

(三) 交叉设计

1. 基本概念。对两组研究对象按异体配对方式分配,然后两组先后分别接受两种处理,即在前一处理作用完全消失之后接受另一处理,最后对两种处理的效应进行比较分析,这种设计称为交叉设计(cross-over design)或交叉配对设计。

这种设计兼具异体与自身配对的优点,而且每个样品先后接受两种不同处理,一个受试对象当作两个样本使用,因此较大程度地节约样本例数。由于每一个样本都先后接受了相同的处理因素,因而没有必要分层。这种设计的另一特点是可利用方差分析,得到处理间、阶段间与个体间信息,有利于较准确地判断被试因素的有效性。

交叉设计的应用范围与异体配对相同,主要用于样本来源较少且受试对象状态比较恒定的情况。但利用这种设计的前提是受试对象前后条件保持一致,这一要求使得该种设计的应用受到很大程度的限制。临床上适用于症状或体征在病程中反复出现而病情稳定的慢性病患者的对症治疗效果观察。如抗高血压药物的筛选研究,便可采用这种设计。在实验室研究中,适用于离体器官的研究,如比较不同药物对血管平滑肌收缩效应的影响等。

2. 设计模式。以 $N$ 代表总体,$Ne$ 代表纳入样本,$P$ 代表配对,$R$ 代表随机,Ⅰ、Ⅱ代表研究的两组。$D$ 代表指标数据,$T$ 代表处理因素,$G$ 代表间歇期,则交叉设计基本模式见图 5-7。

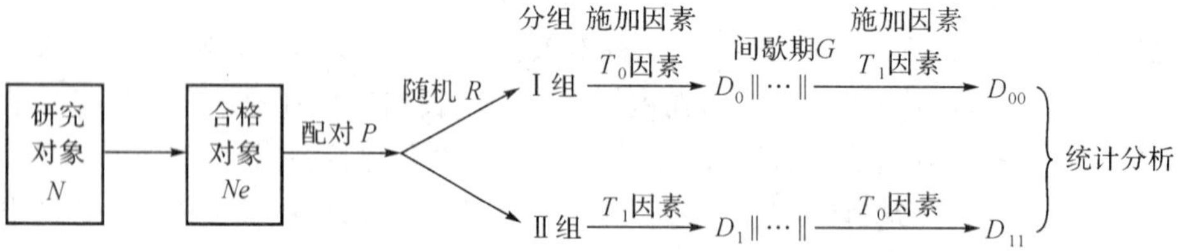


图 5-7　交叉设计的模式

在研究设计时要考虑进行交叉设计实验的两个被试因素必须没有蓄积作用与交互效应;为删除两个因素效应彼此的相互影响,在两个处理之间应有足够的间歇期或称洗脱期(wash out period)。间歇期的长短主要取决于半衰期 $T_{1/2}$,一般认为间歇期应大于 6～8 个半衰期。其次还必须考虑生物作用的特点。例如阿司匹林的半衰期仅 0.5 小时,可是它对血小板的影响需 1 周左右才会消失,因此它的间歇期应是 10 天左右。

本设计不宜用于具有自愈倾向或病程短的疾病研究。在慢性病观察过程中,应尽量保持条件的可比性;而且各个观察阶段时间应当相同。

3. 样本含量估计和统计分析方法。交叉设计的样本含量估计与异体配对设计相同,但实际上可略少一些。对于交叉设计实验定量资料的统计处理通常进行方差分析。单因素方差分析只将变异来源分为处理间与误差两部分,仅回答处理间差异有无统计学意义;三因素方差分析,将变异来源分为处理间、阶段间、个体间与误差四部分,可以回答三个问题,更有利于判断被试因素的效应。但前法较简便,后法较复杂。对于两阶段交叉设计实验资料通常使用三因素方差分析法;对于三与四阶段交叉设计实验资料常用单因素方差分析法。其他方法可用秩和检验和差值 $t$ 检验。

定性资料可用配对 $\chi^2$ 检验。

## 三、配伍组设计

### (一)基本概念

配伍组设计又称随机区组设计(randomized block design)。它是配对设计的扩大,可视为1∶R的匹配设计。它是按照一定的条件,将几个条件相同的受试对象划成一个配伍组或区组,而后在每个区组内部按随机原则,将每个受试对象分配到各组,对每组分别施予不同的处理,然后对其结果进行方差分析。

配伍组设计由于各个区组条件相同或基本相同,组间均衡性好,因而实验误差较小,效率较高;它属于两因素设计,它不仅能问答处理(第一因素)间的差异有无统计学意义,而且能告诉区组(第二因素)间差异对实验结果有无明显影响;在样本分配上,不仅各处理组的样本含量相等,而且每个区组所含的受试对象例数(单元数)与处理组数相等或是处理组数的倍数。但在某些情况下,一个区组可以是同一个受试对象,如在不同时期接受不同处理或不同部位进行不同观察等。

一般来说,凡研究目的是回答两种因素(被试因素、配伍组因素)各自的差异有无统计学意义的情况,不管是两个或多个处理组(水平),均可采用配伍组设计。例如研究哮喘疾病的治疗,除比较不同药物疗效,还需观察不同年龄段对效应的影响,就可采用配伍组设计。又如细胞诱导分化研究,可将不同诱导物作为第一因素,不同类型细胞作为第二因素。

### (二)设计模式

若以 $N$ 代表总体,$Ne$ 代表纳入样本,$B$ 代表划分区组,$R$ 代表在区组内随机,Ⅰ,Ⅱ,…K为处理组,$D$ 为反应数据,则配伍组设计模式见图5-8。

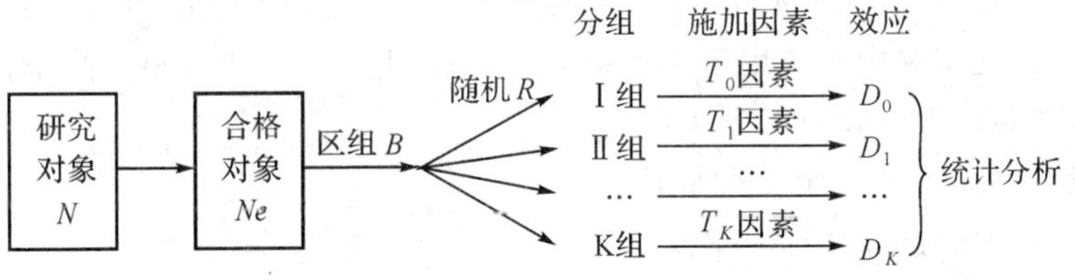


图5-8　配伍组设计的模式

研究设计时样本分配按如下步骤进行:

(1)按规定条件划分区组。若每个区组内含例数是处理组数($K$)的倍数,则应将条件非常接近的受试对象再按组数分为若干小区组。

(2)将每个区组受试对象统一编号。

(3)对每个区组内样本(或小区组)进行随机分配。

**例**　拟将16只小白鼠分配至四个处理组,试作配伍组实验设计。

先将16只小鼠按体重大小分成四个配伍组,每个配伍组内各有4只体重相同(或相近)的小鼠,依次给小鼠编号,即第一配伍组4只小鼠编为1～4,第二组小鼠编号为5～8,余类推。一般固定 $A$、$B$、$C$、$D$ 四种处理的顺序号,在随机数字表上任意起始,选取4个不相同的随机数字,如:17、11、29、01,按随机数大小排序得3、2、4、1,则第一配伍组内的分配结果是C,B,D,A。其他配伍组小鼠依同样方法进行分配,结果如表5-3。

表 5-3　16 只小鼠的分配结果

| | 第一配伍组 | | | | 第二配伍组 | | | | 第三配伍组 | | | | 第四配伍组 | | | |
|---|---|---|---|---|---|---|---|---|---|---|---|---|---|---|---|---|
| 小鼠编号 | 1 | 2 | 3 | 4 | 5 | 6 | 7 | 8 | 9 | 10 | 11 | 12 | 13 | 14 | 15 | 16 |
| 随机数 | 17 | 11 | 29 | 01 | 22 | 16 | 56 | 34 | 67 | 04 | 09 | 24 | 56 | 35 | 33 | 95 |
| 序号 | 3 | 2 | 4 | 1 | 2 | 1 | 4 | 3 | 4 | 1 | 2 | 3 | 3 | 2 | 1 | 4 |
| 分配结果 | C | B | D | A | B | A | D | C | D | A | B | C | C | B | A | D |

将表中四个处理组整理，得四个处理组内相应小鼠编号为：

A 处理组：4　6　10　15

B 处理组：2　5　11　14

C 处理组：1　8　12　13

D 处理组：3　7　9　16

在配伍组研究设计时注意：

（1）第一因素应当安排该研究的主要因素，第二因素相对次要一点，可以是待考察的因素，也可以是仅仅为了排除对实验结果的影响的因素。

（2）正确规定划分区组的条件是十分重要的。一般说来，动物实验常取同种系、品种相同的几窝动物，将每窝中性别相同与体重相近的动物划为一个区组。临床研究通常根据病种、病程、病情、性别与年龄相近者划为一个区组。总的原则是将对实验结果有明显影响的非处理因素列为划分区组的条件，要求区组间差异越大越好，区组内差异越小越好。

（3）若每一区组为同一受试对象时，给予不同处理时应有足够的间隔期。

（4）由于配伍要求条件相同的样本含量较配对为多，这并不是任何情况下都可以做到的，所以，配伍组设计在实验中主要用于小动物实验，临床上主要用于专科医疗单位。

（三）样本量估计和统计分析方法

配伍组设计的样本量估计公式如下：

$$n=2\times MSe/D^2(Q+Z_\beta)^2 \tag{5-5}$$

式中 $n$ 为每组所需样本数，$MSe$ 为误差的均方，$D$ 为组间差值，$Z_\beta$ 为规定的 $\beta$ 在正态分布曲线下的面积，$Q$ 值指两组均数在 $P=0.05$ 时应为标准误的倍数。

1. 计量资料统计分析。配伍组实验的计量资料如符合正态分布与方差齐性的要求，应当按两因素方差分析(two-way analysis of variance)，即将变异来源分为处理间、配伍间与误差三项，分别回答处理间差异和配伍间差异有无统计学意义。在统计处理时若配伍间差异无统计学意义，则应依不同情况给予不同处理。如从专业角度考虑，配伍因素作用尚待确定者，则将配伍间与误差两项合并为组内；若配伍因素的作用已确定无疑，设计与分析该因素的目的是为了减少误差，且不应合并。

与完全随机设计不同，随机区组实验的数据必须是完整的。若缺失一项数据，势必引起该区组其他数据也无法分析。因此，能补作的应当重新实验，在无法重作的条件下，可按以下公式对个别缺项进行估算。

缺失一项的估算 随机区组实验的缺项值(χ)的估算公式如下：

$$x=(gCx+bRx\text{-}T)/[(g\text{-}1)(b\text{-}1)] \tag{5-6}$$

式中 $g$ 为处理组数，$Cx$ 为缺项所在列的合计，$b$ 为区组数，$Rx$ 为缺项所在行的合计，$T$ 为总合计。这种估算方法也适于双因素析因设计和裂区实验设计。

2. 计数资料统计分析。对于配伍组设计的计数资料，可用秩和法，用 Friedman $\chi^2$ 检验。

在多组实验时，如果完全随机与配伍组两种设计可供选择，应当从离均差平方和与自由度两方面加以综合考虑，权衡利弊。预估配伍因素对结果影响较大，区组间差异可能具有显著意义时，才应选择配伍组设计。凡不具备配伍条件，估计区组间差异小者，则应选用完全随机设计。

（四）均衡不完全配伍组设计

在配伍组设计中，要求每个区组包含全部处理，也就是说，每个区组通常所含的受试对象例数（单元数，$m$）与处理数（$K$）相等，或者前者是后者的倍数。但实际上由于实验条件的限制，通常 $m<K$，每个区组只能容纳部分处理，这时无法按配伍组设计进行实验。

对于 $m<K$ 这类情况，就可采用均衡不完全配伍组（balanced incomplete block，BIB）设计。这里均衡指的是每种处理的重复相等，不完全配伍组指的是每个区组没有包含全部处理数。通过校正办法可使处理间的比较仍带有配伍组设计的性质。

以 $K$ 代表处理数，$b$ 代表区组数，$n$ 代表每种处理的重复数，$m$ 代表每个区组所含的受试对象数（单元数），$\lambda$ 代表任何两种处理同时出现的区组数，则 BIB 设计应当符合以下三个条件：

①$K>m$；

②$Kn=bm$；

③$\lambda(K-1)=n(m-1)$，即 $\lambda=n(m-1)/(K-1)$，要求 $\lambda$ 必须是自然数。

（五）层次分组设计

1. 基本概念。在科研中，受试对象可以按照 $A$ 因素分为几个大组，而后按 $B$ 因素又可将大组分为几个小组；每个小组又可依 $C$ 因素分为几个亚小组……这种设计称为组内分组设计或系统分组设计。因为这种设计是依照不同因素将受试对象进行分层，每层再分组，所以这种设计又称为层次分组设计（hierarchical classification design）。这种设计的前提是每一受试对象具备一再分组所需的各种因素。层次分组设计依分层因素的多少来分类。如只按 $A$ 因素分为几个大组，每个大组再按 $B$ 因素分为若干小组，这种设计属于两因素层次分组设计。如果还按 $C$ 因素再将每个小组分为几个亚小组，则属三因素层次分组设计。余此类推，最常用的是两层次分组设计。

生理参数的确定、病因的探索与疗效影响因素的研究，均可采用层次分组设计。一般说来，在两因素层次分组设计中，应当将侧重研究的因素作为划分大组的依据，次要因素作为划分小组的依据。

2. 设计模式。两层次分组设计模式见图 5-9。

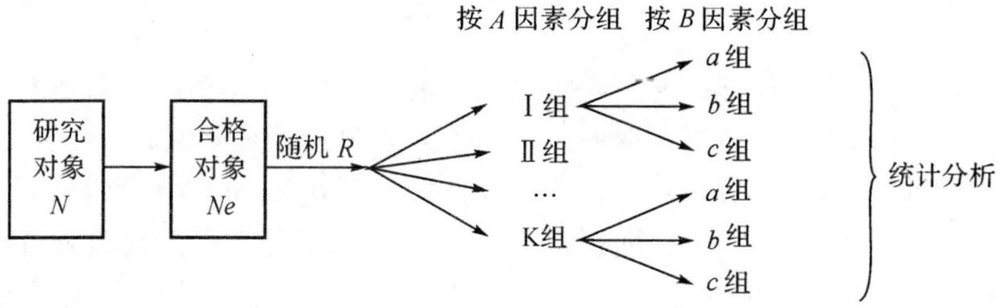


图 5-9　两层次分组设计的模式

## 四、拉丁方设计

### (一)基本概念

假若实验的目的除比较不同处理的反应外，还需考察另外两个因素或试图将另外两个因素对实验的影响分离出来，这种情况可以用拉丁方设计(Latin square design)。

拉丁方是指由拉丁字母所组成的正方形排列，它是以拉丁字形代表处理因素，用行与列分别代表另外两个因素，将实验单元排成方阵。若有 $r$ 个拉丁字母(处理数)，即排成 $r\times r$ 的方阵。通常将第二因素排于行，即区组；第三因素排于列，即序列。三个因素的水平数是相等的，即 $n_{处理}=n_{行}=n_{列}$。这种设计要求处理因素间、区组间与序列间没有交互作用，并且方差齐。在安排上，要求每种处理在不同区组和不同序列分布均匀，每种处理在任意一行与任意一列均出现一次，无论在行间或列间出现差异时，拉丁方设计均可克服这两方面的差异带来的干扰，能充分显示出处理间的差异，这就是拉丁方设计的特点。由于拉丁方设计的变异来源分为四项：处理间、区组间、序列间与误差，得到的信息有三个，并且误差较小，因此这是一种节约样本量的高效率实验设计。但由于它在因素和水平上有严格的限制，且不能显示因素间的交互作用，故在应用上有一定的局限性。

凡三因素实验，若每个因素的水平数能做到相等时，均可采用拉丁方设计。在实验室研究中，条件相对容易控制，尤其是细胞培养的实验，拉丁方设计有着广泛的用途。动物实验或离体器官实验有时以一个动物或器官为一个区组，当顺序因素对实验结果有影响时，必须使用拉丁方设计。如欲观察不同药物对兔血凝固时间的影响，由于血液与带负电荷表面接触的面积与时间不同，常是第一管凝固时间最短，最后一管凝固时间最长，为排除顺序影响，将药物作为第一因素，兔作为第二因素，顺序作为第三因素。再如观察不同治疗措施对慢性病的对症治疗或不同防护装置对劳动者的保护作用，也可将受试对象作为区组因素，时间作为序列因素。

### (二)设计模式

正确安排三个因素，这是拉丁方设计的首要环节。若处理数为 4，即处理为 $A,B,C,D$；从区组为 1,2,3,4；序次为Ⅰ,Ⅱ,Ⅲ,Ⅳ,则可有三种不同安排方案，见表 5-4。

**表 5-4　三因素设计的三种方案**

| 第一方案 | | | | | 第二方案 | | | | | 第三方案 | | | | |
|---|---|---|---|---|---|---|---|---|---|---|---|---|---|---|
| | Ⅰ | Ⅱ | Ⅲ | Ⅳ | | Ⅰ | Ⅱ | Ⅲ | Ⅳ | | Ⅰ | Ⅱ | Ⅲ | Ⅳ |
| 1 | *A* | *A* | *A* | *A* | 1 | *A* | *B* | *C* | *D* | 1 | *A* | *B* | *C* | *D* |
| 2 | *B* | *B* | *B* | *B* | 2 | *A* | *B* | *C* | *D* | 2 | *B* | *C* | *D* | *A* |
| 3 | *C* | *C* | *C* | *C* | 3 | *A* | *B* | *C* | *D* | 3 | *C* | *D* | *A* | *B* |
| 4 | *D* | *D* | *D* | *D* | 4 | *A* | *B* | *C* | *D* | 4 | *D* | *A* | *B* | *C* |

从上可知，第一方案将处理因素与区组因素混杂在一起，第二方案是处理因素与序列因素混杂在一起，因此这两个方案是不可取的。第三个方案做到了三个因素在行与列均无混杂，这样能够分离三者的效应，这个方阵就是拉丁方设计的基本方案。由此可见，拉丁方是一种合理的设计方案。凡拉丁方的第一行(横向)与第一列(纵向)按拉丁字母顺序排列者称为标准方。

表 5-5 是一些拉丁方的标准方。

表 5-5　常见拉丁方标准方

| 5×5 | | | | | 6×6 | | | | | | 7×7 | | | | | | |
|---|---|---|---|---|---|---|---|---|---|---|---|---|---|---|---|---|---|
| *A* | *B* | *C* | *D* | *E* | *A* | *B* | *C* | *D* | *E* | *F* | *A* | *B* | *C* | *D* | *E* | *F* | *G* |
| *B* | *A* | *E* | *C* | *D* | *B* | *A* | *F* | *E* | *D* | *C* | *B* | *E* | *A* | *G* | *F* | *D* | *C* |
| *C* | *D* | *A* | *E* | *B* | *C* | *D* | *A* | *B* | *F* | *E* | *C* | *F* | *G* | *B* | *D* | *A* | *E* |
| *D* | *E* | *B* | *A* | *C* | *D* | *F* | *E* | *A* | *C* | *B* | *D* | *G* | *E* | *F* | *C* | *B* | *A* |
| *E* | *C* | *D* | *B* | *A* | *E* | *C* | *B* | *F* | *A* | *D* | *E* | *D* | *B* | *C* | *A* | *G* | *F* |
| | | | | | *F* | *E* | *D* | *C* | *B* | *A* | *F* | *C* | *D* | *A* | *G* | *E* | *B* |
| | | | | | | | | | | | *G* | *A* | *F* | *E* | *B* | *C* | *D* |

由标准方又可派生出若干拉丁方。在实际工作中，通常首先根据处理数确定拉丁方的基本方，然后为排除固定顺序的影响，将基本方随机地进行列→列与行→行二次交换，由此获得的拉丁方称为工作方。

拉丁方设计是在配伍组设计基础上发展起来的，其设计基本与配伍组设计相同，但每个区组所含单元随机分到处理组后，其序列依工作(拉丁)方确定。在可能条件下，取前后变化值；若有困难时取处理施加后测定值。进行拉丁方设计时，要注意：

1. 除样本分配需要在区组内随机外，处理因素诸水平与拉丁字母关系的确定也要随机化；
2. 必须明确三个因素彼此之间无交互作用；
3. 若一个受试对象作为一个区组时，应当在前一处理作用确实消失后，方可进行后一处理；
4. 为提高结论的可靠性，应用另一个或两个拉丁工作方进行重复。

(三)统计分析方法

通常拉丁方研究数据采用方差分析，其变异来源分为处理间、区组间、序列间、误差四项。

## 五、尧敦方设计

三因素实验通常采用拉丁方设计，但是它有一个重要前提，在设计上要求三个因素(处理、区组、序列)的水平数相等，即 $n_{处理}=n_{行}=n_{列}$。然而在实际工作中，有时在处理水平数固定的条件下，其他两个因素中一个的水平数小于处理水平数，在这种情况下无法使用拉丁方设计进行实验，此时可以来用尧敦方设计(Youde square design)，也称为不完全拉丁方设计(incomplete latin square design)。尧敦方设计除有均衡不完全区组性质外，还具有处理数($K$)与区组数($b$)相等以及每个区组的单元数($m$)与每个处理的重复数($n$)相等的性质，即 $K=b$ 及 $m=n$，这是它与均衡不完全配伍组设计的重要差别。

原则上来说，尧敦方设计的应用范围与拉丁方设计情况相同，但它仅适于其他因素中，有一因素水平数少于处理水平数的情况。最基本的尧敦方设计是针对每行单元数较处理数少一个，即 $m=K-1$ 的情况。在这种条件下，只要从拉丁方的工作方中删去任一列，便成为尧敦方设计，本节仅介绍这种简单设计，其他复杂的尧敦方设计请见有关专著。

在尧敦方设计中，由于每列包含处理全部水平与全部行数，故可对列进行分析。在统计处理中，除增加列的分析外，其余各项计算基本与均衡不完全区组设计实验相仿。

由于区组(行)是不完全的，故在未校正条件下不宜直接计算均方并作 $F$ 检验。区组因素应在校正后，再计算均方和进行 $F$ 检验。

## 第三节 多因素且有交互作用的设计与分析

完全随机设计、配对设计、交叉配对设计、配伍组(随机区组)设计、均衡不完全配伍组设计、层次分组设计、拉丁方设计及尧敦方设计,只考虑因素本身的作用,都未考虑因素之间的交互作用。实际上,事物之间的联系是错综复杂的,在医学实践中,需要评价的不仅仅是研究因素的独立效应,同时还要评价研究因素间的交互作用(interaction),甚至有些交互作用超过因素本身的作用。

### 一、析因设计与分析

(一)基本概念

析因设计(factorial design)指的是将两个或多个因素的各个水平进行排列组合,交叉分组进行实验,故又称交叉组设计。这种设计对各种因素不同水平的全部组合进行实验,故全面性与均衡性都好。

这种设计另一特点是可以获得三个重要信息:①各因素不同水平的效应大小;②各因素间交互作用;③通过比较各种组合,找出最佳组合。因此析因设计是一种全面的高效率的设计,但全面考虑并全部实施工作量很大。因为析因设计的方案数是因素与水平的幂函数,如以 $n$ 代表方案数,$k$ 代表水平数,$m$ 代表因素数,则 $n=k^m$。如 7 个因素两水平的实验,它的实验方案 $n=2^7=128$ 个;4 因素 4 水平的实验方案 $n=4^4=256$。所以析因设计的因素数与水平数不宜过多。科研中大多析因设计是等水平(指每个因素的水平数相等)的,如 $2^2$,$2^3$ 或 $3^2$,$3^4$,…等设计,但也可以是水平数不等的,如 $2\times4$,$3\times5$,…等设计。

(二)设计模式

在实验中对结果有影响的因素可能较多,没有必要也没有可能对所有有关因素和各种水平进行观察。应当从中挑选少数几个对结果影响较大的且最佳水平尚未确定的因素进行实验。如常用的 $2^2$ 析因设计就是选择两个最重要因素($A$、$B$),各安排两个水平进行实验,实际上就是 4 个不同搭配的组合,其组配如表 5-6。

**表 5-6 $2^2$ 析因设计研究因素组配情况表**

| | | $B$ 因素 | |
|---|---|---|---|
| | | 1 | 2 |
| $A$ 因素 | 1 | $A_1B_1$ | $A_1B_2$ |
| | 2 | $A_2B_1$ | $A_2B_2$ |

每个因素的水平的选择取决于实验目的。如仅了解因素主次及两因素有无交互作用可设有、无两个水平。若欲摸索两因素的最佳组合,则应以两个实际剂量作为两个水平。

以 $N$ 代表总体,$Ne$ 代表纳入受试对象的样本,$R$ 为随机,Ⅰ,Ⅱ,Ⅲ,Ⅳ 为四组,$D$ 为实验数据。$A$、$B$ 为两因素,则 $2^2$ 析因设计的模式见图 5-10。

若开展设计侧重在了解两个因素的主次与交互作用时,在设计上易犯的毛病就是只设三个组,即 $A$ 因素、$B$ 因素、$A+B$ 因素,实际上这是不妥的。这种情况应采用 $2^2$ 析因设计,除这三个组外,还应设立一个“空白”对照组。没有“空白”对照组,很难说明前三组作用是正性还是负性的。在临床疗效研究中,由于不宜设空白对照组,各组均应在常规治疗基础上进行,此时

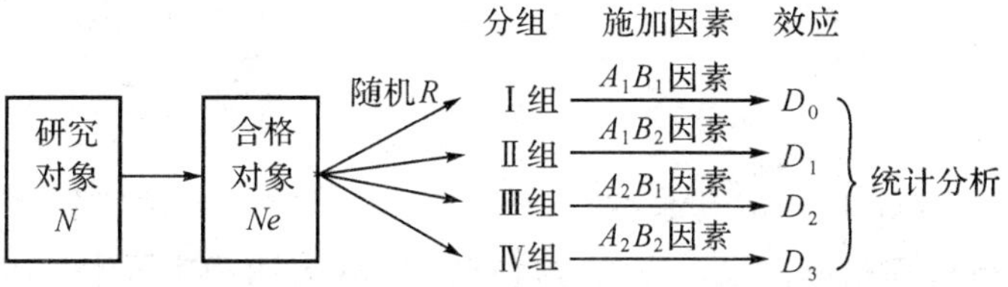


图 5-10　$2^2$ 析因设计的模式

“空白”(指无 $A$ 无 $B$)对照组就是单纯的常规治疗组。

同时设计时注意，样本分配方法随机，被试因素数与水平数应当尽量少而精，以避免工作量过大。若确需多因素多水平进行实验，则宜选用正交设计。

(三)统计分析方法

析因设计实验的统计分析不宜采用成组 $T$ 检验或配伍组 $F$ 检验，因为这些检验方法无法分析交互作用，应采用专门的方差分析方法。其计算较为复杂，请参考有关统计书籍。

(四)裂区设计与分析

裂区设计可视为析因设计的一种特殊形式，它主要用于分层研究。前已述及层次分组设计可以分析多个分层因素的作用，但是层次分组设计并不分析因素之间的交互作用与区组间的差异。如果既要知道各分层因素的作用，又要求了解它们的交互作用和区组差异，则应采用裂区设计(split plot design)。在大多数情况下，裂区设计可以是一个或多个随机区组或拉丁方与析因设计相互结合的一种设计。这种设计按 $A$ 因素将每个大区组分割成为若干均衡小块，每小块又依 $B$ 因素分为若干单元，故又称分割试验设计。

凡需观察 $A$、$B$、$C$ 三个因素作用以及侧重 $A$ 因素不同组分和 $B$ 因素不同水平组合交互作用的三因素试验，均可采用裂区设计。由于这类试验每个区组的样本容量相对较多，故该设计主要适于小动物实验、细胞学实验与药物加工条件摸索等。

在裂区设计时，通常将最重要的因素作为一级因素，次要的因素作为二级因素，一级因素再分若干组分，二级因素再分若干组分。一般将样本划分为 $b$ 个大区组(实际上可能是 $b$ 批)，每个大区组样本量($m$)是 $A$ 因素组分数($U_A$)与 $B$ 因素水平数($U_B$)的乘积，于是所需样本总量 $n=m\cdot b=U_A\cdot U_B\cdot b$。样本分配按两次随机区组方式进行，见图 5-11。

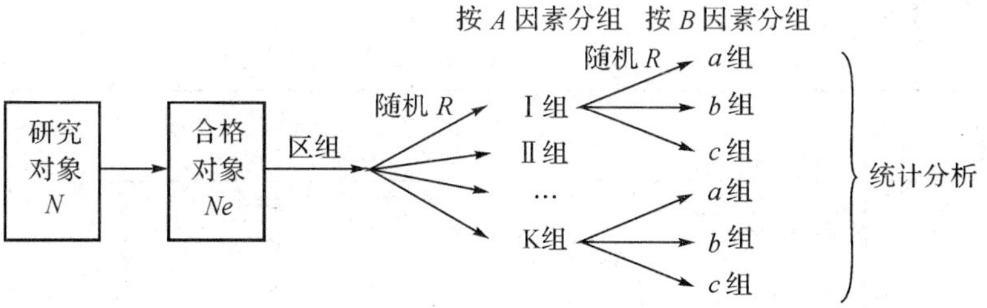


图 5-11　裂区设计的模式

统计分析前应检查资料完整性，并使资料符合方差分析要求。裂区设计实验的变异来源可分为一级单位与二级单位。一级单位包括 $A$ 因素间、区组间与误差。二级单位包括 $B$ 因素间、$A\times B$ 交互与误差。

## 二、正交设计

### (一)基本概念

正交设计(orthogonal design)就是按照正交表和相应交互表进行的实验设计，它是进行多因素多水平实验的效率很高的设计方法。这种设计不仅能明确各因素的主效应，而且能知道哪些因素存在什么性质的交互影响，还可以找出诸因素各水平的最佳配比，因此它已广泛地应用于各科研领域。正交设计法保留了析因设计整体考虑、综合比较的优点，避免了析因设计的全面试验、工作量大的弊病。实际上，正交设计是全面试验的部分实施。

若以 $n$ 代表实验方案数，$k$ 代表水平数，$m$ 代表因素数，析因设计 $n=k^m$。而水平数相等的绝大多数正交设计 $n=(k-1)m+1$。例如，7 个因素 2 个水平的实验，若按析因设计需 $n=2^7=128$ 种搭配，而正交设计只需进行 $n=(2-1)\times7+1=8$ 种搭配，按 $L_8(2^7)$ 正交表只有 8 种方案，按 $L_{16}(2^{15})$ 正交表只需 16 种方案，这就使工作量减少至原来的十六分之一或八分之一。

因此，一切多因素多水平的实验，诸如临床上多因素综合治疗，细胞培养最佳条件组合，有效成份提取与纯化的最优条件，多步骤的化验过程与多环节的药品生产等等，都可使用正交设计来确定最佳搭配。

### (二)正交表和交互作用表

正交设计比较复杂，一般设有的专门的工具：正交表。

正交表的表达形式是 $L_n(k^m)$，其中 $L$ 代表正交表，$n$ 代表试验方案号，$k$ 代表水平数，$m$ 代表可能安排的最大因素数。如 $L_8(2^7)$ 正交表(表 5-7)，其中 $L$ 下角的数字 8 表示有 8 行，即有 8 种搭配(试验方案)；括号内的指数 7 表示有 7 列，即代表允许安排的最多因素数是 7 个；括号内的数字 2 表示每个因素有两个水平，即水平 1 与水平 2。这种正交表都具有以下两个数学性质：①每列中水平 1 与水平 2 出现次数相等(两者各为 4 次)；②任意两列中，将一横行的水平看成有序的数对(1,1;1,2;2,1;2,2)，每种数对出现的次数相等(每个数对各为 2 次)。这两个数学性质就是正交性的体现。正交性的存在，使得各种搭配的一小部分均衡地分散到试验范围各部位中去，因而这些部位具有较强的代表性。

常见的同水平正交表有：$L_4(2^3)$、$L_8(2^7)$(见表 5-7)、$L_{12}(2^{11})$、$L_{16}(2^{15})$，…；有时试验需要使用混合位级正交表，如 $L_8(4^1\times2^4)$。

**表 5-7 $L_8(2^7)$正交表**

| 试验号 | 列号 | | | | | | |
|---|---|---|---|---|---|---|---|
| | 1 | 2 | 3 | 4 | 5 | 6 | 7 |
| 1 | 1 | 1 | 1 | 1 | 1 | 1 | 1 |
| 2 | 1 | 1 | 1 | 2 | 2 | 2 | 2 |
| 3 | 1 | 2 | 2 | 1 | 1 | 2 | 2 |
| 4 | 1 | 2 | 2 | 2 | 2 | 1 | 1 |
| 5 | 2 | 1 | 2 | 1 | 2 | 1 | 2 |
| 6 | 2 | 1 | 2 | 2 | 1 | 2 | 1 |
| 7 | 2 | 2 | 1 | 1 | 2 | 2 | 1 |
| 8 | 2 | 2 | 1 | 2 | 1 | 1 | 2 |

在正交表中每列的自由度 $\nu=$ 水平数 $-1$。例如 $L_8(2^7)$ 正交表每列自由度 $\nu=2-1=1$，而 $L_8(4^1\times2^4)$ 正交表，其第一列自由度为 $4-1=3$，其他 4 列的自由度为 $2-1=1$，由此类推。

在部分 $2^m$ 型正交表的安排中，任何两列同一横行的水平相同时(1，1；2，2)，交互列该横行的水平数字必为 1；若不相同(1，2；2，1)，则交互列该横行的水平数字必为 2。正交表这一性质是适应研究两个因子对反应综合影响的需要而产生的。正由于这样，虽某些搭配未做，但交互作用可以推导出来。根据这个道理，每个正交表还配有相应的交互作用表。从交互作用表上可以查出正交表中任何两列的交互作用列。

例如 $L_8(2^7)$ 的交互作用表(表 5-8)，从表中带括号的列号起由左往右看，它与另一列号垂直交点的数字就是交互作用列，如第 1 列与第 2 列的交互作用是第 3 列，第 3 列与第 6 列的交互作用是第 5 列……

**表 5-8　$L_8(2^7)$交互作用表**

| 列号 | 1 | 2 | 3 | 4 | 5 | 6 | 7 |
| --- | --- | --- | --- | --- | --- | --- | --- |
| | (1) | 3 | 2 | 5 | 4 | 7 | 6 |
| | | (2) | 1 | 6 | 7 | 4 | 5 |
| | | | (3) | 7 | 6 | 5 | 4 |
| | | | | (4) | 1 | 2 | 3 |
| | | | | | (5) | 3 | 2 |
| | | | | | | (6) | 1 |
| | | | | | | | (7) |

实际上交互作用可分为数级：二个因素的综合影响为一级交互作用(如 $A\times B$、$B\times C$、$A\times C$、…)，三个因素为二级交互作用(如 $A\times B\times C$、$B\times C\times D$，…)，四个因素则为三级交互作用(如 $A\times B\times C\times D$，…)，余此类推。一般说来，一级交互作用部分是必须考虑的，而二级交互作用多数可以忽略，三级与三级以上的交互作用在大多数情况下是可以不考虑的。当然，对于交互作用哪些必须考虑与哪些可以忽略，应视具体情况具体分析，主要根据专业知识与实验目的而定。二级或多级交互作用并无专表，仍使用普通交互表，采用逐级查找法。如欲找出 2、3、5 三列的交互列，则先查到 2、3 列交互在 1 列，而后查到 1、5 列交互在 4 列，此即表明 2、3、5 三列交互在 4 列。余此类推。

以 $C$ 代表无重复组合数，$m$ 代表因素总数，$n$ 代表该组合的因子抽取数，则交互数计算如下：

$$C_m^n=m!\ /[n!\ (m-n)!]$$

以 4 因素为例，依此公式可知一级交互数为 6，二级交互数为 4，三级交互数为 1。

交互的自由度等于交互列的自由度乘积，即 $\nu_{AB}=\nu_A\cdot\nu_B$。例如二水平的正交表，$A$、$B$ 二列的一级交互自由度 $\nu_{AB}=(2-1)(2-1)=1$。至于一级交互所占的列数等于交互自由度/每列自由度的商数。例如二水平的正交表，任意二列交互所占列数为$(2-1)(2-1)/(2-1)=1$；三水平的正交表，任意二列交互所占列数为$(3-1)(3-1)/(3-1)=2$。

(三)常用正交表和交互作用表

为便于正交设计，以下介绍常用的正交表及其交互作用表。

1. 二水平正交表与交互作用表，见表 5-9，5-10，5-11。

**表 5-9　$L_4(2^3)$正交表**

| 试验号 | 列号 1 | 2 | 3 |
|---|---|---|---|
| 1 | 1 | 1 | 1 |
| 2 | 1 | 2 | 2 |
| 3 | 2 | 1 | 2 |
| 4 | 2 | 2 | 1 |

**表 5-10　$L_4(2^3)$交互作用表**

| 列号 | 列号 1 | 2 | 3 |
|---|---|---|---|
| 1 | | 3 | 2 |
| 2 | | | 1 |

**表 5-11　$L_{12}(2^{11})$正交表**

| 试验号 | 列号 1 | 2 | 3 | 4 | 5 | 6 | 7 | 8 | 9 | 10 | 11 |
|---|---|---|---|---|---|---|---|---|---|---|---|
| 1 | 1 | 1 | 1 | 1 | 1 | 1 | 1 | 1 | 1 | 1 | 1 |
| 2 | 1 | 1 | 1 | 1 | 1 | 2 | 2 | 2 | 2 | 2 | 2 |
| 3 | 1 | 1 | 2 | 2 | 2 | 1 | 1 | 1 | 2 | 2 | 2 |
| 4 | 1 | 2 | 1 | 2 | 2 | 1 | 2 | 2 | 1 | 1 | 2 |
| 5 | 1 | 2 | 2 | 1 | 2 | 2 | 1 | 2 | 1 | 2 | 1 |
| 6 | 1 | 2 | 2 | 2 | 1 | 2 | 2 | 1 | 2 | 1 | 1 |
| 7 | 2 | 1 | 2 | 2 | 1 | 1 | 2 | 2 | 1 | 2 | 1 |
| 8 | 2 | 1 | 2 | 1 | 2 | 2 | 2 | 1 | 1 | 1 | 2 |
| 9 | 2 | 1 | 1 | 2 | 2 | 2 | 1 | 2 | 2 | 1 | 1 |
| 10 | 2 | 2 | 2 | 1 | 1 | 1 | 1 | 2 | 2 | 1 | 2 |
| 11 | 2 | 2 | 1 | 2 | 1 | 2 | 1 | 1 | 1 | 2 | 2 |
| 12 | 2 | 2 | 1 | 1 | 2 | 1 | 2 | 1 | 2 | 2 | 1 |

2. 三水平正交表与交互作用表见表 5-12。

3. 四水平正交表见表 5-13。

**表 5-12　$L_9(3^4)$正交表**

| 试验号 | 列号 1 | 2 | 3 | 4 |
|---|---|---|---|---|
| 1 | 1 | 1 | 1 | 1 |
| 2 | 1 | 2 | 2 | 2 |
| 3 | 1 | 3 | 3 | 3 |
| 4 | 2 | 1 | 2 | 3 |
| 5 | 2 | 2 | 3 | 1 |
| 6 | 2 | 3 | 1 | 2 |
| 7 | 3 | 1 | 3 | 2 |
| 8 | 3 | 2 | 1 | 3 |
| 9 | 3 | 3 | 2 | 1 |

任意间二列间的交互作用出现于另外二列。

**表 5-13　$L_{16}(4^5)$正交表**

| 试验号 | 列号 1 | 2 | 3 | 4 | 5 |
|---|---|---|---|---|---|
| 1 | 1 | 1 | 1 | 1 | 1 |
| 2 | 1 | 2 | 2 | 2 | 2 |
| 3 | 1 | 3 | 3 | 3 | 3 |
| 4 | 1 | 4 | 4 | 4 | 4 |
| 5 | 2 | 1 | 2 | 3 | 4 |
| 6 | 2 | 2 | 1 | 4 | 3 |
| 7 | 2 | 3 | 4 | 1 | 2 |
| 8 | 2 | 4 | 3 | 2 | 1 |
| 9 | 3 | 1 | 3 | 4 | 2 |
| 10 | 3 | 2 | 4 | 3 | 1 |
| 11 | 3 | 3 | 1 | 2 | 4 |
| 12 | 3 | 4 | 2 | 1 | 3 |
| 13 | 4 | 1 | 4 | 2 | 3 |
| 14 | 4 | 2 | 3 | 1 | 4 |
| 15 | 4 | 3 | 2 | 4 | 1 |
| 16 | 4 | 4 | 1 | 3 | 2 |

任意间二列间的交互作用出现于另外三列。

（四）研究设计

1. 表头设计。正交设计的首要关键是表头设计。所谓表头设计就是将因素及其交互作用在正交表的表头上进行有计划地合理安排。一个表头设计就是一个设计方案。

表头设计的原则：(1)研究因素与不可忽略的交互作用不能排在同一列，不混杂是表头设计的根本原则，否则，无法分析效应究竟由何引起；(2)水平数与具体的量根据实验目的，参照专业知识与预备试验或实践经验而设定；(3)能忽略的交互作用应尽量忽略；(4)在多因素中凡已成定论者可不列入观察的因素，需观察的因素应当精选，宜少勿多。

2. 表头设计的步骤。

(1)确定列数：欲观察的处理因素与不可忽略的交互作用共有多少个就需要安排多少列。当每个试验号无重复，只有 1 个试验数据时，为便于统计分析，可设 2 个或多个空白列，以作计算误差项之用。在多数情况下，每个试验号有重复(即有多个试验数据时，一般 3～5 个)，可以不设空白列，这样能够获得较多的信息。

(2)确定水平数：水平数如何确定，这取决于实验目的。如果实验目的是决定因素取舍，则可设有、无两个水平；若欲了解最佳剂量搭配，则应用不同剂量作为不同水平。

(3)选定正交表：根据确定的列数与水平数，选择相应的正交表。如欲观察 5 个因素，10 个一级交互作用，不留空白列，且每个因素取两个水平，则应选 $L_{16}(2^{15})$正交表。

(4)表头安排：在正交表的表头进行处理因素与交互作用的合理安排。在安排时务必优先考虑交互作用不可忽略(包括不知能否忽略)的处理因素，按照不可混杂的原则，将它们及其交互作用首先在表头排妥。而后将其余可以忽略交互作用的那些处理因素任意安排在剩下的各列上(剩下的列为空白列)。

(5)检查：检查需观察因素与交互作用在列安排上有无混杂现象。如有混杂，应予调整，以确保无混杂。

(6)组织实施方案：抽出处理因素所占的列组成实施方案表。

**例**　研究一种含 4 个成分($A$、$B$、$C$、$D$)的中药复方，体外观察它对肥大细胞脱颗粒的抑制效应，其中 $A$ 与 $B$ 交互作用不可忽略。由于处理因素有 4 个，不可忽略交互作用有 1 个，再加 2 个空白，故共有 7 列。每个成分选 2 个剂量，即有 2 个水平。因此，选用 $L_8(2^7)$正交表(表 5-14)。

**表 5-14　药物成分 $L_8(2^7)$表头设计**

| 列号 | 1 | 2 | 3 | 4 | 5 | 6 | 7 |
|---|---|---|---|---|---|---|---|
| 因素与交互作用 | $A$ | $B$ | $A\times B$ | $C$ | 1 | 1 | $D$ |

由于 $A$、$B$ 两因素需要观察交互作用，故将两者分别优先安排在第 1、2 两列。根据交互表 $A\times B$ 交互安排在第 3 列，于是 $C$ 安排在第 4 列，这时 $D$ 安排在其他任何一列均可。但由交互表可知，$A\times C$ 交互在第 5 列，$B\times C$ 交互在第 6 列。尽管未考虑 $A\times C$ 与 $B\times C$，为避免混杂的嫌疑，以将 $D$ 安排在第 7 列为妥。因此表头设计如表 5-14。由第 1、2、4、7 列组成实施方案。以何剂量为水平 1 或 2，一般主张仍按随机的原则决定。此处 $A$ 以 4μg 为水平 1，以 8μg 为水平 2；$B$ 以 4μg 为水平 1，以 2μg 为水平 2；$C$ 以 9μg 为水平 1，以 6μg 为水平 2；$D$ 以 5μg 为水平 1，以 10μg 为水平 2。按照 $L_8(2^7)$正交表，则组成如下 8 个组方(表 5-15)进行试验。

表 5-15 某药物成分正交设计方案

| 列号 | | 1 | 2 | 4 | 7 |
|---|---|---|---|---|---|
| 成分 | | *A* | *B* | *C* | *D* |
| 处方 | 1 | 1(4) | 1(4) | 1(9) | 1(5) |
| | 2 | 1 | 1 | 2(6) | 2(10) |
| | 3 | 1 | 2(2) | 1 | 2 |
| | 4 | 1 | 2 | 2 | 1 |
| | 5 | 2(8) | 1 | 1 | 2 |
| | 6 | 2 | 1 | 2 | 1 |
| | 7 | 2 | 2 | 1 | 1 |
| | 8 | 2 | 2 | 2 | 2 |

但若除 4 个因素与所有一级交互作用均需了解外，且需知道它们全部的二级交互及三级交互作用时，则应选用 $L_{16}(2^{15})$ 正交表，可作如下表头设计(表 5-16)。

表 5-16 药物成分 $L_{16}(2^{15})$ 表头设计

| 列号 | 1 | 2 | 3 | 4 | 5 | 6 | 7 | 8 | 9 | 10 | 11 | 12 | 13 | 14 | 15 |
|---|---|---|---|---|---|---|---|---|---|---|---|---|---|---|---|
| 因素与交互作用 | *A* | *B* | *AB* | *C* | *AC* | *BC* | *ABC* | *D* | *AD* | *BD* | *ABD* | *CD* | *ACD* | *BCD* | *ABCD* |

表头的设计以不混淆为原则，具体排列可灵活运用。

(五)统计分析

对于正交设计的试验数据，可用直观分析法或方差分析法进行分析。直观分析法是对试验数据只进行一般的算术分析，并不进行正规的数理统计处理。这种分析法虽较粗糙，不能对误差的大小作出估计，但简单易行，计算量小。所以凡对分析的精确度要求不高时或筛选试验，均可使用。

关于正交试验的数据处理的讨论都属计量资料范畴。但有些正交试验的指标属于计数资料，对于这类数据的统计处理，原则上是首先将计数资料进行数据转换，而后再用方差分析法。一般说来，属于泊松分布的数据，进行平方根转换，属于百分数的资料，可进行反正弦函数转换。

(六) 正交试验的注意事项

1. 正交试验依正交表进行，都有若干个试验号。在受试对象分配时，注意各试验号的均衡可比性。在可能条件下，尽量争取按随机区组分配，这就要求每个区组的样本含量应等于试验号数或是它的倍数。

2. 不同试验号的试验尽量同时平行进行，不宜在不同时间和条件下进行不同试验号实验。若的确无法安排平行试验时，应设法保持不同试验号所处的试验条件严格一致。

3. 正交试验得到的诸因素最佳组合，可能是做过的最好试验号，但也可能是未包括在已做过的正交表中。不论哪种情况，均应以常规或经验组合为对照，进行再确认实验。特别注意实验值是否落在最佳组合指标值 95%可信区间之内。如远离此区间，应查寻原因或重新实验。

4. 在条件允许情况下，表头设计尽量不留空白列，利用重复试验的办法，这样既增加信息量，又提高准确性。

(张 扬)

# 第六章　临床试验

一种新的药物、治疗方法或干预措施是否有效以及疗效如何，这是临床医生经常需要解决的问题。临床试验(clinical trial)是以病人为研究对象比较和评价干预及对照措施疗效的前瞻性研究。研究对象基本单位是病人个体。在药物的Ⅲ～Ⅳ期临床试验效果评价中，通常研究者将研究对象随机分为实验组和对照组，给予实验组某种干预措施(新药或新疗法)，给予对照组安慰剂或现有的或传统的治疗方法，然后通过一系列临床、实验室或物理检查指标，随访观察并比较两组相应的疾病或健康状态差异，从而评价干预措施的效果。目的是研究药物、手术、放射治疗以及其他各种治疗措施的疗效、不良反应和安全性。在临床进行药物等治疗方法的效果观察时，所遇到的影响因素要比在实验室复杂得多，而且不易控制。因此必须有周密的合乎科学的试验设计，有了它就可以用比较经济的人力、物力和时间，最大限度地获得可靠资料，并从中得出有说服力的结论。临床试验设计与实验设计和专题调查设计在基本原则和方法方面有许多相同之处，同时也有其自身的特点。本章从临床试验的特点与基本要素、设计要点和类型以及常用的设计方法等方面进行介绍。

## 第一节　临床试验的特点与基本要素

临床试验常用于评价某种药物或治疗方法的效果，有时也用于评价新的诊断方法发现病人的能力。通常，临床试验的干预措施不属于一级预防，因为它的目的不是防止疾病的发生，而是改善或提高疾病的诊断和治疗效果。

临床试验的特点主要体现受试对象(正常人或病人)的选择、处理因素的选择和试验效果的评价等几个方面。

（一）受试对象的选择

临床试验的受试对象可以是正常人，也可以是病人，对于受试对象的诊断必须明确可靠。受试对象对总体应该具有代表性，临床上同一疾病其严重程度不一，病人性别、年龄各异，对个别特殊对象的临床试验，其结果不一定能代表患病人群总体。因此，在做试验前应考虑对象的代表性并作出规定。

1. 正常人的选择。所谓“正常人”，是指排除了影响所研究指标的疾病和有关因素的同质人群，而不是指机体任何器官、组织的形态及机能都正常的人。例如，研究5岁男孩的肺活量的参考值范围，只要是不存在影响肺活量异常的疾病和因素的5岁男孩均可以作为受试对象。

2. 病例选择。选择病例的基本要求是正确诊断、正确分期和病情的正确判断。应制定统一的诊断标准，包括疾病分期、病情程度及急慢性等，使受试对象标准化，诊断标准要以体征、化验及其他检验结果等客观指标作为依据，当已知某因素影响疗效时，可先规定该因素的选定范围。确定诊断标准后必须严格按标准纳入及排除试验对象。标准过宽，则易混入假阳性病人。

（二）处理因素的选择

处理因素一般是指外部施加的因素，如某药物、手术或疗法等。受试对象本身的某些特征，如性别、年龄、手术时间或服药方式等，也是影响某些疾病的重要因素。在选择处理因素时，应注意以下两点。

1. 选择试验中的主要因素作为处理因素。任何试验都有多个因素同时在起作用，一个良好的设计，首先应该抓住主要影响因素作为处理因素。

2. 使处理因素标准化。使处理因素标准化，即保证处理因素在整个试验过程中保持不变，免得影响试验结果的准确性和可信性。

（三）临床试验效果评价

临床试验通常采用一定的指标来评价试验的效果。在设计时必须拟订疗效的指标，并给出指标的分析标准。指标通常分为单一指标和复合指标两种。临床试验中常用的是复合指标，因其带有综合性，能对疗效作出全面评价。复合指标可分为有效指标（如按病情的改善程度分为：轻度改善、中度改善、高度改善和治愈等）和无效指标（如按病情的恶化程度分为：轻度恶化、中度恶化、严重恶化和死亡等）。复合指标必须有明确的客观标准。远期疗效是临床试验效果评价中的一个重要部分，常用的指标有生存率、致残、致畸和后遗症等。

## 第二节　临床试验的设计要点和类型

### 一、临床试验的设计要点

（一）明确研究目的

研究要解决什么问题？是考核新的诊断、治疗方法还是评价一种或几种新药？通常一次临床试验只解决一个问题。

（二）确定研究对象

选择合适的研究对象，包括试验组和对照组。选择研究对象应制定严格的纳入和排除标准，这些标准应以书面形式明确规定，并严格执行。一般选择研究对象需要遵循以下原则：

1. 选择对干预措施有效的对象；

2. 选择预期发病率较高的对象；

3. 选择干预对其无害的对象；

4. 选择能将实验坚持到底的对象；

5. 选择依从性好的对象；

6. 所有研究对象对研究知情认可，即了解研究目的、研究过程、可能的收益和危害等。研究对象必须签订《患者知情同意书》。

（三）选择研究现场

1. 医院，根据不同临床试验目的选择具备一定条件的医院开展研究。

2. 根据相关临床试验的要求，考虑到合格对象的搜集、样本的代表性等问题，很多临床试验需要由几个独立的临床中心合作进行，这类临床试验被称为多中心临床试验。

（四）估计样本量

影响样本量大小的主要因素：

1. 干预措施实施前后研究人群疾病治愈率或有效率；

2. 第Ⅰ类错误概率α；

3. 检验效能1－β；

4. 单、双侧检验；

5. 设计类型。

非连续变量和连续变量样本大小的计算：所谓非连续变量是指计数资料，如治愈率、有效率、感染率、病死率等；连续变量是指计量资料，如HIV病毒负荷、血糖、血压、血脂和胆固醇等；其样本大小的计算方法有所不同，具体参见第三章的内容。

（五）确定试验的观察期限

在进行临床试验设计时必须明确观察的时间，包括研究的起点和终点。根据不同研究目的及试验本身特点，所确定的观察期限应符合疾病规律以及干预措施对机体的作用规律。

（六）随机化分组

临床试验必须遵循随机化原则分组。临床试验分组的原则是能保证试验组和对照组具有可比性。所谓两组具有可比性主要是指：①两组研究对象的基本特征可比；②两组研究对象对某药物或治疗方法的敏感性相同或相近。

常用方法：

1. 简单随机分组(simple randomisation)。

将研究对象以个人为单位用抽签、随机数字表或随机排列表法随机分配到试验组与对照组中。随机分组后，试验组和对照组的个体数不一定相等，若为小样本资料，每组内个体数量相差较大时，则需重新随机分组，直到两组样本含量相近为止。

简单随机分组的优点是简单易行，缺点是要求随机分组前抄录全部研究对象的名单及编号，当样本含量比较大时，工作量比较大，甚至难以做到，但是它是理解和实施其他随机分组方法的基础。

2. 分层随机分组(stratified randomisation)。

指按照研究对象的特征，如年龄、性别、种族、文化程度和居住条件等(即可能对研究结果产生混杂作用的因素)先进行分层，然后在每层内随机地把研究对象分配到试验组与对照组中。

分层随机分组可增加组间均衡性，提高检验效率，其缺点同简单随机分组方法。

3. 整群随机分组(cluster randomisation)。

以团体，如社区、学校、医院、家庭、居民区或街道等为单位进行随机分组的一种方法。

整群随机分组比较方便，在实际工作中易被接受，可以节约人力、物力，适合于大规模调查。其缺点是抽样误差较大，分析工作量也大。

这种方法要求各组内变异与总体变异差不多，即抽到的样本能充分代表总体，并且各组间变异较小，组间具有较好的可比性。

（七）设立对照

在研究干预措施的效果时，直接观察到的往往是多种因素的效应交织在一起的综合作用，而合理的对照能有效地将措施的真实效应客观、充分地识别出来，使研究者得以做出正确评价。

一般来说，设立对照可以最大可能地避免下列因素或现象对临床试验研究结果的影响。

1. 不能预知的结局(unpredicable outcome)。由于人类认识的局限性，干预效应受一些目前未被认识的潜在未知因素的影响。

2. 向均数回归(regression to the mean)。在临床实践中，有些极端的临床症状或体征有向均数回归的现象。

3. 霍桑效应(Hawthorne effect)。是指人们因为成了研究中特别感兴趣和受注意的目标而改变其行为的一种倾向，这种行为的改变与受试对象所接受的干预措施的特异性作用无关，而是一种心理、生理效应。一般对疗效产生正向效应的影响。

4. 安慰剂效应(placebo effect)。是指某些疾病的患者由于依赖医药而表现的一种正向心理效应。因此，当以主观症状改善作为疗效评价指标时，其效应中可能就包含安慰剂效应，这需要合适的对照组来比较以得出科学、客观的评价。

设立对照的主要方式有以下几种：

1. 标准疗法对照。以标准疗法或标准药物为对照的一种对照方式。

2. 安慰剂对照。安慰剂通常用乳糖、淀粉、生理盐水等成分制成，不加任何有效成分，但外形、颜色、大小、味道与试验药物极为相似，仅凭肉眼不能区分。

3. 自身对照。即试验前后以同一人群作对比。如研究某种降压药的治疗效果，观察由20个人组成的样本，测得其治疗前后的血压值，然后通过比较推断其疗效如何。

4. 交叉对照。即在试验过程中将研究对象随机分成两组，在第一阶段，其中一组给予干预措施，另一组为对照，第一阶段干预试验结束后，两组交换试验进行第二阶段的干预试验。这样，每个研究对象均兼做试验组和对照组成员，但这种对照必须满足第一阶段干预不能对第二阶段的干预效应产生影响。对此，在许多试验中难以保证，因此，这种对照的应用受到一定限制。

(八)盲法

在临床设计中，为了消除病人心理因素的影响或医务人员主观判断的干扰，多使用盲法设计来消除这些偏倚。任何临床试验都希望得到无偏倚的试验结果，而偏倚可以来自从临床试验设计到结果分析的任一环节，可以来自参加研究的医护人员，也可来自受试病人。如何才能使临床试验避免这一类偏性，临床上常采用盲法试验(blind trial)。

在临床试验中，如果试验的研究者或受试者一方或双方都不知道试验对象分配的所在组，接受的是试验措施还是对照组措施，这种试验的方法，称盲法试验，其目的是为了有效地避免受试者或研究者的偏倚和主观偏见。

盲法具体可分为单盲、双盲和三盲。

1. 单盲(single blind)试验。研究者知道每个病人用药的具体内容，而病人不知道。方法简单、容易进行，可消除受试者的心理偏性，治疗中遇到的问题便于医师及时作出处理，但在搜集和评价资料时，有可能受来自研究者所产生的偏倚影响。有时医护人员在判断疗效标准中对治疗组掌握得松、对照组严，或怕对照组没有得到治疗而感到不安，自觉或不自觉给对照组病人加以“补偿性”治疗等，这些显然会影响试验结果的正确性。

对照组需用安慰剂，安慰剂(placebo)是一种在外形上与“有效”的药物无法区别，但又不具有特异有效成分的制剂。安慰剂还要与试验药物在颜色、气味、溶解度和包装上都要高度相似。在安慰剂对病人病情有不利影响时，可用标准药，它也要与试验药的色、形、味或剂型相同。通过安慰剂研究已经表明有不少经常用的药物效果不理想，如护肝药肝泰乐、抗心绞痛的氨茶碱等。

2. 双盲(double blind)试验。执行医疗措施的医护人员和病人都不知道每个病人接受何种治疗,这样可使医生对每个患者询问、检查同样认真负责、实事求是。此法的优点可避免来自病人和医生两方面的偏倚,但双盲试验执行较困难。

双盲法试验要求有一整套的完善代号和保密制度,如全部受试者、所有记录、化验单、使用的药品或安慰剂都要使用代码,还要有一套保证安全的措施。保密是双盲设计试验成功的关键,对一些危重病人的治疗不宜使用。

双盲设计是一种避免临床试验中产生偏性的有效方法,但不是独立的试验方法,在设计时要与其他试验配合使用,其主要优点是偏性均匀地分配于试验组和对照组,避免医生和病人因各种非处理因素给试验带来影响,以便能正确地作出判断,其缺点是实施难度较大,容易"失密",且对治疗中变化较大的试验不宜使用。

3. 三盲(triple blind)法。即受试者、观察者和资料分析或报告者都不知道受试对象的分组情况。它可避免资料分析者引起的偏倚,但执行过程中有时有一定困难,在临床试验中通常应用双盲随机对照试验。

总之,盲法试验适用于疗效评价依赖于病人或医师的药物试验。例如,镇定药或安眠药的评定及抗精神病药物的评定等。主要根据病人的主诉来决定药效的试验可用单盲法;主要由医师主观判定决定药效的试验须用双盲法。

与上述盲法对应的是非盲法,又称开放试验(open trial),即研究对象和研究者均了解分组情况,试验公开进行,适用于有客观观察指标的临床试验。

(九)资料分析

1. 选择评价指标基本原则。

(1)客观。即选择客观的定性或定量的指标。

(2)真实。即选择真实性(敏感性)较高的指标。

(3)可靠。即选择可靠性较高的指标。

(4)方便。即选择易于观察和测量并且易于为受试者所接受的指标。

2. 临床试验的实施。

试验效应的分析可以针对一组完整的治疗方案,也可以是某治疗单元的评价,如冠心病监护作用。评价的指标可以是存活或死亡、有效或无效、并发症的发生与否、某种症状或体征的出现与消失,以及衡量病情严重程度的实验室指标等。在实施临床试验时可采取符合设计的各种原则。这里介绍一个实例来加以说明。

**例**　资料来自《精制冠心片双盲法治疗冠心病心绞痛 112 例疗效分析》[《中华心血管病杂志》陈可冀等,1982,10(2)],临床试验时间:1980 年 8 月—1981 年 8 月。

资料与方法:

(1)病例选择标准。选择男性 40 岁以上,女性 45 岁以上,符合下述条件之一,心绞痛发作每周至少 3 次以上者。

①典型心绞痛,平时或疼痛发作时心电图呈心肌缺血改变或运动试验阳性者。

②心绞痛症状虽不典型,但心电图诊断明确者。

(2)分组。将选择的 112 例病例按随机分配原则分为甲、乙两组。甲组 60 人,乙组 51 人,进行双盲法治疗。两组用药顺序进行自身前后交叉。两组患者心绞痛类型的分级是可比的,见表 6-1。治疗期间进行仔细的观察和记录,治疗结束后对甲、乙两组疗效进行比较。

表 6-1　心绞痛类型与轻重分级

| 心绞痛类型 | 例数 | 轻度 | | 中度 | | 重度 | |
|---|---|---|---|---|---|---|---|
| | | 精制冠心片组 | 安慰剂组 | 精制冠心片组 | 安慰剂组 | 精制冠心片组 | 安慰剂组 |
| 典型 | 154 | 22 | 25 | 48 | 47 | 6 | 6 |
| 不典型 | 70 | 18 | 15 | 17 | 18 | 1 | 1 |
| 合计 | 222 | 40 | 40 | 65 | 65 | 7 | 7 |

注：112 例分组进行自身前后交叉治疗，故总例数为 112×2＝224

(3)方法。精制冠心片(代号为Ⅰ号片)与安慰剂(代号为Ⅱ号片)，两者外形与剂量完全相同。用法均为每次 6 片，一日 3 次，4 周为一疗程。甲组第一阶段服Ⅰ号片，第二阶段改服Ⅱ号片；乙组第一阶段服Ⅱ号片，第二阶段改服Ⅰ号片。服药期间停用其他抗心绞痛药物，允许在心绞痛发作时含硝酸甘油片或其他速效中药。服药前，两组均作心电图、肝功能、血、尿常规检查。两个疗程结束时，分别复查上述项目。然后评定疗效。

(4)疗效评估。

①评定标准。疗效评定与心绞痛分级，按 1974 年冠心病及高血压病普查预防座谈会修订的“心绞痛症状疗效评定标准”进行。

②结果。

A. 对 112 例心绞痛患者进行不同疗法疗效比较，从表 6-2 可见，甲乙两组服用精制冠心片疗效分别为 77.0%与 84.3%，两组比较无显著差异($P>0.25$)。

表 6-2　不同疗法对心绞痛疗效比较

| 疗法 | 例数 | 精制冠心片 | | 安慰剂 | |
|---|---|---|---|---|---|
| | | 有效(%) | 无效(%) | 有效(%) | 无效(%) |
| 甲 | 61 | 77.0 | 23.0 | 8.2 | 91.8 |
| 乙 | 51 | 84.3 | 15.7 | 25.5 | 74.5 |
| 合计 | 112 | 80.4 | 19.6 | 16.1 | 83.9 |

甲、乙两组分别于第一、第二疗程交叉服用，各 112 例，其心绞痛总有效率用精制冠心片组为 80.4%，而用安慰剂为 16.1%。两者相比差异显著($P<0.01$)。甲组改服安慰剂后疗效降至 8.2%，而乙组改服精制冠心片后疗效升至 84.3%。甲、乙两组各自两个阶段相比，均有明显差异($P<0.001$)。

B. 心绞痛分级与心绞痛疗效，见表 6-3。精制冠心片对轻、中度心绞痛疗效较好，分别为 82.5%与 80.0%。安慰剂对多数患者无效。

表 6-3　心绞痛轻重与疗效

| | 心绞痛分级 | 有效 | 无效 | 合计 | 有效率(%) |
|---|---|---|---|---|---|
| 精制冠心片 | 轻度 | 33 | 7 | 40 | 82.5 |
| | 中度 | 52 | 13 | 65 | 80.0 |
| | 重度 | 5 | 2 | 7 | 71.4 |
| 安慰剂 | 轻度 | 9 | 31 | 40 | 22.5 |
| | 中度 | 9 | 56 | 65 | 13.8 |
| | 重度 | 0 | 7 | 7 | 0 |

以上精制冠心片的临床疗效观察，病例选择是根据统一诊断标准，随机分组，双盲治疗，并进行自身前后交叉用药，所以设计是比较严谨。两组病例的条件是可比的。观察结果防止了

偏倚。因此，试验结果是可信的。

3. 临床试验的资料处理与分析。

(1) 首先将研究资料进行核对、整理，然后对资料的基本情况进行描述和分析，特别需要注意的是试验组和对照组均衡性与可比性的比较。

(2)干预措施的效果评价。

(3)偏倚的控制。

①排除(exclusions)。是指随机分组前对研究对象进行筛查，凡对干预措施有禁忌者、无法追踪者、可能失访者、拒绝参加试验者或不符合标准的研究对象，都应该排除。经过排除后，其结果可减少偏倚，但可能影响研究结果的外推(extrapolation of the result)，被排除的研究对象越多，结果推广的面越小。

②退出(withdrawal)。是指研究对象在随机分组后从实验组或对照组退出。这不仅会造成样本含量不足，使研究效率降低，且易产生偏倚。分析其产生退出的主要原因有以下几种情况。

A. 不合格(ineligibility)。是指研究者对试验组的观察较对照组的仔细而造成的试验组不合格而被退出的人数多于对照组，或者由于研究者对某些研究对象的反应观察与判断可能有倾向性，对效果差的特别注意使其更易于从中发现其不合格而退出。

B. 不依从(noncompliance)。是指研究对象在随机分组后，不遵守试验所规定的要求。试验组成员不遵守干预规程，相当于退出试验组，对照组成员不遵守对照规程而私下接受干预，相当于加入试验组。引起不依从的原因主要有以下三方面：①试验或对照措施有副作用；②研究对象对试验不感兴趣；③研究对象的病情加重等情况的发生。

为了提高依从性，对研究对象要进行宣传教育，让其了解试验目的、意义和依从的重要性；要注意设计的合理性，试验期限不宜过长；要简化干预措施等，以便取得研究对象的支持与合作。

C. 失访(loss to follow-up)。是指研究对象因迁移或死于与本病无关的其他疾病等而造成失访。一般要求失访率不高于10%，若在试验中一旦出现失访，则尽量用电话、通讯或专门访视进行调查。

在分析资料时，应该考虑两组失访率的差异，若失访率不同，则分析结果可能产生偏倚，即使两组失访率相同，但失访原因或失访者的特征不同，则两组预后也可能不同。一般在试验设计中，应考虑到试验过程中出现失访的可能性，样本含量的大小应在用统计学方法估计出来的基础上加上10%研究对象。

4. 临床试验的伦理学问题。

在临床试验研究工作中，研究者必须遵循下列基本的伦理学原则：

(1)知情同意原则。研究对象有权选择，并有权了解该研究对健康的危害性及可获得的结果，这就是知情同意(informed consent)。

(2)有益无害的原则。临床试验研究不应给研究对象造成机体或心理上的伤害。

(3)公正的原则。临床试验研究应该公平和公正，不损害研究对象、研究成员、合作者、资助者的尊严，不应在研究成果等利益方面发生冲突。

## 二、临床试验的类型

临床试验设计的主要目的是控制临床偏倚，较准确地得到处理因素(如某种药物或疗法)的真正效应，即治疗后的结果必须是药物或疗法所引起的效应。

临床试验设计的方法很多，而且与实验设计和专题调查设计的某些方法可相互通用。例如实验设计中的完全随机设计、配对或配伍组设计、序贯设计、拉丁方设计、析因设计、正交设计等，以及专题调查设计中的病例－对照研究和队列研究也可以用于临床试验。最常见的有历史性对照研究、非随机同期对照研究、随机对照试验、交叉试验和序贯试验。

1. 随机对照试验(randomized controlled trial，RCT)。随机对照试验是临床试验中应用最广的一种。将对象随机分为试验组和对照组，或多个比较组，分别接受试验措施和对照措施。对照组是产生试验组对象的总体人群的一个随机样本，代表性较好。但是，在实际的工作中完全随机往往难以实现。

2. 非随机同期对照试验(non-randomized concurrent controlled trial)。非随机同期对照试验是指对照组与试验组的对象同时进入研究，但是研究对象进入哪一组并非随机分配。这样的方法简便易行，易为研究对象和观察者所接受，有时是出于满足伦理学要求，但是这样的研究设计试验组和对照组对象的均衡性往往较差，较易影响临床试验的结论。

3. 交叉设计试验(cross-over design trial)。交叉设计试验即在试验过程中将研究对象随机分为两组，在第一阶段，一组人群给予治疗措施，另一组则为对照组，治疗措施结束后，两组对换进行第二阶段试验。此类设计仍需要在两阶段试验中设立一定时间长度的洗脱期(washout period)，主要用于评价慢性易复发疾病，如哮喘。

此外，还有在临床试验中常用的序贯试验设计、类试验设计等，具体内容见本章第四节和第五节。

## 第三节　随机对照试验设计

随机对照试验(randomized controlled trial，RCT)是在病人中进行的，是队列研究的一种特例，它严格按照随机化的方法，将合格的研究对象分为试验组(或干预组)和对照组，然后接受相应的治疗或干预措施，在一致的条件下或环境中，前瞻性地进行观察、分析、比较试验的效应，从而得出研究的结论。B. HiLL 是随机对照试验之父，他设计的链霉素治疗肺结核疗效评价方案，于 1946 年由英国医学研究会实施。RCT 的模式图见图 6-2。

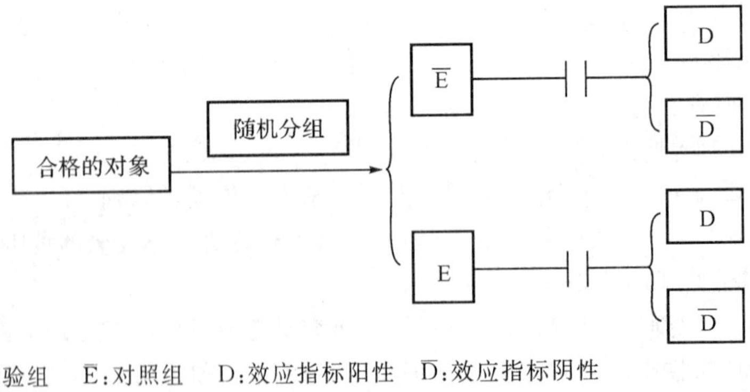


E:试验组　Ē:对照组　D:效应指标阳性　D̄:效应指标阴性

—| |—

观察的时间间期

图 6-2　随机对照试验模式图

(一) 随机对照试验的应用范围

1. 临床治疗性或预防性研究，主要适宜于已知有肯定防治效果的疾病研究。

2. 在特定的条件下，可用于病因学研究。

3. 诊断研究，证实某种新诊断试验的真实性和可靠性。

4. 筛选研究，证实可用于检验大规模人群并在症状发生前期检查出疾病的检查方法的价值。

5. 预后研究，确定早期发现的某病患者可能发生情况。

（二）随机对照试验的特点

1. 随机对照试验中研究者可以主动控制试验，排除某些已知或未知的偏倚因素的影响。

2. 受试对象应为需要治疗的或不具有要研究的暴露因素或危险因素所引起的疾病。

3. 试验的同步性，条件的一致性。

4. 研究结果于试验结束时方可获得。

5. 随机对照试验是一种特殊的前瞻性研究。在一项随机对照试验中每个病人进入随访的时间可以不同，但是对随访起点应有明确的规定。

6. 随机对照试验中的干预措施必须经过鉴定，确实对人体无害后才能应用于临床。

（三）随机对照试验的优缺点

优点：①研究结果的对比性好：随机分配，可防止一些干扰因素的影响，并维持两组间情况的相对一致性，从而保证了研究结果的可比性。②随机分配、盲法治疗和分析，其结果与结论将更为客观可信。③研究对象有一定诊断标准，具有标化的防治研究措施和评价结果的客观标准，保证试验的可重复性。④用盲法试验可使干扰减到最小程度。⑤统计学分析在随机对照试验的基础上，具有更强的说明力。

缺点：①该试验在时间、人力、财力上花费是比较大的。②研究结果代表性受纳入研究的受试对象特征的影响，所以亦具有一定局限性。③关于医德问题，如安慰剂用得不当，会出现医德问题。④随访时间较长时，将增加病人流失。

## 第四节　序贯试验设计

序贯试验(sequential trial)是一种高度节省样本数的实验方法，在医药科研特别是临床医药研究中也起着重要作用。

### 一、基本概念

前面所介绍的各种设计，它们都是按既定要求把试验对象分配到几个试验组中去。序贯试验则不具有该特征，它采取逐个试验，逐个分析，一旦得出接受或拒绝 $H_0$ 结论就可立即停止的方法。序贯试验的另一特点是预先同时规定阳性结论所允许的假阳性率（$\alpha$ 型错误概率）与阴性结论所允许的假阴性率（$\beta$ 型错误概率），一般将 $\alpha$ 与 $\beta$ 定为 0.05 或 0.01。

序贯试验由于边做实验边进行分析，能用较少的样本例数而获得可靠的结论。一般地说，使用序贯试验比其他设计可节省 30%～50%的样本例数。

进行序贯试验要求：①能较快获得试验结果（使整个试验时间不太长）；②仅以单一指标作结依据；③能依据试验结果决定样本含量的增减。

序贯试验尤其适合于临床研究。因为病人大多是陆续就医的，诸如急性非烈性传染病或易显效的病症的疗效研究就以序贯试验为好；其次，急性大动物实验也可考虑应用序贯试验。灵长类动物实验由于成本高，若条件不允许成组进行，也可使用序贯试验设计。此外，来源少与贵重药品的半数致死量($LD_{50}$)与半数有效量($ED_{50}$)的测定，亦可使用这种设计。

## 二、序贯试验的分类

根据最大样本例数是否预先决定，序贯设计可分为两类：预先不确定最大样本例数的叫做开放型序贯试验，预先确定最大样本例数的称闭锁型序贯试验。开放型与闭锁型各有利弊。一般说来，当欲比较的两个被试因素的效应有无显著差异时，开放型序贯试验能比闭锁型序贯试验较早地得出结论；但在一定条件下，开放型有可能迟迟得不出结论，而闭锁型却能保证不超过一定试验数得到明确的结论。试验者应根据研究的性质与预试的情况，均衡利弊，择其适者。

按照回答问题的方向，序贯设计与其他设计一样，也可分为单向与双向两类。只要求回答有效或无效，或 $A$ 与 $B$ 比较只有一种可能($A \geqslant B$ 或 $B \leqslant A$)，属单向试验；若 $A$ 与 $B$ 比较，$A \geqslant B$ 或 $B \leqslant A$ 两种可能都存在，则属双向试验。

同样，根据反应指标的性质，序贯试验也可分为质反应试验(计数资料)与量反应试验(计量资料)。因此，由以上三个方面可以组合成多种序贯试验设计的类型，见图 6-3。

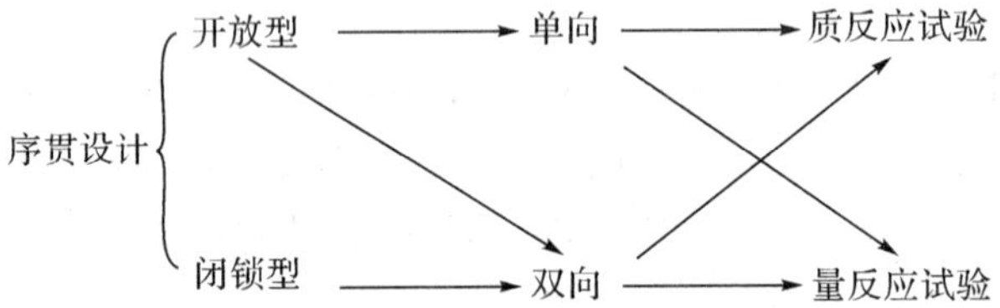


图 6-3　序贯试验分类

常见属于质反应的有 Wald 的开放型设计和 Armitage 的闭锁型设计；属于量反应的有 Wald 的开放型设计和 Armitage 的开放与闭锁型序贯 $t$ 检验等。

## 三、序贯试验设计步骤

(1)规定“试验标准”，内容包括：①试验的灵敏度($r$)；②有效及无效水平；③第一类错误的概率(即假阳性率，单向的为 $\alpha$，双向的为 $2\alpha$)和第二类错误的概率($\beta$)。

(2)利用公式和工具表绘出序贯试验图，即绘制试验的边界线。

(3)将逐一试验结果在序贯图上绘制试验线。

(4)根据“试验线”触及序贯图的不同边界线的结果，得出相应的结论。

## 四、序贯设计的优缺点

序贯实验的优点：①在临床研究和流行病学现场中，样本数取决于人群中的病例数和受试者进入试验的速率，在设计阶段把样本含量看作变数比固定下来更合理；②当确实存在差异时，序贯分析可较早地得出结论，因此比固定样本的试验节约样本与周期；③序贯试验“逐一试验逐一分析，一旦得出接受或拒绝 $H_0$ 的结论，立即停止试验”的特点，在临床试验中比固定样本的试验在某些情况下(如出现副作用)，更符合伦理学要求；④计算方便。

序贯实验的缺点：只适用于单指标试验，回答的问题单一，只能回答有无效果或谁优谁劣；不适用于大样本试验和慢性病疗效观察。

经典的序贯分析仅适合于短期内很快获得试验结果的急性试验，并要求前后两个受试者进入试验的间隔不宜太长。近几年，可用于中、长期临床试验的团体序贯试验正日益受到重视。

### 五、注意事项

1. 由于序贯试验只能回答单一问题，因此不宜用于多因素研究。

2. 序贯试验要求较快获得结果，所以反应慢的过程不宜选用序贯试验。

3. 由于序贯试验所用受试对象明显少于其他设计，故务必切实注意样本的代表性与可比性。

4. 正确选用序贯设计类型。根据专业信息与预试验，估计可信度较大，且受试对象数量不受限制，可采用开放型；若结果模糊性很大，且受试对象数量受到限制，宜采用闭锁型；仅问答有效或无效时多用单向试验；比较两者谁优谁劣多用双向试验。至于是质反应还是量反应试验取决于指标性质与试验目的要求。

5. 因为序贯试验能较快而明确地回答问题，所以将序贯试验与其他设计结合起来。将有利于复杂研究工作的进行。

## 第五节　类试验设计

类试验(quasi-trial)又称半试验(semi-trial)。一个完全的流行病学实验必须具备前瞻性、合理设置对照、干预措施和随机化分组四个基本特征，如果一项实验研究缺少一个或几个基本特征，这种实验研究叫类试验。根据是否设立对照组可将类试验分为两类。

### 一、不设对照组

这类试验设计没有设置对照组，它是通过下列两种方式进行对比的：一是自身前后对照，即同一受试对象在接受某处理因素或干预措施前后的比较。例如观察某种降压药的治疗效果，可以通过高血压患者服用该药前后的血压水平来分析。二是与已知的不给该处理因素或干预措施的结果比较。如已知我国携带 HBsAg 的母亲发生乙肝病毒(HBV)母婴传播率的95%*CI* 为 40%～50%，在现阶段欲观察乙肝疫苗阻断母婴传播的效果，则不一定要设对照组。

### 二、设对照组

这类试验设计虽然设置对照组，但是研究对象是非随机分组的。如要评价某疫苗的预防效果，可以通过社区试验来实现，将整个社区人群注射某种疫苗实行预防，而选择具有可比性的另一个社区人群作为对照组，不注射该种疫苗，然后比较两组血清学和流行病学观察指标的差异来评价疫苗的预防效果。

类试验研究的原理与真试验研究的基本一致，对试验组施加干预措施，随访观察一定时间，比较试验组与对照组的结局差异，从而判断干预措施的效果。与真试验研究不同的是，类试验虽然有对照组，但是研究对象没有随机分配，或完全没有对照组，作自身前后对照或与自己的结果比较。

类试验常应用于研究对象数量大、范围广而实际情况不允许对研究对象随机分组的情况。

**例**　1998 年报道的中国改水降氟措施效果评价和标准的研究，就是采用了类试验设计的方法。将在全国饮水型地方性氟中毒流行严重的 10 省市，整群抽样调查了 1960 个改水降氟工程，调查得到改水前后平均氟浓度(mg/L)和饮用该水 8 年以上的 8～12 岁儿童氟斑牙患病情况，见表 6-4。

**表 6-4　改水前后饮用该水 8 年以上的 8～12 岁儿童氟斑牙患病情况**

| | 工程数 | 受检人数 | 氟斑牙的患病情况 | | | |
|---|---|---|---|---|---|---|
| | | | 极轻 | 轻度 | 中度 | 重度 |
| 改水前 | 47 | 7240 | 1992 | 2154 | 1218 | 566 |
| 改水后 | 108 | 5504 | 765 | 737 | 312 | 103 |

注：Mann-Whitney test：$Z=7.279$，$P=0.000$

（李秀央　张　扬）

# 第七章　医学调查研究方法

在医学研究中由于研究对象的特殊性，常常需要通过一些特殊的技术和方法来获取研究所需的信息。本章就调查问卷的设计、调查访谈技术、敏感问题调查技术等问题展开讨论，以便在医学科研实践中正确应用，起到事半功倍的作用。

## 第一节　问卷设计技术

在医学研究中，经常应用问卷来搜集资料。问卷(questionnaire)是指根据研究目的设计的、以提问方式表达的、由一系列与研究目标有关的问题组成的测量工具。一份设计合理的问卷可以搜集到丰富而可靠的资料。

### 一、问卷的类型

根据设计的类型，可将问卷分为三类：封闭型问卷、开放型问卷和图画型问卷。

(一)封闭型问卷

封闭型问卷又称结构型问卷，设计者在问卷中不仅列举问题，而且在每个问题后提供有限个备选答案，应答者可以根据自己的情况选择其中的一个或几个答案。这种问卷适合于大范围的调查或研究。

封闭型问卷的优点：问题答案标准化，易于回答，节省时间，应答率高，而且也便于统计分析，结果的可信度较高。

封闭型问卷的缺点：由于研究者事先设立了备选答案，应答者不能充分表达自己的意见，研究者也难以发现问题，有时容易造成应答者盲目回答，易使资料产生偏倚。

(二)开放型问卷

开放型问卷又称非结构型问卷，设计者只列举问题，不提供备选答案，应答者根据自己的情况自由回答。这种形式的问卷适合于有深度的、调查人数少的、资料不必量化的调查或研究。

开放型问卷的优点有：使用灵活，适合于探索型研究，应答者可以有更多的报告机会，因而可以搜集到更准确的资料，甚至有时可以获得意想不到的结果。

开放型问卷的缺点：由于应答者文化程度和知识层次的差异，问题的信息无法保证得到充分的利用，回答结果也可能存在较大的差异，调查结果非标准化，较难统计分析。

(三)图画型问卷

图画型问卷以生动、形象的图画形式向应答者提出问题，应答者根据自己的实际情况选择合适的图画。这种形式生动、形象，易引起应答者的兴趣，适合于小范围、问题少的调查研究。

### 二、问卷设计要求

1. 问卷的最前面应该附有简短的说明，主要介绍调查研究的目的、性质、内容、填写时应注意的问题，使应答者对调查研究有一个大致的了解，打消应答者的一些顾虑，以便尽可能地获得客观、真实的信息。

2. 问题尽可能清晰明确，避免使用重复和含糊不清的语言，尽量保持文字简洁。

3. 问卷的项目要齐全。一份完整的问卷除研究内容外，还应该包括问卷名称、编号、页码、调查时间、地点以及调查员的姓名等。

4. 问卷的制作应该规范化，应考虑到计算机编码等问题。

## 三、问卷设计程序

设计问卷就是把理论操作指标表述出来，使研究具有实际操作性。问卷设计的程序一般分为以下几个步骤。

### （一）确定研究课题

研究课题一般包括向国家和政府部门申请的课题，也有研究者自行选择的研究课题。

### （二）根据研究课题，查阅文献

查阅文献的目的是对研究课题的性质、目的、意义以及与本研究相关的研究动态和发展趋势有深入的了解，同时也为确定研究目标、制定研究变量提供参考。

### （三）建立理论假设

根据研究目的和文献研读情况，结合提出的问题和现象，建立研究假设。

### （四）设计问卷

根据研究目的，拟定问卷的初稿。初稿尽可能地包括与研究相关的问题，不要遗漏。问卷初稿要经反复修改和讨论，原则上与研究相关的问题一个都不能遗漏，与研究无关的问题尽可能一个也不要。

### （五）预调查

预调查就是将问卷初稿用于小范围的现场调查，以验证问卷设计的正确性，同时发现问卷设计中存在的问题，以及问卷调查在实际中可能碰到的问题，并根据反馈的信息来修正问卷。

### （六）确定问卷

对预调查中遇到的各种问题进行分析，不妥的问题进行修正完善后，即可定稿。定稿后的问卷，一经交付印刷，一般不得随意更改。

## 四、问卷内容设计

一份完整的问卷，一般包括问卷说明、问题和问题说明三部分。

### （一）问卷说明

问卷说明指的是在问卷的首页给应答者的简要说明。目的是说明研究的目的、内容和要求，希望得到应答者的真诚合作。具体内容包括四部分。

1. 介绍调查员的身份。应该说明派出调查员的研究机构，以增加应答者的安全感，提高依从性。

2. 说明研究的目的和意义。目的是使应答者对研究有一个简要的了解，同时增加应答者的责任感，提高应答者的配合程度。

3. 信息保证。对于问卷中可能涉及的一些较为敏感的问题，如个人隐私、个人及家庭经济状况等，应在说明书中向应答者保证，对于他们提供的信息，仅用于科研，不会向外界泄露，使应答者能够取消畏惧心理，配合调查研究。

4. 问卷调查者的地址。问卷说明的最后应留下通讯地址和电话号码等，欢迎应答者对调查者或问卷的问题提出意见或建议，使应答者觉得研究者是值得信赖的。

（二）问题部分

问题及答案的设计关系到问卷调查的质量。一般根据研究的目的，结合自己的研究经验，提出有关问题，同时参考其他类似研究的调查表与研究成果，通过小组讨论或访谈的方式对问题进行筛选。

1. 问题的设计类型。按问题的内容可以分为：

(1)事实型问题，如性别、年龄、职业等。

(2)行为型问题，如是否经常参加体育锻炼、是否经常失眠等。

(3)态度或感情型问题，如喜欢与不喜欢、愿意与不愿意等。

(4)原因或理由型问题，如为什么做某事等。

2. 问题的数目与顺序。问题的数目应根据研究的目的设计。问题太少，不能达到研究目的的要求；问题太多，容易造成应答者厌烦心理，所以，一般以应答者半小时内能够回答完毕为度。

问卷中问题的排列，应当符合逻辑顺序，便于应答者思考，以减少拒答的可能性。

(1) 问题按一定的逻辑顺序排列，相关问题列在一起，时间应由近到远。

(2) 容易回答的问题放在前面。

(3) 敏感的问题放在最后回答。如个人隐私、经济状况、政治观点等敏感问题，考虑到应答者的顾虑，应放在最后，以减少拒答率。

(4) 开放性的问题通常放在后面。

3. 问题的编写。问卷中问题根据研究设计的要求，可以分为备查类问题和分析类问题。备查类问题如姓名、住址等，通常不直接用于分析，而是为了便于检查、校正等目的设立。分析类问题是直接用于计算分析研究指标的内容，是问卷中最主要的部分。

根据问卷中问题提供答案的不同方式，可将问题分为封闭式问题、开放式问题和半封闭式问题。

(1)封闭式问题。向应答者提供若干个备选答案，应答者根据自己的实际情况，从其中选择一个或若干个。封闭式问题设计的时候，备选答案应包括研究对象的所有可能情况，若为单选题形式，则每一种答案之间是并列关系，不能重叠，这样所有问题被选择的构成比合计为1。这类问题容易回答，节省时间，应答率高，大部分问卷是这种类型。

(2)开放式问题。指向应答者提问，由应答者根据自己的情况，自由回答问题。这类问卷易于激发自由思维，阐明应答者的观点、意见和建议，应答者的细微差异也能反映出来。开放式问卷适合于探索性研究，但有时为了避免不完全或不相关的回答，常需要对应答者进行启发，有时会造成应答者的厌烦，导致应答率低。开放式问题较难归类编码，给统计分析造成一定的困难。

4. 问题的编码。编码是指用一个数字代表一个答案选项，以便数据的计算机录入和进一步统计分析。设计者在设计问卷时就应该考虑到编码。封闭式问题答案容易编码，一般直接以应答者的选项编码；开放式问题须将自由回答或非结构化问题结构化，然后再进行编码。

（三）问题说明

问题说明的作用是对问卷内容的具体说明，对问卷中可能引起疑问或歧义的地方加以说明，指导应答者或调查员正确填写，以确保问卷的统一性。对问题的概念和名词应作通俗易懂的解释，对其含义、范围加以说明，有时还应举例说明。自填式问卷的说明可以放在问卷的最前面，也可以放在最后面，或在问题的后面直接说明；访谈式问卷一般给予每个调查员一份，在调查前调查员应进行统一的学习培训。

### 五、问卷设计中常见的问题

问卷从构思、拟定初稿，到定稿、使用等各个环节均可能出现错误，从而影响研究结果的真实性。

1. 确定问题时出现误差。有时研究者对研究的目的考虑不周，或者遗漏研究问题，致使搜集的资料信息不全或无法利用，使研究结果失真。防止这种误差的方法是要对研究有一个全面的了解，从多方面考虑问题。

2. 选择问题的类型与形式时产生的误差。不同的研究性质、目的和范围，决定了选择不同的问卷类型。对于特定目的的研究，宜用封闭型问卷；对于探索性研究，宜用开放型问卷。

## 第二节　访谈技术

### 一、概念与原则

（一）概念

访谈是社会学和公共卫生研究中经常采用的搜集信息的方法之一。访谈技术是指调查人员运用科学的访问方式，引导研究对象提供研究所需信息的技巧和策略。

（二）原则

1. 访谈员应取得研究对象的充分信任与理解，双方真诚合作。

2. 访谈员对研究工作应有所了解。

3. 访谈员应采取公正、中立的立场，不能诱导研究对象。

4. 访谈员应保护研究对象的名誉和利益，对涉及名誉、隐私以及其他利害关系的问题，更应严守秘密。

5. 访谈员应明确访谈目的，制定访谈提纲和访谈计划。

6. 访谈员应掌握恰当的访谈和记录技术，尽可能把原始信息记录下来。

### 二、访谈员的素质要求

访谈是一种人际之间的互动过程，对访谈员有较高的要求。主要包括四项。

1. 语言表达能力。访谈员应具有良好的语言表达能力，能够把访谈的目的、要求以及访谈的问题准确叙述清楚。

2. 人际交往能力。访谈是在短时间内向陌生人获取信息的过程，访谈员必须善于在短时间内与陌生人建立起互信关系，取得对方的合作。

3. 专业知识。访谈员必须熟悉专业知识，能够及时解释访谈中提出的问题。

4. 良好的判断力。对被访者提供的信息，能及时准确判断真伪，确定取舍。

### 三、访谈的种类

(一)个别访谈

1. 非正式访谈或交谈。它是访谈员与被访谈对象的一次不拘泥形式的谈话，访谈员通常有备而来，在谈话时随意提出问题，在双方的探讨过程中，访谈员获得需要的信息。

2. 半格式化访谈。访谈员事先准备好访谈提纲，但在访谈时可以不按照访谈提纲的顺序，可以灵活掌握。

3. 格式化访谈又称正式访谈。即访谈员事先准备好访谈提纲，而且问题的措辞和顺序都和提纲一致。

(二)小组访谈

小组访谈通过与一小组人的交谈，了解与健康、疾病、预防和治疗有关的内容，从动机、信念、行为模式和价值观的角度解释人们的卫生行为。

采用小组访谈还是个人访谈，应根据研究的目的和研究的主题而定，同时应该考虑研究经费、访谈员的素质以及社区的协助等问题。

### 四、访谈技巧

1. 开场白。首先要告诉被访者你是什么人，进行访谈的目的是什么，语言要简明扼要，意图明确，突出重点，以解除被访者的疑虑或戒心。

2. 不同的场合、对象采取不同的访谈方式。对于老年人，说话声音应大些，速度应该慢些；对于年轻人，速度应相对快些。

3. 所提的问题要具体和明确。对被访者的提问应简单清楚，问题要简单明了，语言通俗易懂。在访谈过程中尽可能地调动被访者回答问题的兴趣，调节好访谈气氛。

4. 掌握时机，控制话题。在访谈过程中访谈员要能够熟练地控制谈话内容，应用适当的语言控制谈话思路，对于偏离主题的谈话，要及时引导到主题上来。在被访者叙述过程中，尽可能不要提问，以免打断被访者的思路。

5. 选择合适的访谈地点。访谈应尽量选择在安静的地方，无关人员最好不要在场，以免影响被访者回答问题，特别是涉及隐私的问题，更应该单独访谈。

6. 谈话的态度。在整个访谈过程中，听取被访者的陈述一定要专心，应采取自然、亲切的态度，尊重被访者的观念和习惯。同时，在访谈中，可以适当使用目光、表情、姿态等非语言形式发出信息，表达和交流情感。

## 第三节　敏感问题调查技术

在问卷调查中经常碰到一些不受被调查者欢迎的、或被调查者可能不提供真实情况的问题，比如性行为、吸毒、避孕手段、经济状况等，这些问题通常称为敏感问题。对敏感问题的调查，必须采用一些专门的技巧以提高资料的质量和可信度。

### 一、概念及种类

(一)敏感问题的概念

所谓敏感问题(sensitive issue)是指涉及个人(或单位)的隐私或利益的问题、以及不宜在公开场合表态或陈述的问题，有时也包括一些违法或犯罪的行为。

（二）敏感问题对调查结果的影响

由于敏感问题涉及个人（或单位）的隐私或利益，有些问题甚至涉及到违法犯罪，所以在调查敏感问题时，被调查者往往会拒绝回答，导致应答率降低，产生无应答偏倚；另一种情况是应答者不是按照自己的实际情况来回答，而是根据社会期望的取向来回答，出现所谓的社会期望反应定势（social desirability response set），使调查结果偏离实际情况，这种偏倚是由于应答者说谎所致，即故意说话偏倚。

（三）敏感问题的分类

敏感问题按其答案的特征一般可以分为属性敏感问题和数量敏感问题。属性敏感问题只对敏感问题定性，如是否有吸毒行为？是否有婚外性行为？等等，根据属性敏感问题，可以估计具有敏感特征的人在总体中的比例问题。数量敏感问题指的是具有敏感问题数额的大小，如“你的月工资是多少？”，“你有过几个性伴侣？”等等，具有数量的特征，可以估计敏感问题的数量均值。

## 二、敏感问题调查的技术和方法

由于被调查者担心自己的隐私被暴露或利益受到侵害，所以敏感问题的调查具有一定的难度。为了获得满意的调查结果，必须打消被调查者的疑虑，一旦被调查者确信自己的隐私不会被暴露或利益不会受到侵害，调查结果的真实性就会大大地增加。对敏感问题的调查，采用一些专门的技巧，可以提高资料的质量和可信度。

（一）改良问卷调查法

1. 严密的问卷设计。对敏感问题的调查，必须对调查表作全面的衡量，巧妙安排敏感问题，一般随着问题的逐步深入，渐次提出敏感问题，即按非敏感问题→弱敏感问题→敏感问题的顺序提出。

2. 用对象转移法或假定的方法间接询问敏感问题。在调查敏感问题时，可以使用第三者的敏感特征行为来询问被调查者，间接反映出被调查者的真实意见。比如调查婚外性行为问题，可以设计这样的问题“你认为现在婚外性行为现象普遍吗？你对此有什么看法？”等等。使用对象转移法的调查结果与直接询问的结果是有区别的，在分析过程中应全面考虑。

3. 封闭式不记名自填式问卷法。这是最常用的一种方法，被调查者不需填写姓名、地址、工号（或学号）等容易暴露身份的项目，而且是封闭式问题，在问卷中没有过多的字迹，既省力又防止泄漏，被调查者一般愿意合作。

4. 附有保证书或保密协议的问卷。为打消被调查者的恐惧心理，可以在问卷前或问卷后附带保护被调查者隐私的保证书或协议书，列举保密的原则和措施以及泄密的惩罚措施等。

5. 对被调查者予以一定的物质奖励。在调查的时候，给予被调查者一定的物质奖励，如一块香皂、一条毛巾等，再辅以严密的保密承诺，应答率和真实性会大大提高。

6. 问卷调查敏感问题的优缺点。对于敏感问题，问卷调查是最常用的方法，其优点主要是：设计简单、操作方便、省钱省力、获得的信息量大、统计分析方便等。但问卷调查也有其不足之处，主要是无应答率高，故意说话或说谎偏倚也较高，对文化程度低的人，问卷调查的实施也有一定的困难。

（二）随机应答技术

1. 随机应答技术的概念。随机应答技术（randomized response technique，RRT）是指在调

查过程中使用特定的随机化装置，使被调查者以一个预定的基础概率 $p$ 从两个或两个以上的问题中选择一个问题进行回答，除被调查者本人以外的所有人均不知道被调查者的回答是针对哪一个问题，以便保护被调查者的隐私，最后根据概率论的知识计算出敏感问题特征在人群中的真实分布情况的一种调查方法。

随机应答技术(RRT)是美国社会学家 Warner 于 1965 年首先提出并应用于敏感问题调查，他当时提出的是两个相关问题的 RRT 模型(沃纳模型，Warner model)。以后又有许多学者对该模型进行了改进和拓宽，形成了一系列比较系统的随机应答技术，使 RRT 技术成为敏感问题调查的最常用的方法之一。

2. 随机应答技术的类型。用于二分类敏感问题调查的 RRT 有：① 两个相关问题的 RRT 模型(Warner model)；② 两个无关问题的 RRT 模型，又称西蒙斯模型(Simmons model)；③ 改进后的单问题 RRT 模型；④ 三个无关联问题的 RRT 模型。

用于多分类敏感问题调查的随机应答技术有：① 多分类问题的多样本 RRT 模型；② 多分类敏感问题的单样本 RRT 模型。

用于数量特征敏感问题调查的随机应答技术有：① 数量特征敏感问题的无关联问题 RRT 模型；②数量特征敏感问题的加法乘法 RRT 模型。

## 三、常用的随机应答技术的设计和实施

### (一) 二分类敏感问题调查的 RRT 模型

1. 两个相关问题的 RRT 模型。

(1)设立两个相关联的问题。例如当调查人群中婚前性行为的状况时，可以提出这样两个问题：

问题 A：你有过婚前性行为？回答：是或否。

问题 B：你没有婚前性行为？回答：是或否。

(2)设计一随机装置。比如说纸盒、布袋等，里面放入黑球和白球，两球的的比例不是1∶1，可以是 60%和 40%。以黑球代表问题 A(即敏感问题)，白球代表问题 B(非敏感问题)。

(3)受试对象从随机装置中摸出一球，根据球的不同颜色结合自身实际情况回答对应的问题。

(4)调查对象如果抽到黑球，则回答问题 A，抽到白球则回答问题 B。

(5)由于调查员不知道调查对象抽取的球是什么颜色，因而不知道调查对象回答的是哪一个问题，这样既保护了被调查者的隐私，又得到了被调查者的真实回答。

(6)分析。根据概率论的基本知识，计算出在被调查人群中具有某一敏感问题特征的人的比例。

回答“有”的比例如下：

$$\lambda = p \cdot \pi + (1 - p)(1 - \pi) \tag{7-1}$$

其中 $\lambda$ 为回答“有”的人所占的比例，$p$ 为黑球的比例，$1-p$ 为白球的比例，$\pi$ 是具有敏感问题特征的人的比例，$n$ 为样本量。根据上式可得：

$$\pi = \frac{\lambda - (1 - p)}{2p - 1} \tag{7-2}$$

$\pi$ 的方差为：

$$Var(\pi) = \frac{\pi(1 - \pi)}{n} + \frac{p(1 - p)}{n(2p - 1)^2} \tag{7-3}$$

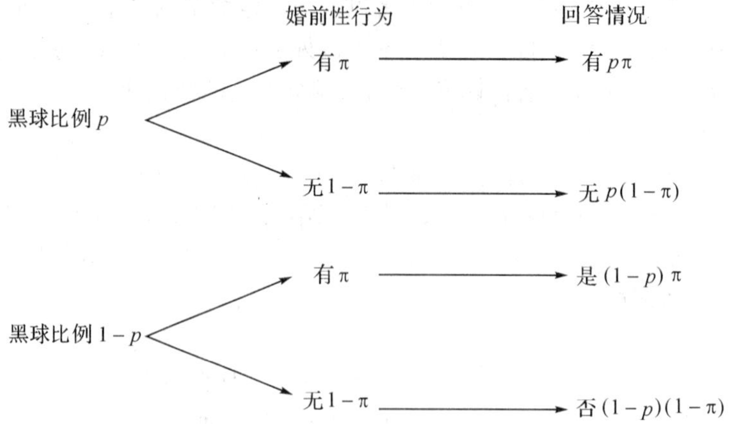


总体 $\pi$ 的 95%可信区间为：

$$\pi \pm 1.96\sqrt{Var(\pi)} \tag{7-4}$$

**例**　调查 1000 名已婚妇女的婚前性行为，设黑球比例为 0.6，白球为 0.4，通过调查，回答“有”的人的比例为 0.47，则已婚妇女中有婚前性行为的人的比例：

$$\pi=\frac{0.47-(1-0.6)}{2\times 0.6-1}=0.35$$

总体 $\pi$ 的 95%可信区间为：$0.35\pm 1.96\sqrt{0.00623}=0.35\pm 0.15$，即 0.20～0.50。

本模型黑白球的比例不能是 1∶1，否则计算 $\pi$ 公式的分母为零。

本模型的优点：保密性极强，无论应答者如何回答，都不会暴露应答者的任何隐私。

本模型的缺点：模型的方差较大，而且 $A$、$B$ 两个相关问题均为敏感问题，应答者容易产生抵触情绪，降低应答率。

2. 两个无关联问题的 RRT 模型。

(1)设计两个不相关的问题。$A$ 问题针对敏感性问题，$B$ 问题是一个与 $A$ 问题无关的问题。

例如，问题 $A$：你有过婚前性行为吗？回答：是或否。

　　问题 $B$：你是行政人员吗？回答：是或否。

(2)设计一个随机装置。内置许多黑、白两色的小球，黑白球之比为 0.6∶0.4。

(3)调查对象从设计好的随机装置中摸出 1 球，摸到黑球则回答 A 问题，摸到白球则回答 B 问题，回答完毕后将球放回，调查员计算回答“是”的人的总比率 λ。

(4)根据概率论知识可得：

$$\lambda = p\cdot\pi + (1-p)R \tag{7-5}$$

其中 $\lambda$ 是回答“是”的人的总比率，$p$ 为黑球比例，$1-p$ 为白球比例，$R$ 是符合第二个问题特征的人的比例，$\pi$ 则是有敏感问题特征的人的比例。

由(7-5)式可得：

$$\pi=\frac{\lambda-(1-p)R}{p} \tag{7-6}$$

$\pi$ 的方差为：$Var(\pi)=\dfrac{\lambda(1-\lambda)}{np^2}$　　(7-7)

$\pi$ 的 95%可信区间为：$\pi\pm 1.96\sqrt{Var(\pi)}$　　(7-8)

**例**　调查 1000 名已婚妇女的婚外性行为，随机装置中黑球比例为 0.6，白球比例为 0.4，已知受调查者中行政人员所占比例为 0.55，最后得到回答“是”的人的比例是 0.40，问有婚外性行为的已婚妇女占多少比例？

上例中 $n=1000, p=0.6, 1-p=0.4, \lambda=0.40, R=0.55$

$$\pi=\frac{0.40-(1-0.60)\times 0.55}{0.60}=0.30$$

$$Var(\pi)=\frac{\lambda(1-\lambda)}{np^2}=\frac{0.24}{1000\times 0.36}=0.000667$$

$\pi$ 的 95%可信区间为：

$$\pi\pm Var(\pi)=0.30\pm 1.96\sqrt{0.000667}=0.2494\sim 0.3506$$

因此，有婚外性行为的已婚妇女约 30%，其 95%可信区间为 0.2494～0.3506。

本模型的优点：方差较小，精确度较高，抽到敏感问题的比例可以为不等于 0 或 1 的任何数（但不能太靠近 0 或 1，否则保密性不好）。

本模型的缺点：存在泄密的可能性较大（回答“否”则肯定无敏感问题特征，而回答“是”则可能有敏感问题特征），容易出现不真实回答。

（二）多分类敏感问题 RRT 调查的设计

1. 设计敏感问题。该问题可分为 $k$ 种互相排斥的类别 $A_1, A_2, \cdots, A_k$，例如在进行家庭暴力情况调查时，可以设计这样一个问题：“你的家庭存在暴力事件吗？”可选择的答案有：①没有过家庭暴力；②有家庭暴力，是妻子实施暴力；③有家庭暴力，是丈夫实施暴力。

2. 设计一随机装置。比如一套卡片，将卡片按一定比例分成 $k+1$ 堆（其中 $k$ 为敏感问题可能的类别数），在一堆卡片上写上敏感问题及可供选择的答案，在剩下的 $k$ 堆卡片上，分别写上“1”，“2”，…，“$k$”的字样。比如上面的例子可将卡片分成 4 堆，一堆写上敏感问题及可供选择的答案，其余 3 堆分别写上“1”，“2”，“3”。

3. 受试对象回答问题。在研究人群中随机抽取一个样本，样本中的每一个对象均从随机装置中摸 出一张卡片，如卡片上写有敏感问题，则根据自己的实际情况从答案中选择“1”，“2”，…，“$k$”作回答。如果卡片上为数字，则直接读出，回答完问题后把卡片放回盒内并混匀。

4. 分析。设写有敏感问题的卡片占全部卡片的比例为 $p$，写有“1”，“2”，…，“$k$”数字的卡片比例分别为 $p_1, p_2, \cdots, p_k$，显然 $p+p_1+p_2+,\cdots+p_k=1$。以 $n$ 代表样本量，以 $\pi_i$ 表示人群中具有第 $i$ 类敏感问题的人占的比例，以 $\lambda_i$ 表示回答数字 $i$ 的人占总调查人数的比例，则根据概率论知识可得：

$$\lambda_i=\pi_i\times p+p_i \quad (i=1,2,\cdots,k) \tag{7-9}$$

$$\pi_i=\frac{\lambda_i-p_i}{p} \tag{7-10}$$

$$Var(\pi_i)=\frac{\lambda_i(1-\lambda_i)}{np^2} \tag{7-11}$$

$\pi_i$ 的 95%可信区间为：

$$\pi_i\pm 1.96\sqrt{Var(\pi_i)} \tag{7-12}$$

**例**　调查家庭暴力情况，提出一个敏感问题为：“你的家庭有暴力事件吗？”答案为：“①经常有；②偶尔有；③没有。”选择 700 人作调查样本，随机装置中代表敏感问题的黑球比例为 0.5(10/20)，白球有 10 个，其中有 4 个白球写有数字“1”，3 个白球写有数字“2”，另外 3 个白球写有数字“3”。让被调查者在别人看不到的情况下摸球，摸到黑球回答敏感问题，摸到白球则回答球上的数字。结果有 238 人回答“1”，有 284 人回答“2”，有 178 人回答“3”，请问家庭暴力事件的分布。

本例 $p=0.5, p_1=0.2, p_2=p_3=0.15, n=700, \lambda_1=238/700=0.34$

$$\lambda_2=284/700=0.406, \lambda_i=178/700=0.254$$

$$\pi_1=\frac{\lambda_1-p_1}{p}=\frac{0.34-0.2}{0.5}=0.280$$

$$\pi_2=\frac{\lambda_2-p_2}{p}=\frac{0.406-0.15}{0.5}=0.512$$

$$\pi_3=\frac{\lambda_3-p_3}{p}=\frac{0.254-0.15}{0.5}=0.208$$

三者的方差分别为：

$$Var(\pi_1)=\frac{\lambda_1(1-\lambda_1)}{np^2}=\frac{0.34\times 0.66}{700\times 0.5^2}=0.001282$$

$$Var(\pi_2)=\frac{\lambda_2(1-\lambda_2)}{np^2}=\frac{0.406\times 0.594}{700\times 0.5^2}=0.001378$$

$$Var(\pi_3)=\frac{\lambda_3(1-\lambda_3)}{np^2}=\frac{0.254\times 0.746}{700\times 0.5^2}=0.001083$$

95％可信区间的估计为：

$$\pi_1\pm 1.96\sqrt{Var(\pi_1)}=0.2098\sim 0.3502$$

$$\pi_2\pm 1.96\sqrt{Var(\pi_2)}=0.4392\sim 0.5846$$

$$\pi_3\pm 1.96\sqrt{Var(\pi_3)}=0.1435\sim 0.2725$$

本模型的优点：操作简单，适用范围广，既可用于多分类敏感问题调查，也可用于某些数量特征敏感问题的调查，所得的估计值也为无偏估计。

本模型的缺点：样本量必须足够大，否则可能出现负的 $\pi_i$ 估计值，无法解释结果。

（三）数量特征敏感问题 RRT 调查的设计

对于一些诸如家庭的存款、工资外收入、所得税的交纳情况等敏感问题，调查的目的是计算出敏感特征数量的平均值，而不是每个调查个体的真实值。用上述介绍的 RRT 技术是难以实现的，必须用专门研究数量特征的 RRT 模型来进行调查。加法、乘法模型是较好的用于调查数量特征敏感问题的 RRT 模型。

1. 同其他 RRT 模型设计一样，设计一个敏感问题。如“你今年缴纳的所得税是多少？”

2. 设计一个与敏感问题无关的随机变量。而且该随机变量的分布函数是已知的，一般用随机数字来作随机变量。

3. 设计一个随机装置。比如纸箱，内装小球或卡片，上面写有随机变量的数值，把一串随机数字分别写在小球上（或卡片上），并完全混匀。

4. 受试对象回答问题。从研究人群中随机抽取一样本，让每个被调查者在别人看不到的情况下摸球（或卡片），然后将本人敏感问题特征的数值与球上的数值相加（加法模型）或相乘（乘法模型），再将相加或相乘后的结果报告给调查员，并把球放回随机装置中混匀。由于从随机装置中摸到的数字只有被调查者本人知道，故可起到保密的作用。

5. 分析。设被调查者敏感问题特征的数值为 $x$，随机变量的数值为 $y$，用 $z$ 来代表 $x$ 与 $y$ 的和或积，则有：

(1)加法模型。其方差为：

$$\mu_x=\mu_z-\mu_y \tag{7-13}$$

$$Var(\mu_x)=\frac{s_z^2}{n} \tag{7-14}$$

其中 $\mu_x$ 表示被调查者的敏感问题特征值 $x$ 的平均值，$\mu_y$ 表示随机变量 $y$ 的平均值，$\mu_z$ 表示被调查者所回答的数值 $z$ 的平均值，$s_z^2$ 表示被调查者所回答的数值 $z$ 的方差，$n$ 为样本含量。

(2)乘法模型。

$$\mu_x=\frac{\mu_z}{\mu_y} \tag{7-15}$$

$$Var(\mu_x)=\frac{s_z^2}{n\mu_y^2} \tag{7-16}$$

**例** 欲调查某地区个体工商户的每季度逃税情况，用上述加法模型进行调查，共抽取 20 个个体工商户，所用的随机数字表的均数和方差分别为 160.5 和 243.36，所有调查对象的应答值的平均数为 391.73，方差为 7969.3657，试问该地区个体工商户每季度的平均逃税金额估计为多少？

本例 $n=20,\mu_y=160.5,\mu_z=391.73,s_z^2=7969.3657$

$$\mu_x=\mu_z-\mu_r=391.73-160.5=231.23$$

$$Var(\mu_x)=\frac{s_z^2}{n}=\frac{7969-3657}{20}=398.4785$$

故该地区个体工商户每季度的平均逃税金额估计为 231.23 元。

加法和乘法模型的优点：所需样本量较小，设计简单，方差也明显小于无关联模型，无论 $x$ 如何分布，均可估计其均值，计算量也较小，是一种较好的数量特征敏感问题的 RRT 调查模型。

加法和乘法模型的缺点：方差易受 $y$ 取值的影响。当 $y$ 比较分散(即 $y$ 的方差较大)时，方差明显增大；当 $y$ 取值过于集中时，保密性不好。

### 四、敏感问题调查技术中应注意的问题

1. RRT 模型的选择。敏感问题的种类很多，不同的 RRT 模型适用于不同类型的敏感问题调查，因而在调查设计中应充分考虑不同敏感问题的特征，选择合适的 RRT 模型

2. 对被调查对象的说明。必须对被调查对象详细说明这种调查技术完全不会暴露他们的个人隐私，调查员也无法了解他们的隐私。

3. RRT 的样本选择。样本的选择必须遵循随机化原则，样本量必须足够大，确保样本的代表性。

4. 调查员的培训。调查员必须经过严格的培训，掌握 RRT 的原理及其实施方法。

5. 随机装置的设计。必须确保随机装置设计的保密性，保证实施调查时不泄密。应答者答题后必须把球或卡片放回原处并混匀。

6. 非敏感问题的设计。非敏感问题的设计必须科学合理，不会导致泄密。

## 第四节 资料整理与核查技术

原始资料是指在现场调查工作中搜集的或历史积累起来的数据，一般是未经加工整理的。

原始资料的准确和可靠是确保统计分析结论有效可靠的前提，是科学研究的基础。因此，在统计分析前必须对原始资料进行整理和核查，以确保资料的可靠性。

资料整理核查的方法很多。资料分析前，一般先对研究指标(变量)的分布范围、分布型、变量间的逻辑关系等进行分析，以判断资料的可靠性，检查资料中的离群值；在统计分析时，可以运用变量间的相关关系、统计分析结论的稳定性以及模型残差的分布等，对资料进行评价。

(一) 资料的分布检查

包括资料中变量的分布形态和分布范围。任何观察指标在某特定的总体中都有其一定的分布型，如果研究资料偏离特定的分布形态，则可能存在设计上的问题或资料搜集中存在问题。如正常成年人身高为近似正态分布，如果搜集的原始资料为偏态分布，或某个年龄组的人的身高特别高，则可能为设计时，研究样本存在问题，需要进一步检查。所以我们可以根据已经掌握的一些研究指标的分布规律，来判断资料的可靠性。

(二)逻辑检查

根据指标与指标间的逻辑关系来判断异常数据，如时间顺序、大小关系、共存关系等，来判断原始资料中是否包含异常值。

(三)相关检查

医学研究中的观察指标间往往有一定的相关性，可以利用两变量的内在联系和相互制约关系判断资料的可靠性。这一技术常常可以发现那些从单变量的角度无法发现的离群值。

(四)统计结论的稳定性检查

统计结论的稳定性是研究结论可靠性的前提条件。统计结论不稳定，则研究结论是不可靠的。常用 jackknife 法，又称弃一法来检查统计结论是否稳定，即每次剔除一个观察值，再用相同方法进行统计分析，看看剔除该观察值后统计结论是否与不剔除该观察值的统计结论相近。对有些统计分析方法的结论如综合评价、聚类分析、统计预测等，可以从原始资料中随机抽取一部分进行验证、考核，这样也可以判断资料的可靠性，或资料对既定模型的适宜性。

(五)残差检查

残差(residual)是实际观察值与统计预测值间的差别。

$$r_i=\frac{y_i-\hat{y}_i}{\sigma_0\sqrt{1-h_{ii}}} \tag{7-17}$$

学生化残差就是粗残差除以对应的标准估计误差。此时，$r_i$ 可以近似地看作均数为 0，标准差为 1 的正态分布。

以预测值为 $\hat{y}$ 横轴，以 $r_i$ 为纵轴作残差图。如果 $|r_i|\leqslant 2$，且无任何趋势性变化，则可认为该资料对所建模型是合适的，资料中无离群值。如果 $|r_i|$ 大于 3 或 4，则可以判断相应的观察值为离群值。残差分析对于判断模型的适宜性、多变量的离群值等是非常有用的技术。

对于原始资料的核查有很多技术，而且也不难，但要判断离群值是由什么原因导致的就相对困难了。离群值往往是由多种因素引起的，离群值提供了其他数据所不能提供的信息。因此，在发现离群值后不能轻易地丢弃，而是要探查出现离群值的具体原因。如果离群值是由观察记录的错误、仪器设备等原因所引起的，才将其剔除。如果不能确定产生离群值的原因，在统计分析时可以采取两种方法：一种是包含离群值的，另一种是不包含离群值的。

## 第五节　预测技术

预测就是根据已知的资料信息推测未知的情况。

（一）定性分析

定性分析是对已知现象确定概念，判断其未来发展，揭示某些不肯定因素。确定的是预测目标的未来发展性质，其目的是为了预见发明、发现，揭示某些未知因素，一般是为定量分析做准备，是定量分析的基础；在缺乏定量数据时，也可以直接用于预测；与定量方法结合使用，可以提高预测的可信程度。

常采用的定性预测性分析方法有专家调查法、主观概率法，交叉概率法等。

（二）定量分析

定量分析指的是根据研究变量之间的量的关系，来预测未来发展程度的分析方法与手段。定量分析多采用数理统计中的回归方法，一般可以建立函数：$y=f(x_i)$。$y$ 表示预测目标，$x_i$ 表示影响因素，$x$ 与 $y$ 之间存在量的关系。定量分析的目的是研究影响因素与预测目标之间的量的关系及其影响程度。如研究某种社会产品的需求与该产品的价格、居民的消费水平等的关系，产品需求用 $y$ 表示，$x_i$ 分别表示产品价格、居民消费水平，建立回归方程，进行预测。当然，应该考虑生产和需求之间还存在时间上领先或滞后的作用过程。

（三）时间分析

时间分析是预测目标 $y$（如某种产品销售量）与时间 $t$ 之间的关系。时间分析，多采用时间序列预测技术，可分为确定型时间序列预测技术和随机型时间序列预测技术两种。

（四）结构分析

结构分析也叫定比分析，是研究不同预测目标之间的未来发展比例（结构）的分析方法与手段，多采用多方程回归预测技术以及投入产出技术。

（五）评价分析

评价分析即是对预测的结果（投入产出）进行评价的分析方法和手段，包括阶段评价与总体评价。目的是研究预测方案的可信程度，即预测方案实现的可能性。可采用上述的不同方法进行比较，利用预测与执行后的资料进行分析，在一般情况下多采用经验调查法进行概率估计。

（陈　坤　舒国通）

# 第八章　描述性研究

描述性研究(descriptive study)又称描述流行病学。描述性研究是利用已有的资料或专门调查的资料,包括实验室检查结果,按不同地区、不同时间及不同人群特征分组,对一个社区人群疾病或健康状态分布情况进行简单描述,常常是流行病学调查的第一步,也是分析流行病学的基础。它主要描述分布的三大特征,即:地区特征、时间特征和人群特征。进行描述性研究时,设计时无须设立对照,它一般不能分析暴露与效应之间的因果联系。但任何因果关系的确定,无不始于描述性研究。例如,当对某病的情况了解不多的时候,往往总是从描述性研究着手,取得该病的分布特征,从而设想并建立研究假设,为分析性研究提供线索。描述性研究方法包括横断面研究、筛检、生态学研究等。

## 第一节　横断面研究

### 一、概念

横断面研究是流行病学研究方法中的一种基础性研究方法。它是按照事先设计的要求在某一人群中应用普查和抽样调查的方法搜集特定时间内疾病的描述性资料,以描述疾病的分布及观察某些因素与疾病之间的关联。由于这是在一特定时点的调查,因此称为横断面研究(cross-sectional study)。

由于该研究所搜集的资料一般不是过去的暴露史或疾病情况,也不是通过追踪观察将来的暴露与疾病情况,故又称为现况研究。

由于这种研究所得到的疾病率,一般为在特定时点与范围内该群体的患病频率,故也称为患病率研究(prevalence study)。

横断面研究是研究特定时点与特定范围内人群中的有关变量(因素)与疾病或健康状况的关系,即疾病或健康状况与发现的某些因素或特征是在一次调查中得到的,其因与果是并存的,因而在病因分析时只能对病因提出初步线索,不能得出有关病因因果关系的结论。

### 二、研究目的

#### (一)掌握目标群体中疾病的患病率及其分布状态

揭示目标群体中某病的患病率,以及疾病在不同人群特征上的分布状态是这类研究最常见的用途。对此经常采用的方法是抽样调查。例如,要掌握某个区域内目前居民的高血压患病情况,可通过某种抽样技术,从这个区域的人群(目标人群或总体)中,随机地选取足够数量的合格的研究对象(样本),对此逐个进行血压的调查和检测,并同时搜集有关的研究因素,如年龄、性别、职业、饮食习惯等,然后分别按不同研究因素分组(类)统计高血压的患病率水平。

(二)为病因研究提供线索

要揭示一种疾病(病因未明)的病因,一般都从描述性研究开始。也就是说,横断面研究的结果可以提供病因未明疾病的病因线索。通过描述患病率在不同暴露因素状态下的分布差异、一致、趋同等现象,来进行逻辑推理(如:求同法、求异法、类推法等),从而提出该疾病的可能致病因素。在以此为目的的横断面研究中,设计上常常更趋近于病例对照研究的方法,即常常通过回忆或查找历史资料来获得更多的过去的暴露情况,以有助于因果联系的推论。

(三)确定高危人群

确定高危人群是疾病预防中一项极其重要的措施,特别是慢性病的预防与控制,确定高危人群是早发现、早诊断、早治疗的首要步骤。例如,预防与控制冠心病和脑卒中的发生,需要将目标人群中的那些具有罹患这类疾病高危险性的人鉴别出来。现有的知识认为高血压是这类疾病的一个重要危险因素。据此,应用横断面研究中普查的方法可将该目标人群中的高血压患者全部找出来并对其进行有效的血压控制和监测,此即为确定高危人群。

(四)评价疾病监测及其他资料的质量

应用横断面研究中抽样调查方法,对疾病监测系统中监测对象的随机样本进行复核检测,评价该疾病监测系统资料的完整性、可靠性和正确程度;亦可用该方法评价其他资料的质量。

(五)评价疾病防治措施及其效果

通过横断面研究,对某病干预措施防治效果进行前后比较,从而评价该措施的优劣。

## 三、研究种类

根据研究对象的范围,横断面研究可分为普查(census)和抽样调查(sampling survey)。

(一)普查

1.概念。为了了解某病的患病状况,对特定时点、特定范围内的全部人群(总体)均进行调查或检查。这个特定时点应该较短。特定范围是指某个地区或某种特征的人群,如儿童(≤14岁)的体格普查。

2.普查的目的。

(1)早期发现和诊断疾病,如女性职工的宫颈癌普查,通过定期对已婚女职工进行宫颈涂片等检查,早期发现和诊断宫颈癌患者。

(2)了解疾病的疫情和分布,如血吸虫、疟疾的普查。

(3)了解人群的健康水平,如儿童发育状况调查。

(4)建立某些生理指标参考值范围,如血脂、发铅、血色素等。

(5)寻找和搜集某病的全部病例,如甲型肝炎流行时,找出人群中该病的全部病例,以隔离传染源。

(6)了解某病的患病率及流行特征,为开展疾病防治工作提供依据。

3.开展普查必备的条件。

(1)有足够的人力、物力和设备用于发现病例和及时治疗。

(2)所普查的疾病患病率较高。

(3)疾病的检验方法操作技术不很复杂,试验的敏感性和特异性均较高。

4.普查的优缺点。

(1)优点:

①由于是调查某一人群的所有成员,所以确定调查对象比较简单。

②普查能找出人群中的全部病例并使其及早得到治疗。

③可以普及医学卫生知识。

④能较全面地描述疾病的分布与特征，为病因分析研究提供线索。

(2)缺点：

①普查对象多，调查期限短，工作不易细致，诊断可能不够准确，漏查难免。

②如果仪器等设备及人力等不足会影响检查的速度与精确性，调查质量不易控制。

③不适用于患病率低、诊断手段复杂的疾病。

④普查的费用往往较大。

(二)抽样调查

1. 概念。

从欲研究的总体中抽取一定数量的研究对象作为样本的过程称为抽样。抽样可分为非随机抽样和随机抽样。前者如典型调查(typical survey)。典型调查又称案例调查，即在对事物作全面分析的基础上，有目的地选定典型的人或单位进行调查。与普查相结合可以从广度和深度说明问题。由于典型调查没有遵循随机抽样的原则，不能用于估计总体参数和假设检验。随机抽样的样本抽取遵循随机化原则(randomization)，即保证总体中每一个对象都有同等机会被选入作为研究对象，以保证样本的代表性。若样本含量足够大、调查数据可靠、分析正确，则可以把调查结果推论到总体。

横断面研究中的抽样调查通常指通过随机抽样的方法，对特定时点、特定范围内人群的一个代表性样本进行调查，以样本的统计量来估计总体参数所在范围，即通过对样本中的研究对象的调查研究，来推论其所在总体的情况。

2. 目的。

(1)描述疾病在时间、空间和人群特征上的分布及影响分布的因素。

(2)衡量群体的卫生水平。

(3)检查与衡量资料的质量，作为其他调查研究方法中质量控制的方法。

(4)研究卫生措施与医疗预防措施及其效果。

3. 随机抽样方法。

常见的随机抽样方法有单纯随机抽样、系统随机抽样、分层抽样和整群抽样方法。

(1)单纯随机抽样(simple random sampling)。

单纯随机抽样也称简单随机抽样，是最简单、最基本的抽样方法。从总体 $N$ 个对象中，利用抽签或其他随机方法(如随机数字)抽取 $n$ 个，构成一个样本。它的重要原则是总体中每个对象被抽到的概率相等(均为 $n/N$)。

例如，先给总体中每个对象编号并排列顺序，也可利用原有的且无重复的编号如学生证、工作证等，再按随机的方法选取样本。

比较简单而可靠的方法是利用随机数字(可用随机数字表或由计算器(机)产生)。例如，需要在 600 人的群体中抽取 1/5 的人作为样本。可以先将 600 个人编号、排序，然后从随机数字表中选取三位数，事先规定凡大于 120 和重复的数字都弃去，直到选足 120 个组成样本。当数量不大时，也可以采用抽签方法。

单纯随机抽样的标准误按资料性质根据(8-1)和(8-2)式计算。

$$均数的标准误：S_{\bar{X}}=\sqrt{(1-\frac{n}{N})\frac{s^2}{n}} \qquad (8-1)$$

率的标准误：$S_{\bar{p}}=\sqrt{(1-\frac{n}{N})\frac{p(1-p)}{n-1}}$ (8-2)

式中 $s$ 为样本标准差，$p$ 为样本率，$N$ 为总体含量，$n$ 为样本含量，其中 $n/N$ 为抽样比，如小于 5%可以忽略不计。

由于总体数量往往较大，简单随机抽样时编号、抽样麻烦，抽到的个体分散，通常导致资料搜集困难。因此，在实际工作中该抽样方法用得不多，但它是其他各种抽样方法的基础。

(2)系统抽样(systematic sampling)。

系统抽样又称机械抽样。是按照一定顺序，机械地每隔若干单位，抽取一个单位的抽样方法。

假设总体单位数为 $N$，需要调查的样本数为 $n$，则抽样比为 $n/N$，抽样间隔为 $K=N/n$。将每 $K$ 个单位为一组，然后用随机方法确定第一组的单位号(1,2,3,4,…,$K$)，最后每隔 K 个单位抽取一个作为研究对象。

例如：某一乡镇有 10000 户，拟抽 1000 户。则抽样比为 1000/10000=1/10；$K=10000/1000=10$，以随机数字方法确定第一组被抽到的户号，假如为 6，以后则每隔 10 户抽取一户，组成的样本为 6,16,26,…

系统抽样优点在于：①事先不需知道总体内的单位数。例如想抽取一年中新生儿样本，不必准确了解一年中新生儿数量，但可以根据估计而确定抽样间隔($K$)。②在人群现场易进行。例如可按户或按门牌号，调查员可以间隔 $K$ 户调查一户。这比单纯随机抽样要容易。③样本是从分布在总体内部的各部分的单元中抽取的，分布比较均匀，代表性较好。

系统抽样的缺点主要是：假如总体各单位的分布有周期性趋势，而抽取的间隔恰好是其周期或其倍数，则可能使样本产生偏性。例如疾病的时间分布、季节性、周期性变化，如果不能注意到这种规律，就会使结果产生偏倚。

系统抽样标准误的计算可用单纯随机抽样公式代替。

(3)分层抽样(stratified sampling)。

先将总体的单位按某种特征分为若干次级总体(层)，然后再从每一层内进行单纯随机抽样，组成一个样本。分层可以提高总体指标估计值的精确度，它可以将一个内部变异很大的总体分成一些内部变异较小的层(次总体)。每一层内个体变异越小越好，而层间变异越大越好。该抽样方法比单纯随机抽样所得到的结果准确性更高，组织管理更方便，而且能保证总体中每一个层都有个体被抽到。因此分层抽样除了能估计总体的参数值，还可以分别估计各个层内的情况。横断面研究中常采用分层抽样技术。

分层随机抽样又分为两类：①各层内抽样比例相同，如每层均抽出 10%的研究对象，称为按比例分层随机抽样。②按照一定的要求，各层内抽样比例不同，如内部变异小的层抽样比例小，内部变异大的层抽样比例大，称为最优分配分层随机抽样。

分层抽样特点：①抽样前把总体按某些特征分层，使得层内个体差异越小越好，层间差异越大越好；②抽样误差比较小；③如果按比例分层随机抽样，要求对总体中每层的个体有所了解；如果是最优分配分层随机抽样，还需对每层的标准差($s_i$ 或样本率 $p_i$)有所了解。一般可根据前人资料或以往经验估计，或作部分预调查获得。

分层抽样标准误的计算公式见表 8-1。

表 8-1 分层抽样的标准误

| | 最优分配法 | 按比例分配法 |
| --- | --- | --- |
| 均数的标准误 | $S_{\bar{x}}=\frac{1}{N}\sqrt{\sum N_i^2(1-\frac{n_i}{N_i})\frac{s_i^2}{n_i}}$ (8-3) | $S_{\bar{x}}=\sqrt{(1-\frac{n}{N})\sum\left(\frac{s_i^2 n_i}{N\cdot n}\right)}$ (8-4) |
| 率的标准误 | $S_{\bar{p}}=\frac{1}{N}\sqrt{\sum N_i^2(1-\frac{n_i}{N_i})\frac{p_i(1-p_i)}{n_i}}$ (8-5) | $S_{\bar{p}}=\sqrt{\frac{1}{n}(1-\frac{n}{N})\sum\frac{N_i}{N}p_i(1-p_i)}$ (8-6) |

式中，$n$ 为样本单位数；$N$ 为总体单位数；$n_i$ 为各层样本单位数；$N_i$ 为各层单位数；$s_i$为总体第 $i$ 层的标准差；$p_i$ 为总体第 $i$ 层的率。

(4)整群抽样(cluster sampling)。

将总体分成若干群组，抽取其中部分群组作为观察单位组成样本，这种抽样方法称为整群抽样。若被抽到的群组中的全部个体均作为调查对象，称为单纯整群抽样(simple cluster sampling)；若调查部分个体，称为二阶段抽样(two stages sampling)。

整群抽样的特点有：①易于组织、实施方便，可以节省人力、物力；②如群间差异越小，抽取的群越多，则精密度越好；③抽样误差较大，故样本量比其他方法要增加 1/2。

(5)多级抽样(multistage sampling)。

又称多阶段抽样，它结合使用上述几种基本抽样方法，是大型流行病学调查时常用的一种抽样方法。如从总体中抽取范围较大的单元，称为一级抽样单位(如省、自治区、直辖市)，再从每个抽得的一级单元中抽取范围较小的二级单元(县、乡、镇、街道)，这就是两级抽样。还可依次再抽取范围更小的单元，即为多级抽样。

每个阶段的抽样可以采用单纯随机抽样、系统抽样或其他抽样方法。多级抽样可以充分利用各种抽样方法的优势，克服各自的不足，并能节省人力、物力。多级抽样的缺点是在抽样之前要掌握各级调查单位的人口资料及特点。例如，要调查某省小学生的营养状况，将全省小学按社会经济发展状况分成好、中、差三层，每层抽出若干学校，再在抽出的学校中，按年级分成三层，每个年级按整群抽样抽取若干班进行全部调查。在这个抽样设计中采用了单纯、分层、整群抽样技术。

4. 样本含量估计。

由于抽样调查较之全面调查(普查)在多数情况下具有优越性，横断面研究常采用抽样的办法。当然，有时也可以采用抽样与普查相结合的方法。例如，1989 年全国进行了以县(区)为抽样单位的 1/10 人口的居民全死因调查。此项研究中，采用整群抽样技术，被抽到的县(区)则进行居民全死因的普查，而所有被抽取的县(区)则构成了一个全国居民的代表性样本。该抽样调查的抽样比为 1/10。

任何一项抽样调查都必须考虑样本大小问题。样本过大或过小都是不恰当的。调查对象过多，有时反而不易达到精密、迅速，甚至造成不必要的浪费。而样本太少，抽样误差大，代表性差，又不易得出有显著差别的结果。

估计样本大小主要取决于两个因素：①预期的现患率($P$)，如现患率越靠近 50%，样本含量就越小；反之，则要大些。②对调查结果精确性的要求，即允许误差($d$)越大，所需样本就越小。

医学研究中统计资料一般分为计量资料和计数资料两大类，不同的统计资料进行样本大小估计时要用不同的公式估算。

有多种确定样本大小的办法可供参考：

(1)凭经验。视具体情况而异。例如一般认为确定参考值范围最好在100例以上。肿瘤死亡率调查通常要10万人以上。一般说来，计量资料样本含量可少些，计数资料应多些。

(2)凭估算。若抽样调查的分析指标为计数资料，按以下公式计算。

$$S_p=\sqrt{\frac{PQ}{N}} \tag{8-7}$$

则

$$N=\frac{PQ}{(S_p)^2} \tag{8-8}$$

令 $S_p=\frac{d}{t}$，

则

$$N=\frac{PQ}{(\frac{d}{t})^2}=\frac{t^2\times PQ}{d^2} \tag{8-9}$$

设 $d$ 为 $P$ 的一个分数。一般采用 $d=0.1\times P$，并且当 $\alpha=0.05$ 时，$t=1.96\approx 2$，则式8-9可写成：

$$N=400\times\frac{Q}{P} \tag{8-10}$$

式中 $P$ 为估计现患率；$Q=1-P$；$t$ 为显著性检验的统计量，$\alpha=0.05$ 时 $t=1.96$，$\alpha=0.01$ 时 $t=2.58$，$N$ 为样本含量。

若抽样调查的分析指标为计量资料，则应按计量资料的样本估计公式来计算，公式如下：

$$N=\frac{4s^2}{d^2} \tag{8-11}$$

上式中 $N$ 为样本含量，$d$ 为允许误差，$s$ 为总体标准差的估计值。从式8-11可看出，样本含量大小与 $s$ 的平方成正比，与 $d$ 的平方成反比，故在实际应用中，若同时有几个数据可供参考时，$s$ 宜取大一点的值，这样不至于使估计的样本量($N$)偏小。

注意：式8-9和式8-10仅适用于 $N\times P>5$ 的情况；如果 $N\times P\leqslant 5$ 则宜用泊松分布的办法来求取估算的样本含量。表8-2为泊松分布期望值的0.90和0.95可信限表，可用此表来估计调查的样本含量。例某县估计肝癌发病率经参考邻地情况估计为20/10万，问应抽样调查多少人？

该例子中，若随机抽取1万人作为调查对象，观察年限为1年，则按照20/10万的发病率估算，调查结果期望得到的病例数为2例，查表8-2可知，当期望估计病例数$(1-2\alpha)$为2例时，其95%可信限下限为0.242，上限为7.22，也就是说，若样本数为1万人时，调查结果可一个病例也不出现，这样调查工作就失去了意义；若要使调查结果至少有1例或1例以上病例出现，查表8-2可知，95%可信限下限为1.09时，期望病例数为4例，要达到调查结果中至少有4例肝癌病人出现，则有 $4:X=20:10$ 万的比式成立，故 $X=4\times 10/20$ 万 $=2$ 万人，即要在95%可信限上获得该县肝癌发病率的样本估计数据，至少应抽样调查2万人。在实际操作时，可适当扩大一些样本量，以免估计的发病率(本例中为20/10万)与目标人群的发病率有误差。此外，上述方法一般适用于单纯随机抽样的方法，而在实际工作中，诸如恶性肿瘤发病率调查等等常常采用整群抽样的方法，此时，应将上述方法估算的样本含量增加1/2。

**表 8-2　泊松分布期望值的可信限简表**

| $1-2\alpha$ | 0.95 | | 0.90 | |
|---|---|---|---|---|
| | 下限 | 上限 | 下限 | 上限 |
| 0 | 0.0000 | 3.69 | 0.0000 | 3.00 |
| 1 | 0.0253 | 5.57 | 0.0513 | 4.74 |
| 2 | 0.242 | 7.22 | 0.355 | 6.30 |
| 3 | 0.619 | 8.77 | 0.818 | 7.75 |
| 4 | 1.09 | 10.24 | 1.37 | 9.15 |
| 5 | 1.62 | 11.67 | 1.97 | 10.51 |
| 6 | 2.20 | 13.06 | 2.61 | 11.84 |
| 7 | 2.81 | 14.42 | 3.29 | 13.15 |
| 8 | 3.45 | 15.76 | 3.93 | 14.43 |
| 9 | 4.12 | 17.08 | 4.70 | 15.71 |
| 10 | 4.30 | 18.29 | 5.43 | 16.96 |
| 11 | 5.49 | 19.68 | 6.17 | 18.21 |
| 12 | 6.20 | 20.96 | 6.92 | 19.44 |
| 13 | 6.92 | 22.63 | 7.69 | 20.67 |
| 14 | 7.65 | 23.49 | 8.46 | 21.89 |
| 15 | 8.40 | 24.74 | 9.25 | 23.10 |
| 16 | 9.15 | 25.98 | 10.04 | 24.30 |
| 17 | 9.90 | 27.22 | 10.83 | 25.50 |
| 18 | 10.67 | 28.45 | 11.63 | 26.69 |
| 19 | 11.44 | 29.67 | 12.44 | 27.88 |
| 20 | 12.22 | 30.89 | 13.25 | 29.06 |
| 21 | 13.00 | 32.10 | 14.07 | 30.24 |
| 22 | 13.79 | 33.31 | 14.89 | 31.42 |
| 23 | 14.58 | 34.51 | 15.72 | 32.59 |
| 24 | 15.38 | 35.71 | 16.55 | 33.75 |
| 25 | 16.18 | 36.90 | 17.38 | 34.92 |
| 26 | 16.98 | 38.10 | 18.22 | 36.08 |
| 27 | 17.79 | 39.28 | 19.06 | 37.23 |
| 28 | 18.61 | 40.47 | 19.90 | 38.39 |
| 29 | 19.42 | 41.65 | 20.75 | 39.54 |
| 30 | 20.24 | 42.83 | 21.59 | 40.69 |
| 35 | 24.38 | 48.68 | 25.87 | 46.40 |
| 40 | 28.58 | 54.47 | 30.20 | 52.07 |
| 45 | 32.82 | 60.21 | 34.56 | 57.69 |
| 50 | 37.11 | 65.92 | 38.96 | 63.29 |

5.抽样调查的优缺点。

优点:①省时间;②省人力物力;③调查范围小,工作易于细致。

缺点:①抽样调查的设计、实施与资料分析均比普查要复杂;②重复或遗漏不易被发现;③不适合于变异过大的材料;④不适用于需要普查普治的情况;⑤患病率太低的疾病,小样本不能提供所需的资料,而当抽样比大于75%时,则不如直接进行普查。

## 四、横断面研究的设计与实施

由于横断面研究的规模一般都较大,涉及的工作人员和调查对象也很多,因此,有一个良好的设计方案是保证该研究成功实施的前提。

在横断面研究设计中要特别引起重视的是所选择的研究对象的代表性,这是将研究结果向总体推论时的首要前提。随机抽取足够的样本含量和避免各类偏倚的介入,是保证研究对象(样本)具有代表性的重要条件。

（一）明确调查目的和类型

这是设计的重要步骤，应根据研究所提出的问题，明确该调查所要达到的目的，如是为了了解某疾病的人群分布情况还是开展群体健康检查，然后根据具体的研究目的来确定采用普查还是抽样调查。

（二）确定研究对象

应根据研究目的和实际情况来选择研究对象。如果是普查，在设计时可以将研究对象规定为某个区域内的全部居民，或其中的一部分，如儿童，即≤14岁者；也可以为某一时点上的流动人员所组成，如某年、月、日某企业的全体职工，或某几个工厂中工龄满10年或以上者；也可以采用某些特殊群体来作为研究对象，如采用化学工作者来研究皮肤癌等。如果是抽样调查，则首先要明确该抽样研究的总体是什么，其次要确定采用何种抽样方法及抽取多大的样本等。抽样调查选择研究对象的基本原则是保证每一个研究对象是以等同的几率从其总体中选出的，即研究样本要有代表性。因此，随机化原则中抽样过程的随机化应在这类研究中得到良好的体现。

## 五、横断面研究的资料分析

横断面研究所获得的资料，应先仔细检查这些原始资料的完整性、准确性，填补缺、漏项，对重复的予以删除，对错误的予以纠正；对疾病或某种健康状态按已明确规定好的标准进行归类、核实，然后则可按不同空间、不同时间以及不同人群中的分布进行描述；也可按是否暴露于研究因素进行分组，从而进行有对照组的比较分析。具体的分析方法参阅下例。

**例**　以 Ferris 和 Anderson(1962)所进行的一个关于慢性呼吸道疾病与吸烟、空气污染的横断面研究资料为例。其中，有关吸烟和慢性呼吸道疾病的资料经整理如表8-3所示。

**表8-3　吸烟与慢性呼吸道疾病的现况调查结果**

| | 吸　烟 | 不吸烟 | 合　计 |
|---|---|---|---|
| 现患病人 | 142 | 38 | 180 |
| 非病人 | 12000 | 13100 | 25100 |
| 合 计 | 12142 | 13138 | 25280 |

根据表8-3，即可计算出吸烟组和不吸烟组的慢性呼吸道疾病的现患率，分别为 142/12142＝11.69‰和38/13138＝2.89‰；也可按患病和非患病组计算各自的暴露率，即慢性呼吸道疾病患者中吸烟的暴露率为142/180＝78.89%；而非病人中吸烟的暴露率则仅为12000/25100＝47.81%。除以上描述外，还须进行统计学的显著性检验和必要时进行吸烟与慢性呼吸道疾病之间关系的危险度估计分析。

（一）显著性检验

以表8-3为例，可用 $\chi^2$ 检验，以分别说明患病组与非患病组的吸烟暴露率，和不同暴露状态（吸烟、不吸烟）组的现患率有无显著性差别。

两个率的显著性检验方法如 $u$ 检验、泊松检验等也可根据不同适用条件选用。

（二）危险度估计

横断面研究得到的是某疾病按暴露（特征）分组的现患率，通过比较不同组的现患率可以得到现患比（prevalence ratio，PR）或现患优势比（prevalence odds ratio，POR）。

$PR$ 是指暴露组和非暴露组两组患病率之比，如表8-3中，$PR$ 的计算过程为：

$$PR=\frac{142/12142}{38/13138}=11.69‰/2.89‰=4.04 \tag{8-12}$$

由此可以认为：吸烟者慢性呼吸道疾病的现患率是不吸烟组的4.04倍。式8-12的一般意义可以根据*PR*的大小来进行评价，即*PR*=1，提示暴露与非暴露之间在患病率上无差异；*PR*<1，提示所暴露的因素为保护因素；而*PR*>1，则为危险因素。一般*PR*值越大，提示该暴露因素为所研究疾病的病因线索的可能性也就越大。

仍以表8-3为例，*POR*的计算方式如下：

$$POR=\frac{142\times 13100}{38\times 12000}=4.08 \tag{8-13}$$

*POR*与*PR*意义相同。当现患率较低时，可用*POR*来估计*PR*。本例中*PR*为4.04，*POR*为4.08，两者非常接近。

*PR*在①疾病的现患率较低（<5%）；②暴露本身不影响病例的病程长短，即暴露因素不等于生存因素；③是否患病不会改变暴露状态的条件下，可以用来估计相对危险度（*RR*），但是用*PR*来估计*RR*往往低估暴露的影响，也即*PR*比*RR*更容易接近于1。

## 六、横断面研究中常见的偏倚与质量控制

### （一）横断面研究中常见的偏倚

当某一研究（观察）结果，与它的真值之间，出现了某种差值，这种差异的现象或结果，即称为偏倚（bias）。抽样调查结果出现偏倚，其最有可能发生在抽样过程中。

1. 选择偏倚。

（1）选择性偏倚：在调查过程中，被抽中的调查对象没有找到，而随便找了其他人代替，从而可能破坏调查对象的同质性。

（2）无应答偏倚：调查对象不合作或因种种原因不能或不愿意参加，从而降低了应答率，以后亦未作补查。如果无应答者比例较高，达到20%及以上，即可造成偏倚。

（3）幸存者偏倚：在横断面研究中，调查对象均为幸存者，无法调查死亡者，因此不能概括某病的实际情况，带有一定的局限性和片面性。

2. 信息偏倚。

（1）回忆偏倚或报告偏倚：这是由调查对象所引起的偏倚。例如某病患者常能较好地回忆既往的暴露史，而健康人则常遗忘以往的暴露。当调查某些敏感性问题时，调查对象可能不愿做正确答复而造成报告偏倚。

（2）调查人员偏倚：例如调查员有意识地对具有某些特征的对象深入调查，对另一些则否。有时为了获得自己所需要的内容或答案，进行诱导性询问等。

（3）测量偏倚：由于仪器不准、试剂不统一、实验条件不同等造成测量结果不正确，可使调查结果偏离真值。

### （二）横断面研究中的质量控制

质量控制即偏倚的控制，这是横断面调查成败的关键。上述偏倚应在设计阶段预先考虑防止发生。因此，研究设计时要反复论证，尽量严密，并应考虑到调查中或调查结束时对资料进行质量评价的方法和指标。如调查结束时随机抽取一定数量的调查表进行重复调查，比较两次调查资料的一致性，或在调查过程中，对调查表中若干问题进行电话回访复查，均是非常有效的评价调查资料质量好坏的方法。在横断面研究中，针对各种偏倚可能的来源，做好预防与控制，也是调查成功与否的重要环节。具体而言，横断面研究中应注意以下几个方面：

1. 随机化原则，严格按照抽样设计方案进行研究对象的选取。

2. 提高研究对象的依从性和受检率，并及时分析无应答的原因，补漏调查。

3. 选用精良的仪器设备并事先做好校准，保证测试结果的准确与可靠。

4. 严格培训调查员，并对其进行监督和质量控制，统一调查程序和方法。

5. 做好资料的复查、复核工作。

6. 选择正确的统计分析方法，注意辨析混杂因素及其影响。

## 七、横断面研究的特点

横断面研究具有不同于其他研究的显著特点。设计良好的横断面研究可以揭示许多暴露和疾病的现象。

### （一）横断面研究开始时一般不设有对照组

病例对照研究在起始时就有病例组和对照组；队列研究在起始时则有暴露组和非暴露组；临床试验或社区试验在研究起始时即设置有试验（干预）组和对照组等。而横断面研究与此不同，在其开始时，根据研究的目的来确定研究的对象，然后查明该研究对象中每个人在某一特定时点上的暴露（特征）和疾病的状态，最后在资料处理与分析时，则根据暴露（特征）的状态或是否患病的状态来分组比较。

### （二）横断面研究的特定时点

横断面研究关心的是某一特定时点上某一群体中暴露和疾病的状况或联系。这一特定时点并不强调必须是某年某月的某一特定时间，对于该群体中的每一个个体，时点所指的具体时间可能不同。例如，在一个人群中调查高血压的患病情况，则对每个个体来说，特定时点是指测量血压、诊断是否为高血压的时间。同样地，特定时点也可以是患者入院的时间、出生的时间等等，这些时间在日历的年月日上都不在同一个具体的时点上。但这些不同的具体时间不能持续得太久，否则会对调查结果产生影响。理论上，这个不同的具体调查的时点应该越集中越好，如人口普查的时点定在11月1日零点。一般地，时点患病率较时期患病率要精确。

### （三）横断面研究在确定因果联系时受到限制

一般而言，横断面研究所揭示的暴露与疾病之间的统计学联系，仅为建立因果联系提供线索，是分析性研究（病例对照研究和队列研究）的基础，而不能以此作因果推论。其理由有二：①在横断面研究中，某一疾病的持续时间（病程）短的病人（如迅速痊愈或很快死亡），将很难包括在一个时点的研究中，所包括的是大量存活期长的病人。而存活期长与存活期短的病人，在许多特点上可能会很不一样，这种情况下，就很可能将影响存活的因素当作影响发病的因素。②横断面研究一般揭示的是某一时点暴露（特征）与疾病的关系，而不能决定暴露（特征）与疾病的时间顺序关系。例如，一个横断面研究发现，大肠癌病人比非大肠癌病人的血清胆固醇水平要低，且有统计学上的显著意义，但仍很难解释是低血清胆固醇水平增加了患大肠癌的风险，还是大肠癌导致了低血清胆固醇水平。

### （四）对不会发生改变的暴露因素，可以作因果推论

对于诸如性别、种族、血型等不会因是否患病而发生改变的因素与疾病的关系，横断面研究可以提供相对真实的暴露（特征）与疾病的时间先后顺序的联系。

### （五）横断面研究在一定条件下用现在的暴露（特征）来替代或估计过去的情况

在横断面研究的结果解释时，常常会以研究对象目前的暴露状态或特征来替代或估计其过去的暴露状况，以便对研究结果作出专业上更有意义的推论。但该推论必须在以下前提条件

下才能进行:①现在的暴露或暴露水平与过去的情况存在着良好的相关关系,或已证明变化不大。如某些环境性或职业性的暴露因素在近若干年或更长时间内稳定不变,则可用此来估计其与研究群体中是否患病的联系强度。又如,可通过测定头发中的汞含量来估计过去暴露于汞污染和所研究的某个疾病之间的联系等。②已知研究因素的暴露水平的变化趋势或规律,以此趋势或规律来估计过去的暴露水平。③回忆过去的暴露或暴露水平极不可靠,而现在的暴露资料可以用来估计过去的暴露情况。例如,营养调查中常采用 24 小时或一周食物的摄入量来估计过去的摄入情况,因为饮食回忆常不可靠。

(六)横断面研究定期重复进行可以估计发病率

根据两次横断面研究的现患率之差,可以估计该期间的发病率。这要求两次横断面研究之间的时间间隔不能太长,在该时间范围内发病率的变化不大,且疾病的病程稳定。

### 八、横断面研究的优缺点

(一)优点

横断面研究中常用的是抽样调查。抽样调查的样本一般来自人群,即从一个目标群体中,随机地选择一个代表性样本来进行暴露与患病状况的描述研究,因此其研究结果有较强的推广意义,以样本估计总体的可信度较高。而且横断面研究是在资料搜集完成之后,将样本按是否患病或是否暴露来分组比较,即有来自同一群体的自然形成的同期对照组,使结果具有可比性。另外,横断面研究往往采用问卷调查或采样检测等手段搜集研究资料,因而一次调查可同时观察多种因素,其在疾病病因探索过程中,为不可或缺的基础工作之一。

(二)缺点

横断面研究与分析性研究的一个明显区别是其对特定时点和特定范围的规定,因此调查时疾病与暴露因素一般同时存在,难以确定先因后果的时相关系。而且横断面研究调查得到的是某一时点的患病情况,不能获得发病率资料,除非在一个稳定的群体中,连续进行同样的横断面研究。另外,如果在一次横断面研究进行过程中,研究对象中一些人若正处在所研究疾病的潜伏期或者临床前期,则极有可能会被误定为正常人,使研究结果发生偏倚,低估该研究群体的患病水平。

## 第二节　生态学研究

### 一、生态学研究的概念

生态学研究 (ecological study),又称相关性研究。是流行病学调查研究方法的一种。它是在群体水平上研究某因素与疾病之间的关系,即以群体为观察、分析单位,通过描述不同人群中某因素的暴露情况与疾病的频率,分析该因素与疾病的关系。

生态学研究与其他研究方法不同,其他研究方法是以个体为观察、分析单位进行研究的。生态学研究观察单位是群体而不是个体,无法得知个体暴露与效应间关系。群体可以是学校中的班级、工厂、城市、县或国家。通过研究人群的信息可用来测量人群中的暴露和疾病或健康状态的关系。疾病测量指标可以是发病率、死亡率等。暴露也可以用一定的指标来测量。例如,某市各种酒类消耗资料可从该市酒类税款单中得到,社会经济状况信息可以从人口普查资料中获得,环境资料 (气温、空气质量等等)可以从地方或区域有关部门获得。因此生态学研究是从许多因素中摸索病因线索的一种方法。

## 二、生态学研究的目的

### (一)提供病因线索,产生病因假设

生态学研究通过对人群中某疾病的频率与某因素的暴露状态的研究,可分析该暴露因素与疾病之间分布上的关联,提供与疾病分布有关的线索,从而产生病因假设,故生态学研究常常被广泛应用于慢性病的病因学研究,或应用于探讨某些环境变量与人群中疾病或健康状态的关系,为病因学假设的建立提供依据。

### (二)评估人群干预措施的效果

通过描述人群中某种(些)干预措施的实施状况及某种(些)疾病的发病率或死亡率的变化,经比较和分析,对干预措施进行评价。此外,在疾病监测工作中,可应用生态学研究来估计监测疾病的发展趋势,为制定疾病预防与控制的对策和措施提供依据。

## 三、生态学研究的方法

### (一)生态比较研究

生态比较研究(ecological comparison study)是生态学研究中应用较多的一种方法。生态比较研究中最为简单的方法是观察不同人群或地区某种疾病的分布,然后根据疾病分布的差异,提出病因假设。比较不同人群中某疾病或健康状态,它们的疾病率或死亡率的差别,以了解某疾病或健康状态在不同人群中分布有无异同点。从而探索该现象产生的原因,找到值得进一步深入研究的线索。

如在美国颁布使用摩托车头盔的有关法令后,仅从一个摩托车手研究其防止意外事故的效果,难下结论,但在美国各州观察执行该法令的效果,可发现那些执行骑手必须佩戴头盔法令的州较那些不执行该法令的州死亡危险和发生意外事故的危险要明显低。因此,生态比较研究在评估社会设施、人群干预以及政策、法令的实施等方面的效果时起一定的作用。

### (二)生态趋势研究

生态趋势研究(ecological trend study)是连续观察不同人群中某因素的平均暴露水平的改变和(或)某种疾病的发病率、死亡率变化的关系,了解其变动趋势;通过比较暴露水平变化前后疾病频率的变化情况,来判断某因素与某疾病的联系。如心血管疾病的MONICA方案实施结果发现,人群的吸烟率、血压水平、血清胆固醇水平与心血管疾病的发病率和死亡率之间有显著的相关关系。又如某地在实施了大肠癌序贯筛检等综合防治措施后,10余年的大肠癌死亡率曲线有一个明显的下降趋势,提示了这一综合措施在降低大肠癌死亡率方面是有效的。

生态学研究方法在实施中也常常将上述比较研究与趋势研究两种类型混合使用。生态学研究资料不需要特别的分析方法。可以将各群体(组)的研究因素的平均暴露水平与疾病频率之间作相关分析,也可以以各群体(组)的暴露作为自变量,以疾病的频率作为应变量,进行回归分析。由于在生态学研究中,一般可获得疾病的发病率,故在生态学研究资料分析中也可引入相对危险度($RR$)、人群归因危险度($PAR$)等评价指标来进行分析。

## 四、生态学研究的应用及其局限性

(一)应用

1. 生态学研究常可应用常规资料或现成资料(如数据库)进行研究,因而省时间、省人力、物力,可以很快得到结果。

2. 生态比较研究可以从群体的角度提供病因假设的线索;这些病因可以来自自然环境、心理或社会环境。如化学肥料、杀虫剂、除草剂等大量应用,许多新物质、人造物质进入自然环境,引起新的疾病和中毒。又如研究空气污染与肺癌的关系;脂肪摄入量与乳腺癌的关系等。

3. 生态趋势研究可以从生态比较研究中获得的病因,通过干预措施前后比较,从而肯定或否定原先的病因假设。如通过生态比较研究发现,叶酸缺乏会导致胎儿患神经管畸形,在怀孕人群进行补充叶酸后,胎儿神经管畸形发生率明显下降。

4. 在疾病监测工作中主要应用生态趋势研究。例如,疟疾的发生和流行以及预防控制是由有关的生态学因素决定的。在1959—1966年期间,由于发现哮喘死亡与支气管扩张剂销售量同步增长,英格兰和威尔士于1968年停止无处方的支气管扩张剂的销售,使哮喘死亡率明显下降,这就是生态学研究成果的应用。

(二)局限性

1.生态学谬误(ecological fallacy)。在生态学研究中,生态学谬误是此类研究最主要的缺点。其产生是由于生态学研究是以各个不同情况的个体"集合"而成的群体(组)为观察和分析单位,以及存在混杂因素等原因而造成的研究结果与真实情况不符。因此,在一般情况下生态学研究中生态学谬误常难以避免。例如,前述各个国家的淀粉类、脂肪类食物的消耗量并不等于实际摄入量,又在群体水平上来分析食物种类消耗量与乳腺癌、胃癌的关系,如由此推论为:不同种类食物消耗量不同,必定会影响个体这二类恶性肿瘤发病或死亡的几率,就可能会导致生态学谬误。因此,生态学研究发现的某因素与某疾病的一致性,可能是两者间的真正的因果联系,也可能两者间毫无关系。在对生态学研究的结果作结论时应慎重。

2.混杂因素往往难以控制。生态学研究主要是利用暴露资料和疾病资料之间的相关来解释两者之间的关联性,因此不可能在这样的研究方法中将潜在的混杂因素的影响分离出来。

3.人群(组)中某些变量,特别是有关社会人口学及环境方面的一些变量,易于彼此相关,即存在多重共线性问题而影响对暴露因素与疾病之间关系的正确分析。

4.生态学研究难以确定两变量之间的因果联系。生态学研究采用两变量之间的相关或回归分析时采用的观察单位为群体(组),暴露水平或疾病的测量准确性相对较低,且暴露或疾病因素是非时间趋势设计的,其时序关系不易确定,故其研究结果不可作为因果关系的有力证据。

鉴于生态学研究的特点及其局限性,应用时应注意尽可能集中研究目的,不要在一个研究中设置太多研究问题;选择研究人群时,应尽可能使组间可比,观察分析的单位应尽可能多;资料分析时尽可能用生态学回归分析(不只用相关分析),分析模型中尽可能多纳入一些变量;在对研究结果进行推测时,应尽量与其他非生态学研究结果相比较,并结合对所研究问题的专业知识等等来综合分析和判断。

## 五、生态学研究实例

通过相关性研究发现,1976—1988年温州医学院第一附属医院神经内科住院的379例

“脑炎”病例的发生与温州市咪唑类驱虫药年销售之间有明显的联系。由表 8-4 和图 8-1 可见，1976—1982 年四咪唑(TMS)的销售量越大，“脑炎”病例数越多。1976 年 TMS 上市不久，年销售量 15kg，当年病例数 11 例；次年销售量增至 52.5kg，病例数增至 40 例；随后几年，两者几乎呈“并行”关系，为典型的正相关($r=0.994, P<0.01$)。1982 年下半年，卫生部发文淘汰包括 TMS 在内的 127 种药品，1983 年病例数即由 1982 年的 37 例降为 11 例，1984 年仅 8 例。病例数下降的时间比药品淘汰时间延迟的原因，作者推测可能与基层单位及民间江湖游医仍在应用 TMS 有关。1985 年“脑炎”病例数有所回升，则可能与左旋咪唑(LMS)上市及大量应用有关。LMS 与 TMS 的化学结构、药理作用相似，用法用量相同，基于上述分析得出结论，TMS 在温州市的应用与淘汰是造成该市“脑炎”发病数骤升与骤降的直接原因。1983 年和 1984 年“脑炎”病例数减少是 TMS 被淘汰带来的干预作用。LMS 取代 TMS 上市，又使“脑炎”发病数回升。因此，咪唑类药物的应用与散发性脑炎的发病存在因果关系的可能性很大(郑荣远等，1993)。

**表 8-4 温州市咪唑类驱虫药年销售量与“脑炎”发病关系(1976—1988 年)**

| 年份 | TMS(kg) | LMS(kg) | 脑炎例数 | 年份 | TMS(kg) | LMS(kg) | 脑炎例数 |
|---|---|---|---|---|---|---|---|
| 1976 | 15.0 | 0 | 11 | 1983 | 0 | 40.5 | 11 |
| 1977 | 52.5 | 0 | 40 | 1984 | 0 | 87.5 | 8 |
| 1978 | 52.5 | 0 | 38 | 1985 | 0 | 107.5 | 17 |
| 1979 | 69.5 | 0 | 52 | 1986 | 0 | 107.5 | 26 |
| 1980 | 42.5 | 0 | 37 | 1987 | 0 | 105.0 | 23 |
| 1981 | 55.5 | 0 | 50 | 1988 | 0 | 80.0 | 29 |
| 1982 | 2.5 | 2.5 | 37 | | | | |

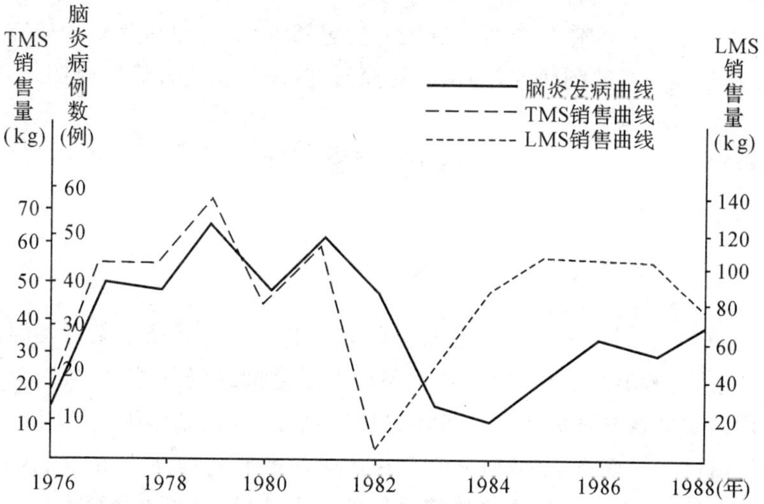


图 8-1 温州市咪唑类驱虫药年销售量与“脑炎”病例数的关系
(1976.1—1988.12)

(陈 茼)

# 第九章　队列研究

医学研究中一大部分是病因研究。研究疾病发生的原因或过程，不同专业研究工作者是从各自角度进行的。归纳起来，病因研究包括以下几方面（表 9-1）。

**表 9-1　病因研究的几种类型**

| 种　类 | | 研究对象 |
|---|---|---|
| 基础研究 | 动物实验及体外实验等 | 实验动物、模式生物、人体组织、细胞等 |
| 临床研究 | 临床观察等 | 病人个体等 |
| 人群研究 | 描述性研究、病例—对照研究、队列研究、人群试验等 | 患病及未患病的人群 |

病因研究中，和基础研究通过动物实验等间接阐明人类疾病的发病机理不同，病例—对照研究、队列研究等是直接在人群中进行的，直接探讨病因；而与临床研究以病人个体为研究对象进行观察及处理不同（就个体而言偶然性存在的可能性较大），病例—对照研究、队列研究等是从群体角度检验病因假设的，群体中的偶然性的大小可以进行计算，作统计学处理。

人群研究中，按实际研究工作的自然顺序和科学论证强度（检验科研假设能力）由弱到强递增的顺序为描述性研究、病例—对照研究、队列研究、人群试验（包括现场试验、临床试验等）。描述性研究在上一章已作过介绍。从研究的思路考虑，可以认为队列研究是病例—对照研究的基础，故本章先介绍队列研究，病例—对照研究、现场试验等后续介绍。

## 第一节　概　述

### 一、定义

队列研究（cohort study）是将一个范围明确的人群按是否暴露于某可疑因素及其暴露程度分为不同的亚组，追踪其各自的结局，比较不同亚组之间结局的差异，从而判定暴露因子与结局之间有无因果关联及关联大小的一种观察性研究方法。其结构模式见图 9-1。这里观察的结局主要是与暴露因子可能有关的结局。它是由因到果的研究，所研究的暴露因素在研究开始前就已经存在，而且研究者也知道每个研究对象的暴露情况；是基于观察人群自然暴露于可疑病因因素后，机体和疾病变化规律的研究。

在国内外教材及参考书中也常使用其他名词，如定群研究、前瞻性研究（prospective study）、发生率研究（incidence study）、随访研究（follow-up study）及纵向研究（longitudinal study）等，这些可以看作是队列研究的同义词。

上面的定义涉及几个名词术语，这里有必要作些说明。

## 二、几个基本术语

暴露(exposure) 指研究对象曾经接触过某些因素,或具备某些特征,或处于某种状态。这些因素、特征或状态即为暴露因素。暴露因素可以是机体的特征,也可以是体外的;可以是先天的、人体固有的,也可以是后天获得的。有人认为,研究者所关心的任何因素都可以叫做暴露因素。例如接触过的某些化学物质或物理因素,进食过的某种食品、饮料或药物,人的性别、年龄、职业、身长、体重、血型,某些生化指标、遗传指标等等。暴露因素可以是有害的,也可以是有益的,但都是需要重点研究的。暴露因素也叫研究变量(variable)。

队列(cohort)原意是指古罗马军团中的一个分队,流行病学家加以借用,表示一个特定的研究人群组,常用于指有共同经历或有共同状态的一群人。例如一组吸烟队列有共同的吸烟经历,而一组素食者队列有共同的膳食习惯。研究中如果有两组队列,常常一组叫做暴露组(队列)——这些个体均经历了假定的致病事件,另一组为非暴露组或参照组(参照队列)。根据人群进出队列的时间不同,队列又可分为两种:一种叫固定队列(fixed cohort),是指人群都在某一固定时间或一个短时期之内进入队列,之后对他们进行随访观察,直至观察期终止,成员没有无故退出,也不再加入新的成员,即在观察期内保持队列的相对固定(固定人群,"定群研究"的本意)。另一种叫动态人群(dynamic population),是相对固定队列而言的,即在某队列确定之后,原有的队列成员可以不断退出,新的观察对象可以随时加入。

危险因素(risk factor)又称为危险因子,泛指能引起某特定结局(outcome)(如疾病)发生,或使其发生的概率增加的因子,包括个人行为、生活方式、环境和遗传等多方面的因素。

## 三、基本原理

### (一)虚拟事实因果模型

为了从本质上理解队列研究等人群病因研究思路,这里不妨先引入《流行病学进展(第九卷)》介绍的有关虚拟事实因果模型概念。

如果同一个个体接受处理和未接受处理的两个结果都能观测到的话,比较这两个结果可以评价处理对该个体的因果作用。但是,医学研究中,每一个个体仅有一个处理状态——接受处理或未接受处理。因此,仅能观测到其中一个结果,另一个是观测不到的。这个观测不到的结果称为虚拟结果。虚拟事实模型根据虚拟结果定义因果作用。

因果作用可从三个水平考虑:个体因果作用,总体的平均因果作用,子总体的平均因果作用。

个体因果作用。已知某人吸烟,并且患了肺癌。如果当初他不吸烟的话,现在就不会患肺癌。那么称:吸烟是这个人患肺癌的原因。尽管事实上永远不可能得到这个人当初不吸烟的结果,但是,这种因果的定义是非常精确的。这种因果定义在哲学、统计学和流行病学中称为虚拟事实模型。假若能观测到一个个体在两种处理条件下的结果,那么这两个结果值的差值定义为该个体的个体因果作用。但是,在同一时刻一个个体实际上只能选择一个处理条件,因此,实际上不可能观测到个体因果作用。如果存在两个相同的个体,在相同的处理条件下他们有相同的结果,那么对这两个个体进行不同的处理,就可以得到他们的个体因果作用。

总体的平均因果作用。即总体中所有个体的个体因果作用的平均值。因为个体因果作用是一个虚拟量,因而总体平均因果作用也是虚拟量。

子总体的平均因果作用。通过控制某些不受处理影响的因素,将总体分为若干个子总体。

比如，控制性别，将总体分为男女两个子总体。子总体的平均因果作用为子总体中所有个体的个体因果作用的平均值。

上面的因果作用定义为确定论的观点，将个体的结果看成确定的。另一种因果作用的定义是概率论的观点，将个体的结果看成不确定的、随机的。个体因果作用定义为个体在暴露情况下发病的概率与同一个体在非暴露情况下发病的概率之差。虽然这两种因果观点的出发点不同，对个体因果作用的定义不同。但是对总体或子总体的平均因果作用的定义是一致的，都是描述所有个体暴露时的发病频率与所有个体都不暴露时的发病频率之差。

（二）队列研究的基本原理

以上面虚拟事实因果模型为依据，队列研究的基本原理可以通过图 9-1 来说明，用文字表述就是：在一个特定人群中选择所需的研究对象，根据目前或过去某个时期是否暴露于某个待研究的危险因素，或其不同的暴露水平而将研究对象分成不同的组，如暴露组和非暴露组，高剂量暴露组和低剂量暴露组等，随访观察一段时间，检查并登记各组人群结局的发生情况（如疾病、死亡或其他健康状况），比较各组结局的发生率，从而评价和检验危险因素与结局的关系。如果暴露组（或高剂量暴露组）某结局的发生率明显高于非暴露组（或低剂量暴露组），则可推测暴露与结局之间可能存在因果关系，作出病因判断。

在队列研究中，所选研究对象必须是在开始时没有出现研究结局，但有可能出现该结局（如疾病）的人群。暴露组与非暴露组必须有可比性，非暴露组人群应该是除了未暴露于某因素之外，其余各方面都尽可能与暴露组相同。

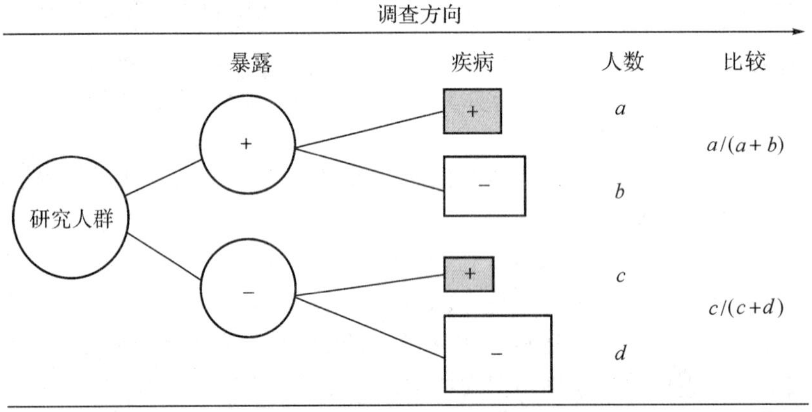


图 9-1 队列研究结构模式图

## 四、队列研究基本特点

人群病因研究，国际上依照是否设立对照、是否前瞻观察获取资料及研究者能否主动控制试验因素（研究对象是否随机分组）三方面判断研究的科学论证强度（当然还需要最基本的科研诚信）。三方面一个都不具备，论证强度最低，王家良等在《临床流行病学》（第二版）中称该类设计为四级设计方案，如描述性研究；具备一方面者（有对照），论证强度稍高，这类设计属于三级设计方案，如病例—对照研究；具备两方面（有对照、前瞻观察），论证强度较高，该类设计属于二级设计方案，队列研究就属此类；三方面都具备，论证强度最高，这类设计为目前最高级设计方案——一级设计方案，如现场试验、随机对照临床试验。

队列研究主要特点就是设立对照和前瞻观察。

设立对照组。队列研究必须设立对照组以资比较。对照组可与暴露组来自同一人群，也可以来自不同的人群。

前瞻性研究。在队列研究中，一开始(疾病发生之前)就确立了研究对象的暴露状况，而后探求暴露因素与疾病的关系，即先确知其因，再纵向前瞻观察而究其果，即由“因”及“果”。

属于观察法。队列研究中的暴露不是人为给予的，不是随机分配的，而是在研究之前已客观存在的，这是队列研究区别于现场试验、随机对照临床试验等的一个重要特性。

能确证暴露与结局的因果联系。由于研究者能确切真实知道研究对象的暴露状况及随后结局的发生，且结局是发生在确切数目的暴露人群中，所以能据此准确地计算出结局的发生率，估计暴露人群发生某结局的危险程度，因而能判断其因果关系。但其说服力要次于一级方案设计(现场实验、临床试验等)。

### 五、队列研究种类

队列研究依据研究对象进入队列时间及终止观察的时间不同，分为前瞻性队列研究、历史性队列研究和双向队列研究三种(图 9-2)。

(一)前瞻性队列研究(prospective cohort study)

研究对象的确定与分组是根据研究开始时研究对象的暴露状况而定的。此时，研究的结局还没有出现，还需要前瞻观察一段时间才能得到。这样的设计又称为即时性队列研究(concurrent cohort study)。该类所需的观察时间往往很长，由观察者定期随访，这是队列研究的基本形式。在前瞻性队列研究中，由于研究者可以直接获取关于暴露与结局的第一手资料，因而资料的偏倚较小，结果可信；其缺点是所需观察的人群样本很大，观察时间长、花费大，因而影响其可行性。

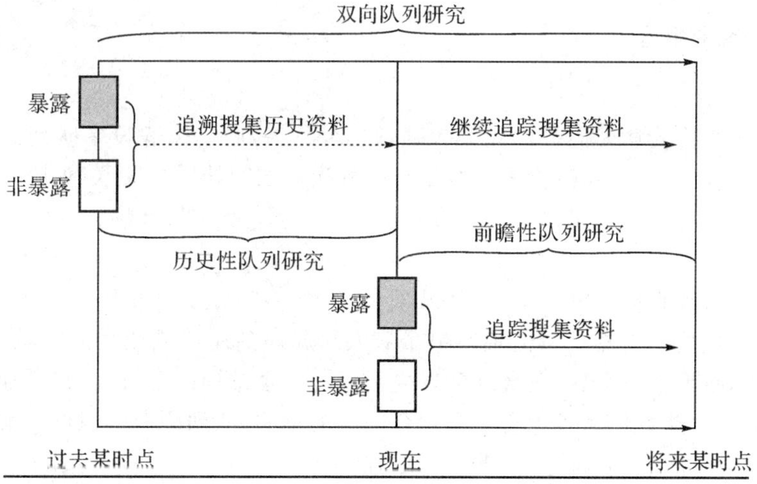


图 9-2　三类队列研究示意图

(二)历史性队列研究(historical cohort study)

研究对象的分组是根据研究开始时研究者已掌握的有关研究对象在过去某个时点暴露状况的历史材料作出的；研究开始时研究的结局已经出现，其资料可从历史资料中获得，不需要前瞻性观察，这样的设计模式又称为回顾性队列研究、非即时性队列研究(non-concurrent cohort study)。

在历史性队列研究中，虽然研究是现在开始的，但研究对象是在过去某个时点进入队列的；暴露与结局虽然跨时期较长，但资料搜集及分析却可以在较短时期内完成；尽管搜集暴露与结局资料的方法是回顾性的，但究其性质而言仍属前瞻性观察，仍是从因到果的。因此，该法是一种深受欢迎的快速的队列研究方法，具有省时、省力、出结果快的特点。但缺点是因资料积累时受到研究者的控制，所以内容上未必符合要求。

(三)双向队列研究(ambispective cohort study)

也称混和型队列研究，即在历史性队列研究之后，继续前瞻性观察一段时间，它是将前瞻性队列研究与历史性队列研究结合起来的一种设计模式，因此兼有上述二类的优点，且相对地在一定程度上弥补了相互的不足。当基本具备进行历史性队列研究的条件下，如果从暴露到现在的观察时间还不能满足研究的要求，还需继续前瞻性观察一段时间时，则选用双向队列研究。双向队列研究特别适于研究对人体兼有短期与长期效应的因素，可用回顾性队列法研究前者而用前瞻性队列法研究后者。

还有一种把前瞻法与病例对照研究(见下一章)结合起来的设计。其特点是用队列法建起队列(研究对象)并随访发现其中发生的病例，然后用病例对照法调查病例及队列中适于作对照的一部分人的暴露史。这里，病例与对照都来自一个界定明确、有基线资料记录的队列，暴露史的质量较高，还可以有病例尚未发病时的实验室检验记录，而且可以省去对占绝对多数的未发病成员的暴露史调查。

队列研究从方法上来说并不比病例对照研究复杂，但实际进行起来难度相当大，因为观察人数多、期限长，组织工作复杂，开支庞大。但是，队列研究是一种重要的医学观察方法，已经为解决现代医学的一些迫切问题(如肿瘤和心血管病)作出重要贡献。所以不仅预防医学工作者要掌握，其他医学工作者包括临床医生也应该对其原理有所了解，而且这对于科学思维能力和阅读能力的培养，也是大有裨益的。

## 六、队列研究的用途

(一)检验病因假设

由于队列研究检验病因假设的能力较强，因此深入检验病因假设是队列研究的主要用途和目的。一次队列研究可以只检验一种暴露与一种疾病之间的因果关联(如吸烟与肺癌)，也可同时检验一种暴露与多种结果之间的关联(如可同时检验吸烟与肺癌、心脏病、慢性支气管炎等的关联)。

(二)研究疾病自然史

临床上观察疾病的自然史只能观察单个病人从起病到痊愈或死亡的过程；而队列研究可以观察人群从暴露于某因素后，疾病逐渐发生、发展，直至结局的全过程，包括亚临床阶段的变化与表现，这个过程多数伴有各种自然和社会因素的影响；队列研究不但可了解个体疾病的全部自然史，而且可了解全部人群疾病的发展过程。

(三)评价预防效果

有些暴露有预防某结局发生的效应，出现预防效果。如戒烟可减少吸烟者肺癌发生的危险，大量的蔬菜摄入可预防肠癌的发生等。这里的预防措施(如戒烟和蔬菜摄入)不是人为给予的，而是研究对象的自发行为。因而队列研究又被称为"人群的自然实验"。

## 七、选择队列研究方法的指征

由于队列研究常常是有一定规模(甚至大规模)的研究，需要观察一个较长时期，实施起来较为复杂，有一定的难度，故选择队列研究之前要经过周密的考虑。

选择前瞻性队列研究时，应重点考虑：

(1) 应有明确的检验假设，检验的因素必须找准。

(2) 所研究疾病的发病率或死亡率应较高，如不低于5‰。

(3) 应明确规定暴露因素，并且应有把握获得观察人群的暴露资料。

(4) 应明确规定结局变量，如发病或死亡，并且要有确定结局的简便而可靠的手段。

(5) 应有把握获得足够的观察人群，并将其清楚地分成暴露组与非暴露组。

(6) 大部分观察人群应能被长期随访下去，并取得完整可靠的资料。应有足够的人、财、物力支持该项工作。

选择历史性队列研究时，除考虑1～5点外，还应考虑是否有足够数量的完整可靠的在过去某段时间内有关研究对象的暴露和结局的历史记录或档案材料，如医院的病历、个人的医疗档案及工厂和车间的各种记录等，因为历史性队列研究完全依赖于有关暴露、疾病和生死状况的完整真实的历史记录。在具备历史记录等条件的情况下，历史性队列研究备受关注。人力、物力、财力和时间等条件，历史性队列研究与前瞻性队列研究相比，需求不高。

## 第二节　队列研究的设计与实施

医学研究包括三方面的基本要素：研究因素、研究结局(效应)及研究对象。

### 一、确定研究因素

研究因素在队列研究及病例对照研究等中常称为暴露因素或暴露变量。暴露因素既可以是致病因素或保护因素，还可以是另一个暴露因素所产生的后果即另一种疾病。如高血压是冠心病的暴露因素，但它可能是其他暴露因素产生的结果。这要视研究目的和研究者对暴露因素的认识水平而定。

由于队列研究常是一项费时、费力、费钱的大规模研究，且一次只研究一个因素，因此，队列研究中研究因素的确定至关重要，通常是在其他研究(如描述性研究和病例对照研究)的基础上确定的。在研究中要考虑如何选择、规定和测量暴露因素。一般应对暴露因素尽量详细阐述，能定量的进行定量。除了暴露水平以外，还应考虑暴露的时间，以估计累积暴露剂量。同时还要考虑暴露的方式，如间歇暴露或连续暴露、直接暴露或间接暴露、一次暴露或长期暴露等，这样有利于了解暴露因素的致病机制，增加对疾病因果关系的判断能力。暴露的测量应采用敏感、精确、简单和可靠的方法。

队列研究除了要确定主要的暴露因素外，还应确定同时需要搜集的与该暴露有关的其他暴露因素资料及背景资料，包括各种可疑的混杂因素及研究对象的人口学特征，以利于对研究结果作深入分析。

### 二、确定研究结局

结局变量也叫结果变量、效应指标，简称为结局，是随访观察中将出现的预期结果事件，也即研究者希望追踪观察的事件。结局就是队列研究观察的自然终点，它与观察期的终止不是一个概念。

研究结局的确定应全面、具体、客观。结局不仅限于发病、死亡，也有健康状况和生命质量的变化；既可是终极的结果（如发病或死亡），也可是中间结局（如分子或血清的变化）；结局变量既可是定性的，也可是定量的，如血清抗体滴度、尿糖及血脂等。

结局变量的测定，应给出明确统一的标准，并在研究的全过程中严格遵守。考虑疾病的诊断标准时要注意一种疾病往往有多种表现，轻型和重型，不典型和典型，急性和慢性等区别。因此，妥善的解决办法是，既按国际或国内统一的标准判断结局，又按自定标准判断，准确记录下其他可疑症状或现象供以后详细分析。

队列研究是一种人群随访研究，一次可以同时搜集到多种结局资料，研究一因多果的关系，故在队列研究中除确定主要研究结局外，还要考虑同时搜集多种可能与暴露有关的结局。

## 三、研究对象

队列研究的对象是人群，一个范围明确的人群。这些对象往往是从现场选取的。因此，队列研究的研究对象的确定涉及到研究现场、研究人群及研究对象的数量等。

### （一）研究现场

正如“选择队列研究方法的指征”所提及的，由于队列研究的随访时间长，因此，队列研究的现场选择除要求有足够数量的符合条件的研究对象外，还要求当地的领导重视、群众理解和支持，最好是当地的文化教育水平较高，医疗卫生条件较好，交通较便利。能选择符合这些条件的现场，将使随访调查更加顺利，所获资料将更加可靠。现场的代表性也要考虑。

### （二）研究人群

研究人群包括暴露组和对照组，暴露组中有时还有不同暴露水平的亚组（表 9-2）。在队列研究中，所选研究对象必须是在开始时没有出现研究结局，但有可能出现该结局（如疾病）的人群。暴露组与非暴露组必须有可比性，非暴露组应该是除了未暴露于某因素之外，其余各方面都尽可能与暴露组相同的一组人群。

**表 9-2　队列研究中研究对象的选择**

| 暴露人群的选择 | 对照人群的选择 |
| --- | --- |
| 一般人群 | 外对照 |
| 特定人群： | 内对照 |
| 　有组织的人群团体 | 总人口对照 |
| 　职业人群、特殊暴露人群 | 多种对照 |

1. 暴露人群的选择。

暴露人群即暴露于待研究因素的人群，包括一般人群和特殊人群，根据研究的方便与可能，通常又细分为下列四种。

（1）一般人群。即某行政区域或地理区域范围内的全体人群，选择其中暴露于欲研究因素的人作为暴露组。在一般人群中选择暴露组，通常考虑两点：不打算观察特殊人群发病的情况，而着眼于一般人群及今后在一般人群中的防治，使研究结果具有普遍意义；所研究的因素和疾病都是一般人群中常见的，不必要或没有特殊人群可寻，特别是在研究一般人群的生活习惯或环境因素时。一个很好的例子是美国 Framingham 地区的心脏病研究。

医疗或人寿保险的资料可作为选择对象的来源之一。保险资料可看作是一般人群资料的特殊形式，西方国家几乎是人人参加这类保险的。保险资料的优点是有详细可靠的医疗与保健记录，有利于追踪观察。

(2)有组织的人群团体。该类人群可看作是一般人群的特殊形式,如医学会会员,工会会员,机关、社会团体、学校或部队成员等。选择这样的人群的主要目的是利用他们的组织系统,便于有效地搜集随访资料。而且他们的职业和经历往往是相同的,可增加其可比性。如Doll和Hill选择英国医师会员以研究吸烟与肺癌的关系,就是一个经典例子。

(3)职业人群。如果要研究某种可疑的职业暴露因素与疾病或健康的关系,必须选择相关职业人群作为暴露人群;另外,由于职业人群有关暴露与疾病的历史记录较为全面、真实和可靠,在历史性队列研究中,也常选择职业人群为暴露人群。如研究X线与血液病的关系,早期常选择医院放射科医生;研究石棉致肺癌的作用,可选择石棉作业工人等。

(4)特殊暴露人群。特殊暴露人群是研究某些罕见的特殊暴露的惟一选择,如选择原子弹爆炸的受害者,接受过放射线治疗的人,以研究射线与白血病的关系。

由于对某些职业暴露和某些特殊暴露的危险作用多半不是一开始就认识到的,一旦认识到了,大多都采取了防护措施以减少暴露,所以一般不易进行前瞻性队列研究,而常使用历史性队列研究。

2. 对照人群的选择。

设立对照目的是为了比较,为了更好地分析暴露的作用。因此,选择对照组的基本要求是尽可能保证与暴露组的可比性,即对照人群除未暴露于所研究的因素外,其他各种影响因素或人群特征(年龄、性别、民族、职业、文化程度等)都应尽可能地与暴露组相同。研究开始保持一致,以后的结局才不是由于研究因素以外的因素或人群特征所产生的效应,否则就有悖于虚拟事实因果模型,有悖于队列研究的基本原理。因此应尽一切可能保持暴露组与对照组有良好的可比性。这也是一项判定队列研究课题或队列研究论文质量高低的基本标准之一。对照人群选择的重要性丝毫不亚于暴露人群,正确选择对照人群直接影响着队列研究的真实性。

做到队列研究暴露组与对照组有良好的可比性是很不容易的,关键在于选择恰当的对照人群。选择对照人群的常用形式有下列几种。

(1)特设对照。也称外对照。当选择职业人群或特殊暴露人群作为暴露人群时,往往不能从这些人群中选出对照,而常需在该人群之外去寻找对照组,故称外对照。如以放射科医生为研究射线致病作用的暴露对象时,可以不接触射线或接触射线极少的五官科医生为外对照。选用外对照的优点是随访观察时可免受暴露组的影响,即暴露组的"污染",缺点是需费力气去另外组织一项人群工作。

(2)内对照。即先选择一组研究人群,将其中暴露于所研究因素的对象作为暴露组,其余非暴露者即为非暴露组。也就是说在选定的一群研究对象内部既包含了暴露组,又包含了对照组,不需到另外的人群中去找。这样做的好处是,选取对照比较省事,并可以无误地从总体上了解研究对象的发病率情况。英国Doll与Hill"吸烟与肺癌"的研究以及美国"Framingham心脏病研究"就是采用的内对照。

当研究的暴露变量不是定性变量,而是定量变量时,可按暴露剂量分成若干档次,以最低档次暴露的人群为对照组。例如饮用水中的氟,蔬菜中的硝酸盐,人的血压值等,均可以这样做。

(3)总人口对照。这种对照可认为是外对照的一种,但也可看作不设对照,因为它实际上并未与暴露组平行地设立一个对照组,而是利用整个地区现成的发病或死亡统计资料,即以全人口发生率为对照。如利用全国的或某省、市、县的统计资料作比较。它的优点是,对比资料容易得到,缺点是资料比较粗糙,往往不十分精确或缺乏欲比较的细目,人群可比性差;另外,对照中可能包含有暴露人群。

在实际应用时，并不以暴露组和总人口的发病率直接作比较，而是采用标化比，如标准化死亡率比(SMR，后述)，即用暴露组发病或死亡人数与用总人口率算出的期望发病或死亡数字求标化比。在用特殊暴露人群或职业人群做暴露组时，计算标化比更为便捷，且意义明显。比值大于1，说明暴露导致或促进了结局的发生；比值小于1，说明暴露预防或减少了结局的发生；比值等于1，则暴露与疾病没有关系。另外，在利用总人口作对照时，尽量应用与暴露人群在时间、地区及人群构成上相近的总人群为对照，以减少偏倚。

(4)多重对照。或叫多种对照，即用上述两种或两种以上的形式选择的人群同时作对照，以减少只用一种对照所带来的偏倚，增强结果的可靠性。

(三)研究对象的数量(样本含量)

1. 确定样本含量应考虑的两个问题。

队列研究一般很难将全部暴露人群都包括在研究队列中，通常不是无选择地把全部暴露者都作为研究对象，往往需要从实际人群中抽取一定数量的样本，此时，首先要考虑抽样方法和样本大小。如果暴露人群很小，需要全部纳入研究队列时，也要对所需观察人年进行估计。抽样方法与现况研究相同，样本的大小应当考虑下面两个问题。

(1)暴露组与非暴露组的比例。一般说来，非暴露组的样本含量不宜少于暴露组的样本含量。通常采取等量的做法。如果某一组太少，将会要求总样本增大。

(2)失访率。队列研究通常要追踪观察相当长一段时间(对慢性病通常为十年甚至二三十年)，这期间内研究对象的失访几乎是难免的。因此在计算样本量时，需要预先估计一下失访率，适当扩大样本量，防止在研究的最后阶段因数量不足而影响结果的分析。通常假设失访率为10%，按计算出来的样本量再加10%作为实际样本量。

2. 决定样本大小的因素。

(1)一般人群中所研究疾病的发病率 $p_0$。因样本量与 $p_0q_0(q_0=1-p_0)$ 成正比，$p_0$ 越接近0.5，$p_0q_0$ 值越大，此时样本量也越大。

(2)暴露组与对照组人群发病率之差 $d$。用 $p_1$ 表示暴露组人群的发病率，用一般人群发病率 $p_0$ 代替对照组人群发病率，$d=p_1-p_0$ 为两组人群发病率之差，$d$ 值越大，所需样本量越小。如果暴露组人群发病率 $p_1$ 不能获得，可设法取得其相对危险度($RR$，后述)的值，由式 $p_1=RR\cdot p_0$ 可求得 $p_1$。

(3)显著性水平。即检验假设时的第Ⅰ类错误(假阳性错误)$\alpha$ 值。要求假阳性错误出现的概率越小，所需样本量越大。通常取 $\alpha=0.05$ 或0.01，取0.01时所需样本量较0.05为大。

(4)效力。效力(power)又称把握度$(1-\beta)$，$\beta$ 为检验假设时出现第Ⅱ类错误的概率，而 $1-\beta$ 为检验假设时能够避免假阴性的能力。若要求效力$(1-\beta)$越大，即 $\beta$ 值越小，则所需样本量越大。通常取 $\beta$ 取0.10，有时用0.20。

3. 样本大小的估算。

在暴露组与对照组样本等量的情况下，结局变量为定性指标(如是否发病)时，可用下式计算出各组所需的样本含量。

$$n=(K_\alpha\sqrt{2\bar{p}\bar{q}}+K_\beta\sqrt{p_1q_1+p_0q_0})^2/(p_1-p_0)^2 \tag{9-1}$$

上式中，$p_1$ 与 $p_0$ 即上面所述的暴露组与对照组人群发病率(确切地说为预期发病率)，$\bar{p}$ 为两个发病率的平均值，$\bar{q}=1-\bar{p}$，$K_\alpha$ 和 $K_\beta$ 为标准正态分布下双(单)侧尾部面积为 $\alpha$ 和 $\beta$ 时所对应的正态变量界值，可通过查表得到(表 9-3 为其简表)。

**表 9-3　标准正态分布的分位数表**

| $\alpha$ 或 $\beta$ | $K_\alpha$(单侧检验)<br>$K_\beta$(单侧和双侧) | $K_\alpha$(双侧检验) |
|---|---|---|
| 0.001 | 3.09 | 3.29 |
| 0.005 | 2.58 | 2.81 |
| 0.010 | 2.33 | 2.58 |
| 0.025 | 1.96 | 2.24 |
| 0.050 | 1.64 | 1.96 |
| 0.100 | 1.28 | 1.64 |
| 0.200 | 0.84 | 1.28 |
| 0.300 | 0.52 | 1.04 |

举例：用队列研究观察放射线暴露与白血病的关系。已知一般人群白血病发病率为 10/10 万($p_0=0.0001$)，有放射线暴露的人白血病发病率为 100/10 万($p_1=0.001$)。如果研究者定为 $\alpha=0.05$(双侧检验)，$\beta=0.1$，则 $K_\alpha=1.96$，$K_\beta=1.282$，$\bar{p}=(p_1+p_0)/2=(0.001+0.0001)/2=0.00055$，$\bar{q}=1-0.00055=0.99945$。将这几个参数值代入公式，得

$$n=\frac{(1.96\times\sqrt{2\times0.00055\times0.99945}+1.28\times\sqrt{0.001\times0.999+0.0001\times0.9999})^2}{(0.001-0.0001)^2}$$

$$=14246.09\approx14246$$

即暴露组与非暴露组各需 14246 人。考虑失访的影响，尚需再加 10%的样本量，最后估计样本量为 14246+14246×10%=15670.6，即暴露组与非暴露组各应观察 15671 人。

另一获得样本含量的便捷手段是查表，只要已知 $\alpha$、$\beta$、$p_0$ 和 $p_1$ 基本数据，即可从有关参考书的附表中查得；也可利用相关软件，如 Epi info 软件等将上面四个已知值输入，即可得到样本含量。

结局变量为定量指标时，各组所需的样本含量的计算参考有关统计学书籍。

## 四、资料搜集与随访

### (一)基线资料的搜集

在研究对象选定之后，必须详细搜集每个研究对象在研究开始时的基本情况，包括暴露的资料及个体的其他信息，这些资料称为基线资料或基线信息。这些信息一方面可作为判定暴露组与非暴露组的依据，也为今后仔细分析影响研究结局的因素提供保证。

基线资料一般包括三个方面的内容：一般情况(如研究对象的姓名、年龄、性别、职业、文化、婚姻等)，有关暴露因素的资料，疾病与健康状况。

获取基线资料的方式一般有以下几种：

1. 查阅医院、工厂、单位及个人健康保险的记录或档案；
2. 访问研究对象或其他能够提供信息的人；
3. 对研究对象进行体格检查和实验室检查；
4. 环境调查与检测。

### (二)随访

研究对象的随访是队列研究中一项十分复杂细致，又至关重要的工作，随访的对象、内容、

方法、时间、随访者等都直接与研究工作的质量相关，因此，应事先计划、严格实施。随访的目的主要有二：确定哪些人尚在观察之中，哪些已死亡，哪些已无法追踪，即弄清楚率的分母的信息；确定终点事件的发生，即确定关于率的分子的信息。关于分子的信息，必须尽可能正确；关于分母的信息，如果无法掌握每一成员的动态，则不得已时也可用抽样、寿命表法计算预期数等方法估计。

1. 随访对象与方法。

所有被选定的研究对象，不论是暴露组还是对照组都应采用相同的方法同等地进行随访，并坚持追踪到观察终止期。有时还须对失访者进行补访。未能追访到的，应尽量了解其原因，以便进行失访原因分析。同时可比较失访者与继续观察者的基线资料，以估计有无产生偏差。

随访的方法包括对研究对象的直接面对面访问、电话访问、自填问卷、定期体检，环境与疾病的监测、医院医疗与工作单位的出勤记录的搜集等。随访方法的确定应根据随访内容、随访对象及投入研究的人力、物力等条件来考虑。对暴露组和对照组应采取相同的随访方法，且在整个随访过程中，随访方法应保持不变。

2. 随访内容。

一般与基线资料内容一致（即三方面：一般情况、与暴露因素有关的内容及与结局有关的资料），但搜集的重点是结局变量，其具体项目视研究目的与研究设计而不同。将各种随访内容制成调查表在随访中使用，并贯彻始终。有关暴露状况的资料也要不断搜集，以便及时了解其变化。

3. 观察终点(end-point)。

观察终点就是指研究对象出现了预期的结果，达到了某个观察终点，就不再对该研究对象继续随访。发病不一定是预期结果，如观察的预期结果是冠心病，但某对象患了高血压，不应视该人已达观察终点，而应继续当作对象进行追踪。如果某对象死于脑卒中，尽管已不能对其随访，但仍不作为到达终点对待，而应当看作是一种失访，在资料分析时作失访处理。

一般情况下，观察终点是疾病或死亡，但也可是某些指标的变化，如尿糖转阳、血脂升高甚至分子生物学指标等，根据研究的要求不同而不同。对观察终点的判断应在设计中订出明确的标准，规定明确的判断方法，这种规定自始至终不能改变，即使是实际医疗工作中已有所改变，但在本研究中也不能改变，以免造成疾病错分的误差。发现终点的方法要敏感、可靠、简单、易被接受。

(1)观察的终止时间。观察终止时间是指整个研究工作截止的时间，也即预期可以得到结果的时间，终止时间直接决定了观察期的长短，而观察期长短是以暴露因素作用于人体到产生疾病结局的时间，即潜隐期为依据的，另外，还应考虑所需的观察人年数。要在不失这个原则的基础上尽量缩短观察期，以节约人力、物力，减少失访。观察时间过短，可能得不出预期的结果；但追踪时间越长，失访率越高，消耗越大，结果可能也受影响。

(2)随访的间隔。如果观察时间较短，在观察终止时一次搜集资料即可。但如果观察时间较长，则需多次随访，其随访间隔与次数将视研究结局的变化速度、研究的人力、物力等条件而定。一般慢性病的随访间隔期可定为1～2年。如Framingham心血管病的随访研究每两年随访一次，历时24年。

(3)随访者。根据随访内容的不同，调查员可以是普通的询问调查者，也可以是实验室的技术人员、临床医生等，但对随访调查员必须认真进行培训。研究者可以参加随访，但最好是不要亲自参与，因为研究者随访易带来主观的偏倚，而不知情的局外人士反而能够获取更客观的信息。如果采用盲法设计，更不能由研究者自己进行追踪。

### 五、质量控制

队列研究费时、费力、消耗大，加强实施过程，特别是资料搜集过程中的质量控制显得特别重要，一般可采用下面几方面质量控制措施。

1. 调查员的选择。调查员应有严谨的工作作风和科学态度，诚实可靠是调查员应具备的基本品质。调查员的年龄、性别、种族、语言、社会经济地位等最好与研究对象相匹配，应具有调查所需的专业知识。

2. 调查员培训。调查员的工作作风、科学态度、调查技巧与技术，临床医生和实验技术人员的经验等都将直接影响调查结果的真实性和可靠性。因此，在资料搜集前，应对所有参加调查者进行严格的培训，掌握统一的方法和技巧，并要进行考核。一般而言，队列研究所做的调查，不是调查人员日常本职工作。我们的实践表明，使用外单位或协作单位人员作调查员，培训时，适当发放纪念品，给予物质奖励及精神鼓励，是保证调查员较好态度、较高工作热情的一种有效手段。

3. 制定调查员手册。由于队列研究所涉及的调查员多、跨时长，因此编一本调查员手册是必要的，手册内应详述全部的操作程序，注意事项及调查问卷的完整说明等。

4. 监督。常规的监督措施有：在调查表最后部分附上调查员手记，记录所花时间等，并签字；调查时录音；人工或用计算机及时进行数值检查或逻辑检错；定期观察每个调查员的工作。对不同调查员所搜集的变量分布进行比较；甚至由另一名调查员作抽样重复调查等。监督结果及时反馈给调查员。

## 第三节　队列研究的资料整理与统计分析

随访工作结束后，首先应审查所搜集的资料，充分掌握数据资料的正确性与完整性。发现有明显错误的数据资料要重新调查修正，无法修正的要剔除；不完整的数据资料设法补充。一般而言，逻辑错误比较容易发现和修正。在这基础上，再按下表步骤进行数据资料整理与统计分析(表 9-4)。

**表 9-4　队列研究数据资料整理分析一般步骤**

| 步　骤 | 内　容 |
| --- | --- |
| 1. 先做描述性说明，可比性分析 | 对研究对象的组成，随访的经过，时间长短，结局的发生和失访的情况等做出描述；分析两组的可比性及资料的可靠性 |
| 2. 计算疾病的发病率或死亡率 | 按年龄、性别、时间等分别计算各研究组在随访期疾病的发病率或死亡率，并比较(率的差异的显著性检验)；若有差异，再看联系程度如何 |
| 3. 暴露与疾病联系强度的计算 | 相对危险度 *RR*<br>特异危险度 *AR*<br>人群特异危险度 *PAR*<br>剂量反应关系等 |

### 一、研究资料的描述性说明和可比性分析

资料搜集结束后，对研究对象的组成及人口学特征，随访的经过，时间长短，结局的发生和失访的情况等做出描述；分析两组的可比性及资料的可靠性。两组的可比性分析，即均衡性检

验(参见实例分析)。

## 二、率的计算与比较

(一)数据资料整理格式

根据统计分析的要求,队列研究资料手工分析时一般先按表 9-5 的格式进行整理。

**表 9-5　队列研究资料整理归纳表**

| | 发病(病例) | 未发病(非病例) | 合 计 | 发病率 |
|---|---|---|---|---|
| 暴露组 | $a$ | $b$ | $a+b=n_1$ | $a/n_1$ |
| 非暴露组 | $c$ | $d$ | $c+d=n_0$ | $c/n_0$ |
| 合 计 | $a+c=m_1$ | $b+d=m_0$ | $a+b+c+d=n$ | |

表中 $a/n_1$ 和 $c/n_0$ 分别为暴露组的发病率和非暴露组的发病率,是统计分析的关键指标。实际研究工作中可能远比这复杂,但仍是以此格式为基础。

(二)人时的计算

队列研究由于跨时较长(对慢性病而言通常为十年至二三十年),观察对象处于变动之中,队列内的对象被观察的时间可能很不一致,因此在计算发病率(发病率=一定期间内某人群某病新发病例数/同期暴露人口数)时以人为单位作为分母就显得过于粗糙,不精确、不合理,有时和实际相距甚远。较合理的办法是加入时间因素,以人时(person-time)来计算观察对象的暴露经历。常用的人时单位是人年(person-year)。下面是几种人年计算方法。

1. 小样本资料人年的计算(精确法)。

具体计算方法,通过下面的例子来说明(表 9-6 及表 9-7)。

**表 9-6　三例研究对象的出生日期与进出研究时间**

| 编号 | 出生日期 | 进入研究时间 | 退出研究时间 |
|---|---|---|---|
| 1 | 1947.04.22 | 1986.08.20 | 1997.10.15(失访) |
| 2 | 1955.05.10 | 1981.12.12 | 1994.01.02(出现终点结局) |
| 3 | 1962.12.13 | 1990.03.02 | 2001.02.02(观察结束时健在) |

(李立明,2003)

**表 9-7　三例人年的计算**

| 年龄组(岁) | 对象 1 1947.04.22 出生 | 对象 2 1955.05.10 出生 | 对象 3 1962.12.13 出生 | 暴露人年 |
|---|---|---|---|---|
| 25～ | | 1981.12.12～1985.05.09,共 3 年 4 个月 27 天,合 3.41 人年 | 1990.03.02～1992.12.12,共 2 年 9 个月 10 天,合 2.78 人年 | 6.19 |
| 30～ | | 1985.05.10～1990.05.09,共 5 人年 | 1992.12.13～1997.12.12,共 5 人年 | 10.00 |
| 35～ | 1986.08.20～1987.04.21,共 8 个月,合 0.67 人年 | 1990.05.10～1994.01.02,共 3 年 7 个月 22 天,合 3.65 人年 | 1997.12.13～01.02.02,共 3 年 1 个月 20 天,合 3.14 人年 | 7.46 |

（续表）

| 年龄组（岁） | 对象 1 1947.04.22 出生 | 对象 2 1955.05.10 出生 | 对象 3 1962.12.13 出生 | 暴露人年 |
|---|---|---|---|---|
| 40～ | 1987.04.22～1992.04.21，共 5 人年 | | | 5.00 |
| 45～ | 1992.04.22～1997.04.21，共 5 人年 | | | 5.00 |
| 50～ | 1997.04.22～1997.10.15，共 5 个月 24 天，合 0.48 人年 | | | 0.48 |
| 合计 | 1988.08.20～1997.10.15，共 11.15 人年 | 1981.12.12～1994.01.02，共 12.06 人年 | 1990.03.02～2001.02.02，共 10.92 人年 | 34.13 |

（李立明，2003）

2. 大样本资料人年的计算。

(1)用近似法计算暴露人年。如果不知道每个队列成员进入与退出队列的具体时间(精确到天)，就不能用上述方法直接计算暴露人年数；如果研究样本太大，也不能用上法计算；另外，如果对暴露人年计算的精确性要求不高时，也没有必要应用精确法计算。此时，都可应用近似法计算暴露人年，即用平均人数乘以观察年数得到总人年数，平均人数一般取相邻两年的年初人口的平均数或年中人口数。该法计算简单，但精确性较差。例如表 9-8(节录自 Doll 与 Hill 关于吸烟与肺癌关系的队列研究)。

表 9-8 中“35～”岁组的人年数＝(8886＋9149)÷2＋(9149＋9287)÷2＋(9287＋9414)÷2＋(9414＋9710)÷2＋(9710＋9796)÷2×5/12＝41211。

(2)用寿命表法计算人年。当观察对象人数较多，难以用精确法计算暴露人年，但又要求有一定的精度时，可利用简易寿命表的方法。常用的计算方法是规定观察当年内进入队列的个人均作 0.5 个人年计算，失访或出现终点结局的个人也作 0.5 个人年计算。其观察人年数计算请参考有关统计学教材。

**表 9 8　人年数的计算实例**

| 年龄(岁) | 观察人数 | | | | | | 人年数 |
|---|---|---|---|---|---|---|---|
| | 1951.11.01 | 1952.11.01 | 1953.11.01 | 1954.11.01 | 1955.11.01 | 1956.04.01 | |
| 35～ | 8886 | 9149 | 9287 | 9414 | 9710 | 9796 | 41211 |
| 45～ | 7117 | 7257 | 7381 | 7351 | 7215 | 7191 | 32156 |
| 55～64 | 4049 | 4212 | 4375 | 4601 | 5057 | 5243 | 19909 |
| 合计 | 20097 | 20618 | 21043 | 21366 | 21982 | 22230 | 93276 |

（三）率的计算

结局事件的发生率的计算是队列研究资料分析的关键，根据观察资料的特点，可选择计算不同的指标。

1. 累积发病率(cumulative incidence)。

当研究人群的数量比较多，人口比较稳定，资料比较整齐的时候，无论其发病强度大小和观察时间长短，均可用观察开始时的人口数作分母，以整个观察期内的发病(或死亡)人数为分子，计算某病的发病率，这种发病率称为累积发病率。累积发病率的量值变化范围为 0～1。

2. 发病密度(incidence density)。

如果队列研究观察的时间比较长，就很难做到研究人口的稳定。如研究对象进入队列的时间可能先后不一；在观察截止前，可能由于迁移它处，其他原因死亡或其他原因退出，造成各种失访；研究对象出现终点结局的时间不同等原因均可造成每个对象被观察的时间不一样。如果观察期间为 10 年，而有的对象可能只被观察了 3 年、5 年、7 年或几年几个月不等，因此资料变得很不整齐。此时以总人数为单位计算发病(死亡)率是不合理的，因为提早退出研究者若能坚持到随访期结束，则仍有发病可能。此时需以观察人时为分母计算发病率。用人时为单位计算出来的率带有瞬时频率性质，称为发病密度。最常用的人时单位是人年，以此求出人年发病(死亡)率。发病密度的量值变化范围是从 0 到无穷大。

3. 标化比。

当研究对象数目较少，结局事件的发生率比较低时，无论观察的时间是长还是短，都不宜直接计算率，而是以全人口发病(死亡)率作为标准，算出该观察人群的理论发病(死亡)人数，即预期发病(死亡)人数，再求观察人群中实际发病(死亡)人数与此预期发病人数之比，即得标化发病(死亡)比。最常用的指标为标化死亡比(standardized mortality ratio，SMR)，这一指标在职业病研究中常用。标化比实际上不是率，而是以全人口的发病(死亡)率作为对照组而计算出来的比，是一个率的替代指标。

例如一个人群观察若干人年后，观察期内 80 人死于冠心病。选用该地全人口的冠心病死亡率作为标准死亡率，计算得到预期死亡人数为 71 人，求其 $SMR$。

$$SMR=\frac{\text{研究人群中观察死亡数}(O)}{\text{标准人口(全人口)预期死亡数}(E)} \tag{9-2}$$

本例 $SMR=80/71=1.13$

即该人群死于冠心病的危险超过相应全人群的 0.13 倍。

有时某单位的历年人口资料不容易得到，而仅有死亡数字、日期和年龄，这时可算出标化比例死亡比(standardized proportional mortality ratio，SPMR)，其计算方法与计算 SMR 相似，只是以全人口中某病死亡占全部死亡的比例乘以某单位实际全部死亡数而得出预期死亡数。

例如，某厂某年 20～24 岁年龄组工人死亡总数为 292 人，其中因结核病死亡 100 人，全人口中该年 20～24 岁组结核病死亡占全死因死亡的比例为 6.28%，则：

$$SPMR=100/(292\times6.28\%)=5.45$$

即该厂该年 20～24 岁组结核病死亡的危险为一般人群的 5.45 倍。

(四)率的比较(率的差异的显著性检验)

由于队列研究多为抽样研究，当发现两组率有差别时，首先要考虑抽样误差(反映偶然性的大小)的可能，进行统计学显著性检验。

1. $u$ 检验。

当研究样本量较大，$p$ 和 $1-p$ 都不太小，如 $np$ 和 $n(1-p)$ 均大于 5 时，样本率的频数分布近似正态分布，此时可应用正态分布的原理来检验率的差异是否有显著性，即用 $u$ 检验法来检验暴露组与对照组之间率的差异。

$$u=\frac{p_1-p_0}{\sqrt{p_c(1-p_c)(1/n_1+1/n_0)}} \tag{9-3}$$

上式中，$p_1$ 和 $p_0$ 含义同前，即暴露组和对照组的率，$n_1$、$n_0$ 分别为暴露组和对照组的观察人数，$p_c$ 为合并样本率，$p_c=(X_1+X_0)/(n_1+n_0)$，其中 $X_1$ 和 $X_0$ 分别为暴露组和对照组结局事件的发生数。求出 $u$ 值后，查 $u$ 界值表得 $P$ 值，按所取的检验水准即可作出判断。

2. 其他检验方法。

如果率比较低，样本较小时，可改用直接概率法、二项分布检验或泊松分布检验；率差的显著性检验可以利用四格表资料的卡方($\chi^2$)检验(式 9-4)；对 SMR 或 SPMR 的检验，实际是所得结果值偏离 1 的检验，其检验方法可用 $\chi^2$ 检验或计分检验。

$$\chi^2=\frac{(ab-bc)^2 n}{n_1 n_0 m_1 m_0} \tag{9-4}$$

式中，各符号的含义同表 9-5。

根据卡方值，查卡方界值表，得 $P$ 值，作出判断。

## 三、暴露与疾病联系强度(效应的估计)

队列研究的最大优点在于它可以直接计算出研究对象的结局的发生率，因而也就能够直接计算出暴露组与对照组之间的率比和率差，即相对危险度 RR 与归因危险度 AR，从而可直接准确地评价暴露的效应，在评价暴露危险时更为直接而真实。

(一)相对危险度(relative risk，RR)

相对危险度($RR$)也叫危险比(risk ratio)或率比(rate ratio)，它们的英文缩写一样，都是 RR，是反映暴露与发病(死亡)关联强度的最有用的指标。

设 $I_1=a/n_1$ 为暴露组的率(发病或死亡)，$I_0=c/n_0$ 为非暴露组的率(发病或死亡)，则

$$RR=\frac{I_1}{I_0}=\frac{a/n_1}{c/n_0} \tag{9-5}$$

它表明暴露组发病或死亡是非暴露组的多少倍。其数值范围是 0 到无限大的正数。$RR$ 值越大，表明暴露的效应越大，暴露与结局关联的强度越大。数值为 1 时，表示暴露与疾病无关联；$RR>1$ 说明疾病的危险度增加，叫做“正”关联；$RR<1$ 说明疾病的危险度减小，叫做“负”关联。不同数值范围表明不同程度的危险性。表 9-9 列出 $RR$ 的范围及其意义。判断 $RR$ 值的意义不能单凭数值大小，要结合具体情况，还要看其可信限的范围。

**表 9-9 相对危险度数值范围在暴露与疾病关联上的意义**

| $RR$ 值的范围 | 意义 |
|---|---|
| 0.1～0.3 | 高度有益 |
| 0.4～0.6 | 中度有益 |
| 0.7～0.8 | 微弱有益 |
| 0.9～1.0 | 不产生影响 |
| 1.2～1.4 | 微弱有害 |
| 1.5～2.9 | 中度有害 |
| ≥3.0 | 高度有害 |

式(9 5)中算出的相对危险度是 $RR$ 的一个点估计值，是 个样本值。若要估计数值的总体范围，应考虑到抽样误差的存在，需计算其可信区间，通常用 95%可信区间。计算相对危险度 95%可信区间的方法很多，常用的有 Woolf 法和 Miettinen 法。一般主张用 Woolf 法计算。Woolf 法是建立在 $RR$ 方差基础上的简单易行的方法。

相对危险度 95%的可信区间(confidence interval，CI)，用 Woolf 法计算：

$$Var\ (\ln RR)=\frac{1}{a}+\frac{1}{b}+\frac{1}{c}+\frac{1}{d} \tag{9-6}$$

$$\ln RR(95\%\text{CI})=\ln OR\pm 1.96\sqrt{Var(\ln RR)} \tag{9-7}$$

其反自然对数值，即 $RR$ 的 95％的可信区间。

(二)归因危险度(attributable risk, AR)

又称特异危险度、率差(rate difference，RD)和超额危险度(excess risk)，是暴露组发病率与对照组发病率相差的绝对值，它表示危险特异地归因于暴露因素的程度。$AR$ 计算公式如下：

$$AR=I_1-I_0=\frac{a}{n_1}-\frac{c}{n_0} \tag{9-8}$$

由于 $RR=I_1/I_0$，$I_1=RR\times I_0$，所以

$$AR=RR\times I_0-I_0=I_0(RR-1) \tag{9-9}$$

即由 $RR$ 及 $I_0$ 两数值而不需要 $I_1$ 值也可算出 $AR$。

$RR$ 与 $AR$ 都是表示关联强度的重要指标，彼此密切相关，但其公共卫生意义却不同。$RR$ 说明暴露者与非暴露者比较增加相应疾病危险的倍数；$AR$ 则一般是对人群而言，暴露人群与非暴露人群比较，所增加的疾病发生数量，如果暴露因素消除，就可减少这个数量的疾病发生。前者具有病因学的意义，后者更具有疾病预防和公共卫生学上的意义。以表 9-10 为例说明两者的区别。从 $RR$ 看，吸烟对肺癌的作用较大，病因联系较强；从 $AR$ 看，吸烟对心血管疾病的作用较大，预防所取得的社会效果将更大。

**表 9-10　吸烟者与非吸烟者死于不同疾病的 $AR$ 和 $RR$**

| 疾病 | 吸烟者（1/10 万人年） | 非吸烟者（1/10 万人年） | $RR$ | $AR$（1/10 万人年） |
|---|---|---|---|---|
| 肺癌 | 48.33 | 4.49 | 10.8 | 43.84 |
| 心血管疾病 | 294.67 | 169.54 | 1.7 | 125.31 |

(三)归因危险度百分比($AR\%$)及人群归因危险度百分比($PAR\%$)

归因危险度百分比又称为病因分值 $EF$(etiologic fraction)，是指暴露人群中的发病或死亡归因于暴露的部分占全部发病或死亡的百分比。

$$AR\%=\frac{I_1-I_0}{I_0}\times 100\% \tag{9-10}$$

或

$$AR\%=\frac{RR-1}{RR}\times 100\% \tag{9-11}$$

(四)人群归因危险度(population attributable risk，PAR)与人群归因危险度百分比($PAR\%$)

人群归因危险度($PAR$)是指总人群发病率中归因于暴露的部分，而人群归因危险度百分比($PAR\%$)是指 $PAR$ 占总人群全部发病(或死亡)的百分比。$PAR\%$也叫人群病因分值。由于归因危险度仅仅是从抽取的暴露及非暴露人群资料中计算出来，而这两组人群的暴露比例不会与目标人群中两者的比例一致。如果目标人群中吸烟的比例低，尽管按研究计算出来的 $AR$ 值较高，人群中肺癌的实际患者也不会高，即人群中的归因危险度受人群吸烟比例所影响。换句话说用研究样本计算出来的 $AR$，$AR\%$不与 $PAR$、$PAR\%$一致，除非研究对象两组的吸烟比例与人群中的恰好一致。$PAR$ 和 $PAR\%$的计算公式如下：

如令 $I_t$ 代表全人群的率(下标 $t$ 为 total 的首字母)，则

$$PAR=I_t-I_0 \tag{9-12}$$

$$PAR\% = \frac{I_t - I_0}{I_t} \times 100\% \tag{9-13}$$

人群归因危险度的大小取决于危险因子（病因）的相对危险度和人群暴露比例（表 9-11）。例如，据 Doll 与 Peto 研究（1981），1978 年美国癌症死亡中的 25%～40%（平均 30%，约 12 万人）可归因于吸烟，而同年归因于职业因素的癌症死亡只占 2%～8%（平均 4%）。两者相差这么悬殊是因为人群的吸烟率很高而暴露于职业性致癌因素的人相对很少。

**表 9-11　人群归因危险度百分比与相对危险度（*RR*）和人群暴露率（$p_e$）的关系**

| $p_e$ | *RR* | | | |
|---|---|---|---|---|
| | 1.5 | 2 | 5 | 10 |
| 0.01 | 0.5 | 1 | 4 | 8 |
| 0.05 | 2 | 5 | 17 | 31 |
| 0.10 | 5 | 9 | 29 | 47 |
| 0.25 | 11 | 20 | 50 | 69 |
| 0.5 | 20 | 33 | 67 | 82 |
| 0.9 | 31 | 47 | 78 | 89 |

（五）剂量反应关系的分析

如果某种暴露存在剂量效应关系，即暴露的剂量越大，其效应越大，则该种暴露作为病因的可能性就增大。其分析方法是先列出不同暴露水平下的发病率，然后以最低暴露水平组为对照，计算各暴露水平的相对危险度和率差。必要时，应对率的变化作率的趋势性检验。表 9-12 就是一个剂量反应关系的例子。

**表 9-12　40～59 岁男子按初始血清胆固醇水平分组的冠心病 6 年发生情况**

| 血清胆固醇(g/L) | 人数 | 病例数 | 累计发病率 | 平均年发病率 | *RR* | *AR* |
|---|---|---|---|---|---|---|
| <210 | 454 | 16 | 0.0352 | 0.0059 | 1.00 | 0 |
| 210～ | 455 | 29 | 0.0637 | 0.0106 | 1.81 | 0.0285 |
| 245～ | 424 | 51 | 0.1203 | 0.0200 | 3.39 | 0.0851 |
| 合计 | 1333 | 96 | 0.0720 | 0.0120 | - | - |

（Feinleib 与 Detels，1985）

表中，第四列是累积发病率，说明 6 年随访期间发生冠心病（CHD）的危险度，除以 6 得年平均发病率。相对危险度的计算以血清胆固醇＜210g/L 组的危险度为 1。随着血清胆固醇水平的升高，其患冠心病的 *RR* 增大，说明存在剂量效应关系。

进一步如以＜210g/L 组的发病率作为未暴露组的发病率，即 $I_0 = 0.0059$，$I_t = 0.0120$（表中第 5 列最后一行的数值），根据上面提到的公式可算出 $PAR = (0.0120 - 0.0059)/0.0120 = 0.51$。这可解释为如所有 40～59 岁男子的血清胆固醇浓度都能控制在 210g/L 以下时，该人群的 CHD 发病率将可降低 51%。

## 四、队列研究数据资料计算机分析处理

以上是队列研究资料的手工分析步骤。目前，队列研究资料的统计分析，甚至从资料搜集到出结果都是用计算机处理的（尤其是国外），其一般步骤如下。

首先把调查表放到网络上（使用网络版数据库软件），由被调查者（研究对象）直接在网络上填写并递交；或者调查员用便携式计算机访问被调查者的同时将调查内容输入计算机。这样

同前述的手工操作相比要节省大量时间。将传统的书面调查结果录入计算机所花时间，一般来说，要占到整个资料整理统计分析时间的 2/3 以上。

当调查结束或者完成阶段性任务后，即可进行数据格式转换，资料整理，找出逻辑错误，判断数据分布类型(如是否符合正态分布)，重新赋值，做描述性分析，均衡性检验等。

接下来就是统计推断(如率的差异的显著性检验)，得出结果。这些结果可以直接按论文要求格式输出。

常用的有关调查表处理，数据库建立，统计分析处理软件有 EpiData，Epi info，Excel，FoxPro，SPSS，SAS 等，前两者是完全免费的，可以自由拷贝。

## 第四节　队列研究的偏倚及其防止

队列研究在设计、实施和资料分析等各种环节都可能产生偏倚，因此，在各阶段都应采取措施预防和控制偏倚的产生。

### 一、常见偏倚的种类

(一)选择偏倚(selection bias)

如果研究人群在一些重要因素方面与一般人群或待研究的总体人群存在差异，即研究人群(样本)不是一般人群(总体)的一个无偏的代表，将会引起选择偏倚。因此应保证研究的样本人群是总人群的一个无偏样本。队列研究中选择偏倚常发生于：最初选定参加研究的对象中有人拒绝参加；在进行历史性队列研究时，有些人的档案丢失了或记录不全；研究对象由志愿者组成，他们往往或是较健康的，或是有某种特殊倾向或习惯的；早期病人，在研究开始时未能发现等，都可造成研究对象的选择偏倚，后者又可称为错误分类偏倚。另外，如果抽样方法不正确，或者执行不严格，则将导致严重的选择偏倚。

(二)失访偏倚(lost to follow-up)

失访偏倚是队列研究中不可避免的偏倚，因为在一个较长的追踪观察期内，总会有对象迁移、外出、死于非终点疾病或拒绝继续参加观察而退出队列。失访从本质上是破坏了原有样本的代表性，因而实质上属于选择偏倚。一项研究的失访率最好不超过 10%，否则应慎重考虑结果的解释和推论。

(三)信息偏倚(information bias)

在获取暴露、结局或其他信息时所出现的系统误差或偏差叫信息偏倚。信息偏倚又称为错分偏倚，如判断有病为无病，判断有暴露为无暴露等。信息偏倚往往是由于使用的仪器不精确、询问技巧不佳、检验技术不熟练、医生诊断水平不高或标准不明确等造成的。另外，信息偏倚也可来源于记录错误，甚至造假等。错分偏倚若以同样的程度发生于观察的各组，则结果只会影响诊断的准确性而不太影响两组或多组之间的相对关系，但它们的相对危险度会比实际情况更趋近于 1。错分偏倚若发生于一组而不发生于另一组，或两组错分的程度不同，则结果可能比实际的相对危险度高或低。通常将前者称为非特异性错分，将后者称为特异性错分。

(四)混杂偏倚(confounding bias)

混杂是指所研究因素与结果的联系被其他外部因素所混淆，这个外部因素就叫混杂变量，它所引起的偏倚称为混杂偏倚。它是疾病的一个危险因子，又与所研究的因素有联系，它在暴露组与对照组的分布是不均衡的。在流行病学研究中，性别、年龄是最常见的混杂因素。

## 二、常见偏倚的控制

(一)选择偏倚与失访偏倚的控制

选择偏倚一旦产生,往往很难消除,因此应坚持预防为主的方针。首先要有一个正确的抽样方法,即严格遵守随机化的原则;严格按规定的标准选择对象;对象一旦选定,必须克服困难,坚持随访到底;如果有志愿者加入或有选定的研究对象拒绝参加,则应了解他们的基本情况后,与正常选择参加的人群进行比较,如果两者之间在一些基本特征上没有差异,则可认为导致的选择偏倚很小;否则,其引起的选择偏倚将不能忽视。

失访偏倚的防止,主要靠尽可能提高研究对象的依从性。在选择研究现场和研究对象时就要考虑此问题,并应做好宣传解释工作。对失访者和已随访者的特征作比较分析,从各种途径了解失访者最后的结局,并与已随访者的最后观察结果作比较,以推测失访可能导致的影响。如果失访率达到20%以上,则本次研究的真实性值得怀疑。

通过审查研究对象的选择方法、调查研究对象的依从率、比较失访及退出研究者与继续研究者的基本特征等,可初步估计选择偏倚与失访偏倚产生的可能性。

(二)信息偏倚的防止

选择精确稳定的测量方法、调准仪器、严格实验操作规程、同等地对待每个研究对象、提高临床诊断技术、明确各项标准、严格按规定执行是防止信息偏倚的重要措施。此外,还应认真做好调查员培训,提高询问调查技巧,统一标准,并进行有关责任心和诚信度的教育。

信息偏倚一旦产生,往往既难发现,也难估计与处理。常用的办法是对一个随机样本进行重复的调查与检测,对两次检测的结果进行比较,以估计信息偏倚的可能与大小。

(三)混杂偏倚的防止

在研究设计阶段可对研究对象作某种限制,以便获得同质的研究样本;在对照选择时采用匹配的办法,以保证两组在一些重要变量上的可比性;在研究对象抽样时,严格遵守随机化的原则,以防止混杂偏倚的产生。

混杂偏倚的估计与处理:根据混杂的判断标准来判断混杂存在的可能性,比较分层调整前后的两个效应测量值的大小以估计混杂作用的大小。有关混杂偏倚的处理一般可采用分层分析、标准化或多因素分析的方法。

# 第五节 队列研究实例

大约有30%的初次单胎妊娠妇女会发生妊娠高血压、先兆子痫或子痫,而对其远期作用的研究还非常少。为此,苏格兰阿伯丁大学的Wilson等进行了一项"妊娠高血压与以后的心脑血管疾病关系"的回顾性队列研究(Hypertensive diseases of pregnancy and risk of hypertension and stroke in later life: results from cohort study),其研究结果发表于*British Medical Journal* (BMJ, 2003; 326: 845-9),确认了妊娠期患高血压疾病的妇女以后更容易出现高血压、发生脑卒中和其他心脑血管疾病。

## 一、确定研究因素与结局

该研究确定的研究因素为妊娠期高血压疾病(hypertensive diseases of pregnancy),包括妊娠高血压、妊娠期先兆子痫或子痫(gestational hypertension and pre-eclampsia or eclampsia during their first singleton pregnancy)。妊娠高血压定义为:孕期 20 周起,相隔至少 4 小时两次测量舒张压≥90mmHg,或者单次测量舒张压≥110mmHg。先兆子痫定义为:妊娠高血压合并蛋白尿≥0.3g/24h;子痫定义为:除先兆子痫情况外,出现惊厥、抽搐临床症状。结局为高血压病(第九版/第十版国际疾病分类代码 401—4/ I 10—14)、缺血性心脏病(410—4, 428/ I 20—25, I 50)、脑血管疾病(430—8/ I 60—9)和其他循环系统疾病(390—8, 405, 415—27, 440—59/ I 00—9, I 15, I 26—8, I 30—49, I 51—2, I 70—99)等,可通过问卷调查、临床检测、查阅住院记录、审阅览死亡资料等确定。

## 二、确定研究人群

该研究以苏格兰阿伯丁市(Aberdeen)产妇和新生儿资料库为基础,从该资料库确定研究队列:暴露组和对照组。暴露组根据暴露层次又分成两个水平:先兆子痫或子痫组,包括所有 1951 至 1970 年间诊断为先兆子痫或子痫的初次单胎孕妇;按年龄和分娩时间相同为匹配条件,与先兆子痫或子痫组相匹配选定妊娠高血压组(初次单胎孕妇)。对照组为初次单胎妊娠期间无血压升高史,在年龄和分娩时间方面与先兆子痫或子痫组相匹配。共获得了 3593 例妇女的资料,分娩时的平均年龄为 24.2 岁。

## 三、资料搜集

对上面研究对象搜集查阅档案资料,并追踪观察。分别于 1996 年和 1999 年进行了两次详细调查和医学检测。调查采用邮寄调查表方式,内容包括职业、生活方式、一般身体状况及妊娠相关疾病等。医学检查由分别两名经培训的护士进行,护士对研究对象所在组别并不了解(盲法观察),主要测量血压、身高、体重等。同时从医院搜集记录临床及实验室资料,主要是高血压病、缺血性心脏病、脑血管疾病、其他循环系统疾病等方面资料。死亡日期及死因资料来自英格兰 NHS 中心。具体搜集资料过程及步骤如图 9-3 所示。从图 9-3 可知,有较多失访对象,但针对这部分失访作了特别说明,进行了专门分析。

3593 名妇女中在 1996 年调查时有 1963 名(54.6%)仍存活并在当地(苏格兰阿伯丁市 Grampian 区)居住;对该 1963 名对象进行问卷调查,回收调查表 1876 份,应答率 95.6%。1999 年进行的调查也有失访(图 9-3)。

## 四、资料整理与分析

1. 一般情况及均衡性检验。

表 9-13 为研究对象基线情况。共获得 3593 例妇女的资料,她们分娩时的平均年龄均为 24.2 岁。除分娩时的年龄无差异外,与对照组比较,妊娠高血压组,先兆子痫或子痫组,孕期 20 周前预约要求产前医护比例高,而有吸烟史比例较低,体质指数略有差别。但这些不同,根据通常的医学知识,不至于夸大暴露对结局的作用,如果出现偏倚的话,可能是缩小暴露对结局的作用。

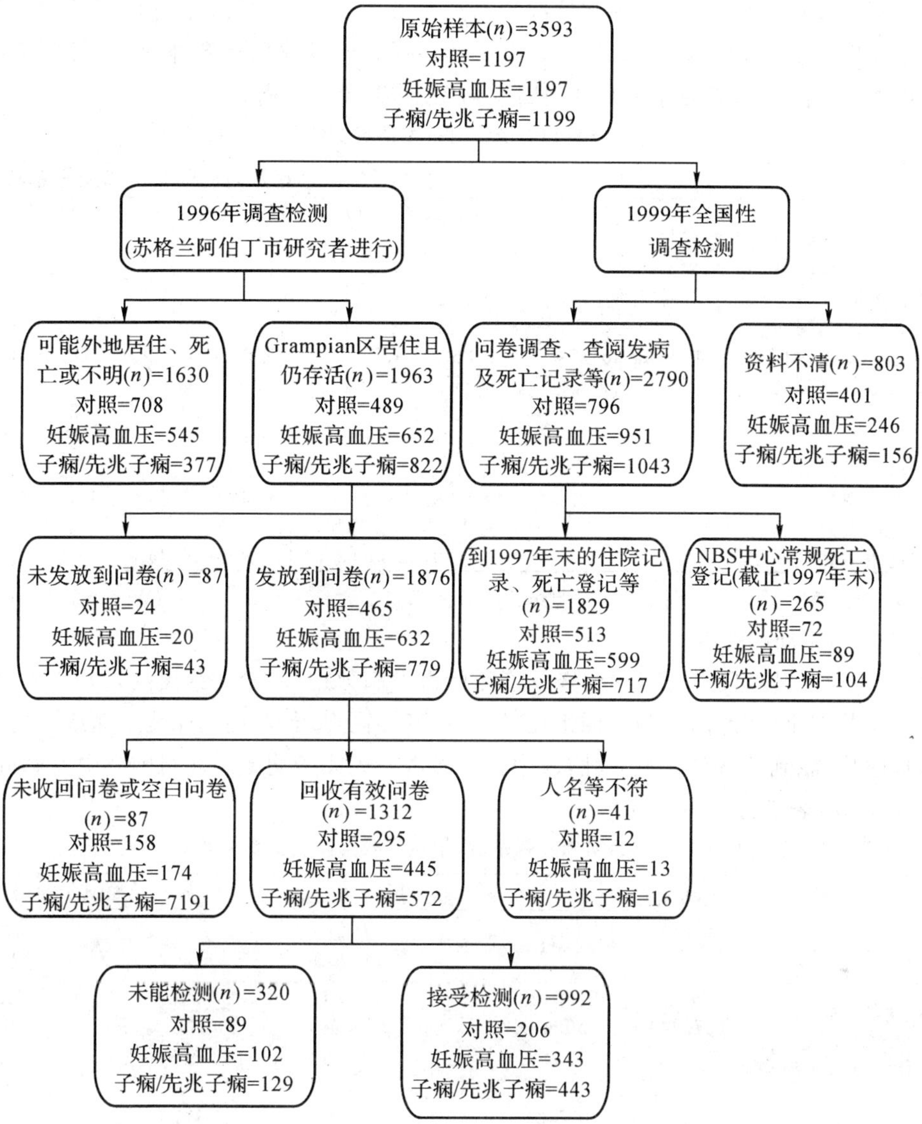


图 9-3　样本含量、搜集资料过程及步骤

**表 9-13　三组队列分娩时年龄、体质指数等基线情况**

| | 对照组 | 妊娠高血压组 | 先兆子痫或子痫组 |
|---|---|---|---|
| 人数 | 1197 | 1197 | 1199 |
| 分娩时年龄(均数±标准差,岁) | 24.2±4.69 | 24.2±4.64 | 24.2 ±4.68 |
| 体质指数(均数±标准差,kg/m²) | 21.3±2.7 | 22.3±3.1* | 22.2±3.1* |
| 孕期 20 周前预约产前医护比例(%) | 736/1007(73.1) | 908/1155(78.6)* | 935/1140(82.0)* |
| 有吸烟史比例(%) | 140/325(43.0) | 124/349(35.5)* | 118/346 (34.1)* |

* 与对照组比较,$P<0.05$。　　(Wilson B J, et al,2003)

除上面基线情况外，随访时基本情况资料列于表 9-14。结果：表中所列项目除孕期 20 周前预约产前医护比例（≤20 weeks' gestation at booking）及体质指数外（暴露组高于对照组，不会导致夸大暴露对结局的作用），其他因素均无差异，较为均衡。

**表 9-14 随访时基本情况资料**

| | 对照组 | 妊娠高血压组 | 先兆子痫或子痫组 |
|---|---|---|---|
| 应答比例（%） | 295/453 (65.1) | 445/619 (71.9) | 572/763 (75.0) |
| 应答者中接受临床检测人数（%） | 206 (69.8) | 343 (77.1) | 443 (77.4) |
| 应答者年龄（均数±标准差，岁） | 59.9±8.0 | 60.7±7.5 | 60.4±7.6 |
| 应答者中孕期 20 周前预约产前医护比例（%） | 183/253 (72.3) | 348/430(80.9)** | 472/548(86.1)** |
| 获较高教育比例（%） | 109/293 (37.2) | 134/438 (30.2) | 173/563(30.5) |
| 随访期体质指数（均数±标准差，$kg/m^2$） | 25.4±4.5 | 26.6±4.7** | 26.9±4.8** |
| 酒精摄入量（单位/周）： | | | |
| 0 | 146 (49.5) | 233 (52.4) | 303 (53.0) |
| 1～14 | 139 (47.1) | 199 (44.7) | 258 (45.1) |
| >14 | 10 (3.4) | 13 (2.9) | 11 (1.9) |
| 接受定期检查* | 80/286(28.2) | 109/427(25.5) | 176/556(31.7) |
| 曾使用过口服避孕药（%） | 128/294(43.5) | 172/438(39.3) | 240/563(42.6) |
| 曾使用过激素替代药物（%） | 95/291(32.6) | 115/436(26.4) | 154/562(27.4) |

*每周至少 3 次，每次至少 20 分钟；**与对照组比较，$P<0.05$ (Wilson B J, et al, 2003)

2. 暴露与结局的关系。

表 9-15 为三组对象根据问卷调查及检测所得发病数据（原论文给出的是 *OR* 值，有误，这里根据原文数据重新计算）。与对照组比较，无论妊娠高血压组，还是先兆子痫或子痫组，高血压发病危险均高（到达统计学显著性，表中打星号者）；先兆子痫或子痫组脑卒中发病危险较对照高（$P<0.05$，表中打#标记者）。

**表 9-15 三组对象发病情况（根据回收问卷调查资料计算）**

| | 对照组发病率（%） | 妊娠高血压组 | | | 先兆子痫或子痫组 | | |
|---|---|---|---|---|---|---|---|
| | | 发病率（%） | *RR* | *P* 值（$\chi^2$ 值） | 发病率（%） | *RR* | *P* 值（$\chi^2$ 值） |
| 血压高 | 76/277 (27.44) | 215/428 (50.23) | 1.83 | <0.01* (36.06) | 327/542 (60.33) | 2.20 | <0.01* (79.37) |
| 正在服抗高血压药物 | 43/295 (14.58) | 113/442 (25.57) | 1.75 | <0.01* (12.80) | 151/565 (26.73) | 1.83 | <0.01* (16.38) |
| 脑卒中 | 3/266 (1.13) | 10/404 (2.48) | 2.19 | >0.05 (1.53) | 19/511 (3.72) | 3.30 | <0.05# (4.27) |
| 可疑心肌梗死 | 14/268 (5.22) | 16/408 (3.92) | 0.75 | >0.05 (0.65) | 20/512 (3.91) | 0.75 | >0.05 (0.73) |

表 9-16 为在以后时间（即从初次单胎分娩后到随访的生命过程中，in later life）因心脑血管疾病等而住院计算的发病率数值；表 9-17 分别为三组对象死亡情况。

**表 9-16 三组对象发病情况（来自住院资料）***

| | 对照组发病数（$n=796$） | 妊娠高血压组（$n=951$） | | | | 先兆子痫或子痫组（$n=1043$） | | | |
|---|---|---|---|---|---|---|---|---|---|
| | | 发病例数 | *RR* | *RR* 95% *CI* | *P* 值 | 发病例数 | *RR* | *RR* 95% *CI* | *P* 值 |
| 各种疾病 | 513 | 599 | 0.96 | 0.84～1.09 | 0.53 | 717 | 1.07 | 0.95～1.22 | 0.28 |
| 高血压病 | 7 | 28 | 3.72 | 1.43～9.65 | 0.007 | 31 | 3.19 | 1.21～8.39 | 0.019 |
| 缺血性心脏病 | 13 | 22 | 1.53 | 0.72～3.27 | 0.27 | 34 | 2.10 | 1.02～4.32 | 0.043 |
| 其他循环系统疾病 | 38 | 52 | 1.06 | 0.68～1.65 | 0.79 | 48 | 0.89 | 0.56～1.40 | 0.61 |

*表中 *RR* 均为校正后的危险度：即在控制年龄、体质指数、吸烟习惯等后得到的 *RR* 值。(Wilson B J, et al, 2003)

结果显示，妊娠高血压校正后的相对危险度为1.43～9.65($P<0.01$)，先兆子痫或子痫为1.21～8.39($P<0.05$)。在先兆子痫/子痫组，发生致死性心脑血管疾病卒中的校正后的危险度为3.59($P<0.05$)。

**表 9-17　三组对象死亡情况***

| | 对照组死亡数($n$=796) | 妊娠高血压组($n$=951) | | | | 先兆子痫或子痫组($n$=1043) | | | |
|---|---|---|---|---|---|---|---|---|---|
| | | 死亡数 | $RR$ | $RR$ 95%$CI$ | $P$值 | 死亡数 | $RR$ | $RR$ 95%$CI$ | $P$值 |
| 各种疾病 | 72 | 89 | 1.03 | 0.74～1.45 | 0.85 | 104 | 1.17 | 0.84～1.65 | 0.36 |
| 心脑血管疾病 | 5 | 13 | 2.87 | 0.81～10.2 | 0.10 | 16 | 3.59 | 1.04～12.4 | 0.044 |
| 缺血性心脏病 | 10 | 17 | 1.21 | 0.53～2.75 | 0.65 | 26 | 1.95 | 0.90～4.21 | 0.091 |

*表中 $RR$ 均为校正后的危险度：即在控制年龄、体质指数、吸烟习惯等后得到的 $RR$ 值。

(Wilson B J, et al, 2003)

**五、结论**

妊娠高血压，先兆子痫/子痫孕妇与以后发生高血压有明显的关联。妊娠高血压妇女在以后更容易因高血压病、缺血性心脏病而住院，甚至死亡；其中先兆子痫/子痫妇女发生上述危险的可能性更大。上述结果并不能用偶然或偏倚来解释，而是提示妊娠期间和后来发生的循环疾病的病因学和发病机制的联系。因此，对于妊娠高血压妇女，在以后的生活中应该采取适当的干预措施来将这些危险性降至最低，还应该定期体检，争取早期诊断和治疗。

## 第六节　队列研究的优缺点

队列研究往往是在描述性研究、病例-对照研究及临床医学研究等的基础上进行的。队列研究的优缺点最好和下一章介绍的病例-对照研究的优缺点比较，一同记忆。队列研究的优缺点归纳如表 9-18 所示。

**表 9-18　队列研究的优缺点**

| 优　点 | 局限性 |
|---|---|
| 1. 可直接计算发病率及危险度，能充分而直接地分析暴露的病因作用，与我们对事物发生原因的认识的一般思路相吻合。 | 1. 失访问题多：由于随访时间较长，对象不易保持依从性，容易产生失访偏倚。 |
| 2. 用于检验假设：由于是由"因"及"果"，因果现象发生的时间顺序上合理，加之偏倚较少，因而检验病因假说的能力较强。 | 2. 不适用于少见病：因为在这种情况下需要的研究对象数量太大，一般难以达到。 |
| 3. 暴露资料较正确：由于研究对象暴露资料的搜集在结局发生之前，并且都是由研究者亲自观察得到的，所以资料可靠。 | 3. 费用高：研究耗费的人力、物力、财力和时间较多。 |
| 4. 一因多果：可同时研究一种暴露与多种疾病的关系，还有助于了解人群疾病的自然史。 | 4. 需大样本和长期随访。 |
| 5. 样本量大，结果比较稳定。 | 5. 暴露人年的计算较烦杂。 |

(乐园罗)

# 第十章　病例对照研究

病例对照研究(case-control study)是最基础的人群现场调查研究方法之一,在病因学研究方面有着独特的作用。早在20世纪20年代就有学者用此方法进行了吸烟斗与嘴唇上皮扁平细胞癌关系的研究,到了50年代Doll和Hill进行了著名的吸烟与肺癌关系研究,此后这种研究方法得到不断的发展和完善。如电离辐射与白血病、母亲早孕期服用雌激素与少女阴道腺癌、缺少体力活动与冠心病猝死、糖精摄入与膀胱癌、孕妇服用反应停(thalidomide)与婴儿短肢畸形、使用卫生棉与经期中毒性休克综合征、早产儿吸入高浓度纯氧与晶体后纤维组织增生症、单纯疱疹病毒与面神经麻痹、食用污染的毛蚶与甲型肝炎等的关系,都是通过病例对照研究获得的。现在病例对照研究方法已广泛地被应用。本章主要介绍病例对照研究方法的基本原理、适用范围、研究类型,研究中容易发生的偏倚及其控制方法,并结合研究实例介绍资料的一般分析方法和多因素logistic回归分析方法。

## 第一节　概　述

病例对照研究是一种回顾性并设有对照的调查研究方法,在循证医学中属三级设计方案。该设计首先从目标人群中选择符合研究所规定纳入标准的患某病的或具有某特定条件的个体作为病例,并选择未患该病或不具该条件的个体作为对照,调查这两组研究对象过去(对某些与所研究的疾病或条件发生)有关的因素的暴露情况,比较两组暴露情况上的百分比差异,即计算病例组与对照组的暴露优势比,用以估计患病优势比,进而分析哪些因素与疾病有着联系。其研究的基本原理如图10-1所示。

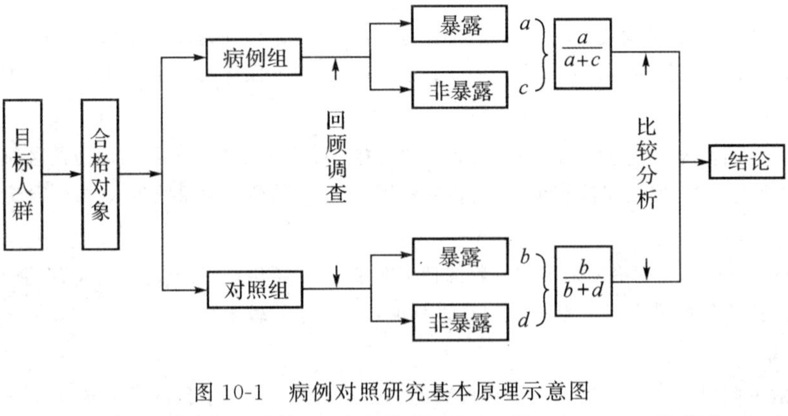


图10-1　病例对照研究基本原理示意图

从上图可以看出,如果病例组对某一因素的暴露比,即$a/(a+c)$显著大于对照组暴露比,即$b/(b+d)$,则说明该暴露因素可能是该疾病的危险因素;如果$a/(a+c)$显著小于$b/(b+d)$则认为该暴露因素可能是一保护性因素,但如果某因素在两组的暴露比值相同,则认为研究的暴露因素与疾病无联系。需要注意的是,由于在一个病例对照研究中可以同时调查众多的暴露因素，因此当获知某一暴露因素的 $a/(a+c)$ 显著大于 $b/(b+d)$，并不意味着所寻找的病因就是这个因素，也许还另有其他因素（未找到的或尚未进行调查的）才是真正的致病因素。此外，在对病例对照研究的结果进行解释时要慎重，因为病例对照研究是一种在疾病发生之后追溯可能病因的方法，是"从果到因"的研究。又由于病例组和对照组的暴露比例往往通过研究对象的回忆或从病史记录中获得，故也称之为回顾性研究（retrospective study）。

与队列研究设计原理比较，可以认为病例对照研究是为了克服队列研究开支昂贵而采取的一种变通手段，是队列研究的一种实现形式。

## 第二节　研究类型

病例对照研究类型可从目标人群的来源和研究设计的特征等方面来进行分类。

根据目标人群的类型，一般可将病例对照研究分为二种，即人群为基础的病例对照研究（population-based case-control study）和医院为基础的病例对照研究（hospital-based case-control study）。前者的目标人群为一自然人群，研究对象是其中符合纳入标准的某病已确诊的病例及可作为对照的非病人（包括正常人）；后者的目标人群可以理解为一个特殊人群，即普通人群中凡有病即会来研究所在的医院就诊的人们，故其对照可以是非研究疾病的病人。

按照对照是否采用匹配（matching）研究设计，可将病例对照研究分为以下两种基本类型：

1. 非匹配病例对照研究。病例和对照是在设计所规定人群中选择，并进行组间比较，故称为成组病例对照研究。病例和对照要来自于同一个源人群，按随机化的方法来选择，要求两组要有可比性，但病例与病例的数量不需呈严格的比例，一般对照的数量应等于或多于病例。这种方法较容易实施，损失信息较少，但不能控制混杂因素，常用于研究探索的初期阶段。

2. 匹配病例对照研究。此法即按照匹配的条件来选择对照，使匹配因素在研究的两组间分布均衡，进而可排除该因素的干扰。匹配又可分为成组匹配和个体匹配两种。

(1)成组匹配。又称频数匹配（frequency matching），即在选择对照时，要求对照组匹配因素的分布频数与病例组的分布相同。如某研究中职业是一匹配因素，病例组在职业构成上，工人的比例为 30%，则选对照时工人的比例也应为 30%。

(2)个体匹配（individual matching）。病例和对照以个体为单位分别进行匹配。如性别为匹配因素，一个病例为女性，则该病例的对照也必须为女性。一个病例与相对应的对照构成一个对子，其中匹配一个对照者称 1∶1 配对，匹配多个对照者称 1∶$M$ 配比。

非匹配病例对照研究和成组匹配的病例对照研究又统称为成组研究。

随着病例对照研究方法的不断应用，在传统研究设计基础上又衍生出多种改进的方法，如巢式病例对照研究（nested case-control study）、病例—队列研究（case-cohort study）、病例—病例研究（case-case study）、病例交叉研究 （case crossover study）、随访患病率研究（follow-up prevalence study）、两阶段病例对照研究（two phases case-control study）等等。这些方法的设计效率高、花费少、适用范围较广，在某些特殊的研究中更是传统的流行病学方法所无法代替的，其主要类型将另列一章给予介绍（见第十一章）。

## 第三节　病例对照研究的特点

病例对照研究属于观察性研究中的分析性研究，因此具有该类研究的特点，如：是对客观状况的观察研究；设立有对照组等。此外，又具有自身的特征。

### 一、从果到因的研究

病例对照研究根据研究对象在研究开始时是否患有所研究的疾病，而分别纳入病例组和对照组。通常在一个普通人群中，能成为病例的人数相对很少，而对照组非常巨大，故实际工作中引入了抽样调查的方法。病例组可以是研究人群中全部病例，也可以是其中的一个随机样本；对照组则通常根据病人的特征从同一源人群中随机选择一个样本。因此，病例在这种情况下又称为指示病例(index case)。由于病例对照研究的这一特点，即研究者预先已知观察的"结果"，然后再去弄清楚导致这种"结果"的"原因"，故而是一种"从果到因"的研究方法，但从时间序列上来看，其仍然是一种纵向的研究。

### 二、暴露情况资料由回顾获得

虽然一个病例对照研究的纵向时间跨度可以很大，甚至可达数十年，但由于暴露资料可通过直接调查研究对象，让他们回忆过去的暴露情况而获得，因此整个研究所需的人力、财力、物力和时间大为节省，而研究效率颇高。但回忆偏倚则难以控制。

### 三、可以同时研究众多暴露因素

病例对照研究的调查表上可以设置众多的研究项目(因素)，所以这种研究方法最适合于筛选疾病的危险因素。

### 四、病例对照研究的本质仍是一种前瞻性研究

这是病例对照研究最重要的一个特征。病例对照研究开始时，研究者一般不知道暴露因素的分布情况，但如果将要进行的研究设想成是在某一个固定队列人群中进行，即研究开始后，研究者不断地搜集由这一固定队列人群所产生的病例，并同时搜集这些病例的暴露情况，经过一段时间后即可获得该队列人群的全部病例。然后通过随机抽样的办法，从该队列人群中抽取一个代表性的样本(即对照组)，然后从对照中获得有关人群暴露于某因素的资料。此时，可用样本的统计量去估计这一固定队列的情况，从而可分别计算暴露与非暴露这两个队列中该研究疾病的发病率。然而，由于对照组在主要暴露因素和混杂因素方面，代表了产生病例的人群，因此，更简便的方法是：将病例和对照的暴露情况进行比较，以此获得暴露优势比，并估计该人群暴露于危险因素与未暴露于这一因素的患病优势比，即暴露于该危险因素后，发生疾病的危险性增加了多少倍。由此可见，病例对照研究不仅可以看作是前瞻性研究，而且是更具研究效率的前瞻性研究。

## 第四节　病例对照研究的设计与实施

病例对照研究设计与其他研究设计原则相同。即在研究之前需查阅有关疾病的大量文献资料，了解目前该领域研究的状况、存在的问题和发展趋势；结合现况研究或其他研究提供的线索提出研究假设，然后提出研究计划。下面就病例对照研究设计中的主要方面进行介绍。

## 一、研究对象选择基本要求

在选择病例与对照时需要考虑以下几点：①病例和对照间要有良好的可比性；②尽可能采用随机样本以保证样本的代表性，从而减小选择性偏倚，使研究结果能推及到一般人群；③样本量足，以保证统计推断的正确性；④研究对象是否按可能的混杂因素进行分层设计，以提高统计分析的效率。其中，最关键的问题是病例和对照之间的可比性。为使病例和对照间有良好的可比性，通常在选择病例和对照时，采用限制的方法，即使用一个或多个限制性变量，只有符合条件的病例和对照才能作为研究对象。

## 二、病例的选择

### （一）病例的选择原则和来源

选择病例的原则是进入病例组的病例足以代表总体（即产生这组病人的目标人群）中该病的全部病例。病例的来源可分为两大类：一是来自医院，可以是一个医院的住院或门诊已明确诊断的病例，也可以是几个医院甚至某个区域内的全部医院中已诊断的病例；另一类是来自一般人群，可以从现况调查中获得，也可以从疾病发病或死亡登记报告资料中获得。

从医院中选择病例作为研究对象应慎重，可能有选择偏倚的介入。一般提倡在一般人群中选择病例构成病例组。

### （二）病例的定义

不是任何类型的病人，或同一类型的任何病例都可以进入病例组的，组成病例组的病例必须符合所研究疾病的客观诊断标准，并要符合适用于研究的病例执行标准。这意味着病例的定义由两个方面构成，即疾病的概念定义和疾病的执行定义。

1. 疾病的概念定义。由疾病诊断的条件和标准组成。明确疾病的概念定义主要是为了：①防止疾病的错误分类，从而保证研究病例的匀质性；②防止非病例由于误诊而进入病例组，而导致研究的病例组稀释，降低研究的效力；③有利于与他人的研究进行比较。

2. 疾病的执行定义。是为了解答患研究疾病的病人中哪些人可以成为本研究合适的病例。例如，研究某个地区的农村妇女生殖健康问题，则须将城区的妇女排斥在研究组之外。再如绝经期前和绝经期后的乳腺癌在病因学上很不一样，研究时应根据年龄限制条件予以分开。有时，设计要求采用新发病例作为研究对象，则在研究开始时的现患病人就不可以纳入到病例组里来。

### （三）病例的类型

病例对照研究通常有如下三种类型的病例可供选择。这三种类型的病例各有其优缺点。

1. 新发病例。是指在研究期间内疾病发生并诊断的病例。由于从发生到诊断而进入研究组的时间甚短，因此，具有下述优点：①是研究期间内的全部合格病例，不受存活因素的影响；②由疾病引起的变化，如体内代谢产物、生活方式等的改变，不至于被误为研究疾病的病因；③更符合前瞻性（队列）研究的要求和特点；④由于疾病刚刚发生，回忆暴露史比较容易且可靠；⑤重要的混杂因素也比较容易获得，等等。但是，采用新发病例也有缺点，其最大的缺点是需要较长时间的等待以获取研究所需的足够多的样本量。

2. 现患病例。是指研究开始时目标人群中业已存在的某病的病人。在一个人群中，现患病例数量的多少受到影响疾病频率（发病率）的因素和影响疾病病程长短的因素的影响。因此，使用现患病人往往很难将影响发病率的因素和影响病程（存活）的因素区分开来。这是采用现患病人必须注意的最重要的问题。如果疾病的病程与暴露没有关系，即是说现存的病人与已死亡的病人在病因学上没有差别，则从性质上来说，现患病例与新发病例没有差别。当然，现患病例对暴露史回忆的可靠程度要比新发病例差；且也有可能将疾病的后果误为疾病的原因。然而获取足够的现患病例所花时间较短，费用也较低。有时候如研究先天性畸形及糖尿病等慢性非致死性疾病的情况，现患病例是可行的选择。

3.死亡病例。是指研究中搜集暴露史之前已死亡的病例。一般在下面的情况下可考虑采用，如作为一种快速的探讨性研究（相似于预试验）；或者有关的暴露因素有很详细的历史资料（如病案记录等），才采用死亡病例作为研究对象。另一种采用死亡病例的情况是：当研究人群中的现患病例不足或者已死亡者在暴露分布上与现患病例有严重的差别，而使用死亡病例。死亡病例的资料搜集往往通过调查死亡者家属或查阅历史资料而获得其有关的暴露资料。在这种情况下，应首先对从病例自身那儿获得的资料与从其家属或其他方法获得的资料进行一致性评估，只有这两种不同途径获得的同一内容的资料一致或有高度的相关性，使用死亡病例才不致损害研究结果的真实性。

## 三、对照的选择

### （一）选择对照的目的和原则

1.目的。在病例对照研究中，对照的目的是用来估计在产生病例的人群中暴露的分布情况，也即是说对照要能代表人群中主要的暴露因素、混杂因素等的分布特征。

2.原则。选择对照应符合以下原则：①代表性。是指选择的对照要能代表总体，即目标人群，或全部非患病的人群。具体地说，选择的对照应当在主要的暴露因素水平、混杂因素的分布上与产生病例的人群是可比的。②可比性。是指除研究因素（暴露因素）以外，其他有关因素在病例组与对照组间的分布应一致，如年龄、性别等。然而，如果在资料分析阶段能对混杂因素进行控制的话，也可让这些因素在比较组间存在差异，而不会影响研究的真实性。③暴露不能作为选择对照的依据。也就是说选择对照时不能根据个体对研究因素有无暴露来选择是否可以作为对照。

### （二）对照的来源

前面谈过从理论上病例对照研究可视为一个固定队列中的全部（或其中一个样本）病例与非患病（正常人）的一个代表性样本之间的比较研究。有两种方式对这个固定队列即人群进行定义。其一，这个固定人群是指一个普通（一般、自然）人群，如某地区的全体居民。这种情况下，病例组是这个自然人群中的全部病例或其中一个代表性样本，而该自然人群的一个随机样本将是很好的对照组，即所谓人群对照。这种研究方式，既是人群为基础的病例对照研究。其二，这个固定人群不是一个自然人群，例如，医院的住院病人作为病例组时，则产生这组病例的人群，可能不一定在地域范围等方面是相同的自然人群，也就是说，产生病例的人群是根据病例的定义来确定的。显然，在这种情况下，选择医院的其他病人就比较合适，即更能代表产生病例的人群。这种对照方式称为医院对照，这种研究方式，则称之为医院为基础的病例对照研究。因此，首先应弄清楚产生病例的是什么人群，然后再决定采用什么样的对照来源。对照的具体来源很广泛，亲属、邻居、兄弟姐妹、配偶和朋友等，根据需要都可选择作为对照。有时候可选择不同来源的多个对照，以增加研究结果的可靠性。病例和对照的不同来源比较，见表10-1。

**表 10-1　病例和对照的不同来源比较**

| 病　　例 | 对　　照 |
|---|---|
| 社区中诊断的所有病例(包括医院、其他医疗机构) | 社区一般人群的一个样本 |
| 一般人群的一个样本中诊断的全部病例 | 一般人群或其样本中的一个亚人群中的非病例 |
| 社区所有医院诊断的全部病例 | 社区所有医院中与所研究疾病无关的其他病人 |
| 某个医院诊断的全部病例 | 与病例同一医院的其他病人的样本 |
| 几个医院诊断的全部病例 | 与病例同一街道或居委会中的个体样本 |
| 某个队列中的病例 | 与病例同一队列的非病例 |
| 上述任何方法选的病例 | 病例的配偶、同胞、同事,或其他意外事故受害者 |

(曾光主编,1994)

(三)对照的设置

在病例对照研究中,对照的选择是十分重要的问题,下一章中"对象库"概念可加深对对照的选择的理解,请参阅。影响对照选择的主要因素有:①病例的特征和来源影响对照的选择。对照与病例有良好的可比性是研究成功与否的关键,因此在选择对照时,必须保证对照的内/外部特征、类型及来源与病例有同质性。②还要充分考虑对所研究疾病的病因认识。在进行以医院为基础的病例对照研究时,不要选择与所要研究的疾病的病因相同或者有联系的疾病的患者作为对照。③对照的代表性问题。对照应足以代表目标人群中的未患病人群。在医院中选的对照,难以代表未患病人群的暴露情况,因而代表性差。而以人群为基础的病例对照研究,选择的对照是目标人群中未患病者的一个随机样本,因而它的代表性就好。在一般人群中选择对照从理论上似乎解决了代表性问题,但随之而来的就是对照与病例的可比性问题,就是对照的外部特征与病例是否相同或相近。所以在病例对照研究中,所选的对照既要有很好的代表性,又有良好的可比性,是难以做到的。因此,在病例对照研究中往往更强调病例与对照的可比性。为了尽量避免选择对照时造成的偏倚,可采用选择多组对照,选择不同来源的对照组。

在充分考虑混杂因素对选择研究对象时所产生的影响,选择对照时可采用限制法或匹配法要求研究的两组在需要控制的混杂因素上保持一致。

1. 成组对照。

(1)一组病例与一组对照。按照相应的限制条件,选取与病例同一医院的其他患者作为对照。也可在一般人群中选择一组对照。

(2)一组病例与两组对照。在对所研究的疾病有关病因了解甚少,不能确定选什么类型的对照合适,常采用一组病例和两组对照。在以医院为基础的病例对照研究时,选择住院病人为对照组,考虑到其暴露率与一般人群不同,往往应用一组病例与两组对照,即在医院选一组对照的同时,在一般人群中另选一组对照,作为前一个对照组的补充。这样可通过比较两组对照间的差别,判断出医院病人的对照组有无选择偏倚。从某种意义上,采取这样的对照形式,可增强研究的判断依据。

(3)一组病例多种对照。在病例对照研究中,可设立多种对照。如在医院里选对照,可选择多病种的患者作为对照,即每一病种设立一个对照组,例如研究吸烟和肺癌的关系,选肺癌患者为病例组,可选心血管疾病、消化道疾病、泌尿系统疾病的患者作为对照。也可同时在医院和人群中选择多组对照。这样一方面可判断出由于选择对照所造成的选择性偏倚,另一方面可进一步增强研究的判断依据。

2. 匹配(matching)。

匹配是指在选择对照时,应用一种限制性方法,使对照与病例在某些混杂变量上保持同质性，以达到控制混杂因素的目的。这些用来匹配的特征则称为匹配变量(matching variable)，或匹配条件(matching condition)。匹配可以提高病例组与对照组在研究因素以外的若干因素分布上的一致性，即保证了比较组间的可比性。其次，用于匹配的变量往往是可能的混杂因素，因此通过匹配，又能有效地控制混杂作用。另外，匹配研究还能提高研究的效率，即匹配比较所需要的样本含量比成组比较要小。

在实际研究中有两种匹配的方法，一种是个体匹配，另一种是频数匹配(frequency matching)。频数匹配是使病例组和对照组中有某种或某些特征的比例相同，即通过频数匹配的方法，使得某些因素在对照组中的分布与病例组中的分布在整体上相同。因此，频数配比的特点是，配比不是在单个个体的基础上进行，而是使某种或某些因素在两组间的总体分布相一致。

匹配的变量不应是研究者感兴趣的研究变量。因为该变量一旦被作为匹配因素，就使得病例组和对照组在该因素分布上一致，也就不能分析比较该因素与疾病的关系了。

匹配因素的确定：①已知或非常怀疑是混杂因素，应将此因素作为匹配条件。需要注意的是，若某因素可能是疾病的新的危险因素，则不能作为匹配的条件。②某些复合变量可作为匹配条件。例如，居住地或血缘关系，它们分别代表着若干因素组成的复合变量。用复合变量作为匹配条件的目的是为了消除组成该复合变量各种成分的不可预见的混杂效应。③匹配因素的数量一般不超过4～5个，否则匹配难以实现。没有匹配的潜在的混杂因素，可放在分析阶段去解决。④匹配因素中年龄、性别是最常见的混杂因素，它们与许多疾病和许多危险因素都有联系。因而在匹配的病例对照研究中常用这两个因素作为匹配条件。

匹配过头(overmatching)。匹配过头是把不起混杂作用的变量也作为匹配因素进行了匹配。这些因素有可能是疾病的潜在危险因素。这些因素一旦作为匹配条件进行了匹配，这些因素与疾病之间的真正联系就会被掩盖。其次，匹配变量应是与研究感兴趣的结果无直接关系的因素，如包括了研究因素，则不能分析这个因素与疾病的关系，并且，不仅没有起到控制混杂的作用，反而引入混杂作用，导致低估联系的强度。例如在医院为基础的病例对照研究中，选择的对照患者的疾病原因一定不能与研究中的病因相互有影响，如肺癌病例不应选择慢性支气管炎的患者来作为对照，因为这两种都有吸烟这一共同的病因因素(研究因素)。

同时使用匹配设计可能会损失信息，会使许多未配上的研究对象资料处于没有利用的状态，此既有人力、物力等的浪费，也可能使整个分析用的样本失去了对总体的代表性。又如个体匹配设计时，每一对子中的任一个发生无应答，则其余一个或几个的资料也变为无效。匹配还增加了分析的复杂性，另外，匹配设计的资料并不能提高显著性检验的锐敏度。所以，应当根据实际需要来使用匹配。

### 四、暴露的测量

病例对照研究关心的是疾病的危险因素，也即着重于比较组间对各种危险因素的暴露及其水平的评价。暴露可以是外环境接触某些因素，也可以是机体本身具有的特征。凡是与疾病有关的因素都可作为研究因素进行研究。

在测量暴露与疾病的联系时，暴露的执行定义将影响对暴露与疾病之间联系的评价。例如定义是否饮酒时，某研究者将其定义为每日至少饮酒一次并持续6个月以上为饮酒；而另一研究者则定义为每周饮酒一次以上并持续6个月者为饮酒，则他们的研究结果肯定很不一样。因此，对每一种暴露因素必须有严格的定义，并尽量与其他研究者的定义一致，以便相互比较。既往暴露情况的测量，包括暴露时间和强度。

获取暴露资料的方法有面访、电话询问、信函以及查阅各种记录等，有时需要实地测量某些指标。调查表是获取这些信息的良好工具。调查表的好坏，关系到研究的成败。一般一人一份表，病例与对照用相同的调查表调查。由于引起一种疾病或卫生事件的结果危险因素各不相同，病例对照研究的调查表一般都需在研究设计时拟定。调查表的内容通常含一般情况、临床诊断与危险因素三个部分。

### 五、病例对照研究的样本含量

样本含量的估计在研究设计中是一个比较重要的问题。样本含量过大，不仅人力物力花费较多，调查时间延长，而且研究的系统误差也可能会增大；而样本含量过小，在统计学上不能显示出疾病或事件与调查因素之间确实存在的关系。样本含量的具体估算方法可用查表法、公式法。对初学者可用累积法，可先调查病例和对照各 100 例，然后进行统计学处理，视结果情况再增加样本量。采用公式法时注意，不同类型的病例对照研究估计样本含量的方法不同。

1. 非匹配病例对照研究的样本含量估计。

病例对照研究的样本大小可按下式计算，估计病例组和对照组分别需要多少人。

$$N=\frac{(K_\alpha\sqrt{2\overline{P}\overline{Q}}+K_\beta\sqrt{P_1Q_1+P_2Q_2})^2}{(P_2-P_1)^2} \qquad (10\text{-}1)$$

$K_\alpha$ 与 $K_\beta$ 分别为 $\alpha$ 与 $\beta$ 时的正态离差，可查表 10-2 获得。

$P_1$ 和 $P_2$ 分别为对照组与病例组有暴露史的估计比例（暴露率）。

$$Q_1=1-P_1 \qquad Q_2=1-P_2 \qquad (10\text{-}2)$$

$$\overline{P}=(P_1+P_2)/2 \qquad \overline{Q}=1-\overline{P} \qquad (10\text{-}3)$$

实际工作中，$\alpha$ 和 $\beta$ 是由研究设计所要求的精确度和把握度来决定，一般取 $\alpha=0.05$，$\beta=0.1$；$P_1$ 和 $P_2$ 值则可通过查阅文献或预调查获得。

**表 10-2　正态分布的分位数表（正态离差）**

| $\alpha$ 或 $\beta$ | $K_\alpha$（单侧检验）<br>$K_\beta$（单侧或双测检验） | $K_\alpha$（双侧检验） |
|---|---|---|
| 0.001 | 3.090 | 3.290 |
| 0.002 | 2.878 | 3.090 |
| 0.005 | 2.576 | 2.807 |
| 0.010 | 2.326 | 2.576 |
| 0.020 | 2.058 | 2.326 |
| 0.025 | 1.960 | 2.242 |
| 0.050 | 1.645 | 1.960 |
| 0.100 | 1.282 | 1.645 |
| 0.200 | 0.842 | 1.282 |

非匹配病例对照研究估计的样本含量也可直接查表得到。

2. 匹配的病例对照研究的样本含量的估计。

在病例对照研究中采用匹配设计的样本含量可用 Schelesselman 公式来估计：

$$N=\frac{[K_\alpha\sqrt{(1+1/R)\overline{P'}\overline{Q'}}+K_\beta\sqrt{P_1Q_1+P_0Q_0/R}]^2}{(P_1-P_0)^2} \qquad (10\text{-}4)$$

式中，$N$ 为所要估计的对子数。$K_\alpha$，$K_\beta$ 为相对 $\alpha$ 与 $\beta$ 的正态离差（查表 10-2），$R$ 为对照数（或称匹配度）。$P_1$ 和 $P_2$ 分别为对照和病例各自的暴露比例，$Q_1=1-P_1$，$Q_2=1-P_2$，$\overline{P}'=(P_2+RP_1)/(1+R)$，$\overline{Q}'=1-\overline{P}'$。

例如在一病例对照研究中，某危险因素在病例和对照中的暴露率分别为 56％和 30％，即（$P_2=0.56$，$P_1=0.3$），当 $\alpha$ 取 0.05，$\beta$ 取 0.10 时，成组比较的样本含量约需 73×2＝146 例，而 1∶1 配对研究时只需 54 对（108 例）就够了。

在匹配研究设计中，病例与对照之比是 1∶1 时比较的效率最高。但是，在实际工作中，有时病例来源有限，为提高把握度，可以增加匹配度。

## 六、病例对照研究中的偏倚及控制

### （一）选择偏倚

由于研究对象与非研究对象间的特征有系统区别而产生的系统误差。以医院为基础的病例对照更易发生这类偏倚。医院收治病人有不同的选择；病人到哪个医院就诊，或去不去医院就诊亦有选择；不同病种也有不同的入院频率，这使研究的病例和对照不能推论到一般人群。而且，如果病例组成员与对照组成员的入院率有差别，则可使病例组与对照组缺乏可比性。这种由于入院选择而导致的偏倚，又称为入院偏倚或 Berkson's 偏倚。

### （二）信息偏倚

主要是由于对疾病的诊断不明确或不统一，导致分组错误；由于对暴露因素的定义不明确，或在各比较组间的标准不一而导致暴露的错误分类和暴露水平的错误分级等原因引起。在人群为基础的病例对照组研究中，则以回忆偏倚（由于研究对象对暴露史的回忆错误而引起）最为常见或不易排除。

### （三）混杂偏倚

混杂（confounding）是指在研究某一因素与疾病的关系时，由于另外因素的存在，混淆了研究因素与疾病的关系。混杂作用歪曲了暴露因素与疾病关系，这种歪曲是由于其他因素是疾病的危险因素并与暴露也有联系而引起的。这些其他因素称混杂因素（confounding factors），它在暴露者和非暴露者中的分布是不均衡的。例如，在研究吸烟与肺癌的关系中，年龄是一混杂因素，因为年龄与吸烟有联系，年龄因素在吸烟者与非吸烟者的分布不同，而且年龄是肺癌的一个危险因素。如果不注意年龄，则年龄因素会混淆或歪曲吸烟对肺癌的影响。混杂因素在研究中必然存在，但只要充分认识，注意资料分析方法，应可避免。

### （四）偏倚的控制

1. 在设计阶段加以控制。要认识偏倚对研究结果影响的重要性，在设计阶段要充分考虑到可能出现的各种偏倚，合理设计研究的方法和技术路线，预防各种偏倚的发生。如对混杂偏倚的控制，在设计时可采用匹配设计方法使得潜在的混杂因素在病例组和对照组间分布一致；对入院偏倚，可用多中心研究设计或一般人群选择病例的方法进行控制。

2. 在研究实施阶段加以控制。在研究的实施阶段要严格按设计的要求进行，如在选择对象时，尽可能采用随机抽样原则，采用标准的诊断方法确定病例，注意病例和对照的可比性，在调查的过程中采取客观态度，同等程度地对待病例和对照。注意搜集暴露资料时盲法的应用；调查变量最好有客观指标。

3. 资料整理分析阶段加以控制。在资料的整理过程中要注意病例与对照两组的均衡性。对于可能出现的混杂偏倚可采用分层分析、标准化处理或多元回归分析等方法处理。

4. 病例对照研究易产生偏倚，可分析其意义。如果联系的强度很大，或者暴露因素与研究的疾病有明显剂量反应关系，或者多种对照条件下获得相同的结论，则存在一些较小偏倚对结果的影响可能不是很大，要根据情况具体分析。存在明显偏倚时，下结论应慎重。

## 第五节　病例对照研究的资料整理与统计分析

研究设计完成后，即到研究现场搜集有关信息资料，随后进行资料的整理和分析。

### 一、资料整理和分析的一般原则

（一）资料的整理

在实施完调查后，首先要对所搜集的原始资料进行复核、修正、验收，合格后才可分组、归纳整理。整理和分析的目的就是要从众多的调查表中归纳总结出规律性的东西。

对搜集的资料进行核查，以发现资料中存在的问题，剔除不合格的调查表格，对于不合格的表格如可能应尽量设法补救。这一工作最好在每一例调查完后就进行，以便及时纠正弥补。保证调查资料的高质量，是进行统计分析的基础和前提。随后进行资料的分组、归纳，或编码、输入计算机，这一步骤是使原始的数据系统化和条理化，在此基础上计算各项指标，描述分布的特征，进一步作分析。不使用计算机的情况下，先设计出整理用表，再手工计数填表。

（二）资料的分析

在病例对照研究中，主要分析病例组和对照组有关暴露的比例是否具有差异，即是否存在统计学的联系，如存在统计学的联系，可进一步分析联系的强度以及剂量反应关系。病例对照研究资料分析一般有以下几个方面。首先是对所搜集的资料作描述性统计分析，即对研究对象的一般特征，如年龄、性别、职业等的分布频率作描述，并对研究因素以外的有关因素的分布在病例与对照组作均衡性检验。然后是进行推断性的统计分析，即主要分析病例组与对照组之间有关因素的暴露率有无显著性差异，以及这种暴露与疾病的关联强度。

病例对照研究资料分析的基本方法就是比较病例和对照中暴露的比例，计算暴露优势比，用以估计患病优势比，以估计暴露于某个危险因素下罹患疾病的危险度。如果知道人群中暴露的比例，则亦可计算归因危险度（attributable risk，AR）和人群归因危险度（population attributable risk，PAR）等指标。如果没有采用匹配设计，则必须采用分层分析或多因素分析（如 logistic 回归）的方法来控制可能的混杂因素。如果要考虑的分层因素很多，分层分析可能会降低研究的效力。如果是匹配的病例对照研究则应采用相应的资料分析方法。

### 二、未匹配未分层资料的分析

这是病例对照资料分析的最基本形式。如本章前面的结构模式图所示，病例对照研究中，对单一个暴露因素的资料均可归纳成如表 10-3 典型的四格表（即 2×2 表）形式。

**表 10-3　病例对照研究单因素资料整理表**

| 暴露或特征 | 病例组 | 对照组 | 合计 |
|---|---|---|---|
| 有 | $a$ | $b$ | $a+b=n_1$ |
| 无 | $c$ | $d$ | $c+d=n_0$ |
| 合计 | $a+c=m_1$ | $b+d=m_0$ | $a+b+c+d=N$ |

这是对未匹配设计、未分层的病例对照研究资料作推断性统计分析的模式表。例如Weicxer 等(1963)探讨新生儿短肢畸形与母亲在妊娠第 4～8 个星期间服用反应停关系，研究者获得了 50 例短肢畸形病例，以同期入院的 90 例无短肢畸形者作为对照，通过调查了解母亲妊娠期间是否服用过反应停。结果病例中有 12 位母亲，对照中有 2 位母亲曾在妊娠期服用过反应停。将研究资料整理成四格表(表 10-4)。

**表 10-4　服用反应停与短肢畸形关系的病例对照研究**

| 母亲孕期服反应停史 | 畸形儿的母亲 | 无畸形儿的母亲 | 合计 |
|---|---|---|---|
| 有 | 12($a$) | 2($b$) | 14($n_1$) |
| 无 | 38($c$) | 88($d$) | 126($n_0$) |
| 合计 | 50($m_1$) | 90($m_0$) | 140($N$) |

(一)两组暴露率的统计学显著性检验

一般可用四格表的 $\chi^2$ 检验或校正的 $\chi^2$ 检验公式(见公式 10-5)分别来计算该各个研究因素的 $\chi^2$ 值，以此来检验病例组与对照组两组的每一个研究因素的暴露率是否有差异及差异的显著性水平。

$$\chi^2=\frac{(|ad-bc|-N/2)^2\times N}{n_1 n_0 m_1 m_0} \tag{10-5}$$

本例中病例组暴露率为 $a/m_1=12/50=0.24$，对照组暴露率为 $b/m_0=2/90=0.02$，将四格表中的数据代入公式，作检验，

得 $\chi^2=(|12\times 88-38\times 2|-140/2)^2\times 140/(50\times 90\times 14\times 126)=14.60$

查 $\chi^2$ 界值表，$\alpha=0.05$，$\upsilon=1$，$P<0.05$，认为两组暴露率有统计学差异。

(二)计算暴露与疾病的关联强度

1. 描述暴露与疾病的关联强度的指标是相对危险度(relative risk, RR)。RR 是指暴露队列的发病率与非暴露队列的发病率之比，故又称为率比(rate ratio, RR)，其在前瞻性的队列研究中方可求得。一般而言，在病例对照研究中，因不能计算发病率而不能直接求得该指标，故而用“比值比”(odds ratio, OR)来代替。

2. $OR$ 值的意义。$OR$ 的数值范围从 0 到无限大的正数，其数值大小的意义与 $RR$ 相同，即其数值为 1 时，表示暴露与疾病危险无关联，$OR>1$ 说明疾病的危险度增加，$OR<1$ 说明疾病的危险度减少。

3. $OR$ 及其 95%可信区间的估计。

$$OR=\left(\frac{a}{a+c}\Big/\frac{c}{a+c}\right)\Big/\left(\frac{b}{b+d}\Big/\frac{d}{b+d}\right)=\frac{ad}{bc} \tag{10-6}$$

本例 $OR=12\times 88/2\times 38=13.89$，可认为母亲孕期服用反应停是短肢畸形发生的危险因素。

$OR$ 的 95%可信区间的估计有两种方法：

①Miettinen 法。$OR^{(1\pm 1.96/\sqrt{\chi^2})}$　(10-7)

式中 $\chi^2$ 为不作连续性校正的 $\chi^2$ 值。校正 $\chi^2$ 值较小，可信限范围偏大。

②Woolf 法。基本原理是 $OR$ 的对数即 $\ln OR$ 呈近似正态分布，因此经 ln 转换后，可用正态分布的 95%可信限计算方法来估计。

lnOR 的方差为：$Var(\ln OR)=\frac{1}{a}+\frac{1}{b}+\frac{1}{c}+\frac{1}{d}$　(10-8)

当有某一格的数值为 0 时，可在每格的数值上各加 0.5，再求出它的例数之和。

lnOR 的 95%可信区间：$\ln OR \pm 1.96\times\sqrt{Var(\ln OR)}$　(10-9)

则 OR 的 95%可信区间是：

$$\ln^{-1}[\ln OR \pm 1.96\times\sqrt{Var(\ln OR)}]\quad(10\text{-}10)$$

(三)估计 AR%和 PAR%

AR%(归因危险度百分比)在队列研究中可按下列计算：

$$AR\%=\frac{RR-1}{RR}\times100\%\quad(10\text{-}11)$$

在病例对照研究中，则可用 OR 来代表 RR，则上式可改写成：

$$AR\%=\frac{OR-1}{OR}\times100\%\quad(10\text{-}12)$$

PAR%(人群归因危险度百分比)在队列研究中，可采用 Levin 氏推导的公式来计算：

$$PAR\%=\frac{P_e(RR-1)}{P_e(RR-1)+1}\times100\%\quad(10\text{-}13)$$

上式中 $P_e$ 为人群中暴露于某因素的比例。在病例对照研究中，则可用 OR 代表 RR，则 Levin 氏公式可改写成：

$$PAR\%=\frac{P_e(OR-1)}{P_e(OR-1)+1}\times100\%\quad(10\text{-}14)$$

## 三、匹配设计资料的分析

(一)1∶1 配对设计

1∶1 配对资料可整理成如表 10-5 的模式表(表中括弧内的数字为一假设的研究结果)。

**表 10-5　配对资料整理模式表**

| 对照 | 病例 | | 合计 |
|---|---|---|---|
| | 有暴露 | 无暴露 | |
| 有暴露 | a(42) | b(24) | 66 |
| 无暴露 | c(102) | d(88) | 190 |
| 合计 | 144 | 112 | 256 |

1. 显著性检验。

可用 McNemar 法，公式如下：

$$\chi^2=\frac{(b-c)^2}{b+c}\quad(10\text{-}15)$$

校正　$\chi^2=\frac{(|b-c|-1)^2}{b+c}$　(10-16)

上例：$\chi^2=48.286$，校正 $\chi^2=47.056$；$v$(自由度)=1，$|\chi^2|\geqslant6.63$，故 $P<0.01$。

2. 危险度估计。

$$OR=\frac{c}{b}\quad(10\text{-}17)$$

OR95%可信区间：$OR^{(1\pm1.96/\sqrt{\chi^2})}$　(10-18)

式中 $\chi^2$ 为非校正的值。

上例中，$OR=\frac{102}{24}=4.25$

$OR$95%可信区间：$4.25^{(1\pm1.96/\sqrt{48.286})}=2.83\sim6.39$

（二）1∶R 配对资料的分析

1∶R 配对资料一般可整理成如下的模式：

| | 有暴露 | 无暴露 | |
|---|---|---|---|
| 病　例 | $Y_g$ | $(1-Y_g)$ | 1 |
| 对　照 | $X_g$ | $(R-X_g)$ | $R$ |
| | | | $(1+R)$ |

上表中，$Y_g$ 是第 $g$ 个对子中病例的暴露状态，病例有暴露时 $Y_g=1$，没有暴露时 $Y_g=0$；$X_g$ 是第 $g$ 个对子中 $R$ 个对照中有暴露的人数；$R$ 为配对的对照数。

1. 显著性检验。

$$\chi^2_{MH}=[R\sum_{g=1}^{G}Y_g-\sum_{g=1}^{G}X_g]^2/[(1+R)\sum_{g=1}^{G}(X_g+Y_g)-\sum_{g=1}^{G}(X_g+Y_g)^2] \tag{10-19}$$

2. 危险度估计。

病例对照研究中，可估计 $OR$ 及其可信区间来分析暴露因素与疾病间的联系强度。

$$OR_{MH}=\sum_{g=1}^{G}Y_g(R-X_g)/\sum_{g=1}^{G}X_g(1-Y_g) \tag{10-20}$$

$OR$ 可信区间：$OR^{(1\pm Z_\alpha/\sqrt{\chi^2})}$　(10-21)

## 四、分层资料的分析

为了分析或控制混杂因素的影响，常常需要按潜在的混杂因素分层后进行分析。分层分析的模式表如表 10-6。

**表 10-6　第 $i$ 层的资料整理模式表**

| 暴露或特征 | 病例组 | 对照组 | 合计 |
|---|---|---|---|
| 有 | $a_i$ | $b_i$ | $a_i+b_i=N_{1i}$ |
| 无 | $c_i$ | $d_i$ | $c_i+d_i=N_{0i}$ |
| 合计 | $a_i+c_i=M_{1i}$ | $b_i+d_i=M_{0i}$ | $a_i+b_i+c_i+d_i=T_i$ |

分层分析的一般步骤及方法如下：

1. 先将各层资料分别单独分析（见未分层资料的分析）。

2. 计算总的 $\chi^2$ 值，采用 Mantel-Haenszel 分层分析方法。

$$\chi^2_{MH}=\frac{[\sum a_i-\sum E(a_i)]^2}{\sum V(a_i)} \tag{10-22}$$

$$\sum E(a_i)=\sum M_{1i}N_{1i}/T_i,\ \sum V(a_i)=\sum M_{1i}M_{0i}N_{1i}N_{0i}/T_i^2(T_i-1) \tag{10-23}$$

$$\text{校正}\ \chi^2_{MH}=\frac{[|\sum a_i-\sum E(a_i)|-0.5]^2}{\sum V(a_i)} \tag{10-24}$$

3.计算总的 $OR$ 及其可信区间。

$$OR_{MH}=\frac{\sum(a_i d_i/T_i)}{\sum(b_i c_i/T_i)} \tag{10-25}$$

$OR_{MH}$的 95%可信区间：$OR^{(1\pm 1.96/\sqrt{\chi^2})}$　(10-26)

上式中，$\chi^2$ 为未校正的 $\chi^2$ 值。

4.计算标准化优势比。

如果上述分析中，发现各层的诸如年龄、性别等构成很不一致或各层间的 $OR$ 相差较大，总 $OR$ 则需标准化处理，此时可计算 $SMR$：

$$SMR=\sum a_i/\sum(b_i\times c_i/d_i) \tag{10-27}$$

5.分层病例对照研究资料分析实例。

将 1950 年 Doll 和 Hill 的吸烟和肺癌病例对照研究结果整理成如表 10-7 所示。

**表 10-7　不同性别肺癌病例与对照吸烟史的比较**

| | 男 | | | 女 | | | 合　计 | | |
|---|---|---|---|---|---|---|---|---|---|
| | 病例 | 对照 | 小计 | 病例 | 对照 | 小计 | 病例 | 对照 | 总计 |
| 吸　烟 | 647 | 622 | 1269 | 41 | 28 | 69 | 688 | 650 | 1338 |
| 不吸烟 | 2 | 27 | 29 | 19 | 32 | 51 | 21 | 59 | 80 |
| 总　计 | 649 | 649 | 1298 | 60 | 60 | 120 | 709 | 709 | 1418 |

如对表 10-7 中“合计”栏作四格表 $\chi^2$ 检验和 $OR$ 估计，即为未作男女性别分层的统计分析。本例中，性别未分层前的吸烟与肺癌的 $OR=2.97$；$\chi^2=19.13$，$P<0.05$，说明吸烟是肺癌的一个危险因素，且在统计学上有显著意义。

分层分析如下：

1.计算按性别分层后的 $\chi^2$ 和 $OR$ 值。

(1)男性：

$$\chi^2=22.04,P<0.001$$

校正 $\chi^2=20.32$

$$OR=\frac{647\times 27}{2\times 622}=14.04$$

$OR$95%可信区间：$OR^{(1\pm 1.96/\sqrt{22.04})}=4.67\sim 42.31$

(2)女性：

$\chi^2=5.76$，$P<0.05$

校正 $\chi^2=4.91$

$$OR-\frac{41\times 32}{19\times 28}=2.47$$

$OR$95%可信区间：

$$OR^{(1\pm 1.96/\sqrt{5.76})}=1.18\sim 5.15$$

2.总 $\chi^2$ 值的计算。

$$\chi^2_{MH}=\frac{[(647+41)-(\frac{1269\times 649}{1298}\times\frac{69\times 60}{120})]^2}{\frac{649\times 649\times 1269\times 29}{1298^2(1298-1)}+\frac{60\times 60\times 69\times 51}{120^2(120-1)}}=24.93;P<0.01$$

3. 总 $OR$ 值的计算。

$$OR_{MH}=\frac{\frac{647\times 27}{1298}+\frac{41\times 32}{120}}{\frac{622\times 2}{1298}+\frac{28\times 19}{120}}=4.52$$

$OR$95%可信区间：$OR_{MH}^{(1\pm 1.96/\sqrt{24.93})}=2.50\sim 8.17$

4. 计算 $SMR$。

由于上述男女间的 $OR$ 值有明显差别，故不宜求总的 $OR$ 值来分析，可用 $SMR$ 来分析：

$$SMR=\frac{647+41}{\frac{622\times 2}{27}+\frac{28\times 19}{32}}=10.97$$

这说明吸烟比不吸烟罹患肺癌的危险性高 10.97 倍。

## 第六节　病例对照研究的多因素分析——logistic 回归分析

单因素分析方法仅能分析一个因素与疾病的联系，Mantel-Haenszel 分层分析可以分析一个以上因素，但当分层因素较多时，分层过多每层内研究样本可能会很少，在应用上受到限制。采用 logistic 回归模型(logistic regression model)进行多变量分析，能在暴露与疾病的复杂关系中平衡多种混杂因素作用，比较容易地分析多个因素与疾病的联系，联系程度以及各因素之间的交互作用，同时能提供个体患病危险的概率预告值。目前 logistic 回归分析已成为疾病危险因素研究的常用方法。

### 一、logistic 回归模型的适用条件

logistic 回归模型的用途是分析一组变量对疾病危险的各自效应和联合效应。logistic 回归方程因变量一般为二分类变量，如死亡与存活、发病与不发病、有效与无效等，即要求因变量的两种结果必须相互对立，每个个体必须并且只能出现两种结果中的一种。自变量即可能的危险因素(包括混杂因素)可以是计量、计数和等级资料。计数和等级资料需经量化处理转换成计量资料。logistic 回归分析还可用于因变量为多分类资料的研究。

logistic 回归模型可分为条件 logistic 回归模型和非条件 logistic 回归模型两类。前者适用于匹配的病例对照资料，后者适用于非匹配病例对照研究和队列研究资料。

### 二、logistic 回归基本模型

logistic 回归模型可用下式表示：

$$P=\frac{\exp(B_0+B_1X_1+B_2X_2+\cdots+B_iX_i)}{1+\exp(B_0+B_1X_1+B_2X_2+\cdots+B_iX_i)}=\frac{\exp(\sum B_iX_i)}{1+\exp(\sum B_iX_i)} \tag{10-28}$$

即疾病发生的概率 $P$ 是以上式的方式依赖一组变量 $X_1$、$X_2$、$\cdots X_p$。这里变量 $X_1$、$X_2$、$\cdots X_p$ 可以表示潜在的危险因素或混杂因素，也可以表示潜在危险因素或混杂因素的函数，还可表示上述变量的交互作用；$B_1$、$B_2$、$\cdots B_p$ 表示 $X_1$、$X_2$、$\cdots X_p$ 诸因素对疾病发病危险的效应大小。$P$ 表示具有特征 $X_1$、$X_2$、$\cdots X_p$ 者发病的条件概率。疾病可能不发生的概率 $Q$ 即$(1-P)$可用下式表示：

$$Q = 1 - P = \frac{1}{1 + \exp(B_0 + B_1X_1 + B_2X_2 + \cdots + B_iX_i)} = \frac{1}{1 + \exp(\sum B_iX_i)} \quad (10\text{-}29)$$

两者之比，即比数 odds 为：

$$\frac{P}{Q} = \frac{P}{1-P} = \exp(B_0 + B_1X_1 + B_2X_2 + \cdots + B_iX_i) = \exp(\sum B_iX_i)$$

其对数比数为：

$$\ln\frac{P}{Q} = \ln\frac{P}{1-P} = B_0 + B_1X_1 + B_2X_2 + \cdots + B_iX_i = \sum B_iX_i \quad (10\text{-}30)$$

$\ln\frac{P}{1-P}$为 $P$ 的 logit 变换，可表示为 logit$P$。即：

$$\text{logit}P = B_0 + B_1X_1 + B_2X_2 + \cdots + B_iX_i = \sum B_iX_i \quad (10\text{-}31)$$

从上式可以看出 logistic 回归模型可用 logitP 表示为一组变量 $X_1$、$X_2$、$\cdots X_p$ 的线形函数。方程中的 $B_0$ 为常数项，$X_i$ 为研究的自变量。$B_i$ 为回归的偏回归系数，取 $B_i$ 反对数可得比数比（$OR$），即 $OR = \exp(B_i)$。因此，运用 logistic 回归模型分析调查资料时，当获得一个因素的 logistic 回归的偏回归系数 $B_i$ 之后，就可估计出这一因素的比值比。

### 三、logistic 回归分析的过程及结果

求解常数项 $B_0$ 和偏回归系数 $B_i$ 的过程常用最大似然法（maximum likelihood method）。拟合 logistic 回归方程可用前进法和后退法逐步拟合模型，模型中只保留对疾病有影响的因素，而剔除对疾病无关的变量，并用似然比检验（likelihood test）、Wald 检验、记分检验（score test）等检验方法对所拟合的模型进行验证。

回归方程的计算工作量较大，特别是自变量很多时，通常需借助计算机完成。常用统计软件 SAS、SPSS 等均可进行回归分析。logistic 回归分析的结果是给出各变量的名称、logistic 偏回归系数 $B$、标准误 $SE$、自由度 $df$、$P$ 值、exp($B$)即 $OR$ 值及其 95%可信区间（95% $CI$）。

## 第七节　病例对照研究的应用范围及其优缺点

自 Doll 和 Hill（1948～1952）进行了著名的吸烟与肺癌关系的病例对照研究以来，现在病例对照研究已是一种应用颇为广泛的方法，特别在病因学研究方面发挥了独到的作用。一般而言，只要设计严密、合理，实施时重视质量控制，并能有效地预防与控制各类偏倚对研究结果的影响，则病例对照研究不失为一种值得选择的有效力的研究方法。

### 一、病例对照研究的应用范围

#### （一）应用于病因学研究

病例对照研究最常被用来探讨致病因素或危险因素与疾病的关系，在文献报道中可见到大量的这方面的应用例子。在病因探索中，可更具体地将病例对照研究分为两种，即探索性病例对照研究和验证性病例对照研究。前者利用病例对照研究可以同时调查许多因素的特点，对病因未明的疾病之原因，在众多的相关因素中，筛选出该疾病的危险因素或致病因素。在设计上一般采用非匹配设计的病例对照研究；后者则针对业已建立的某个疾病的病因假设，作验证性研究分析，以评价该因果联系假设是否成立。

“病例”可以是患所研究疾病的病人，也可以是发生某事件或具有某特征的个体，这在一定程度上扩大了该研究的应用范围，为这个经典的研究方法开辟了广阔前景。该方法不仅可用于疾病的研究，还可用于某种事件的研究。

（二）应用于预防与治疗的研究

病例对照研究在疾病预防措施的评价和临床治疗效果及副反应方面也有广泛的应用。例如，通过对某个传染病的一组病人及其相应的一组正常人的回顾性调查，了解他们过去的预防接种史等情况，然后比较分析这两组的预防接种的暴露率而作出预防接种措施的效果评价。临床上对某病的各种治疗方案的总结、遴选和评价等也可应用病例对照研究的方法，如将某病的所有经治病人，按临床疗效好的和无疗效的分为“病例组”和“对照组”，然后让他们回顾或通过病案资料的复习以确定这两组病人所采用的各种治疗方法并作比较分析，从中确定有疗效的治疗方法或方案。药物副反应的原因的确定，亦可应用病例对照研究的方法，能比较迅速有效地找出引起副反应的药物或确定其是由药物所引起抑或病人机体或病情自身的原因。

（三）应用于预后研究

病例对照研究可用来筛选和（或）评价影响疾病预后的因素。如将某癌症病人按其生存期长短分为“病例组”和“对照组”，再回顾调查这两组曾经接受的各种治疗方法以及其他诸如病期、病情的因素及年龄、社会经济水平等个体因素，并作对比分析，以找出影响该癌症病人生存期长短的主要影响因素，指导临床实践。

## 二、病例对照研究的优点

根据病例对照研究设计上的特点，不难明白这种研究方法最大的一个优越之处是所需的研究时间短，人力、财力、物力均较节省，因此容易得出结果。此外，病例对照研究尚具有以下方面的优点。

（一）适用于少见病的研究

少见病的人群发病率低，如果采用队列研究等方法，则需要一个很大的观察样本或等待很长的时间，才能观察到足够多的病例出现，才能满足统计分析的需要。这在实际工作中，常常是不可行的。而病例对照研究在研究开始时，病例已经发生，只要找到足够的病例数，或通过增加对照的数量来满足样本的含量即可进行研究。有时，病例对照研究是某些罕见病惟一的研究方法。

（二）适用于潜伏期较长的疾病的研究

从致病因素作用于人体（致病）到在临床上出现症状、体征（发病）的整个时期为潜伏期。与上述优点有同样的道理，对这种类型疾病的病因探索，病例对照研究具有其他研究方法不可替代的优越性。

（三）允许同时调查分析许多因素

虽然横断面研究等方法也可在一次研究中搜寻许多因素，但其一般不能提供任何因果关联的证据。对病因未明疾病的致病因素或危险因素的探索，应当首选病例对照研究方法。

（四）医德问题少

病例对照研究属于一种观察性研究，而且在研究开始时，不但结果（疾病）已经发生而且与此有关的各种致病因素或危险因素也业已存在，因此这类研究方法所遇到的医学道德上的麻烦比起其他研究方法来可以说是最少的。

## 三、病例对照研究的缺点

由于病例对照研究设计上的特点，主要有以下三个方面的局限性。

（一）容易受偏倚的影响

由于选择病例和对照不合理，如病例组采用医院病例而对照组来自人群，或者采用的多年存活的现患病人作为研究的病例组等，均可能导致研究对象缺乏代表性，而产生选择偏倚。信息偏倚中以回忆偏倚和测量偏倚最易介入。回顾性调查由于某种原因导致研究对象有倾向性回忆，会使研究结果失真，即回忆偏倚。如对各项研究因素的定义不明确或测量尺度不合理会由此产生测量偏倚。

（二）对照组的正确选择有时会发生困难

理论上病例对照研究中的对照组应来自产生病例组的同一时点和范围的人群，而在实际操作过程中，常常难以完全达到这一要求。在医院为基础的病例对照研究中尤甚。

（三）不能确定暴露与非暴露组的发病率

一般而言，病例对照研究时不具备其目标人群的发病和人口等背景资料，因此，无法计算按暴露和非暴露分组的发病率，而代之以用病例组和对照组的暴露比值来估计所研究疾病的危险度，即只能用 *OR* 来估计 *RR*。

## 四、病例对照研究的质量控制

综上所述，病例对照研究虽具有很大的优越性，但其方法本身的缺陷也不可忽视。进行病例对照研究时，在设计上要周密考虑，使其尽可能地符合或贴近队列研究，以至实验性研究的设计原则或要求；在实施中，要有严格的质量控制，制定并严格执行的工作程序，以避免或减少各种误差或偏倚的介入，保证研究资料的真实性；在结果解释和推论时则应该谨慎。

（张　扬　乐园罗）

# 第十一章　人群病因研究新的研究类型

前面几章介绍了人群病因研究的经典，它们也是基本的研究方法：现况研究、队列研究及病例对照研究等。正如前面几章讲述的，这几类研究各有其特点，各自的优势比较突出，如现况研究实施操作相对简单；队列研究推论的真实性强；病例对照研究省时省力出结果快。但这几类研究的局限性也非常明显：一般而言现况研究对病因的认识较为粗浅；队列研究往往耗时长，规模大，因而开支巨大，费用是病例对照研究的十几倍乃至数十倍，一般研究者根本无法进行；病例对照研究因存在偏倚可能性大，推论的真实性较差。正由于上述局限性，因而在人群病因研究的实践中产生了一些新的研究类型，主要是将队列研究和病例对照研究结合起来，克服队列研究规模大、费用高及病例对照研究因推论的真实性较差的不足，扬长避短。

这些新的研究类型包括巢式病例对照研究，病例队列研究等。东南大学陈树昶、汪宁等将它们称为病例对照研究的现代衍生类型，甚至直接称为现代病例对照研究，以区别于传统病例对照研究。这些推论真实性强的所谓现代病例对照研究是队列研究的有效实现形式。本章主要对这几类新的研究类型设计原理与思路给以介绍，并以实例就巢式病例对照研究加以讨论，其他方面如计算分析与传统病例对照研究基本相同，这里不赘述。

## 第一节　病因研究中几种新的研究类型的基本思路

现代病例对照研究（巢式病例对照研究、病例队列研究等）的设计原理和传统病例对照研究一样，都是以队列研究的基本逻辑为基础的。

按照人群病因研究设计的基本逻辑和方法论要求（即虚拟事实因果模型理论），病例对照研究中的对照应该来自于产生病例的源人群，或者来自于可以估计源人群中非病例的暴露率的某个人群，否则，两组暴露率的比较将会导致错误的结论。而传统病例对照研究的基本原理是以现在确诊的患有某特定疾病的病人作为病例，以不患有该病但具有可比性的个体作为对照，通过比较病例组和对照组的暴露差异来达到探索和检验病因假说的目的。是从“疾病”到“暴露”，没有首先确定病例来源的人群——“分母”。在为病例选择对照时，强调对照和病例的可比性，忽视了“分母”对两者的限定作用，从而忽视了选择对照的目的和基本作用。这样，可能导致对照组的暴露率不能估计产生病例的源人群中未患病人群的暴露率问题，违反了人群病因研究设计的基本逻辑和方法论要求，其根据是否患病选择研究对象的规定已经过于狭窄。巢式病例对照研究、病例队列研究较好地克服了这个问题。

### 一、从队列研究理解现代病例对照研究的设计原理

理解现代病例对照研究的设计原理有必要从队列研究的角度考虑对照选择这一关键问题。事实上病例对照研究设计中最关键之处在于对照的选择。陈树昶、汪宁等在《病例对照研究的设计原理及其进展》一文中特别提到研究库这一概念，认为引入这一概念有助于明确对照

的合理性和对照的作用等病例对照研究中的重大方法学问题，有助于彻底地掌握现代病例对照研究的基本原理。

（一）研究库

确定研究人群是人群病因研究设计中首先必须解决的问题。队列研究的研究对象的来源有源人群、研究人群等。研究的源人群是指能获得研究所需资料的人群，从而能够利用它检验研究假设。研究人群是根据研究需要而制定的纳入标准和排除标准进行筛选后剩下的“合格”的人群。研究人群经过一段时间后，有的研究对象成为病例，这样我们就可以得到研究库。研究库是一定研究期间内所有的研究对象，包括发病和未发病的研究对象。研究库和研究人群的区别在于前者已经包含了发生研究结局的对象并已经有了人时经历，而后者则没有。研究库可分为原始研究库和构造研究库。在现代病例对照研究中，区分原始研究库和构造研究库具有非常重要的意义，因为病例对照研究的设计也建立在研究库的基础之上，病例对照研究是对研究库的一个样本进行的研究。如果研究开始时已经有明确的研究人群，对每个研究对象经历的时间和结局也有明确的记录，这样的研究人群的总经历就是原始研究库。在实际的病例对照研究中，研究者往往是已搜集完病例后，再去为这部分病例想象一个研究库，即为构造研究库。例如在以医院为基础的病例对照研究中，病例可以是一个或几个医院的全部患有所研究疾病的病人，构造研究库则是那些一旦发生所研究的疾病，就会在这些医院得到诊断的个体，对照应在这个构造研究库的非患者中选取。构造研究库的界定是非常困难的，有时研究者无法确定一个对象是否属于该研究库。对构造研究库的样本进行病例对照研究，因确定研究库有困难，作结论时往往要附加假设条件，例如，使用医院患其他疾病的病人为对照的假设条件是医院对照能估计研究病例所来源的构造研究库中未患所研究疾病人群的暴露分布。

（二）对照的选择

对照的选择是病例对照研究成功的关键。其目的是为了估计研究库中的特定人群的暴露分布。选择对照的原则包括：研究库原则，即要求对照和病例来自相同的研究库；对照选择必须独立于暴露，这样对照才能估计相应人群的暴露分布；可比性原则，指搜集或测量病例组和对照组暴露信息的方式方法要齐同；控制混杂原则，指采取配比的方法选择对照组或限制的方法选择整个研究对象。

随机选择对照的方式主要有三种。一种为累积抽样，指在随访结束时，对研究人群中的未患研究疾病者进行随机抽样来选择对照。以这种方式选择对照的病例对照研究叫做累积型病例对照研究。传统的病例对照研究其实可以归属为累积型病例对照研究。另一种是发病密度抽样，指的是对研究库的人时经历进行随机抽样来选择对照，即抽样时不但要考虑研究个体的人数，同时还要考虑这些个体经历的时间，目的是估计整个队列中，暴露组和非暴露组的人时比例。危险集抽样是实际应用中的一种发病密度抽样。某病例发病时所有未患病者组成一个危险集，然后用随机抽样或配比的方法在危险集中为该病例选取对照。以这种方式选择对照的病例对照研究叫做巢式病例对照研究。第三种为累积发病率抽样，是指对研究开始时总的研究人群进行随机抽样来选择对照，其目的是估计产生病例的总的研究人群的暴露分布，以这种方式选择对照的病例对照研究叫做病例队列研究。

## 二、巢式病例对照研究的基本思想

巢式病例对照研究（nested case-control study）又称套叠式病例对照研究或队列内病例对照研究（case-control study nested in a cohort），其设计原理可用图 11-1 来说明：开始时按队列研究的方式进行即选择一队列，搜集基线资料，采集所研究的生物学标志的组织等标本储存备用，然后随访到出现能满足病例对照研究样本量的病例数为止。将这些病例作为病例组，按病例进入队列的时间、疾病出现的时间与性别、年龄等其他匹配条件，从同一队列中选择1个或数个非病例作对照，抽取病例与对照的基线资料并检测搜集的标本，资料按病例对照研究（主要是匹配病例对照研究）的分析方法进行资料的统计分析和推论，其他的非病例及其资料、标本均可不用。

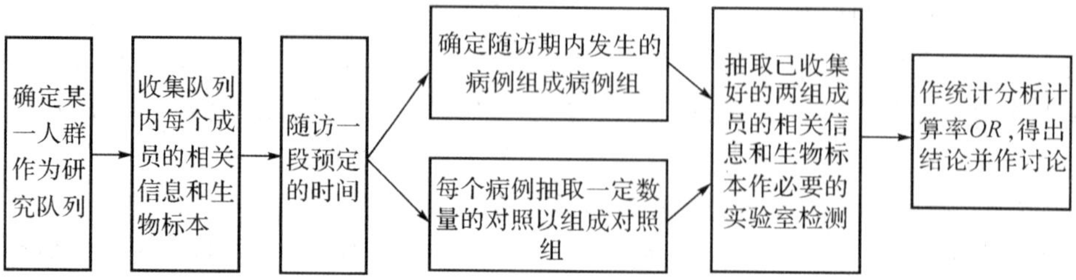


图 11-1　巢式病例对照研究的设计原理示意图

从统计计算角度可表述为（参见表 11-1）：先假设一个队列研究，暴露人群的发病密度为：

$$I_1 = A_1/T_1 \tag{11-1}$$

非暴露人群的发病密度为：

$$I_0 = A_0/T_0 \tag{11-2}$$

式中 $I_1$ 和 $I_0$ 分别代表暴露人群和非暴露人群的发病密度，$A_1$ 和 $A_0$ 分别代表研究时间内暴露人群和非暴露人群发生的新病例数，$T_1$ 和 $T_0$ 分别代表暴露人群和非暴露人群经历的人时数。对于队列研究

$$RR = I_1/I_0 = (A_1/T_1)/(A_0/T_0) = (A_1/A_0)(T_0/T_1) \tag{11-3}$$

巢式病例对照研究以该队列研究的全部病例 $A_1$ 和 $A_0$ 作为病例组，用密度抽样的方法来选择对照$(b_1+b_0)$，以 $b_1$ 和 $b_0$ 的比值去估计 $T_1$ 和 $T_0$ 的比值。（即 $b_1/b_0 = T_1/T_0$）。对于病例对照研究，$OR = \dfrac{A_1 b_0}{A_0 b_1} = (A_1/A_0)(b_0/b_1)$，因为 $b_0/b_1 = T_0/T_1$ 所以，$OR = RR$，即巢式病例对照研究的 $OR$ 值估计的是原队列研究的 $RR$，不需要发病率很低的假设，而传统病例对照研究，要求发病率很低时，$OR$ 才能估计 $RR$。

**表 11-1　巢式病例对照研究原理与数据格式**

| | 队列中的病例 | 人时 | 对照（抽样） |
|---|---|---|---|
| 暴露 | $A_1$ | $T_1$ | $b_1$ |
| 非暴露 | $A_0$ | $T_0$ | $b_0$ |

## 三、病例队列研究的基本思想

病例队列研究（case-cohort study）又称病例参比式研究（case-base reference study）。研究开始时，在队列中随机选取一组样本作为对照；观察结束时，队列中出现被研究疾病的所有病例作为病例组，与上述随机对照组进行比较。这种研究模式，可以同时研究几种疾病，故不同的疾病有不同的病例组，但对照组都是同一组随机样本。

**表 11-2　病例队列研究原理与数据格式**

| | 队列中的病例 | 起始人口 | 对照(抽样) |
|---|---|---|---|
| 暴露 | $A_1$ | $N_1$ | $b_1$ |
| 非暴露 | $A_0$ | $N_0$ | $b_0$ |

从计算角度考虑，正如队列研究的发病率计算可分为累积发病率和发病密度一样，病例对照研究也可以通过不同的抽样方法分别实现对这两种率的估计。和巢式病例对照研究不同，病例队列研究采用病例基础抽样，不管该队列中的每个人贡献给该队列的人时有多少，都有相等的机会被作为对照。暴露子队列在特定危险期间的平均危险(累积发病率)为(表 11-2)：

$$R_1=A_1/N_1 \tag{11-4}$$

非暴露子队列在特定危险期间的平均危险(累积发病率)为：

$$R_0=A_0/N_0 \tag{11-5}$$

病例队列研究中，选择对照的目的是为了估计源人群中的暴露的分布，即：

$$b_1/b_0=N_1/N_0 \tag{11-6}$$

对于队列研究，

$$RR=R_1/R_0=\frac{A_1/N_1}{A_0/N_0}=(A_1/A_0)(N_0/N_1) \tag{11-7}$$

对于病例对照研究，比值比(交叉乘积比)为

$$OR=\frac{A_1b_0}{A_0b_1}=(A_1/A_0)(b_0/b_1) \tag{11-8}$$

因为 $b_1/b_0=N_1/N_0$，所以病例队列研究的 $OR$ 估计的是队列研究的 $RR$，也不需发病率很低的假设，但要求队列为固定队列。

## 第二节　巢式病例对照研究实例

以陈坤等发表在中华流行病学杂志 2001 年第 6 期的文章《结肠癌和直肠癌危险因素的巢式病例对照研究》为例说明巢式病例对照研究设计分析思路。

### 一、病例与对照的选择

1989 年 5 月至 1990 年 4 月，在浙江省嘉善县所属的 10 个乡镇中对 30 岁以上人群共 75842 人进行了结、直肠癌筛检，共有 64693 人参加了筛检，应答率为 85.3%。该筛检人群即为本研究的队列人群。此后，依据嘉善县建立的完整的结、直肠癌登记报告制度，对该队列进行随访。从 1990 年 5 月至 1998 年 12 月，该队列人群共新发生结、直肠癌 196 例，此即为本研究的病例组。196 例病例中，病理诊断 151 例(77.1%)，手术诊断 20 例(10.2%)；内窥镜诊断 23 例(11.7%)。对照组按照成组设计的原则，应为该队列中未患结、直肠癌者的一个代表性样本，为此，应用单纯随机抽样技术，在上述 6.4 万余队列资料的计算机数据库中，完全随机地抽取了 980 名未发生结、直肠癌者为对照组。病例与对照人数的比值为 1∶5。

### 二、研究内容

一般情况：包括年龄、性别、职业、文化水平等；个人习惯：包括饮食情况、饮水情况、烟酒嗜好等；可能与结、直肠癌有关的一些症状及医疗疾病史：包括大便性状的改变、腹部手术史、肠

道疾病史、哮喘过敏史、肿瘤家族史、钩虫病史、药物服用史及精神刺激史等。

**三、调查方法及质量控制**

1989—1990 年筛检时的基线调查由经过专门培训的乡、村卫生院医生担任，并备有专门的《调查员手册》作为统一询问和填表的标准。调查询问除因受检对象外出外，均无拒检。调查资料由专门人员两次输入计算机，经校对无误后进行分析。本次研究所用资料，均从该建立的筛检数据中调出。

**四、结果**

该研究中病例 196 例，对照 980 例，其中男性 574 例，占 48.8%，略少于女性。结、直肠癌病例发病年龄分别为(57.9±11.5)岁和(61.7±10.3)岁，差异有显著性($P$=0.015)。以进入队列时的平均年龄分析，结肠癌病例组与其对照组分别为(56.71±10.68)岁和(45.66±12.59)岁；直肠癌病例组与其对照组分别为(52.08±10.41)岁和(46.41±12.18)岁，经 t 检验，差异均有显著性($P$<0.05)。

表 11-3 和表 11-4 分别列出了结肠癌和直肠癌单因素分析中，各变量的 $\chi^2$值，$P$ 值，$OR$ 值及其 95%可信区间(95%$CI$)($P$>0.2 者未列入表中)。

**表 11-3　结肠癌单因素分析(病例组 $n$=84，对照组 $n$=420)**

| 因　素 | $OR$ 值 | 95%$CI$ | $\chi^2$ 值 | $P$ 值 |
|---|---|---|---|---|
| 文盲(是=1，否=0) | 2.015 | 1.257～3.233 | 8.655 | 0.003 |
| 饮用井水(井水=1，其他=0) | 0.317 | 0.096～1.047 | 3.148 | 0.060 |
| 饮用自来水(自来水=1，其他=0) | 0.663 | 0.414～1.061 | 2.962 | 0.085 |
| 饮用混合水(混合水=1，其他=0) | 1.707 | 0.946～3.080 | 3.207 | 0.073 |
| 饮用浜水(浜水=1，其他=0) | 2.574 | 1.165～5.688 | 5.814 | 0.016 |
| 慢性腹泻史(有=1，无=0) | 1.713 | 0.852～3.445 | 2.324 | 0.127 |
| 便秘史(有=1，无=0) | 0.500 | 0.174～0.144 | 1.710 | 0.191 |
| 阑尾炎史(有=1，无=0) | 1.794 | 1.015～3.173 | 4.124 | 0.042 |
| 哮喘或过敏史(有=1，无=0) | 1.687 | 0.819～3.474 | 2.053 | 0.152 |
| 精神刺激史(有=1，无=0) | 3.458 | 0.954～12.533 | 3.458 | 0.059 |
| 阑尾手术史(有=1，无=0) | 1.897 | 0.960～3.746 | 3.490 | 0.062 |
| 节育史(有=1，无=0) | 0.423 | 0.177～1.012 | 3.942 | 0.047 |
| 肠息肉史(有=1，无=0) | 8.874 | 2.076～37.931 | 12.386 | 0.000 |

**表 11-4　直肠癌单因素分析(病例组 $n$=82，对照组 $n$=560)**

| 因　素 | $OR$ 值 | 95%$CI$ | $\chi^2$ 值 | $P$ 值 |
|---|---|---|---|---|
| 文盲(是=1，否=0) | 1.602 | 1.066～2.407 | 5.187 | 0.023 |
| 饮用井水(井水=1，其他=0) | 0.326 | 0.116～0.916 | 4.975 | 0.026 |
| 饮用混合水(混合水=1，其他=0) | 1.846 | 1.070～3.178 | 5.015 | 0.025 |
| 黏液血便史(有=1，无=0) | 1.688 | 0.889～3.205 | 2.613 | 0.106 |
| 阑尾炎史(有=1，无=0) | 0.631 | 0.333～1.197 | 2.016 | 0.156 |
| 性别(男=1，女=0) | 1.432 | 0.951～2.157 | 2.979 | 0.084 |
| 精神刺激史(有=1，无=0) | 2.110 | 0.854～5.214 | 2.729 | 0.099 |

鉴于结肠癌与直肠癌的危险因素不尽相同，故未作两者合并(即大肠癌)的危险因素分析。

为了控制和分析年龄及其他相关因素间的混杂作用的影响，将单因素分析结果中，显著性水平小于0.15的因素，通过向前逐步回归方法，分别拟合结肠癌和直肠癌的logistic回归模型(表11-5和表11-6)。

**表11-5　结肠癌多因素分析**

| 变　量 | OR值 | 95%CI | P值 |
|---|---|---|---|
| 黏液血便史(有=1,无=0) | 2.961 | 1.202～7.298 | 0.018 |
| 肠息肉史(有=1,无=0) | 8.941 | 1.820～43.926 | 0.007 |
| 年龄(岁) | 1.426 | 1.276～1.594 | 0.000 |

**表11-6　直肠癌多因素分析**

| 变量 | OR值 | 95%CI | P值 |
|---|---|---|---|
| 混合水(混合水=1,其他=0) | 1.823 | 1.024～3.247 | 0.041 |
| 年龄(岁) | 1.224 | 1.116～1.342 | 0.000 |

结果显示，在$\alpha$=0.05水平上，最终进入结肠癌logistic回归模型的因素有粘液血便史、肠息肉史和年龄；在直肠癌则有饮用混合水史及年龄。由此可见，无论是结肠癌还是直肠癌，年龄均是一个重要的影响发病的因素。

（乐园罗）

# 第十二章　现场试验

流行病学实验，又称为实验流行病学，是医学研究中的一类重要的研究方法。它是在研究者控制的条件下，通过比较给予干预措施（施加或去除某因素）的实验组人群和对照组人群的结局（疾病或健康状况）的影响，从而评价该因素与所研究结局之间的关系。流行病学实验可以对病因的假设进行验证。按照研究对象和研究目的，流行病学实验可分为现场试验和临床试验两大类。本章主要介绍现场试验方法。

## 第一节　基本概念与原理

现场试验也称为社区随机对照试验，是在某一社区或现场环境下进行的以未患某种疾病的易感者为研究对象。按照所接受干预措施的基本单位的不同，现场试验分为个体试验和社区试验两类。

### 一、个体试验

个体试验(individual trial)是以个人为基本单位接受干预措施。在这一点上，现场试验与临床试验类似。但不同的是，现场试验是未患病的易感者的一个有代表性样本为研究对象，按照随机化的原则分成实验组和对照组。然后给实验组施加干预因素如疫苗、预防性药物或措施等，而对照组不给这些措施或给予安慰剂等，观察并评价研究效应（如发病、死亡等）出现的情况，从而评价研究因素与疾病之间的关系。个体试验的基本模式见图 12-1。

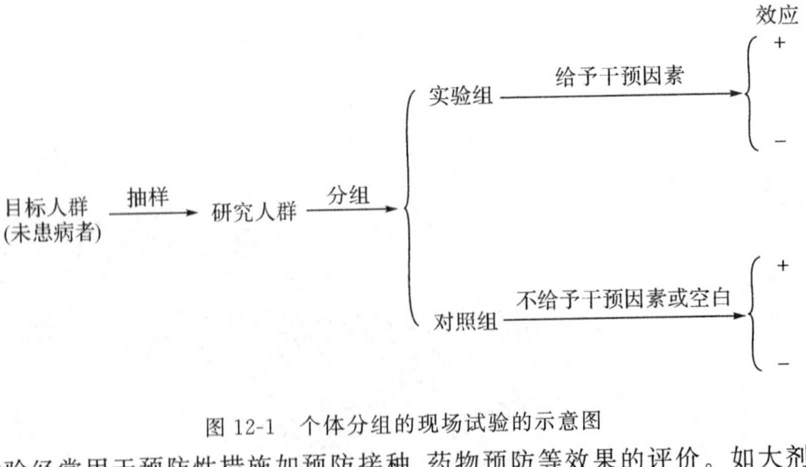


图 12-1　个体分组的现场试验的示意图

个体试验经常用于预防性措施如预防接种、药物预防等效果的评价。如大剂量维生素 C 预防普通感冒的研究（1975，美国）；母亲 HBsAg 阳性的婴儿中接种乙肝疫苗预防乙型肝炎病毒感染的试验等。

### 二、社区试验

社区试验(community trial)或社区干预试验，是以未患所研究疾病的人群为单位进行研究。社区试验是个体(现场)试验的扩展。两者的区别在于干预因素是针对个人还是某一人群。社区试验的基本单位是某一社区或人群的一个亚群。例如对某一个社区的人群通过各种方式进行戒烟的健康教育，观察健康教育的效果；将碘统一加到食用盐中，然后分发给研究地区的居民食用，以评价食盐加碘预防地方性甲状腺肿的效果。在进行社区试验时，应选择基本条件比较相近的社区作为研究现场，进行基线调查，然后分组确定实验组与对照组，实验组给予干预措施，对照不给干预措施，并进行干预的监测，随访观察比较两组人群效应出现的情况和差异。

## 第二节　现场试验的研究设计和实施

现场试验研究必须制定设计方案，具体包括：明确研究目的、确定研究方法、研究对象的选择、实施的具体措施以及效应的检测与结果评估等内容。

### 一、明确研究目的

在研究设计中应首先明确研究的目的。通过该研究，需要解决什么问题，达到什么要求？实验性研究可以进行病因验证或者对某种预防性措施的效果进行评价。通常一次研究只能解决一个问题，如研究目的不明确或过多、分散会影响主要的研究结果，往往适得其反。

### 二、研究对象的选择

根据研究的目的选择研究对象。在现场试验中，以未患所要研究疾病但又是该病的易感者作为研究对象。因此在研究设计时应制定选择标准包括入选标准和排除标准，避免其他因素的影响。研究对象选择的主要原则是：

1. 选择对干预措施有效的人群。以一些传染性疾病为研究对象时，应选择该病的易感者作为研究对象，排除已患病或有免疫力的人群。

2. 选择预期发病率较高的人群。如疫苗效果的评价应选择该病的高发区人群作为研究对象。因为研究所需的样本量与预期发病率有关，高发病率的研究人群可以减少样本量，节省费用、提高研究效率。

3. 选择干预因素对其不产生有害作用的人群。从保护研究人群健康和医德考虑，如某些人群对干预因素可能会产生有害反应，则这种人群不应作为研究对象。

4. 选择依从性较高并能坚持试验的人群。预计在试验过程中可能被剔除或失访的人群不应被选作研究对象。所选择的研究对象应流动性小，并能较好地配合随访，以便能准确搜集到试验所需的各种信息者。

5. 研究对象要有代表性。研究对象应是目标人群的一个有代表性的人群，避免选择性偏倚，使研究结果能够外推。

### 三、样本含量的估计

确定研究人群之后，还需对研究所需的样本量进行估计。其原则是研究的样本量能得出统计学意义的结果。样本量太小，研究效能低；太大将造成人力、物力和时间上的浪费，同时增加偏倚发生的可能性。影响现场试验样本量的因素有：

1. 所研究的结局或效应的发生率高低。通常该结局发生率越高，实验研究所需的样本量越小。

2. 干预因素的效果。所研究的干预因素作用越强，实验组和对照组结局发生率的差别越大，样本量越少。

3. 第Ⅰ类错误水平 $\alpha$。研究要求的显著性水平越高，所需样本量越多。在同样条件下，如 $\alpha$ 定为0.01时研究所需的样本量比0.05要大。

4. 第Ⅱ类错误水平 $\beta$。$1-\beta$ 为检验效能或把握度。要求检验效能越高，所需的样本量越大。一般要求检验效能在0.8以上。

5. 单侧还是双侧检验，一般情况采用双侧检验，所需样本量比单侧大；研究分组越多，所需的样本量越大。

实验性研究样本量的统计学估计方法如下：

1. 研究效应为计量资料时，实验组和对照组的样本量N估计见公式12-1。

$$N=\frac{2(Z_\alpha+Z_\beta)^2\sigma^2}{d^2} \tag{12-1}$$

式中，$\sigma$ 为估计的标准差；$d$ 为估计的实验组和对照组均值之差；$Z_\alpha$ 为第Ⅰ类错误 $\alpha$ 水平下的标准正态离差；$Z_\beta$ 为第Ⅱ类错误 $\beta$ 水平下的标准正态离差。不同 $\alpha$ 和 $\beta$ 水平下的标准正态离差见表12-1。

**表12-1　不同 $\alpha$ 和 $\beta$ 水平下的标准正态离差**

| $\alpha(\beta)$ | 单侧检验 | 双侧检验 |
|---|---|---|
| 0.005 | 2.58 | 2.81 |
| 0.010 | 2.33 | 2.58 |
| 0.025 | 1.96 | 2.33 |
| 0.05 | 1.64 | 1.96 |
| 0.1 | 1.28 | 1.64 |
| 0.2 | 0.84 | 1.28 |

**例**　预实验结果表明合理膳食可以使实验组的血清胆固醇水平降低15 mg/dl，查阅文献胆固醇的方差为25(mg/dl)$^2$，如进行合理膳食对胆固醇的影响的实验性研究，并考虑双侧检验，α和β分别为0.05、0.2，所需的样本量为：

在此例中 $\sigma=25$，$d=15$，$Z_\alpha=1.96$，$Z_\beta=0.84$，代入公式12-1：

$$N=\frac{2\times(1.96+0.84)^2\times25^2}{15^2}=44$$

即实验组和对照组各需观察44例。

2. 研究效应为计数资料时实验组和对照组的样本量N估计见公式12-2。

$$N=\frac{\left[Z_\alpha\sqrt{2\bar{p}(1-\bar{p})}+Z_\beta\sqrt{p_1(1-p_1)+p_2(1-p_2)}\right]^2}{(p_1-p_2)^2} \tag{12-2}$$

式中，$p_1$ 为对照组效应发生率；$p_2$ 为试验组效应发生率；$\bar{p}=(p_1+p_2)/2$。

$Z_\alpha$ 和 $Z_\beta$ 的意义同公式12-1。

**例**　某种预防措施可以降低疾病的发病率，假如对照组的发病率为40%，如果干预后发病率可以下降到20%才有推广价值,并规定$\alpha$和$\beta$分别为0.01、0.1,问两组需要多少人进行观察,评价此预防措施的效果?

在此例中:$p_1=40\%$,$p_2=20\%$,$\bar{p}=(p_1+p_2)/2=30\%$,且

$Z_\alpha=2.33$(单侧),$Z_\beta=1.28$

$$N=\frac{[2.33\sqrt{2\times0.3(1-0.3)}+1.28\sqrt{0.4(1-0.4)+0.2(1-0.2)}]^2}{(0.4-0.2)^2}=77$$

即实验组和对照组分别需要77人。如考虑双侧检验,则需86人。

### 四、试验现场的确定

由于在人群现场开展实验性研究,研究比较复杂,而且影响因素比较多。因此在研究实施前要选择一个合适的研究现场。通常应考虑一下几个方面:

1.该地区人口相对比较稳定,流动性低,并且有足够数量的研究人群。

2.该地区有较高而且稳定的所研究疾病的发病率。

3.在对传染性疾病研究时,该地在近期内没有经历该疾病的爆发或流行。

4.当地有较好的医疗卫生条件,有一定的疾病预防、诊治基本设施。

5.该地区领导重视,群众愿意接受等。

在社区试验中,要选择人口、社会、自然条件以及疾病等因素相近的社区作为研究人群。

### 五、遵循随机化、对照与盲法原则

随机化原则包括随机化抽样和随机化分组。随机化抽样是目标人群中的每一个对象都有相同的机会作为研究对象,目的是为了保证研究样本的代表性。随机化分组是指将研究对象按照随机化的原则分配到实验组和对照组中,目的使每个研究对象有相同的机会进入试验的各个组中,使得非研究因素在研究组中的分布一致,从而使实验组和对照组具有可比性,消除混杂偏倚,提高研究的可靠性。在现场研究中常用的随机化分组方法有简单随机化分组、分层随机化分组和整群随机化分组。简单随机化分组指完全按照概率相等原则分配研究对象,可以采用随机数字表、抽签或掷硬币等方法。分层随机化指按照可能产生混杂偏倚的某些因素,将研究对象分成若干层,再在每一个层内采用随机化方法分配研究对象。采用分层随机化可以提高各研究组间的可比性,提高研究效率。整群随机化是指按照某一单位如社区、学校、班级等为单位进行随机化分组,不直接涉及个人。这种方法比较简单,在现场试验特别是社区干预试验中经常采用。但要求各个群间非研究因素的分布差别较小,否则会影响可比性。

要正确评价干预措施的效果,必须设立有效的对照组,通过随机化分组,使非研究因素在实验组和对照组的分布一致,从而消除非研究因素的作用。常见的对照形式有安慰剂对照、标准对照、自身前后对照、交叉对照等。

实验性研究的偏倚可以来自于研究者和研究对象,可以发生在设计、资料搜集乃至分析阶段,为了减少这些偏倚,可以采用盲法,使研究者、研究对象甚至资料分析者不知道研究对象的分组情况。具体可分为单盲、双盲和三盲。与盲法研究相对的是开放试验,是指研究者和研究对象均知道研究对象的分组情况。开放试验容易设计和实施,但容易产生偏倚。

随机化、设立对照和盲法观察这三大原则在实验性研究中应得到最佳体现(详见相关章节)。

### 六、研究对象的随访和资料搜集

实验性研究是一种前瞻性的研究方法，结局出现在给予处理因素以后的时间段内。因此需要进行随访，来获得结局情况以及其他相关资料。随访的目的是检查研究对象（实验组和对照组）是否按照研究设计要求接受干预措施，进行依从性评价以及失访情况调查，搜集结局发生的资料，搜集其他非研究因素的资料。随访方案的确定要考虑下列问题。

1. 确定试验观察的期限。从给予干预因素到效应的出现有一潜伏期，观察时间应是干预因素发挥最大效应的时间，因此要根据干预因素对疾病的潜伏期以及研究疾病的具体条件确定随访时间。随访时间不能太短，否则没有足够的发生阳性结局的研究对象，无法达到统计学要求。但随访时间也不是越长越好，一则造成浪费，同时由于所有的研究对象都是疾病的易感者，理论上给予足够长的时间，有相当研究对象由于非实验因素发生结局，从而降低研究效率。

2. 确定研究结局(outcome)的指标。结局指研究者预期的结果事件，由于研究因素的作用使研究对象出现的结果，如发病，死亡或生化检查指标如血糖、血清抗体、血压等。指标的选择应遵循灵敏、特异以及可行等原则。一旦确定结局指标，要有统一的评价标准。

在随访的过程中，可能会发生研究对象的排除和退出。

1. 研究对象的排除(exclusion)。指确定试验对象后进行随机分配前对具体的试验对象进行筛查，如有不符合入选标准者或可能失访或拒绝参加试验者必须排除。例如用某药治疗冠心病的临床试验，研究者按照冠心病诊断标准确诊了一批冠心病的病人，在这些病人中有的年龄太大，有的病情很重，估计难以承受试验，应予以排除。尽管这些研究对象排除后，可能会影响样本代表性，从而增加选择性偏倚的影响。

2. 实验对象的退出(withdrawal)。指已经随机分配到试验组和对照组的研究对象，在实验过程中由于各种原因而退出实验研究的人，常见有以下三种原因：

(1)不合格(ineligibility)。试验分组后发现有不符合实验条件的研究对象，则需从试验组或对照组中排除。

(2)不依从(non-compliance)。试验研究对象在随机分配后不遵守实验设计要求退出试验组（或对照组）。造成不依从的原因大致有三，一是试验或对照措施有副作用，受试对象无法坚持；二是试验已经产生初步效果，受试对象自动停止；其三是受试对象对试验不感兴趣或接受其他措施。

为了防止和减少不依从者的出现，应注意试验设计的合理性和可行性，试验期限不宜太长，简化试验措施，特别在事前对受试对象说明实验研究的意义、规则及预期结果，尽量取得试验对象的合作与支持。

(3)失访(lose to follow-up)。指实验研究开始以后，受试对象迁走、外出、意外死亡，或与本病无关的其他疾病干扰或自动退出试验。失访一旦发生，一般无法了解其结局情况。在实验研究中应尽量减少失访人数，如有失访应尽力补救、追访。从理论上讲，实验研究失访率不应大于10%，在资料分析阶段，应比较两组中失访率的差异，并分析失访原因。

## 第三节　现场试验的资料分析

现场研究在搜集资料后，对研究资料进行核对检查、整理并建立数据库，然后进行统计分析。现场试验结果常用的评价指标有三个。

1.保护率。

$$保护率=\frac{对照组的发病率(或死亡率)-实验组的发病率(或死亡率)}{对照组的发病率(或死亡率)}\times 100\% \quad (11\text{-}3)$$

2.效果指数。

$$效果指数=\frac{对照组的发病率(或死亡率)}{实验组的发病率(或死亡率)} \quad (11\text{-}4)$$

3.抗体阳性率。

$$抗体阳性率=\frac{抗体阳性人数}{受检总人数}\times 100\% \quad (11\text{-}5)$$

此外血清抗体滴度一般用几何均数;疗效评价可以用病情严重程度、病程长短以及病后病原携带状况、复发率等;病因研究可用疾病发病率、感染率等指标;对于慢性病可用行为危险因素的变化甚至生存质量等指标进行评价。

分析了上述效应指标后,可以比较实验组和对照组的差别。根据资料的性质和类型选择相应的统计分析方法。具体可参考相应的章节。

## 第四节　现场试验的应用实例

**例**　甲型肝炎疫苗 $H_2$ 减毒株的流行病学效果考核(中华预防医学杂志,2001,35(6):387—389)。

### 一、研究目的

采用随机、对照的方法评价甲型肝炎疫苗 $H_2$ 减毒株的流行病学效果。

### 二、研究对象

正定县的3个乡和石家庄郊区的10个乡中约3.7万儿童。要求健康、无肝病史、无过敏史、无甲肝疫苗接种史,并且在半年内未接种过免疫球蛋白。

### 三、观察对象的确定与分组

对正定县现场的观察对象全部筛查血清抗-HAV抗体,阴性者判为甲肝病毒(HAV)易感者。将筛选出的易感者按照各自出生的单、双月份,随机分配到疫苗组和空白对照组;石家庄郊区现场因观察对象人数较多,不能施行全面筛选,则首先把全部观察对象按照各自出生的单、双月份,随机分为疫苗组和空白对照组。然后选一地理位置和既往甲肝流行情况相似的地区,对其中观察对象全部采血,测定各年龄组抗-HAV阳性率,作为全郊区的参照HAV感染率,并据此推断郊区现场疫苗组和空白对照组中易感者的人数。

### 四、干预措施

疫苗与接种:浙江普康生物制品公司生产的甲肝减毒活疫苗($H_2$ 减毒株),批号:961004,半数细胞培养感染量($TCID_{50}$)为106.5/ml。疫苗组每人1ml,由有经验的医务人员皮下接种。

### 五、病例监测与诊断

正定县现场由试验村的乡村医师报告和研究人群定期调查(每月一次)相结合的方法搜集

病例资料；由于石家庄郊区现场基层病例报告制度完善、就医方便，故采用乡村医生报告、研究人员定期抽样调查和到市内各有关医院定期监测相结合的方法，确保无病例遗漏。

病例诊断：血清丙氨酸转氨酶(ALT)异常升高、抗 HAV IgM 抗体阳性，且有症状(乏力、纳差、厌油腻、黄疸、黑便、肝区痛)和体征(肝区叩痛、肝大)两项以上指标阳性，又无其他病因可解释者，诊断为临床甲肝病例。

**六、结果**

1. 血清学筛选结果。正定现场共有适龄儿童(1～8 岁)7177 人，筛选了 5672 人，筛选率 79.03%。筛选出易感者 3515 人，易感率 61.79%。石家庄郊区现场筛选乡共有适龄儿童(3～11 岁)3055 人，筛选了 3043 人，筛选率 99.60 %。被筛选者甲肝病毒(HAV)易感率为 77.15%。

2. 疫苗组与对照组疫苗接种与误种统计。两现场于 1996 年 11 月同时接种甲肝疫苗，正定现场疫苗组甲肝疫苗接种率为 96.9%，对照组只有 1 人误种；石家庄郊区现场接种率为 88.5%，误种率 0.7 %。

3. 疫苗组和对照组均衡性检验。正定和石家庄郊区现场接种前后，疫苗和对照组的性别、年龄构成差异均无显著性。正定接种前，性别 $\chi^2_{M-H}=3.07$，年龄 $\chi^2_{R-C}=4.42$，$P>0.05$；接种后，性别 $\chi^2_{M-H}=3.66$，年龄 $\chi^2_{R-C}=4.51$，$P>0.05$；石家庄郊区现场接种前，性别 $\chi^2_{M-H}=1.11$，年龄 $\chi^2_{R-C}=4.51$，$P>0.05$；接种后，性别 $\chi^2_{M-H}=1.81$，年龄 $\chi^2_{R-C}=5.64$，$P>0.05$。

4. 疫苗的流行病学效果。在 3.5 年的随访中，正定现场对照组出现甲肝 14 例，发病率为 847.0/10 万；疫苗组出现甲肝病例 1 例，发病率为 55.4/10 万。石家庄郊区现场对照组出现甲肝病例 6 例，发病率为 46.1/10 万；疫苗组无甲肝病例出现。将两现场资料合并，对照组发病率为 136.4/10 万，疫苗组发病率为 8.1/10 万。两组发病率差异显著($\chi^2=14.09$，$P<0.01$)，疫苗的保护率为 94.4%，95%可信限为 67.1%～100%。

(朱益民)

# 第十三章　诊断试验方法的评价

诊断试验包括病史、症状和体征资料；实验室检查(如生化、病原学、免疫学、血液学、病理学等)；仪器检查如X线检查、超声诊断、CT、ECT和核磁共振等；疾病的诊断是一项比较复杂的过程，因为每个备检对象的基本特征均不相同。临床医师在进行疾病诊断的时候，都可能包含错误，如漏诊和误诊。临床决策(decision-making)是一个基于概率分析的过程。用于临床疾病诊断的试验方法很多，而且随着科学技术，特别是医学、分子生物学、电子与计算机技术的发展，越来越多的新试验方法被应用于临床诊断。然而任何诊断试验都不是完美无缺的，都会受到各种条件的影响和限制，在临床实践应用中往往具有局限性和片面性。作为临床医师，都必须考虑下列问题：一个试验方法用于某种疾病诊断的真实性和可靠性如何?如试验结果异常对疾病的诊断价值有多高? 试验结果正常对排除疾病的判断价值又如何? 有哪些因素能影响此试验的结果?这不仅对推广一个新的诊断试验十分必要，而且对快速、准确地诊治病人，提高临床医学科学水平都是非常重要的。了解诊断试验评价的一些基本原则有助于临床医生在医疗实践中更好地选择和应用这些试验，对不同的试验结果作出合理的解释和正确的诊断。

## 第一节　诊断试验评价的基本程序

进行诊断试验评价的基本方法是与诊断某病的金标准作盲法和同步比较。其基本步骤如下。

### 一、确立金标准

要评价一个新的诊断试验方法，首先确定一个参照标准，即金标准(gold standard)。所谓金标准是指一种疾病标准诊断方法，是当前医学界公认的、诊断某病的可靠的诊断方法，应用该标准能较正确区分某种疾病的人和不具有该病的人。不同的疾病有不同的金标准，常见的金标准有：病理学检查(组织活检和尸体解剖)诊断肿瘤、外科手术发现结石诊断胆结石、特殊的影像学诊断如冠状动脉造影诊断冠心病。对于有些诊断困难的疾病可以采用现今公认的方法如综合诊断方法或长期随访病例观察所得到的结果。要评价一个试验方法，金标准的选择是非常重要的。一项诊断试验的准确程度只有在金标准诊断的病人组和非病人组中进行考核，才能得到正确地评价。

### 二、选择研究对象

在诊断试验方法评价中，研究对象包括两组，一是被金标准确诊的病例组，另一组是金标准证实无该病的人群，即对照组。所有的研究对象都要有代表性。病例组和对照组都应代表各自的总体。病例应包括该病的各种临床类型(轻、中、重)、病期(早、中、晚)、典型和不典型病例以及并发症和肿瘤转移等病人。病例的代表性影响评价结果的普遍性以及临床推广的意义。对照组人群应是确实无该病的人群，不仅包括正常人群，也应包括来自非研究疾病的其他病例，尤其是与该疾病易混淆而在临床上需要鉴别诊断的疾病。在年龄、性别等因素与病例有可比性。

### 三、样本大小

评价诊断试验的样本含量可用下列公式估计：

$$N=\frac{U_\alpha^2P(1-P)}{\delta^2} \tag{13-1}$$

其中 $P$ 为试验的预期特异性或灵敏度，$\delta$ 为容许误差，$\alpha$ 为第一类误差的概率，$U_\alpha$ 值由 $U$ 界值表可查得。

### 四、同步评价

用被评价的诊断试验方法对研究对象进行同步检查，采用盲法(double blind)观察。目的在于消除由于研究对象心理情绪上的波动或异常影响试验结果，避免由于试验者主观意愿而影响试验结果。在诊断试验评价时，研究者的愿望是新试验比旧试验好，如没有采用盲法观察，试验者就有可能自觉或不自觉地对病人或非病人的试验结果作出不同的判断。例如对同样一个可疑阳性结果，对病人则易倾向于阳性，而对非病人则易判为阴性，从而导致对新试验评价过高。

### 五、根据试验检查的结果，评价其诊断价值(见后)

如试验结果是定性资料，可以把试验结果整理成表 13-1 所示的形式。

**表 13-1　诊断性试验方法评价**

| 试验结果 | 金标准 | | 合　计 |
|---|---|---|---|
| | 有病 | 无病 | |
| 阳性 | $a$(真阳性) | $b$(假阳性) | $a+b$ |
| 阴性 | $c$(假阴性) | $d$(真阴性) | $c+d$ |
| 合计 | $a+c$ | $b+d$ | $n$ |

## 第二节　诊断试验的评价指标

对一个诊断试验方法评价包括多方面，除了安全性、是否简便快速、经济外，在技术的评价主要包括两个方面即真实性(validity)和可靠性(reliability)。

### 一、可靠性的评价

可靠性也称为重复性(repeatability)或精确性(precision)，指一项试验在相同条件重复试验获得相同结果的稳定程度(stability)。影响一项试验结果可靠性的因素有三个。

1. 试验方法和仪器设备以及试验条件。试验方法设计原理、仪器设备以及所用试剂的稳定性以及试验条件如温度、湿度等可使检查结果产生系统误差。

2. 研究对象的生物学变异。不同研究对象间由于性别、年龄等因素的差异，观察结果往往不一定相同。同一个体在不同时间与条件下的测量结果也存在变异。如一个人一天 24 小时血压值不完全相同。

3. 观察者的测量变异。不同观察者对同一批样品(或样本)进行检查,其测量结果可能有所差异,这种变异称为观察者间变异。而同一观察者在不同时间测量相同的样品,其结果的差异称为观察者内变异。

要提高一项试验方法的可靠性可以通过试验方法的标准化(统一的试验条件和观察方法,相同的判断标准,观察者的培训等)减少系统误差。同时确定研究对象的同质基础,如观察时间如饭前或饭后,是否需要空腹等等以减少个体变异。

主要通过测量变异的大小来评价试验方法的可靠性。

(1)变异系数。如果某项试验的结果是计量数据时,可以用变异系数来反映试验方法的可靠性。变异系数的计算方法如下:

$$CV = 标准差/算术均数$$

(2)符合率或一致性。当某试验的结果是计数资料时,可以用符合率和 *Kappa* 值来表示。对于表 13-1 中的结果,符合率指试验结果与金标准结果一致性(真阳性+真阴性)的人数占受试者总人数的百分率,即

$$符合率 = \frac{真阳性+真阴性}{受试总人数} = \frac{a+d}{a+b+c+d} \times 100\% \tag{13-2}$$

符合率受人为因素影响较多,因此一般用调整符合率:

$$调整符合率 = \frac{1}{4}\left(\frac{1}{a+c} + \frac{d}{b+d} + \frac{a}{a+b} + \frac{d}{c+d}\right) \times 100\% \tag{13-3}$$

*Kappa* 值表示两种试验的结果的一致性的程度。在表 13-1 中

$$观察一致率:p_0 = \frac{a+d}{n} \tag{13-4}$$

$$机遇一致率:p_c = \left[\frac{(a+b)(a+c)}{n} + \frac{(c+d)(b+d)}{n}\right]\Big/n \tag{13-5}$$

$$Kappa = \frac{p_0 - p_c}{1 - p_c} \tag{13-6}$$

*Kappa* 值在 0～1 之间。*Kappa* 值越高表示一致性程度越好。一般认为,*Kappa* 值在 0.75～1 之间为一致性高;0.4～0.74 为一般;小于 0.39 以下为一致性差。

## 二、试验方法的真实性评价

真实性是指测量值与实际值的符合程度。任何检查结果与金标准相比,有四种情况(见表 13-1)。

正确结果:(1)真正有病的人中试验结果阳性(真阳性 *a*);

(2)无病的人中试验结果阴性(真阴性 *d*)。

错误结果:(1) 真正有病的人中试验结果阴性(假阴性 *c*);

(2) 无病的人中试验结果阳性(假阳性 *b*)。

一项试验方法得出的正确结果越多,则该试验的真实性越高。评价试验方法的真实性包括两个方面,即对有病和无病的识别能力。主要评价指标有:

1. 灵敏度(sensitivity,Se)。

$$灵敏度(Se) = \frac{真阳性}{真阳性+假阴性} \times 100\% = \frac{a}{a+c} \times 100\% \tag{13-7}$$

上式为在真正有病的人中,试验结果阳性的百分率,即真阳性率。灵敏度表示试验方法对

疾病的检出能力。灵敏度越高，说明试验方法对疾病检出能力越强，病人漏诊机会越少。一个理想试验的灵敏度是 100%。与灵敏度相对的是漏诊率。

$$\text{漏诊率}=\text{假阴性率}=1-\text{灵敏度}=\frac{\text{假阴性}}{\text{真阳性}+\text{假阴性}}=\frac{c}{a+c}\times 100\% \tag{13-8}$$

2. 特异度(specificity，Sp)。

$$\text{特异度}(Sp)=\frac{\text{真阴性}}{\text{真阴性}+\text{假阳性}}\times 100\%=\frac{d}{b+d}\times 100\% \tag{13-9}$$

特异度是指在无病的人中试验结果阴性的百分率，即真阴性率。特异度表示试验方法对无病的检出能力。特异度越高，说明对无病的判断能力越强，无病的人被误诊机会越少。一个理想试验特异度为 100%。与特异度相对的是误诊率。

$$\text{误诊率}=\text{假阳性率}=1-\text{特异度}=\frac{\text{假阳性}}{\text{假阳性}+\text{真阴性}}\times 100\%=\frac{b}{b+d}\times 100\% \tag{13-10}$$

3. 似然比(likelihood ratio，LR)。

$$LR=\frac{\text{真阳性率}}{\text{假阳性率}} \tag{13-11}$$

一项诊断价值高的试验，应当是真阳性率(灵敏度)高而假阳性率低。两者的比值称为诊断试验的似然比。一项试验的似然比越大，试验的诊断价值越高。

4. 约登指数(Youden's Index，YI)。

约登指数也称正确指数。灵敏度和特异度是反映一项诊断试验的两个基本指标，两者之和减去 1，即为约登指数。

$$\begin{aligned} YI &= \text{灵敏度}+\text{特异度}-1 \\ &= \frac{a}{a+c}+\frac{d}{b+d}-1 \\ &= 1-\text{漏诊率}-\text{误诊率} \end{aligned} \tag{13-12}$$

$YI$ 越大，试验的真实性也越高。

例如，评价甲胎蛋白诊断肝癌的价值，以肝穿刺作为金标准。试验结果见表 13-2。

**表 13-2　甲胎蛋白诊断肝癌的评价**

| 甲胎蛋白试验结果 | 肝 癌(肝穿刺) | | 合 计 |
|---|---|---|---|
| | 有病 | 无病 | |
| 异常 | 205 | 31 | 236 |
| 正常 | 29 | 37 | 66 |
| 合 计 | 234 | 68 | 302 |

灵敏度＝(205/234)×100%＝87.61%

特异性＝(37/68)×100%＝54.41%

漏诊率＝1－灵敏度＝1－87.61%＝12.39%

误诊率＝1－特异性＝1－54.41%＝45.59%

似然比＝(205/234)/(31/68)＝1.92

$YI$＝灵敏度＋特异度－1＝0.876＋0.5441－1＝0.4202

$$\text{调整符合率}=\frac{1}{4}\left(\frac{205}{236}+\frac{205}{234}+\frac{37}{66}+\frac{37}{68}\right)\times 100\%$$

$$=71.24\%$$

符合率＝(205＋37)/302×100％＝80.13％

5.受试者工作特征曲线(receive operator characteristic curve，ROC 曲线)。

ROC 曲线以灵敏度为纵坐标,假阳性率(1－特异度)为横坐标作图所得的曲线。该曲线反映灵敏度与特异度之间相互关系的一种方法,见图 13-1。在同一种试验方法中以 ROC 曲线中最接近图左上方的点可定为诊断临界点,如图 13-1 中 A 点。以这一点为标准,约登指数最高。在对两种方法进行比较时,可用 ROC 曲线下面积的大小直观比较诊断方法好坏。ROC 曲线下面积越大,说明该方法越好,如图 13-1 中,A 方法比 B 方法好。

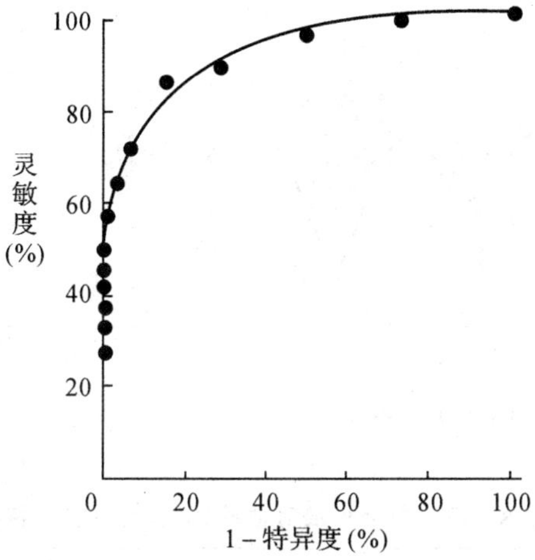


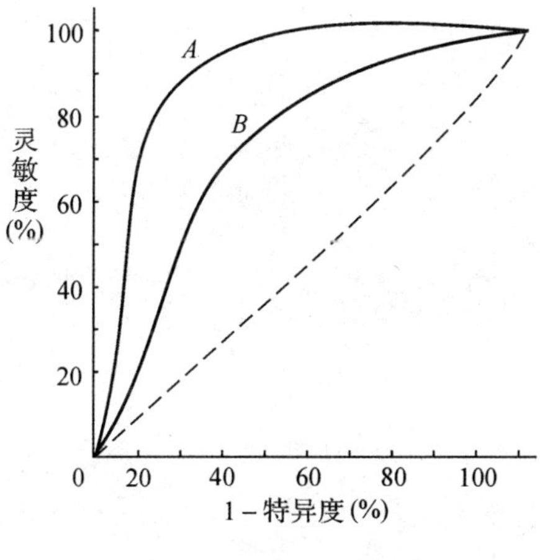


图 13-1 受试者工作特征曲线示意图

6.不同诊断水平对灵敏度、特异性的影响。

同一试验方法的不同诊断标准有不同的灵敏度和特异性。某种指标在病人和非病人中的分布在大多数情况下并不是完全分离,例如血糖水平的分布见图 13-2。

在理想情况下,糖尿病病人和非病人血糖水平的分布如 A 曲线所示。在 $a \rightarrow b$ 之间的任一点作为诊断标准,则不会发生漏诊和误诊。但是在实际情况下,血糖的分布如 B 曲线所示。糖尿病病人和非病人之间的血糖水平在 $a \rightarrow b$ 间有重叠,也就是说,在此范围内,既可能是糖尿病病人,也可能是非病人。如以 $a$ 虚线处血糖水平为标准,则灵敏度高,即漏诊少,但是特异度低,误诊多。但以 $b$ 虚线处的血糖水平为标准,则刚好相反,即特异度高,误诊少,而灵敏度低,漏诊多。表 13-3 说明不同诊断水平对灵敏度和特异性的影响,随着血糖诊断水平的提高,灵敏度下

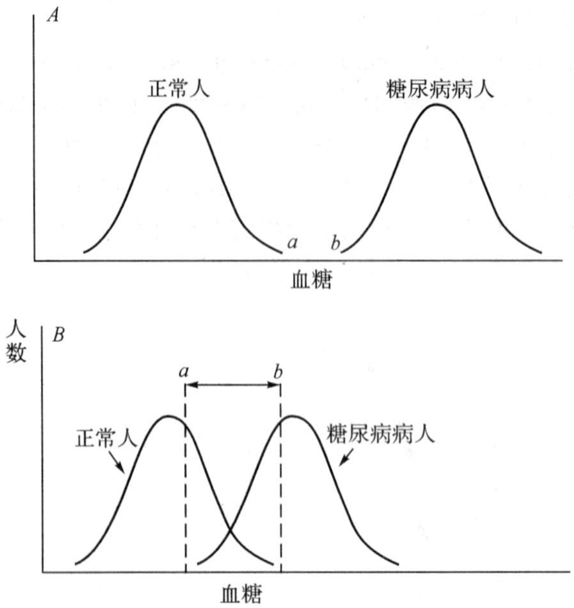


图 13-2　在理想(A)和实际情况(B)下正常人和糖尿病病人的血糖分布

降,而特异度不断提高。

**表 13-3　不同血糖标准时血糖试验的灵敏度、特异度**

| 血糖水平(mg/100ml) | 灵敏度(%) | 特异度(%) |
|---|---|---|
| 80 | 100.0 | 1.2 |
| 90 | 98.6 | 7.3 |
| 100 | 97.1 | 25.3 |
| 110 | 92.9 | 48.4 |
| 120 | 88.6 | 68.2 |
| 130 | 81.4 | 82.4 |
| 140 | 74.3 | 91.2 |
| 150 | 64.3 | 96.1 |
| 160 | 55.7 | 98.6 |
| 170 | 52.9 | 99.6 |
| 180 | 50.0 | 99.8 |
| 190 | 44.3 | 99.8 |
| 200 | 37.1 | 100.0 |

因此,就同一诊断试验来说,灵敏度和特异度是矛盾的。要提高试验方法的灵敏度,必然要损失部分的特异度,反之亦然。

### 三、真实性评价结果的统计学推断

诊断试验研究为一个样本研究,所得灵敏度、特异性、约登指数均为样本值,因此存在抽样误差。从样本值来推断总体值,须进行统计推断。不同方法的比较应排除抽样误差,进行统计学检验。这些指标的统计学推断和统计学检验方法,见表 13-4 和表 13-5。

**表 13-4　诊断性试验指标的参数估计**

| 样本指标 | 标准误 | 可信区间 |
|---|---|---|
| 灵敏度($Se$) | $S_{se}=\sqrt{ac(a+c)^3}$ | $Se \pm U_{\alpha} S_{se}$　(13-13) |
| 特异性($Sp$) | $S_{sp}=\sqrt{bd(b+d)^3}$ | $Sp \pm U_{\alpha} S_{sp}$　(13-14) |
| 粗一致性($CA$) | $S_{CA}=\sqrt{(a+b)(b+c)/N^3}$ | $CA \pm U_{\alpha} S_{CA}$　(13-15) |
| 约登指数($YI$) | $S_{YI}=\sqrt{\frac{ac}{(a+c)^3}+\frac{bd}{(b+d)^3}}$ | $YI \pm U_{\alpha} S_{YI}$　(13-16) |

**表 13-5　诊断性试验研究的假设检验**

| 适用情况 | 检验假设($H_0$) | 计算公式 | |
|---|---|---|---|
| 两个试验的总一致性比较 | 两方法总体粗一致性相等 | $U=\frac{\lvert CA_1-CA_2\rvert}{S_{CA_1-CA_2}}, S_{CA_1-CA_2}=\sqrt{S^2_{CA_1}+S^2_{CA_2}}$ | (13-17) |
| 两个试验的约登指数比较 | 两方法总体的 $YI$ 值相等 | $U=\frac{\lvert YI_1-YI_2\rvert}{S_{YI_1-YI_2}}, S_{YI_1-YI_2}=\sqrt{S^2_{YI1}+S^2_{YI2}}$ | (13-18) |

如应用血清铁蛋白(SF)和血清原卜啉(ZPP)试验法进行铁缺乏症的临床诊断。以骨髓涂片铁染色检查作为诊断缺铁的金标准,确诊为缺铁性贫血 50 例,非缺铁性贫血 78 例。结果如表 13-6,试比较两试验的约登指数的优劣。

**表 13-6　SF 和 ZPP 法诊断缺铁性贫血的结果**

| | | 金标准 | | 合　计 |
|---|---|---|---|---|
| | | 缺　铁 | 非缺铁 | |
| SF(ng/ml) | $<30$ | 47 | 3 | 50 |
| | $\geqslant 30$ | 3 | 75 | 78 |
| ZPP(ng/Ghb) | $\geqslant 14$ | 28 | 10 | 38 |
| | $<14$ | 22 | 68 | 90 |
| 合 计 | | 50 | 78 | 128 |

SF 法:灵敏度=(47/50)×100%=94%;特异性=(75/78)×100%=96%;约登指数=94%+96%-1—0.90

ZPP 法:灵敏度=(28/50)×100%=56%;特异性=(68/78)×100%=88%;约登指数=56%+88%-1=0.44

从约登指数看,SF 法要高于 ZPP 法。但这是两个样本值的差别,是由于两方法的总体约登指数不同,还是由于抽样误差所引起?需进行假设检验。

$H_0$:SF 法的总体约登指数与 ZPP 法相同。

$\alpha=0.05$,并根据公式计算如下:

SF 法的约登指数的方差

$$S^2_{YI1}=\frac{47\times 75}{(47+75)^3}+\frac{3\times 3}{(3+3)^3}=0.043608$$

同理，ZPP 法的方差：$S^2_{YI2}=0.008866$

$$S_{YI1}-YI_2=\sqrt{S^2_{YI1}+S^2_{YI2}}=\sqrt{0.043608+0.008866}=0.23$$

$$U=\frac{|YI_1-YI_2|}{S_{YI1-YI2}}=\frac{|0.90-0.44|}{0.23}=2.04$$

查 $U$ 值表 $U_{0.05}=1.96$，$U>U_{0.05}$，$P<0.05$，按 $\alpha=0.05$ 水准拒绝 $H_0$，即 SF 法与 ZPP 法总体约登指数不同，SF 法较优。

**四、临床参考值(reference value)的确定**

参考值是指正常人体在解剖、生理、生化上的正常水平以及人体对各种试验的正常反应值。这里的正常人是指没有得所检查疾病的人。确定参考值的方法很多，主要有以下几种。

1. 统计学方法。

以一定样本量的正常人为研究对象，测定某项生理、生化指标，制定频数分布表。若此分布符合或基本符合正态分布，则可按正态分布规律确定参考值范围。$(1-\alpha)\times 100\%$参考值范围：

$$\overline{X}\pm U_\alpha S \tag{13-19}$$

式中 $\overline{X}$ 为均数，$S$ 为标准差，$U_\alpha$ 为发生第一类错误 $\alpha$ 的 $U$ 界限。若参考值范围采用双侧，取 $U_\alpha$ 值；若取单侧，则取 $U_{2\alpha}$值。

若频数分布表呈明显偏态分布，则可用百分位数法确定参考值范围双侧时，$(1-\alpha)\times 100\%$参考值范围为：

$$P_{\alpha/2}\sim P_{1-\alpha/2} \tag{13-20}$$

若取单侧，大于某限值为异常，则$(1-\alpha)\times 100\%$参考值范围为：

$$0\sim P_{1-\alpha} \tag{13-21}$$

若取单侧，小于某限值为异常，则$(1-\alpha)\times 100\%$参考值范围为：

$$>P_\alpha \tag{13-22}$$

式中 $P_\alpha$ 为第 $\alpha$ 百分位数。

但是统计学方法将正常和异常的界限定在 95%位数上，这一人为界限意味着疾病患病率为 5%，这显然与实际情况不符；统计学的异常程度与临床疾病之间并没有必然关系。例如收缩压低于 100mmHg，血浆肌酐在 0.3mg/dl 都是在 95%以外的异常值，但不一定有临床症状；在同一参考值范围内疾病的危险性可能相差较大。如在参考值范围(150～250mg/dl)内的血清胆固醇，从低值到高值冠心病危险性增加三倍。

制定参考值首先必须保证研究对象的同质性，研究对象能代表所确定的总体。而且研究对象要具有足够的样本含量，一般来说，研究参考值范围的样本量在 100 人以上。

2. 危险度决定法(临床界限)。

按疾病各种危险因素的危险度决定参考值范围。由于一项指标(如血清胆固醇水平)虽然在正常范围内，但对于发生某种疾病的危险性仍有较大差别。因此可从预防角度，用危险度决定法确定参考值范围。如根据调查发现，尿酸在 7mg/dl 或以下不会发生痛风，超过这一数值发生痛风的危险性上升，如超过 9.0mg/dl，则无一幸免。因此最有意义的界限值应为 8.0～9.0mg/dl(相当于 99%位数)。危险度决定法在足够样本量的前瞻性队列研究基础上，能够较确切地反映该地区人群某种指标的参考值范围。

3. 预后界限。

有些在统计学上或临床上都认为是正常值，但预后发现也有危险性。如 50 岁男性收缩压 150mmHg 是常见的，无临床症状不能认为是病人。但这种人出现冠心病发作的危险性比同龄低血压者约高 2 倍左右。因此从预后角度出发，50 岁男性正常血压值可能比 150mmHg 还要低。但该法由于病人反应性不同，较难得到一个统一的标准。

4. 实用界限。

根据研究的需要，人为地规定“病例”和“非病例”或正常与异常的截断值。以灵敏度最大，特异性最高，约登指数最大为理想。但是实际上对于同一试验方法，灵敏度和特异性是相矛盾的。在实际工作中应综合考虑灵敏度、特异度对研究目的重要程度来确定正常与异常的截断值，或以约登指数最大时为截断值。确定诊断标准原则有：(1)对于一些严重疾病，如果能及早诊断治疗效果好，否则后果严重。在这种情况下，诊断标准应稍低，以提高试验的灵敏度，使病人能够尽可能地诊断出来，减少遗漏。(2)对于疗效不理想，确诊和治疗费用较贵或假阳性结果会导致患者精神和肉体上的痛苦或危害，如肿瘤病人实施放疗或化疗、HBsAg 的筛查。此时可使诊断标准提高，以提高试验的特异度。(3)当漏诊和误诊的重要性相等时，诊断标准可定在约登指数最大处。

## 第三节　预测值

在已知试验结果(阳性或阴性)的条件下，有无疾病的概率称为试验的预测值(predicative value, PV)。当一个试验对一个人群进行检查时，仅了解其灵敏度和特异性是不够的，还必须了解试验结果阳性的人中，其患有这种疾病的概率，即为阳性预测值(positive predicative value,PPV)；以及试验结果阴性的人中，不患该病的概率，称为阴性预测值(negative predicative value,NPV)。

$$\text{阳性预测值}=\frac{\text{真阳性}}{\text{试验结果阳性人数}}\times 100\%=\frac{a}{a+b}\times 100\% \qquad (13\text{-}23)$$

它表示试验结果阳性者可能有该病的概率，阳性预测值越高，诊断价值越高。

影响阳性预测值的因素有试验方法本身(灵敏度和特异度)以及患病率。当患病率为 2% 时，不同灵敏度、特异度的改变对阳性预测值的影响(见表 13-7)。

**表 13-7　患病率为 2 %时，不同灵敏度，特异度的阳性预测值(%)**

| 特异度(%) | 灵敏度(%) | | | | | | |
|---|---|---|---|---|---|---|---|
| | 50 | 60 | 70 | 80 | 90 | 95 | 99 |
| 50 | 2.0 | 2.4 | 2.8 | 3.2 | 3.5 | 3.7 | 3.9 |
| 60 | 2.5 | 3.0 | 3.4 | 3.9 | 4.4 | 4.6 | 4.8 |
| 70 | 3.3 | 3.9 | 4.5 | 5.2 | 5.8 | 6.1 | 6.3 |
| 80 | 4.8 | 5.8 | 6.7 | 7.6 | 8.4 | 8.8 | 9.2 |
| 90 | 9.2 | 10.9 | 12.5 | 14.0 | 15.5 | 16.2 | 16.8 |
| 95 | 17.0 | 19.7 | 22.2 | 24.6 | 26.9 | 27.9 | 28.8 |
| 99 | 50.5 | 55.0 | 58.8 | 62.0 | 64.7 | 66.0 | 66.9 |

表 13-7 显示，在患病率为 2%时，当特异度为 95%时，灵敏度由 50%升至 99%时，阳性预测值由 17%升高到 28.8%；当灵敏度为 95%时，特异度由 50%升至 99%，阳性预测值由3.7%

升高到 66%。即在患病率固定不变的条件下，特异度的改变对阳性预测值的影响比灵敏度改变更大。

患病率对预测值的影响更大。受试人群的患病率越低，试验阳性预测值越低，阴性预测值越高；反之，患病率越高，阳性预测值越高，阴性预测值越低。例如有一试验方法，特异性为 95%，灵敏度 99%，分别对患病率 1%、2%和 10%的人群进行检查，人群的阳性预测值分别为 17%、29%和 68.8%，见表 13-8。阳性预测值与被检人群的预期患病率呈正相关。

**表 13-8　灵敏度为 99%、特异度为 95%的诊断试验在不同患病率的人群检查的阳性预测值**

| | 患病率 | | |
|---|---|---|---|
| | 1% | 2% | 10% |
| (1)试验人数 | 1000 | 1000 | 1000 |
| (2)确实有病人数 | 10 | 20 | 100 |
| (3)确实无病人数 | 990 | 980 | 900 |
| (4)试验阳性人数 | 10(9.9) | 20(19.8) | 99 |
| (5)试验假阳性人数 | 50(49.5) | 49 | 45 |
| (6)总阳性人数 | 60 | 69 | 144 |
| (7)阳性预测值 | 10/60=17% | 20/69=29% | 99/144=68.8% |

酸性磷酸酶试验诊断前列腺癌的灵敏度为 70%，特异度为 90%，若用于不同患病率人群的检查，阳性预测值差别很大。在对一般人群检查时，阳性预测值只有 0.4%，但对临床触及前列腺结节者进行检查，阳性预测值可达到 93.0%，有非常高的诊断价值，见表 13-9。

**表 13-9　酸性磷酸酶试验诊断前列腺癌的阳性预测值**

| 检查人群 | 患病率(1/10 万) | 阳性预测值% |
|---|---|---|
| 一般人群 | 35 | 0.4 |
| 男性，75 岁以上者 | 500 | 5.6 |
| 临床触及前列腺结节者 | 50 000 | 93.0 |

## 第四节　提高试验效率的方法

1. 选择合适的方法和指标。

尽量选择客观的指标，对指标的测量采用标准化的方法，对计量数据选择恰当的截值点。

2. 选择患病率较高的人群进行检查。

对患病率高的人群进行检查，可以获得较高的阳性预测值。可通过下列途径选择试验人群：

(1)设立专科门诊。专科门诊的设立，使患有同类疾病的病人集中就诊于相应的科室。这样各专科门诊就诊人群的患病率就相对提高了。此外通过各级医院逐级转诊病人，也可使其患病率提高。

(2)选择高危人群。如有冠心病家庭史，年龄大于 45 岁，肥胖者去检查冠心病，则这些人群患病率必然比一般人群高。

(3)选择有特殊临床表现的人群。特殊的临床症状、体症、病史特点的选择，必然会影响试验人群的患病率。例如有胸膜炎的女性，同时有小腿肿痛，并有口服避孕药史，其患肺栓塞的可能性比没有上述特点的妇女要高得多。

3. 联合试验。

一种方法的灵敏度或特异度不能满足要求时。在这种情况下可以采用联合试验，以提高试验方法的灵敏度或特异度。联合试验方式有两种方式：并联（平行）试验和串联（系列）试验。

（1）并联（平行）试验（parallel test）。指同时做几项试验，只要有一个试验结果阳性，结果即判为阳性（见表 13-10）。

并联试验可以提高灵敏度，但降低特异度。在临床工作中，当某病需要一种灵敏度很高的诊断试验，而目前尚无一种试验可以满足要求时，可采用几种不太灵敏的试验进行并联试验，以提高灵敏度。

（2）串联试验。又称系列试验（serial tests），在串联试验中，只有每项试验结果均为阳性，最后结果才判为有病（见表 13-10）。显然采用串联试验可以提高特异度，但灵敏度下降。

**表 13-10　联合试验结果判断**

| 试验 A 结果 | 试验 B 结果 | 并联试验 | 串联试验 |
|---|---|---|---|
| + | + | + | + |
| + | − | + | − |
| − | + | + | − |
| − | − | − | − |

**例**　尿糖和血糖试验用不同的联合方式对灵敏度和特异度的影响，见表 13-11。

**表 13-11　联合试验筛选糖尿病**

| 试验结果 | | 糖尿病人 | 非糖尿病人 |
|---|---|---|---|
| 尿　糖 | 血　糖 | | |
| + | − | 14 | 10 |
| − | + | 33 | 11 |
| + | + | 117 | 21 |
| − | − | 35 | 7599 |
| 合 计 | | 199 | 7614 |

各试验结果见表 13-12。

**表 13-12　尿糖、血糖及联合试验的灵敏度、特异度**

| 方 法 | 灵敏度(%) | 特异度(%) |
|---|---|---|
| 血糖 | 75.38 | 99.58 |
| 尿糖 | 65.83 | 99.59 |
| 并联 | 82.41 | 99.45 |
| 串联 | 58.79 | 99.73 |

## 第五节　疾病筛检

筛检（screening）是指应用快速的试验、检查或其他方法找出未被识别的疾病患者或缺陷病人（即表面健康的临床早期或临床前期的病人）的一种主动的卫生保健措施。筛检试验不同于诊断，阳性者或可疑阳性者应当指定就医，进一步诊断和治疗。

一般的健康普查、常规体检及定期体检在一定意义上也可以认为是疾病的筛检。应用筛检时应充分考虑如下的一些筛检的原则或者说筛检的策略。

(1)所要筛检的疾病应是重大的公共卫生问题，且经有效治疗后能恢复健康，能有效延长寿命。

(2)筛检查出患病的时间到病人出现症状的时间为领先时间(lead time)。领先时间要足够长，如领先时间太短(如肺癌)则筛检的意义不大。

(3)如果欲筛检的疾病患病率甚低，查不出几个真正的病人，则不值得做筛检。此种情况，也可考虑选择高危人群来作筛检，以提高患病率。

(4)应选择灵敏度、特异度均高的试验方法，或者考虑两种试验方法联合应用。筛检所用诊断试验方法的特异度过低，查出很多假阳性者，特别是在患病率低时，将造成下一步处理的重大负担；而灵敏度过低，则遗漏的病例太多(假阴性者多)，达不到筛检的目的。

(5)筛检方法应具备安全、可靠，且使用方便、费用低、能为受检者接受的特点。

(6)还要考虑阳性结果(不一定是真病人)对受试对象的心理压力。

(朱益民)

# 第十四章　药物试验评价

在医学发展历程中，青霉素、天花疫苗及维生素等药物的发现和使用，拯救了无数人的生命。但也有一些药物在广泛使用前由于对其安全性和有效性的认识不足，致使很多人造成无法挽回的损害乃至失去了生命。从新药发展中所经历的沉痛教训，人们逐步认识到新药上市前后，必须经过科学、规范的药物试验评价，以充分证明其安全性和有效性。药物试验的评价的目的在于严谨、公正和客观地评价药物的疗效和安全性，比较不同药物间的优劣。近年来，国内外在临床疗效评价研究的方法上已有了较大的进展。越来越多的学者采用随机对照试验或采用了多中心临床试验评价长期有争议的治疗方案的疗效。例如，过去一直认为雌激素替代治疗是一种安全、有效的方法，但通过长期的疗效观察研究，发现单纯使用雌激素替代治疗达10年的绝经后妇女罹患卵巢癌的危险明显增加，为该治疗方法扩大化应用敲响了警钟。国内在临床试验研究方面与国外的还有较大差距，有统计显示，1996—1998年我国18种中华医学系列期刊中刊载的关于临床药物防治性同期对照研究论著的论文220篇，采用随机化分组的有73.2%，使用盲法的有16.8%，29.1%没有交待病例来源，11.8%没有报告病例基线资料，仅17.7%的论著报告了病例的依从性，统计推断应用有误的占25.0%，表明我国药物防治性论著质量离临床药物试验系统评价工作的要求尚有较大距离。

本章重点介绍与临床药物试验有关的设计、观察和控制不良反应发生，对试验结果进行评价等内容。目的是使医学科研人员学习并掌握临床药物试验的基本方法，能够正确进行临床药物试验，减少不良反应，合理地评价治疗药物效果，以及客观地评估相关的文献和资料等。

## 第一节　临床药物试验概述

鉴于药物在疾病防治中的重要价值以及其作用的两重性，药品的开发研究必须遵循科学、规范、严谨的原则。我国《中华人民共和国药品管理法》规定："研制新药，必须按照规定向国务院卫生行政部门或者省、自治区、直辖市卫生行政部门报送研制方法、质量指标、药理及毒理试验结果等有关资料和样品，经批准后，方可进行临床试验或者临床验证。完成临床试验或者临床验证并通过鉴定的新药，由国务院卫生行政部门批准，发给证书。"该法规为新药上市前研究规定了基本工作程序。

我国药品管理法关于药品的定义是"指用于预防、治疗、诊断人的疾病，有目的地调节人的生理机能并规定有适应证、用法和用量的物质"。《新药审批办法》规定："新药指我国未生产过的药品。已生产过的药品，凡增加新的适应证，改变给药途径或改变剂型的亦属新药范围"。

### 一、药物的分类

新药包括中药、化学药、生物制品。按我国现行新药审批办法，新药分为五类。各类药物的具体内容，在《新药审批办法》中，已有明确规定（详见附14-1）。一类药，主要指创新药品，其研究成熟度最低，人们需要通过系统的研究，以认识其药学性质，药理学、毒理学特征以及临床的安全有效性，因此其研究周期相对较长，如由我国医学工作者研制开发的抗疟药青蒿素及其衍生物和人工麝香等即属一类新药；二类新药指国外已批准生产，但未列入药典的原料药品及其制剂，天然药物中提取的有效部位及其制剂，亦属二类新药；三类新药无论中药或西药均指新的复方制剂的研究；四类新药是研究已较成熟的药品，如研制国外已载入药典的药物，或研究现有药物剂型的改变，给药途径的改变等；而五类新药则指研究现有临床药物的新的适应证，人们对这些药物的药学性质、临床安全性认识已较丰富，研究的问题较为集中，研究周期相对较短。如研究抗滴虫药甲硝唑片剂治疗厌氧菌感染性疾病，即属五类新药研究。

（二）新药临床试验的分期

新药上市之前，必须进行临床试验以评价药品的安全性和有效性。新药临床研究指新药开发研究后期的临床药理评价，根据不同类别新药的技术要求，分为临床试验（clinical trial）和临床验证（clinical verification）两类。

新药临床试验适用于我国《新药审批办法》规定的第一、二、三类新药。这些新药在其研究初期，人们对它们临床应用的安全性和有效性缺乏认识或认识甚少，故采用分期试验的方式。由健康受试者到患者，由少量病例开始，逐步扩大试验范围，并深化研究内容。

新药临床验证适用于《新药审批办法》规定的第四、五类新药。这些新药以已上市的药品为基础药物开发所得，人们对其安全性、有效性已有一定程度的认识的较为成熟的药品。对这些新药的临床研究，采用临床验证方法，可不必分期进行，受试病例数相对要求较少。一般受试病例不少于100例，且需另设平行对照组。

新药的临床试验国际上分为Ⅰ、Ⅱ、Ⅲ、Ⅳ期。

**表 14-1　新药临床试验的分期和主要内容**

| 分期 | 研究类型 | 研究目的 | 举例 |
|---|---|---|---|
| Ⅰ期 | 人体药理学 | 评价耐受性<br>药物动力学/药效学的定义和描述<br>药物代谢和药物相互作用<br>评价药物活性 | 单剂量、多剂量的耐受性研究<br>单剂量、多剂量的药物动力学和（或）药效学研究<br>药物相互作用研究 |
| Ⅱ期 | 探索治疗作用 | 研究对目标适应证的作用<br>为后续研究估计给药方案<br>为疗效确证研究（Ⅲ期研究）的设计、终点、方法学提供依据 | 使用替代或药理学终点或临床措施，在小范围的精选患者中进行相对短期的最早期试验<br>剂量—效应探索研究 |
| Ⅲ期 | 确证治疗作用 | 说明/确定疗效<br>建立安全性资料<br>为利益/风险关系评价提供足够依据以支持注册<br>确立剂量—效应关系 | 良好的对照研究以确证疗效<br>随即平行的剂量-效应研究<br>临床安全性研究<br>死亡率/发病率结果的研究<br>大规模试验 |
| Ⅳ期 | 临床应用 | 改进对药物在一般患者、特殊患者和（或）环境的利益/风险关系的认识<br>确定较少见的不良反应改进剂量推荐 | 死亡率/发病率结果的研究<br>比较疗效研究<br>其他治疗终点研究<br>大规模试验<br>药物经济学研究 |

Ⅰ期临床试验：初步的临床药理学及人体安全性评价试验。观察人体对于新药的耐受程度（tolerability）和药物代谢动力学（primary pharmacokinetics），为制定给药方案提供依据。

Ⅱ期临床试验：随机盲法对照临床试验，对比性地考察新药的疗效和不良反应。对新药有效性及安全性作出初步评价，推荐临床给药剂量。

Ⅲ期临床试验：扩大的多中心临床试验。应遵循随机对照原则，进一步评价有效性、安全性。

Ⅳ期临床试验：新药上市后监测(post marketing surveillance，PMS)。在广泛使用条件下考察疗效和不良反应(注意罕见不良反应)。

(三)新药临床试验的特点

新药临床试验是以病人或正常人作为研究对象，以揭示新药对人体的疗效、不良反应，或探索药物在人体内的吸收、分布、代谢和排泄规律等。目的是为了确认所研究的新药的有效性与安全性，一般采用前瞻性的研究设计。

新药的临床试验与临床治疗有很大的区别：临床治疗是根据每一位患者的具体情况对症施治，无需统一的方案，目的是将患者治好；新药的临床试验是为了探索某药物是否安全、有效，所以必须有一个共同遵循的试验方案，对所有参与试验的受试者均按同一方案进行治疗或处理，不得因人而异。

进行新药的临床试验，必须了解其特殊性。

1.新药的临床试验必须符合《赫尔辛基宣言》和国际医学科学组织委员会颁布的《人体生物医学研究国际道德指南》的道德原则，即公正、尊重人格、力求使受试者最大限度受益和尽可能避免损害。因此，临床试验必须得到有关药品监督管理部门及所在单位伦理委员会的批准，以及受试对象或其亲属、监护人的知情同意。

2.人既有生物性又有社会性，受试对象的主观因素、心理作用、精神状态是导致试验结果产生偏倚的主要原因。因此，新药临床试验中应尽可能避免这方面的影响。

3.临床试验中有更多的外来因素难以控制，特别是研究对象的同质性、依从性等。临床试验中研究者不能完全支配病人的行为，只能对病人提出一些要求，以避免干扰试验的行为。

(四)新药临床试验的实施

1.Ⅰ期临床试验。

(1)目的。以健康志愿者为主要受试对象。研究内容主要是人体对受试药的耐受程度。通过初步临床药代动力学研究，认识受试药在人体的吸收、分布和清除的规律，为制定受试药Ⅱ期临床试验合理用药方案提供科学依据。

Ⅰ期临床试验是受试药作用于人体试验的起始期，虽然已有丰富的临床前药效资料可供参考，但研究者仍应对首次试验过程可能引发的反应有充分的预计和必要的准备，应在专业医师的指导下，在医疗救护条件完备的情况下进行。

(2)耐受性试验。志愿受试者经健康检查合格后，随机分为若干受试剂量组，每组受试者3～5人。根据临床前药效资料，并预测的药物毒性大小，确定受试组剂量的组距。预测药物毒性反应大者，组距要小，以防较重反应的发生。受试剂量从小到大，分组逐级进行。详细观察用药后的主客观反应，比较用药前及用药后不同时间受试者各项生理、生化指标的改变，以判断受试者对受试药的耐受程度。应特别注意在临床前毒理评价中无法观察到的机体对药物反应，如对精神行为(烦躁、失眠)以及其他主观感觉症状(头痛、恶心等)的影响。通过从最小起始量至最大试验量的分组逐级试验，确定不同剂量与临床用药反应的关系，作为Ⅱ期临床试验选择合理剂量的依据。

(3)人体初步药代动力学研究。监测健康志愿者受试药单次应用后血药浓度的变化状况，按药物代谢动力学原则，计算受试药的药代动力学参数，如血药浓度峰值($C_{max}$)，最大血药浓度出现时间($T_{max}$)和药－时曲线下面积($AUC$)等，据此判断受试药单次用药后的吸收、分布和消除的速率以及药物分布的广泛程度。

通过比较受试药静脉途径给药和非血管途径给药的药代动力学参数，计算受试药非血管途径给药的临床绝对生物利用度，或通过受试药和其同类标准参比制剂经同一非血管途径给药的药代动力学参数的比较，计算受试药的临床相对生物利用度，用以判断受试药临床应用的吸收程度和速度，以及与其同类标准参比制剂比较的异同。这是确定口服剂型等非血管途径给药制剂临床用药剂量的基础。根据药物的生物半衰期($T_{1/2}$)和清除率(clearance，CL)计算药物血中浓度达到稳态水平所需时间，据此确定临床用药方案。

建立灵敏度高、特异性强、误差小的受试药生物体液(血、尿等)浓度检测方法；进行合理的试验设计，若计划对受试药物的不同剂型、不同剂量或不同给药途径的药物代谢动力学进行比较，则应对同一组受试者按所比较的因素进行随机交叉试验，以消除试验的个体差异和顺序误差。以上方法是保证人体药物代谢动力学试验结果可靠的关键。

2. Ⅱ期临床试验。

(1)目的。以受试药预期应用的患病人群样本为对象。经临床对照性试验确定受试药对其适应证的疗效并选定合理的治疗方案，同时对受试药的不良反应及危险性作出评价。

(2)实施。一般采用严格随机对照试验，经与已知有效药物或无药理效应的安慰剂比较，确定受试药的疗效高低和不良反应的性质与程度。我国现行《新药审批办法》要求受试药受试病例数不应少于100例，并另设对照组。

(3)随机对照性临床试验的设计。随机对照性临床试验(即RCT)是评价药物有效性和安全性最为科学和可靠的方法。由于试验设计遵循代表性、随机化等研究设计原则，即所选受试对象要符合受试药物预期治疗人群的基本特征和规律，能够代表总体。在实施中要求事先按药物特点和试验目的，严格规定受试对象入选标准、排除标准，并在受试对象入选过程中认真执行；二是按随机化方法实行分组，以保证所有受试对象有相同机会进入试验组或对照组，而不受试验者主观意志或客观条件的影响，排除选择偏倚；三是临床试验结果应具有重复性，即试验结果必须来自足够病例数的重复试验，由此所获结果才准确可靠，经得起重复验证；四是试验设计本身应科学、合理，设计所定的试验条件应符合专业技术要求和统计学要求，且应结合实际，符合现实条件，使所定技术指标经过努力可全面实施。

在实施随机双盲对照临床试验(randomized double-blind controlled trial)设计时，为贯彻上述原则，应着重解决以下问题。

①正确实施随机化分组。随机化分组是对照性试验设计和试验结果进行统计学分析的基础，通过随机分组，可消除选择偏倚，避免混杂因素干扰，保证试验组与对照组基本情况的可比性。实际工作中，有时会出现一些不恰当做法，如以便于管理为由，将一个医院的患者纳入受试组，而另一医院的同类患者列为对照组；有人则按入院日期或生日将受试者交替纳入受试组或对照组。这些做法严格来说都不符合“让受试者有相等机会分别纳入受试组或对照组”的随机原则，也不能消除试验者的主观意志和客观条件对试验结果的影响。所以应选用排除主客观因素影响的随机方法，如简单易行的掷币法和查随机数字表分配法，在病情较复杂或实行多中心临床试验时则可采用分层随机法或区组随机分配法。

②合理进行盲法。临床试验中采用盲法，旨在消除试验者和受试者的主观愿望和判断对试验结果的影响。双盲法(double blinded method)试验设计规定试验者和受试者双方均不知各组受试者所用药物是受试药还是对照药。受试者按已设定的随机号随机分组，随机密码由试验主管部门专人管理。受试者所用药品按已设定密码号分定。在全部试验结束，资料分析完毕后

才揭晓。试验过程中仅在少数情况如试验者病情恶化需作紧急处理时，方可按预先规定的方式对此受试者随机密码单一揭盲。

合理实施双盲对照试验的技术关键之一是选择和制备合适的对照药制剂。选用阴性对照的临床试验，要制备颜色、形态、体积，以至味道诸方面均与受试药相同的安慰剂(placebo)，其中不含任何有效药理成分。选用临床现用有效药物作阳性对照药时，须遵循如下原则：其一，所选药物系公认有效，经国家卫生行政部门正式批准生产的药物制剂；其二，所选药物制剂是相关适应证治疗的常规措施之一，在作用机理、用药方式上与受试药大体可比。过去曾有不按上述原则选用对照药的情况，将未经国家卫生行政部门正式批准生产的医院制剂选作阳性对照药，致使临床试验结果缺乏可信度，延误新药临床研究工作，应作为教训来加以汲取。

当按上述原则确定阳性对照药后，为满足双盲试验要求，在对照药制剂的选用上可依药物的具体情况采用下列方式：①"天然"相似对照(natural resemblance)。当受试药和对照药均为标准常用剂型，其剂型大小、形态、颜色等特征相同时，在包装设计上按试验要求作相应改变，即可满足双盲试验要求。②双模拟对照(double dummy)。当受试药和对照药制剂的外形特征不一致时，则需为受试药和对照药制备相应的安慰剂。在分组应用时，受试组使用受试药及与对照药相似的安慰剂，而对照组则使用对照药及与受试药相似的安慰剂。当受试药与对照药应用的次数、时间安排及途径不同时，必须采用此法，才可满足双盲试验的要求。为保证对照安慰剂的质量，常需得到药品生产单位的协助。此法增加了临床用药的种类及数量，有可能影响临床用药顺应性的改善。③受试药与对照药经同法伪装比较(masking test drugs)。当所选对照药为异形片，或有特殊标志，需特殊工艺方可仿制，而无法得到对照药原生产单位协助时，可考虑采用一种相同外形、质量、颜色的胶囊剂，分别伪装受试药与对照药，使双盲对照试验得以实现。此法仅限于无法制备安慰剂的少数情况。且应注意药物填充适当，并经药剂学检查证明经伪装的受试药和对照药的体外溶出均无明显改变，方可使用。那些为满足双盲试验的要求，改变对照药剂型，以求与受试药相当的做法，少用于需双盲对照的大规模临床试验。经改变剂型的对照药，得经生物等效性(bioequivalance)试验证明与原药相等方可使用，其工作量不亚于一种新制剂的开发，耗费甚大，不适用于一级临床试验。

(4)开放性临床试验的选用。开放性临床试验(open trail)，即非盲试验，试验者和受试者均知道各组用药种类，因此无法避免来自试验者和受试者主观因素的影响，易导致假阳性结果、以致造成临床试验人力、物力、时间的浪费。故应严格限制其在Ⅱ期临床试验中的应用。但在以下情况，可酌情采用：①临床病情危及生命，实行双盲试验不符合医德原则。②药物业经较短期的双盲临床试验，需继续扩大范围，进行长期临床试验。③临床疗效与不良反应的判断指标(endpoints)明确客观，且较少受受试者和试验者偏倚影响的病种，可以开放试验作探索性研究。

3. Ⅲ期临床试验。

(1)目的。在取得有关数据信息后进行扩大临床试验，按照试验设计的要求，继续进行随机对照试验(仅少数情况下，采用开放试验)，以完成预期的受试病例数的系统观察。

(2)实施。新药Ⅲ期临床试验为扩大的多中心随机对照临床试验。试验组例数一般不低于300例，对照组与试验组的比例不低于1∶3，具体例数应符合统计学要求。并可根据试验目的调整选择研究对象的标准，适当扩大特殊研究人群，进一步考察不同对象所需剂量及其依从性。设计要求参考Ⅱ期。

4. Ⅳ期临床试验。

(1)目的。要求对已批准试生产的新药的疗效、不良反应和适应证作进一步考察，以期在新药试生产结束时对其安全性、有效性作出确认性评价，为国家卫生行政部门批准新药从试生产转为正式生产提供科学依据。

(2)实施。鉴于新药Ⅱ期临床试验所涉及的病例数一般较少，老年人、小儿、肝肾功能不良的患者均未纳入；对不良反应的观察受到病例数及观察疗程的限制，若干发生率较低的重要不良反应，在Ⅱ期临床试验中往往未能出现。Ⅲ期临床试验中，患者的治疗条件，合并用药的种类等均有严格的控制，药品试生产投入市场后，受试药物的应用将面临更为复杂多样的临床情况。因此，在新药试生产期间须进行Ⅳ期临床试验，以期在较大范围对新药的安全性、有效性进行评价。这期临床的主要内容是新药长期、大规模应用中对新药的不良反应评价。特别是对Ⅰ、Ⅱ期临床试验中表现出具有潜在不良反应的新药，可在此期进行有目的的专项考察，以确定此不良反应是否由试验药物引起，发生率有多高。采取的方法主要有前瞻性队列研究，回顾性对照研究，病人的自身不良反应报告，记录卡等形式进行。临床试验可以在指定的医院内继续进行单独给药，扩大试验病例，相当于Ⅰ期临床试验的继续，也可以在较大范围内组织临床试验，可不要求对照，不限定单一用药，考察各种给药方案下的疗效与适应证，观察单一给药和联合给药过程中的不良反应及药物相互作用。各期研究的比较见表 14-2。

**表 14-2　新药上市前(Ⅰ～Ⅲ期)与上市后(Ⅳ期)研究的比较**

| 比较项目 | 上市前(Ⅰ～Ⅲ期) | 上市后(Ⅳ期) |
|---|---|---|
| 研究条件 | 专门设计、严格控制 | 主要在临床治疗实际中 |
| 研究对象 | 纳入标准严，患者、病情较单一 | 一般不限，符合临床实际 |
| 样本大小 | 有限，Ⅱ期 300 例 | 大样本，多中心 |
| 研究类型 | 实验性研究为主 | 观察性为主 |
| 优缺点 | 药物与疗效因果关系易明确，但与临床实际有别，外推需慎重，低概率疗效和不良反应不易发现 | 混杂因素难控制，无严格对照，因果关系不易明确；但结果符合临床实际，可发现低概率疗效和不良反应 |

(王家良主编，2001)

应当指出，临床试验的分期，主要以各期承担的任务性质为基础。实际工作中有时可按分期顺序逐期进行，有时则可根据新药研究的实际需要，安排Ⅰ、Ⅱ期临床试验同期进行，也有可能在同一时期出现各期临床试验相互重叠的工作状态，而不必拘泥于分期的先后顺序。表14-3列出了我国新药临床试验研究的对象和样本要求。

**表 14-3　我国新药临床试验研究对象和样本要求**

| 类别 | 分期 | 内 容 | 受试者 | 试验例数与要求 | 备 注 |
|---|---|---|---|---|---|
| 临床试验 | Ⅰ期 | 耐受性试验 | 健康志愿者 | 10～30 例分组进行 | 必要时包括少数病人 |
| | | 药动学研究 | 健康志愿者 | 6～10 例 | 某些疾病以病人为主 |
| | Ⅱ期 | 随机对照试验 | 病人 | 样品与对照各 100 例 | 主要为病人 |
| | Ⅲ期 | 扩大临床试验 | 病人 | 样品开放试验 200 例 | 主要为病人 |
| | Ⅳ期 | 扩大临床试验 | 病人 | | |
| | | 特殊临床试验 | 特殊对象 | | 如老人、儿童、孕妇 |
| | | 补充临床试验 | 病人 | 按评审结论要求 | |
| | | 不良反应观察 | 病人 | 流行病学调查 | |
| 临床验证 | 不分期 | 随机对照试验 | 病人 | 样品与对照各 100 例 | |

(袁伯俊主编，1998)

(五)药物临床试验的局限性

药物上市前的临床试验系按照实验设计的要求进行的对照性试验,从药物在人群中实际应用的情况看,这样临床试验还存在其固有的局限性,其研究结论不能充分回答药物上市后所遇的临床上复杂多变的大量实际问题。一些发生频度低的药物不良反应,只有在药物上市后广泛应用的过程中才有可能被发现和认识。

造成药物临床试验结论局限性的原因有:①上市前药物临床试验病例数较少,我国《新药审批办法》规定新药Ⅱ期临床试验病例数不少于300例。由于病例数有限,一些发生频度低于1%的不良反应,很难在此期被发现。②上市前临床试验新药疗程一般较短,观察期亦相应较短,故一些需经长时期应用才能发生或停药后迟发生的药物不良反应未能被发现。③Ⅱ期临床试验一般要求将老年患者、孕妇、婴幼儿及18岁以下少年患者以及合并严重肝、肾功能不良的患者排除在外,故上市新药不具备在这些特殊患者人群中使用的实际经验。④对照性临床试验的观测指标只限于实验设计规定的内容,未列入观察要求的临床现象则可能被疏漏,以致缺少观察和认识。⑤上市前临床试验可能因管理不善,盲法对照不严谨,以致引入药物研制单位或研究人员的偏倚,使药物有效性安全性评价失实。虽属非正常现象,但在实施不完善的情况下可能出现,尤应引起重视。

## 第二节　药物试验的设计

临床试验与单纯的观察性研究相比更具优点:①可以人为地控制条件,把众多因果关系孤立为单因果联系,而去除混杂因素的作用。②可以把时间上复杂的因果关系分解成一系列简单的因果联系。其中随机对照试验(RCT)是判断疗效的最好方法。

临床试验方案的科学性、可靠性、可行性和完整性决定了临床研究能否顺利进行和保质保量的完成,最后审批获得通过。一个完整的临床试验方案必须包含如下内容:

(1)临床试验的题目和立题理由。主要是指为什么进行这一新药的研究,该类药物研究的国内外进展,即立题依据,这必须讲得简明,清楚而有特色。

(2)试验的目的和背景。是指国内外对该疾病临床研究的概况,特别是存在的问题及打算解决的问题。

(3)临床研究单位及申报主办单位的地址、邮编、电话;试验研究者姓名、身份、地址、电话、邮编。

(4)试验种类(随机、盲法或开放)。试验设计(平行、交叉)、盲法(双盲、单盲)、随机(方法与步骤)。

(5)受试对象的入选标准,排除标准,选择受试者的步骤,受试对象的分组、分层、分配的方法和时间。

(6)根据统计学原理计算出要达到预期目的所需最少病例数。

(7)根据药效学与药物动力学研究结果及量效关系制订试验药的给药途径、剂量、给药次数、疗程和合并用药。

(8)拟进行的临床实验室检查项目、药动学分析等。

(9)观察项目、实验检查的项目和测定次数、随机步骤及保证病人依从性的措施。

(10)中止和撤除临床试验的标准、结束临床研究的规定。

(11)疗效评定标准。

(12)受试对象的编码表、治疗记录表、随机数字表及病例报告表的保存手续。

(13)不良反应的记录和报告方法,处理并发症的措施。

(14)试验密码的建立、保存、紧急情况下何人破盲和破盲方法的规定。

(15)评价试验结果采用的方法(如统计方法)和从总结报告中剔除病例的方法。

(16)临床试验的进展和完成日期。

(17)对进行试验后的医疗措施作出规定。

(18)如试验方案同时作为合同使用时,应写明职责与论文发表等规定。

(19)参考文献。

## 一、新药试验设计原则

### (一) 伦理道德原则

新药临床研究是在人体进行新药的有效性和安全性评价,为了保证试验受试者的安全和利益,新药的临床试验和临床验证必须符合伦理道德原则。

1. 志愿原则。参加临床药理研究的受试者必须是完全志愿的,事先对试验的目的、方法、可能发生的不良反应及防治措施有充分了解,并签署同意书。对本人不能充分表达自己允诺的对象(如监狱中的犯人、精神病人、儿童),一般不得选为受试者。

2. 有利原则。临床研究中要充分考虑试验药品对受试者的利与害的关系,要使受试者冒最小的风险获得最大的治疗效果,保证受试者的安全,只有这样临床试验才具有可行性。要做到这一点,就要求在临床试验计划中对病例的选择、研究者的资格、试验单位的设备条件及研究方法有明确的规定。

3. 补偿原则。在临床研究过程中,受试者如果受到因药物的原因而引起的任何损害,研制单位应给予必要的治疗和补偿。

### (二) 临床试验或验证试验的"四性"原则

临床研究要求研究者和有关人员要具有严谨的科学态度,临床试验的各个步骤要符合"4Rs"原则,即代表性(representativeness)、重复性(replication)、随机性(randomization)、合理性(rationality)。

## 二、设计的基本内容

临床药物试验除应遵循实验设计的基本原则与方法外,在研究对象选择、设立对照、疗效选择、避免试验偏性及效果评价方面均有其特点。这是由于以下原因所致。

1. 临床研究的对象是人,是有生命、有思想、不同于其他的生物体,尤应注意道德问题。

2. 人有个体差异且个体差异大,除生物学的变异外还有社会心理因素所致的变异,而且不易控制。

3. 试验例数受限制,不能像动物实验那样需要多少就做多少。

4. 由于各种因素的影响,受试对象中途停止观察的人数较多。

5. 临床药物试验的对象不像动物实验那样能同时进入观察,一般受试对象是陆续接受试验的,因此时间不等同会影响试验结果。

6. 上述诸因素比动物实验复杂得多,研究者只能控制其中部分因素,故常需较多的例数。

7. 临床观察时间较长,前后条件较难一致,往往观察期间遇有合并症时,又需添加应急处理,所以临床处理因素的标准化很难保证。

8. 临床患者的衣、食、住、行等复杂多样,很难一一加以控制。

9. 当研究对象为健康志愿者时,必须考虑到研究结论外推的局限性。

下面分别讨论临床药物试验设计的要点。

(一)研究对象的选择

一般情况下,研究对象是从特定的机构或其特定的科室接诊者中选择的。如选择在某一大医院进行试验,使得研究中的对象由于就诊动机相似而有可能产生偏倚从而影响结果的真实性。另一种方法是将一定地区、一定时期内发生的全部病人作为目标对象,并从中选择。该法偏倚小,还能利用该地区已有的各种资料。研究指标的结果具有全地区范围的代表性等优点。然而,要获得全部患者作为对象,随机抽样进行疗效比较也不是能容易办到的。因此,由多个机构协同研究则实属必要,此即为多中心研究。可是有许多机构参加的研究,因机构间有患者质和量的差异,因而必须制定一个统一的研究计划或规则。参加协作的机构间医疗水平要尽量相似。以志愿者为研究对象时,志愿者的来源、年龄、社会阶层以及心理等影响因素的作用尤为明显,所以应尽可能招募多的志愿者,再采用随机化的方法选择受试对象。

此外,对纳入标准和排除标准要有明确规定,并严格执行。

一次临床试验,由于受试的人群范围,如性别、年龄、病情等均作了一定的限定,受试的人数有限,应用的地区也较局限,因此,试验结果的代表性会受到一定的影响,其结果推广也受限。在结果的解释和下结论时应充分考虑其局限性,研究结果的推广只能局限在相应的地区或病人范围内。经过了多次临床试验后,随着受试人群范围的逐渐扩大,试验结果的代表性亦逐渐增大。

(二)对照的设置

在临床试验中不可能使研究组之间除研究因素(药物)之外完全同质,一般尽量使年龄、性别、民族、病情轻重程度等主要因素一致以利于比较,即应尽量使得对疗效有较大影响的混杂因素在对照组与治疗组相一致。下面的几种对照方法则不尽合理。

1. 将常规实施某一疗法的病例作治疗组,而将未实施这一疗法的病例作为对照组。

2. 将过去没有某一疗法的病例作为对照组,和现在的治疗组比较。

3. 一个机构的治疗组和另一机构没有接受同一治疗的患者作对照组等。

常用设置对照的方法有安慰剂对照、阳性药物对照(positive control)、空白对照(no-treatment control)、历史对照(historical control)、自身对照等(详见有关章节)。

(三)疗法的分配(分组)方法

正确的分组是保证组间可比的关键之一,目的是使非研究因素在对比组间的分布均衡,以减少偏倚,增加试验结果的可靠性。为了确保两组的均衡性,有全部病例完全随机化分配和预先按年龄、性别、病情轻重等分层后随机分配的方法等。

临床随机对照试验(RCT)是一种最为经典分组方法。其优点是两组的条件一致性高,可以减少或控制混杂因素的作用,出现的结果可直接归于药物或疗法的作用,并可评价其作用的大小。

(四)盲法(blind method)的应用

临床试验资料是通过询问病史,观察试验对象的反应,以及测定临床指标等途径获得的。在搜集资料过程中,若对可能出现的影响因素不加以控制,则很容易出现信息偏倚。如试验对象对治疗的反应不完全是治疗因素的作用,它还包含心理状态、生活条件及社会因素等的影响。所有这些因素都可能使症状和病情得到改善或恶化,或出现副作用。多数人还可表现为疼痛、失眠、食欲减退、血压升高等非特异性反应。除了研究对象本身的心理因素以外，研究者、医务人员、检验人员等参与研究的人员，总希望自己的研究得出理想的阳性结果，有时可能会有意无意地偏重于对新药组的观察或照料。临床试验中，为了消除这些可能的影响因素对治疗试验的影响，在进行试验设计时，应尽可能采用盲法进行观察和试验。

但需要注意的是，盲法是控制临床试验中偏倚的有效方法，但它不是一种独立的临床试验方法，在试验设计时需要与其他临床试验方法结合使用；实施盲法试验时，必须制定一套严格的管理与监督措施、防止泄密。一旦泄密，试验设计的科学性、随机性和严谨性等都会受到破坏，其结果的可靠性可能还不如一般的临床试验。

（五）临床试验的质量控制

1. 研究人员培训。在试验开始实施前，应对所有参加试验的研究人员进行培训，使他们能够掌握并应用统一的诊断标准、测量方法和实验操作技术等。在对实验组和对照组进行观察和检测时，不能安排一个人负责试验组，另一个人负责对照组，而应由同一人同时参与对两组人员的观察。

2. 测量的要求。测量误差可来自被测量者，也可来自测量者，以及测量过程中的客观条件。例如被测量者因不了解测量目的，或由于其他原因不配合或有意引起测量失真；测量者可因经验多少、技术水平差异等原因导致测量误差。测量过程中可因测量环境不良，方法不当，样品处理不当或测量仪器不准，试剂批号不同等原因引起测量误差。例如检测试剂不同，试剂生产的厂家不同，以及批号不同等原因均可导致系统误差。因此，在测量过程中，自始至终要注意对测量过程的质量控制。

在测量前要对病人作好思想工作，争取病人积极配合。在同一试验中，试验前后最好能有统一的测量人员，并采用盲法测量。在报告临床疗效评价的结果时，研究者要对检测的质量做出分析和客观评价。

3. 一致性检验(consistency test)。在多中心试验时，由于涉及的工作人员众多，即使事前进行了严格的培训，对于一些评定量表(或治疗效果的评价)，仍需作一致性检验。其中包括：几位评分者对同一病例的独立检查评分，一个评估者对同一病例的多次检查评分，然后来用合适的统计分析方法进行处理。在多中心试验进行的各个阶段都需进行上述检验，以保证评分的一致性。经常进行一致性检验可以不断地提醒研究人员熟悉并记住各项评分标准。一致性检验的优点在于提供了误差的大小值，依此可以推测疗效结果判断的可靠性。例如，研究者试图用治疗前后某项量表评分值的改变大小作为痊愈、显效、有效及无效的标准，就必须知道在该量表上评分的误差。如果规定量表分值改变 3 分作为有效，改变 5 分作为显效，那么，当一致性检验结果显示误差在 5 分左右时，则可认定疗效判断的结果是极不准确的。

4. 提高依从性，减少不符合标准的病人进入试验的比例。在研究方案中必须清楚地说明哪些人应包括在试验中，而哪些人不应当进入试验。如果很多符合研究标准的人未参加试验，应怀疑研究对象的代表性。研究对象有权在任何时候退出试验，但应尽量使之减少。对于退出研究对象应进行随访，并应对可用的数据进行统计学分析，如对不良反应的分析等。

在报告结果时，应当说明符合要求的研究对象有多少比例参加了试验。对于未参加试验的人应当记录其未参加试验的原因，以便分析参加试验者与不参加试验者的特征是否具有显著差异，以此估计其对试验结果的影响。

由于研究对象不够合作或疏忽而未参加所有的随访时会导致数据缺失。如果这种情况是随机的，那么在数据分析时就不会发生偏倚。但是，如果因为病情过重而失访或未进行某些检查时，在结果分析时则会发生偏倚。在数据分析时应包括所有符合试验标准的研究对象，所以对试验中退出的也应进行数据分析，这样会减少数据信息的损失，使治疗效果的评价更可靠，而且也更符合临床实际。此时所应用的统计学方法为意向分析法(intention to treat,ITT)。

## 第三节　效果的判定

正确、客观地判定防治效果，是临床试验成败的关键之一。

### 一、观察结果的记录和整理

采用统一的记录表和整理表。记录表的格式及编制方法与调查表的方法相类似。基本项目如年龄、性别、单位、治疗开始时间及病型、病期、既往史、并发症、临床检查所见等等都应有详细记录，以便资料分析时能检验均衡性和判断是否有偏倚存在。对于试验中的“失访者”也要和受试者同样追究，以观察其引起偏倚的情况，并且应查明“失访”的原因。

### 二、效果的判定

判定效果的标准必须符合以下几个条件：

(1)能比较简单地将程度区分，且这种区分的规则只有一个。

(2)可靠性高，即不同判定者之间的重复性要高。

(3)应当能定量化。

(4)最好能预测预后，即与疾病的转归、预后相关。

防治效果评价试验中的效果判定指标一般可分为短期或中期、长期效果指标，见图 14-1。

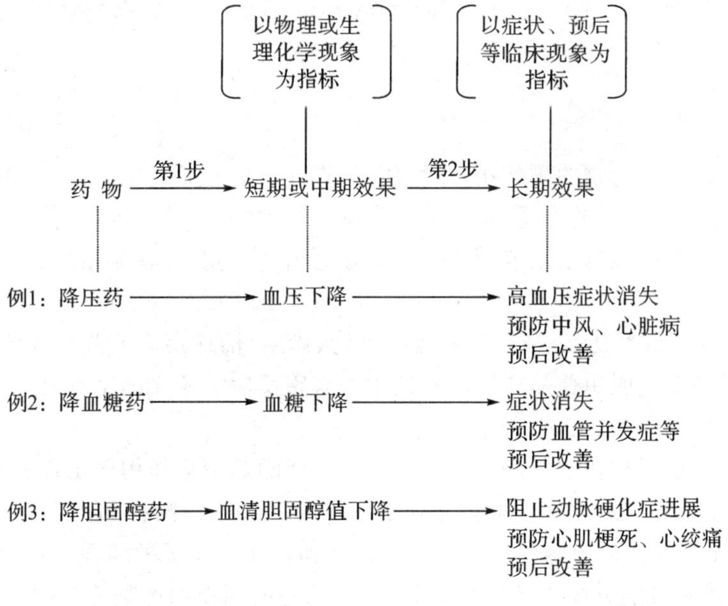


图 14-1　药物效果判定试验中的效果判定指标

### 三、影响治疗效果判定的因素

影响疗效判定的因素主要来自于研究者，受试者及试验用的仪器、设备、试剂等等。时间对疗效判定的影响也不应当低估，对有自愈倾向的疾病判定疗效时要慎重。

资料最好由与治疗无关的专家汇总和分析。

通过治疗组和对照组的比较来分析结果，同时也要对药物的副作用作出评估分析。如果疗法是分层(配比)随机分配的，用的是双盲法试验，则资料的偏倚已基本得到控制。

显著性检验是将治疗组和对照组(来自同一总体)置于无效假说(即没有疗效)之下，把本无差异判为有差异的可能(α错误)按1%或5%进行探讨。药物疗效的显著性检验常常是单侧的。不同的设计方法应采用相应的统计分析方法。

另一方面，由于人体的未知因素太多，不管结果分析有无显著性，均必须结合临床实际意义，充分考虑后加以判断。

### 四、治疗效果的分析方法

目前治疗效果评价可采用意向治疗分析(intention-to-treat，ITT)和完成治疗分析(per protocol，PP)等方法。意向治疗分析：所有随机分配的病人不管是否完成研究，在最后资料分析中都应被包括进去。完成治疗分析：只有按方案完成研究的病人才被包括到最后的分析中去。ITT分析可以防止预后较差的病人从分析中排除出去，可以保留随机化的优点；PP分析能反映实际按方案完成治疗的结果，减少因干扰或沾染造成的影响；ITT与PP结果越接近，失访的比例越少，研究的质量越高，结果越可信。需要注意的是，不同评价方法得到的结果，其意义有差别。

## 第四节　药物不良反应

在药物试验研究中，药物不良反应(adverse drug reaction，ADR)是仅次于治疗效果的一个研究重点。

### 一、药物不良反应的概念

药物不良反应包括药物的副作用，毒性作用(毒性反应)，后遗反应(后作用)，过敏反应，特异质反应，抗感染药物引起的二重感染，药物依赖性及致癌、致畸、致突变作用等。这些不良反应有些是在药品本身或混有杂质或用药不当时才会出现，有些是在质量检验合格、临床上在正常用法、用量情况下就能出现。

WHO中心对药品不良反应定义是：为了预防、诊断、治疗疾病或改变人体的生理功能，人在正常用法用量情况下服用药品所出现不期望的有害反应。这样的不良反应与药品质量事故和医疗事故有本质的区别。

副作用主要是指药物在正常用法、用量情况下，伴随其治疗作用而出现的其他不期望的有害作用，例如为了治疗胃肠道平滑肌痉挛所引起的疼痛而服用阿托品出现口干、视力模糊、眼内压增高等。产生副作用的原因主要是因为一种药物往往具有多种药理作用，人们往往利用其一两种作用，而其他的作用就会成为副作用。但是药物的副作用不是绝对的。例如对于手术后的病人，为了减少呼吸道的分泌物，同样服用阿托品后，出现了胃肠道平滑肌松弛，腹部胀气反而成了副作用。

## 二、药物不良反应的分类

药物不良反应的分类方法很多。一般根据药物不良反应的临床表现与药物药理作用的关系，把它们分为A型和B型两种。

A型不良反应是指由于药物的药理作用增强所引起的不良反应，其程度轻重与用药剂量有关，一般容易预测，发生率较高而死亡率较低。

B型反应是指与药物常规药理作用无关的异常反应，通常难以预测在具体病人身上是否会出现，在药物研究阶段的常规毒理学试验中亦难以发现，一般与用药剂量无关，发生率较低但死亡率较高。

## 三、影响药物不良反应的因素

（一）A型不良反应的发病机制

1.药代动力学方面的因素。

(1)药物的吸收。大部分药物是口服给药，药物被吸收的量和速度能影响某些不良反应的出现与否。脂溶性药物容易在肠道内吸收，容易在较短时间内达到较高的血浓度，引起A型不良反应。非脂溶性药物在消化道里的吸收不规则、不完全，而且个体差异大。有时给以同样的剂量，在某些病人还没有看到疗效，而另一些病人却可能有了不良反应。有时一种药物能促进另一种药物的吸收，例如，阿托品能提高地高辛在消化道内的吸收率，使后者在治疗剂量范围内也可出现不良反应。

(2)药物的分布。药物在体循环中量的分布也能影响某些不良反应的出现与否，这种分布与局部的血流量和药物通过细胞膜的能力有关。例如，主要经肝脏代谢的利多卡因在肝血流量减少时，药物清除率降低，可使该药物血浓度在较长时间里保持较高的水平，引起一些A型不良反应。

①药物与血浆蛋白的结合：许多药物在循环血流中能与人体血浆蛋白结合。若结合的多，游离药物的血浓度就低；反之，血浓度就高，容易引起一些A型不良反应。例如在老年人，病程较长的慢性病人或长期处于营养不良状况的人，血中血浆蛋白含量低，可增加某些A型不良反应的发生率。

②药物与组织的亲合：不同的药物对人体不同器官、组织、细胞的亲和力不是均匀的，从而引起不同的不良反应。例如氮对黑色素细胞的亲和力很强，可以在富含黑色素细胞的眼球组织中蓄积，引起视网膜变性。

(3)药物的生物转化：大部分药物进入人体以后主要在肝脏内进行代谢。代谢的过程包括氧化、还原、水解、甲基化、乙酰化、葡萄糖醛酸化等。多数药物经过代谢后药理活性减弱，也有的药物需经代谢转化后才表现出药理活性。这些生物转化过程受基因、遗传、生产生活环境中其他化学物质和其他药物的影响。由于某些原因使需要代谢灭活的不能灭活或需代谢才能活化的活化过度，都能引起A型不良反应。例如氯丙嗪可阻碍普奈洛尔的代谢转化，加强对心血管系统的抑制作用，引起严重的低血压；磺胺药可阻止苯妥英钠的代谢转化，使后者血浓度升高，引起中毒。

(4)药物的排出：许多药物主要经肾脏排出。在婴儿、老年人、肾脏疾病患者等，由于肾小球的滤过功能不足或减退，使这些药物从体内的排出不畅，药物在体内的滞留时间延长，血药浓度在较长时间里维持较高水平，容易引起某些A型不良反应。

2. 影响体内的离子平衡。

有些药物不良反应的发生是由于干扰体内的离子平衡所致。例如肾上腺类药物可以增加心肌细胞的钙离子浓度，所以才能增加心肌的收缩力，但是有些药物同时又能降低钾离子的浓度，引起心律失常等不良反应。

3. 靶器官的敏感性增强。

大多数药物对机体的作用都有一定的选择性，但是有些药物可以有一个以上的受体。由于某些原因使靶器官或受体的敏感性增强，也能引起一些A型不良反应，例如乙诺酰本身没有抗凝作用，但当它与华法林合用时，可增加华法林对肝脏受体部位的亲和力而引起一些出血性副反应。

（二）B型不良反应的机制

1. 药物方面的因素。

许多不良反应并非由于药物本身的有效成分所致，而是由于生产过程中使用的添加剂，例如稳定剂、着色剂、赋形剂、乳化剂、增溶剂等，或者由于化学合成、生产过程中产生的杂质，药品在贮存、保管、运输过程中产生的氧化、分解、降解、聚合产物而引起的。例如青霉素的过敏反应主要是由于其分解或降解产物青霉烯酸等与机体血浆蛋白结合形成抗原而引起的。

2. 机体的因素。

许多病人体内在遗传、新陈代谢、酶系统等方面存在一些异常或缺陷，平时不一定能发现，一旦接触某些药物以后就会暴露出来，出现一些不良反应。例如有些人红细胞膜内的葡萄糖-6-磷酸脱氢酶(G-6-PD)有缺陷，服用常规剂量的氨基比林、伯氨喹或磺胺类药物后，容易出现溶血性反应。有些人肝细胞内缺乏乙酰化酶，使体内乙酰化过程减慢，服用异烟肼后容易引起多发性神经炎和维生素B缺乏症，甚至可引起全身性红斑狼疮样综合征。

（三）药物利用和药物管理因素

药物滥用较为普遍，不恰当的多药治疗为其常见表现，而且多药治疗导致毒副作用加重，配伍禁忌，增加不良反应风险；在不正当营销和虚假广告促动下，大量药品被消耗。药政执法不严，药物市场存在假药、劣药，或者国外公司推销在其本国已禁药物。

## 四、药物不良反应的因果关系评价

（一）因果关系分析评价的考虑因素

1. 开始用药的时间与可疑不良反应出现的时间有无合理的先后关系。根据这一条，不但要有先后关系，即用药时间在前，可疑不良反应的出现在后，而且要看这种先后关系是否合理，因为各种药物的不良反应潜伏期有长有短，分析评价时应根据不同药物、不同反应的情况予以考虑。

2. 可疑的不良反应是否符合该药品已知的不良反应类型。如果可疑不良反应符合该药品已知的不良反应类型，则有助于确定因果关系。但是如果不符合，也不能轻易地否定。许多药物在批准上市前，人们对其不良反应情况不一定了解的很透彻，上市以后还可能发现新的不良反应。

3. 所怀疑的不良反应能否用患者的病理状况，合并用药、合用疗法或曾用药、曾用疗法的影响来解释。

4. 停药或降低剂量后，可疑不良反应是否消失或减轻。这里必须注意，许多药物的不良反应在停药或降低剂量后的消失或减轻，需要有一个或长或短的过程。过早或过迟的消失或减轻也不利于确定因果关系。

5.再次接触同样药物后是否再次出现同样反应。这里的“再次接触”包括为了验证而进行的各种皮肤试验，但是这类试验必须慎重，因为已有报道，剂量极小的皮肤划痕试验和斑贴试验有时也能引起严重的过敏反应。在建立药品不良反应报告制度的情况下，并不要求每个病例都必须确定因果关系后才能报告。如要进行皮肤试验也必须随时做好急救准备。如果在追溯病史时了解到患者过去对同一种或有关药物曾有类似不良反应的历史，则对分析评价因果关系非常有参考价值。

尽管这样，有时也难以确定因果关系，就需要采用药物流行病学的原理和方法，在大量人群中进行回顾性或前瞻性调查研究，排除各种可能的干扰因素，找出药品与可疑不良反应之间内在的因果联系，计算出用药人群对不用药人群的相对危险度，再经过不同时间、地点人群的反复验证，才能最后确定某药物与某不良反应之间的因果关系。通过药物流行病学的方法还可以比较容易地计算出不良反应的发生率。

（二）药物不良反应的流行病学研究

1.药物不良反应的发生率。这是一种衡量药物危险性较理想的指标，但是不易精确，以致药物不良反应的发生率在报告中相差悬殊，大约在2%～25%之间。当然，也因药物的种类不同而有差异。计算药物不良反应发生率应具备三个要素：①一定时期内使用某种药物的人数（分母）；②同期内该药发生药物不良反应的人数（分子）；③自然发生率。由①、②计算出来的发生率只是粗发生率，减去③才是实际发生率。

1973年美国医院药物杂志报道，药物不良反应的发生率约为6%，美国药物不良反应占住院人数的4%～10%。

2.药物不良反应的死亡率。可以表达药物不良反应对人群生命的危害程度，可按其死因序位与其他疾病相比较，但不能完全反映药物不良反应的数量变化和对医疗保健的影响。因为死亡率是发病率和病死率的乘积，任何一方的变化均可使之降低或增高。波士顿药物监测协作项目(BCDSP)提供，至少有1‰的病人死于药物治疗。

3.药物不良反应的经济耗损的评价。一种药物均有其利弊两面，经济效益评价是反映药物不良反应危险性的一个侧面。

历史上曾有多起因药物的毒性而发生的重要事件，说明了药物的危害性和人群监测的必要性（见表14-5）。

**例**　反应停致畸事件

1959—1962年西欧各国发生了反应停(thalidomide)致畸事件。反应停本来是用于妊娠呕吐的止吐药物，服用该药使分娩下来的婴儿呈现海豹肢症(phocometia)。这是一种四肢畸形，长骨短，上下肢成长不全或缺失，智力不受影响。据说海豹肢症的婴儿半数能存活。这种畸形本来是一种非常罕见的病，然而从1959年起，在欧洲，特别是西欧开始增多，1961年汉堡大学儿科Lenz等报告，此病与反应停药物有关。

反应停药物与海豹肢症之间有下列几个关系：

①市售反应停增加时海豹肢症同时增加，停止出售后，海豹肢症不再发生；

②反应停出售量和本病发生地区相关；

③妊娠初期3～6周服用反应停更易发生海豹肢症，其与胎儿四肢原始发育期一致；

④海豹肢症患儿的母亲84%服用反应停，而且在妊娠初期服用300毫克以上或连续服用3周以上者海豹肢症发病较多；

⑤这样的结果不论哪个国家或地区几乎相同，而和其他药物相关较弱；

⑥未服用反应停的母亲中，海豹肢症发生率极低。

上述结果虽未满足因果关系的全部判断条件，从发生状态来看两者的因果关系还是很明显的。

**表 14-5　药物引起中毒或异常的重要事例**

| 时间(年) | 地 区 | 原 因 和 后 果 |
|---|---|---|
| 1884 | 德国 | 接种污染了人血的天花疫苗而引起 200 人发生肝炎 |
| 1937 | 美国 | 100 人(主要为儿童)因服用含 72%有毒二苷醇溶媒的磺胺制剂而中毒 |
| 1940—1955 | | 早产儿吸入高浓度氧引起数千婴儿晶体后纤维增生症而失明 |
| 1944 | 北美和南美 | 因疫苗预防黄热病而造成数百人发生肝炎 |
| 1955 | 美国 | 脊髓灰质炎疫苗病毒灭活不完全引起上百例麻痹型脊髓灰质炎 |
| 1959—1962 | 联邦德国等 | 大约 1500 个新生儿由于母亲孕期服用反应停而发生四肢畸形 |
| 1960—1967 | 美国、新西兰、英国、澳大利亚 | 哮喘者因用雾化吸入支气管扩张剂而造成数千人的超额死亡 |
| 1962 | 美国和欧洲 | 因应用 MER-29 降低胆固醇而造成多人发生白内障 |
| 1971—1980 | 美国 | 380 例年轻妇女患阴道腺癌，其中 90%母亲孕期有服用已烯雌酚及其类似药物史 |

(三)判断药物不良反应的标准

判断药物不良反应是否与药物有关，可用 Karch 和 Lasagna 所提出的标准：①不良反应是在服药后还是在服药同时发生的；②是否符合该种药物的不良反应；③停药后是否有所改善；④再次使用时是否重复出现和得到再次治疗；⑤不良反应能否应用已知疾病的特征和其他的治疗来加以解释，将符合以上五项条件的多少，判断为肯定、很可能、可能、可疑和否定(表 14-6)。

**表 14-6　药物不良反应的判断标准**

| 标 准 | 肯 定 | 很可能 | 可 能 | 可 疑① |
|---|---|---|---|---|
| 合理的时间顺序 | 是 | 是 | 是 | 是 |
| 已知药物的反应类型 | 是 | 是 | 是 | 否 |
| 去除原因可以改善 | 是 | 是 | 是或否 | 是或否 |
| 再次给药可重复出现 | 是 | ？② | ？② | ？② |
| 反应可有另外解释 | 否 | 否 | 是 | 是 |

注：①有待进一步观察再分类；②因医德所限不允许再重复。

判断药物不良反应的方法。

举两例说明在群体中运用流行病学方法判断药物不良反应。

(1) 利用泊松分布进行药物不良反应的判断。

在治疗中出现不良反应，如果较频繁，可以用一般流行学调查研究方法，如病例对照研究，前瞻性研究等方法加以分析，但如某不良反应的出现频率很小，例如小于 1%，而在研究中要观察的病例数又很大，此时可用泊松分布来判断某种不良反应究竟是否由某种治疗所引起。

例如，用某种药物进行治疗 40 人，其中 1 人出现精神抑郁症，这种抑郁症既可能因药物引起，也可能在不吃药物的人群中出现，判断的方法是假设这1例抑郁症在不吃药物人群中出现的概率有多大。据了解过去抑郁症在人群中的发生率为0.1‰，适用于用泊松分布。利用泊松分布的概率函数

$$P(x)=\frac{(np)^x e^{-np}}{x!} \quad (x=0,1,2,\cdots) \tag{14-1}$$

上式中，$n$=治疗人数；$p$=人群中抑郁症的发生率；$x$为观察对象中出现不良反应的人数；e=2.7183，为自然对数的底。40人中出现抑郁症1人的概率：

$$P(x)=\frac{(40\times 0.01\%)^1 e^{-(40\times 0.01\%)}}{1!}=0.0039840319$$

还可以计算在40人中出现抑郁症2,3,4,…,40人的概率，这些概率更小了，为计算方便起见，可计算1例也不出现的概率：

$$P(0)=\frac{(0.004)^0 e^{-0.004}}{0!}=0.99600799$$

1−0.99600799=0.00399201，此概率代表出现1例及多例的总概率。总概率小于0.005，从统计学而知这个概率太小，说明这一例在不吃药的人群出现的概率很小，假设被拒绝，因而可认为40个服药人中出现一例抑郁症与服药有关，应停止用药或谨慎从事。

(2)利用死亡统计调查不良反应发生的原因。

有一些不良反应的出现显然不适于运用病例对照或前瞻性调查来研究，简单的死亡统计资料可以合理地分析问题，英国哮喘病人中气管扩张剂的有害作用的研究即是一个例子。MacManis 1964年注意到一些哮喘病病人在吸入一种喷雾的气管扩张剂后又注射肾上腺素会突然死亡。英国药品安全委员会也得到这种气管扩张剂不良反应的旁证。Inman和Adelstein调查了1958—1968年11月间哮喘病死亡率与使用含有气管扩张剂的压力气管雾剂的关系，他们发现1961—1966年压力气雾剂的销售量迅速增长，而同时哮喘死亡率相应升高，其中10～14岁儿童最为显著，增长达7倍，1967年6月药品安全委员会向联合王国所有的医师发出警告，即在治疗哮喘时过度使用压力气雾剂是危险的。从那个时间起，因哮喘而死亡的人数明显下降，但这并不能证明从压力气雾剂中过量吸入气管扩张剂与哮喘死亡的关系，因为还有一个问题没能得到解释，即苏格兰、爱尔兰、新西兰、澳大利亚的情况与苏格兰及威尔士相似，而美国、加拿大、荷兰及比利时却不同，如美国虽也销售了大量气雾剂而没有这个不良反应的出现。Stolley 1972年进一步调查，发现美国和加拿大都禁止生产浓气雾剂，这两个国家都没有发生哮喘死亡的增加，而英格兰和威尔士则出售较浓的气雾剂。将不同国家使用气雾剂类型的销售量与不良反应死亡人数作比较时，这种不良反应发生的原因便得到基本的肯定。这个例子说明临床工作者如能从自己观察到的不良反应，加上一些必要的调查，就有可能发现发生不良反应的原因。

(四)药物不良反应的监测

监测(surveillance)的目的在于及时发现上市后药物未预料到的严重不良反应，确立已知或新发现的不良反应的情况，对药物不良反应进行流行病学调查，以及研究其机制和后果等。1970年WHO成立了药物不良反应监察中心(WHO Drug Monitoring Center)，后更名为国际药品监测合作中心(WHO Collaborating Center for International Drug Monitoring)，许多国家已加入了该组织。

监测方法主要有以下几种。

1. 以医院为中心的监测系统。可以按照行政区划或医疗分工，与卫生院、诊所、保健站等形

成监测网，省、地（市）医院内专设流行病学（或临床流行病学）科承担药物监测，包括药物不良反应的登记、分析和进行专题研究，为国家药政部门提供信息和药物生产使用的依据。美国波士顿1965年开始的药物监测协作计划（BCDSP）是以医院为中心进行药物监测的，是一个具有代表性的项目。

上海市进行药物监测的试点工作，选择9所医院的部分病房，对1200名住院病人进行为期3个月至1年的药物不良反应监测。得到上海市部分医院的内科和儿科药物不良反应的发生率为39%和12.9%。

2. 义务报告系统。英国自1964年起实行药物不良反应报告制度，即黄卡系统（yellow card system）。黄卡是随药附送的一种预付邮资和写明地址的明信卡。故这一系统的信息来源极为广泛，可来自医生，亦可来自患者，有代表性好和耗资低的特点。该系统对深入研究和观察药物不良反应起着"信号"作用，如Ibutenac（一种抗炎止痛药）在投入市场后不久，英国药物安全委员会收到了40例肝损害的报告，于是决定立即停止销售。

3. 生命统计。药物不良反应的信息可以来自国家的生命统计，可在死亡报告中单列药物不良反应一项原因作统计分析。此法虽然简便经济，但是不能得到详尽的资料。

4. 记录连结。许多国家建立了记录连结（record linkage）体系，记录每个人出生后到死亡的重要健康和疾病问题，并贮存在计算机内，对于研究药物或遗传及环境因素的致病作用是非常有用的，可以选择适当的对照，甚至配比的对照者进行病例对照研究，例如孕期使用已烯雌酚致女儿青春期阴道腺癌的研究，都是应用这种记录连结完成的。

药物不良反应的有效监测有赖于药政管理及立法等工作。加强药政管理，认真贯彻执行《中华人民共和国药品管理法》，严格新药的审批及作好老药复审再评价工作，充分利用立法减少药品所造成的生命损失，保障人民的用药安全是防止药物不良反应的根本途径。

（张　扬）

## 附 14-1

新药按审批管理的要求分以下几类。

### 一、中药

第一类：
1. 中药材的人工制成品。
2. 新发现的中药材及其制剂。
3. 中药材中提取的有效成分及其制剂。
4. 复方中提取的有效成分。

第二类：
1. 中药注射剂。
2. 中药材新的药用部位及其制剂。
3. 中药材、天然药物中提取的有效部位及其制剂。
4. 中药材以人工方法在动物体内的制取物及其制剂。
5. 复方中提取的有效部位群。

第三类：

1. 新的中药复方制剂。

2. 以中药疗效为主的中药和化学药品的复方制剂。

3. 从国外引种或引进养殖的可用进口药材及其制剂。

第四类：

1. 改变剂型或改变给药途径的制剂。

2. 国内异地引种或野生变家养的动植物药材。

第五类：增加新主治病症的药品。

## 二、化学药品

第一类：首创的原料药及其制剂。

1.通过合成或半合成的方法制成的原料药及其制剂。

2.天然物质中提取的或通过发酵提取的有效单体及其制剂。

3.国外已有药用研究报道，尚未获一国药品管理当局批准上市的化合物。

第二类：

1.已在国外获准生产上市，但未载入药典，我国也未进口的药品。

2.用拆分、合成的方法首次制得的某一已知药物中的光学异构体及其制剂。

3.国外尚未上市的由口服、外用或其他途径改变为注射途径给药者，或由局部用药改为全身给药者(如口服、吸入等制剂)。

第三类：

1. 由化学药品新组成的复方制剂。

2.由化学药品与中药新组成的复方制剂并以化学药品发挥主要作用者。

3.由已上市的多组分药物制备为较少组分的原料药及其制剂。

4.由动物或其组织、器官提取的新的多组分生化药品。

第四类：

1. 国外药典收载的原料药及制剂。

2.我国已进口的原料或制剂(已有进口原料药制成的制剂，如国内研制其原料药及制剂，亦在此列)。

3.用拆分或合成方法制得的某一已知药物中国外已获准上市的光学异构体及制剂。

4.改变已知盐类药物的酸根、碱基(或金属元素)制成的原料药及其制剂。此种改变应不改变其药理作用，仅改变其理化性质(如溶解度、稳定性等)，以适应贮存、制剂制造或临床用药的需要。

5. 国外已上市的复方制剂及改变剂型的药品。

6. 用进口原料药制成的制剂。

7. 改变剂型的药品。

8. 改变给药途径的药品(不包括第二类新药之3)。

第五类：已上市药品增加新的适应症者。

1. 需延长用药周期或增加剂量者。

2. 未改变或养活用药周期或降低剂量者。

3. 国外已获准此适应症者。

## 三、生物制品

第一类：国内外尚未批准上市的生物制品。

第二类：国外已批准上市，尚未列入药典或规程，我国也未进口的生物制品。

第三类：

1. 疗效以生物制品为主的新复方制剂。
2. 工艺重大改革后的生物制品。

第四类：

1. 国外药典或规程已收载的生物制品。
2. 已在我国批准进口注册的生物制品。
3. 改变剂型或给药途径的生物制品。

第五类：增加适应症的生物制品。

# 第十五章　疾病预后研究设计与评价

## 第一节　疾病预后的概念

### 一、疾病预后研究的意义

临床防治效果的观察研究中，研究者不但要观察干预措施的近期效果（如显效、有效、治愈或病死等），有时还需注意观察患者的远期效果。预后(prognosis)是指疾病发生后，对将来发展结局（如迁延、慢性化、恶化、复发、致残、死亡）的预测或事前估计。疾病最后的转归包括生存与死亡两个基本结局，临床试验进行中或结束后，对病人继续跟踪观察，不仅要了解病人在不同时间上所经历的死亡风险大小或生存概率的多少，而且还要了解生存时间与研究因素的联系。

预后研究是对疾病发生和发展直至转归结局的预测。疾病预后受到很多因素的制约。影响疾病预后结果的有关因素称为预后因素。各种预后因素所产生的结局称为预后结果。预后研究的意义在于：①了解疾病的行为，如各种预后因素对疾病预后的影响；②利用统计分析的结果来预测病人的预后；③比较各类病人的预后情况；④可以对预后因素进行控制以便得出更可靠的结论。通常有经验的医师能够确定哪些因素与疾病的预后有关，但这种判别能力多是经验的、感性的和非定量的。早期的预后因素研究往往是分析单一因素的作用，目前，有许多行之有效的多因素统计模型来识别或控制预后因素，增强了干预措施的作用，减少了病死或致残结局。

### 二、影响预后结果的因素

影响预后结果的因素繁多且错综复杂，对每一种疾病而言，其预后结果不仅取决于病因的性质和强度，还与疾病发生、发展过程中的影响因素有关，因此促使疾病发生的危险因素往往与影响疾病预后结果的预后因素是基本一致的。但这并不是绝对的，也可以有例外情况。从疾病的自然史可知，疾病的发生是机体内外环境诸多因素所引起的，当人体暴露在这些致病因素中时，很可能发病；一旦发病，这些致病因素是否还有同样作用呢？特别是采取干预措施以后，通常这些致病因素会发生部分变化，比如传染病呈现发病→治疗→结局这样的转归模型；但有些疾病的转归模型并非如此简单，尤其是病因不明的疾病。此类疾病发病以后，致病因素变成了预后因素，仍然影响其预后结局。影响疾病预后结果的因素大致可分为如下几个方面。

（一）疾病的特性

不同性质疾病的预后结果是不同的，这是由于疾病自然史本身的特点所致。疾病是致病因素（环境外因或/和人体内因）作用于人体后引发疾病的过程。在不给任何治疗或其他干预措施下，疾病的发生、发展直到结局的全过程称为疾病的自然史。引入时间概念，疾病自然史又可分为疾病的生物学反应期、临床前期、临床期和结局、针对全过程的防治措施，即各阶段采用的预防、治疗、康复的手段，尽力提前阻断疾病过程的发生与发展，争取良好的结局。当患者接受防治措施以后，疾病过程已经不再是自然过程。各种疾病有其不同的自然史，熟悉疾病的自然史对评价预后结果有着十分重要的意义。有些疾病具有一定的自愈性，如普通感冒不经治疗也可自愈，而且预后良好。有些疾病虽然病情严重，但经有效治疗，预后结果也良好，如急性菌痢。有些疾病因目前的防治水平有限，其预后结果较差，甚至致残、致死等，如恶性肿瘤、心脑血管疾病等。

（二）疾病因素的特性

致病因素的质量和数量都能影响预后结果。如传染病，若病原体毒性大，入侵人体的数量多，往往使患者病情加剧，病程延长，预后结果也就差。又如毒物，接触量大、暴露时间长且次数又多，患者多呈急性发病、病情重，预后结果也差。

（三）患者体质

患者的一般状态对预后结果也有一定的影响，包括性别、年龄、体质、营养状况、免疫功能、文化程度、心理素质等，如急性心肌梗死的预后结果男性要比女性差。患相同疾病，儿童、老年人的预后结果一般比青壮年差。优质的营养能增强体质，提高免疫功能和抗病的能力。高文化素质易接受健康教育，提高自我保健力。情绪低落等心理因素也影响疾病预后的结局。健壮的体格对疾病的预后结局起到保护作用。家庭经济处于贫困线下的患者，大多存在发病后就诊少、住院晚和出院早的情况，往往预后也就差。

（四）医疗条件

医疗条件的优劣，如医务人员的医德医风和专业技术水平、医疗服务质量，以及医院管理水平、医疗设备的完善和先进程度等条件，都对疾病的预后结果有着重要的影响。因为这些因素决定了诊断的正确性和治疗的有效性与及时性。疾病能得到及早确诊，治疗也及时恰当，则预后结局就好。

应当说明：上述几方面情况仅是影响疾病预后结果的共性原因，实际上不同疾病预后结局的影响因素还存在一定的特殊性，因此具体地研究每个不同疾病的预后因素是十分必要的，尤其是威胁生命的急性和慢性疾病更是如此。

## 第二节　疾病预后的研究方法

### 一、预后研究的设计方法

研究疾病的预后因素一般采用队列（定群）研究方法。这种研究是观察与分析判断该病的致病因素和结局的常用方法，不宜设置空白对照组，但可以设置其他类型的对照组（标准对照、实验对照或互为对照）。预后研究的样本含量大小取决于预后因素的数量多少。医学统计学家的经验认为：样本含量大小应是预后因素个数的 5～10 倍。例如研究脑梗死的预后因素有收缩/舒张血压、心率、性别、年龄、吸烟、饮酒、血脂检测中的三项有临床意义的指标、长期服用小剂量阿司匹林等 11 个因素，因此随访观察至少要有 55～110 名患者。另外，样本含量大小还与研究对象的属性（动物、人等）、观察时间的长短、变量性质等条件有关。在有些模型的拟合中，预后因素又称为自变量，而预后结局（产生的结局：复发、致残、致死等）又称应变量。

（一）疾病预后研究类型

1. 预后试验研究。这种试验研究设计是将已确诊的患者随机分配到试验组和对照组（采用试验对照或互为对照）的原则，然后接受不同的处理，以比较处理措施间效果的优劣，如比较两种手术方法或两种治疗技术等。如某癌症患者经手术切除后，甲组采用术后＋放射疗法，乙组采用术后＋化疗法，然后跟踪观察5年，可用生存分析比较两种术后治疗方法的优劣。为保持组间的均衡性，除所研究的预后因素外，两组其他影响预后结果的因素尽量相同，如肿瘤类型、病情、病程、年龄、性别等因素应尽量相同。这类研究设计是将基本条件相同的一对患者随机分配到不同的组内。这也是一种配对试验设计方法。

2. 预后队列研究。预后队列研究是将已患某病的群体经施加防治措施以后，观察该病在发展过程中不同预后因素的影响和出现的各种结局。这类研究通常不强调设置对照组。如对初发脑梗死病人影响预后因素的研究，病人按同一诊断标准确诊后，采用同一治疗手段，随后观察若干年，选用生活质量指标体系作为预后结局，从中分析预后因素对结局的影响。

疾病发生以后有多种转归方式，而转归又受多种预后因素的影响，所以疾病预后研究是多因多果的研究，宜采用多元分析的方法，如判别分析、logistic 回归模型、Cox 回归模型等。因果关系的基本研究方法是从果溯因和从因溯果研究。

（二）疾病预后研究的方法

1. 病例—对照研究。病例对照研究方法既可寻找单因素与结局（果）的联系，也可同时分析多因素与果的联系（即多元分析法）。从果溯因研究是按疾病的不同转归结局分组，从结果来寻找预后因素影响程度的大小。此法消耗经费较少，且出结论较快。但对事件过去发生的影响因素的回忆存在遗忘或记错，从而产生回忆性偏倚，论证力稍差。

2. 定群（队列）研究。定群研究是从因溯果的一种研究方法，即当患者接受防治措施以后继续跟踪随访病人，了解单因素或多因素与患者转归结局的联系。此法可寻找结果与预后因素的联系强度，由于记录客观，因此论证力较强。但因随访时间较长，若失访较多，就会产生随访偏倚。

如果现有多年定期健康体检资料，可发挥上述两法的优势进行有机地结合，采用回顾性定群研究方法，则可在短期内完成论证力强的定群研究结论，此法值得大力提倡。

3. 时间—效应研究。时间—效应分析又称为生存分析（survival analysis），在临床流行病学中占有重要的地位。如研究甲乙两药治疗患有同一疾病患者的疗效，甲药平均3天的治愈率为80%，而乙药平均7天的治愈率也是80%。治愈率相等而甲药所需时间短，当然疗效更好。这种效果（结局）随时间而不同，在研究预后因素的同时，引入了“时间”这一特定因素参与综合评价，即进行时间—效应分析，而不是对某个时点的治愈率（或生存率）进行评价。

4. 重症患者的预后估计研究。怎样客观、正确评价危重病病人的病情程度；准确预测其预后结局从而指导医学实践，这是危重病医学研究的重要课题。近20年来，国内外专家在此领域进行了深入而广泛的研究，采取大规模协作方式，利用大量危重病例资料，确定疾病严重程度的判断指标与统一的标准，并推出了一系列的评分方法。到目前为止，已经历了三代评分系统。第一代病情评价系统称为急性生理及慢性健康状况评价（acute physiology and chronic health evaluation，APACHE1）；第二代病情评价系统由三部分组成：APACHF2、简化急性生理学评价（simplified acute physiology score，SAPS1）及死亡概率模型（mortality probability models，MPM2）；第三代病情评价系统是由第二代的三者改进而成，包括 APACHE3、SAPS2 和 MPM2。上述评分系统主要是根据疾病的一些重要症状、体征和生理参数等进行加权赋值，以达到量化评价危重疾病严重程度的目的。APACHE2 是现在国内外 ICU 应用最广泛且较权威的评价患者病情严重程度的第二代评分系统。SAPS2 则是更新的第三代危重病情评价系统。两者既可通过分值的高低评价病情的严重程度，又能依据算得的病死概率预测病人的预后结局。分值越高，病情越严重，病死危险度越大。经临床验证，两者有较好的评价效力。但在不同的地区与人群，效力存在差异。

采用上述评分系统不仅能客观评价危重患者面临死亡或严重并发症的危险度，还可广泛应用于评价治疗措施、资源利用、质量控制、ICU 周转和使用率、医疗费用、疾病愈后生活质量、残疾状况、医疗和护理工作质量、医院管理、卫生工作决策等，甚至还用来评价医学继续教育的效果。

在预后的研究中，对预后结局的判断要明确、客观，可采用盲法判断，无论是定性、定等级或定量结局判断，除需有公认的标准外，还需要科学的统计方法。

### 二、评价疾病预后的注意事项

1. 疾病的诊断必须明确，且诊断标准是公认的。

2. 严格控制预后因素对预后结局的影响，如将病型、病情与病期等因素分级，尽可能量化定性因素等。

3. 随访研究中，控制和减少失访患者，失访者过多，丢失信息也多，将影响预后结果的分析。对失访的数量、原因及所引起的偏倚大小要同时加以分析。

4. 预后因素与预后结局的数量较多时，宜加大样本含量，以增强其代表性。

## 第三节　预后研究中常见的偏倚及控制

### 一、预后研究中常见的偏倚

1. 集合偏倚(assembly bias)，或称分组偏倚、就诊偏倚。由于各医疗机构的性质不同，各医院收治患者的病情、病程等可能不同，就诊患者的经济水平在不同地区也有所不同。在集合队列研究时发现预后的差异是上述因素造成的而与研究的预后因素无关。

2. 存活队列偏倚(survival cohort bias)。从医院搜集病例进行预后队列研究时，由于各医院所提供的仅仅是供研究用的病例，不是起始队列，每一病例进入队列的时点不同，且都是存活的病例，故称存活队列偏倚。

3. 迁移偏倚(migration bias)。在随访观察期间患者由于各种原因退出、失访或从一个研究队列迁移至另一个队列等各种原因引起的偏倚。

4. 测量偏倚(measurement bias)。例如研究对象按结局因素进行分类时，可因测量错误、测量不精确等错误诊断，产生信息偏倚。另外，在随访中还可发生暴露怀疑偏倚，如吸烟可使人患多种疾病，同时吸烟也影响预后，医生检查吸烟者就容易认为他们预后较差，这样可导致研究结果过高估计了疾病预后与吸烟之间的关系。

### 二、控制偏倚的方法

1. 随机化方法(randomization)。两个或多个队列比较时，除研究的预后因素不同外，其余的因素均保持一致，用随机化分组的方法是消除选择性偏倚的最好的方法，即每个研究对象都有相同的概率进入不同的研究队列。

2. 限制(restriction)。在选择研究对象时,将研究对象限制在一特定的人群中以排除混杂因素的影响,但用这种方法来控制混杂因素的预后研究所获的结论有很大的局限性。

3. 配比(matching)。以年龄、性别或其他因素作为配对的条件,按照1∶1或1∶$N$匹配的方法来消除混杂因素的影响。

4. 分层(stratification)。在统计分析时将研究资料按某些特征(影响因素)分成数层(亚组)进行分析,特别是存在潜在的混杂因素时,采用分层分析可以明确研究的因素是否为独立的预后因素。

## 第四节　疾病预后评价指标

1. 病死率(fatality rate)。是表示在一定时期内,在患某病的全部病人中因该病死亡的比例。

$$\text{病死率}=\frac{\text{某时期内因某病死亡的人数}}{\text{同期患某病的病人数}}\times 100\% \tag{15-1}$$

该指标反映疾病的严重程度,通常可用于评价急性传染病的近期疗效。但在比较不同医疗条件下的病死率时,要注意可比性。

2. 治愈率(cure rate)。是表示受治病人中治愈的频率。

$$\text{治愈率}=\frac{\text{治愈的病人数}}{\text{受治的病人总数}}\times 100\% \tag{15-2}$$

该指标通常可用于评价急性传染病的近期疗效,但只有在评价标准相同时才有可比性。

3. 生存率(survival rate)。指病人能活到某一时点的概率。常用于对慢性病如恶性肿瘤等治疗的远期效果评价或预后估计。生存率计算的数据需通过随访获得,有直接法、Kaplan-Meier法、寿命表法;生存时间的比较有Log-rank法、Gehan法(详见有关统计专著)。

4. 多因素评价。疾病预后受到很多因素的制约,影响预后结果的因素繁多且错综复杂,对每一种疾病而言,其预后结果不仅取决于病因的性质和强度,还与疾病发生、发展过程中的影响因素有关,所以疾病预后评价是多因多果的研究,宜采用多因素分析的方法,如判别分析、logistic回归模型、Cox回归模型等。目前,Cox比例风险回归模型是疾病预后评价中常用的多因素分析方法。

## 第五节　Cox比例风险回归模型

Cox比例风险模型(Cox's proportional hazard model)是在20世纪60～70年代发展起来的,是由英国统计学家D.R.Cox于1972的研究使其理论和实用性大大地得到推进,因而也称Cox模型。由于该模型是以生存时间的长短顺序作为分析基础,对生存时间的分布形式没有事先的假定,因此适应性较强,广泛应用于生存分析领域。

### 一、Cox模型结构

设有$n$名病人,第$i$名病人的生存时间为$t_i$,同时该病人具有一组伴随变量$x_{i1},x_{i2},\cdots,x_{ip}$。该病人生存到时间$t_i$的风险函数$h_i(t)$是其基础风险函数$h_0(t)$与相应伴随变量的函数的乘积,写成数学表达式为:

$$h_i(t)=h_0(t)f(\beta_1 x_{i1}+\cdots+\beta_p x_{ip})$$

Cox 建议伴随变量的函数为指数形式，故 Cox 比例风险回归可写为：

$$h_i(t)=h_0(t)\exp(\beta_1 x_{i1}+\cdots+\beta_p x_{ip}) \tag{15-3}$$

式中的 $h_0(t)$ 是当所有伴随变量 $x_{i1},x_{i2},\cdots,x_{ip}$ 都处于 0 或标准状态下的风险函数，是一个不确定的值。$\beta_1,\cdots,\beta_p$ 为回归系数，须用实际资料来估计。$h_0(t)$ 移至等式左边并取自然对数得到。

$$\ln[h_i(t)/h_0(t)] = \beta_1 x_{i1} + \cdots + \beta_p x_{ip} \tag{15-4}$$

等式左边的部分为相对风险度的自然对数值，等式右边部分为伴随变量与相应回归系数的线性组合。$\beta_j(j=1,\cdots,p)$ 的实际意义是：当伴随变量 $x_j$ 每改变一个测定单位时所引起的相对风险度的自然对数值的改变量。

## 二、Cox 模型参数估计

将 $n$ 名病人的生存时间按由小到大的顺序排列后得到一个新的时间序列为：

$$t_1\leqslant t_2\leqslant\cdots\leqslant t_s$$

以时间 $t_i$ 来说，凡生存时间等于及长于 $t_i$ 的所有病人组成在时间 $t_i$ 上的一个危险集合，其意思是这一组病人虽然恰在 $t_i$ 前尚生存，但处于死亡危险之中，并将在以后陆续死去。用 $R(t_i)$ 表示这个危险集合。例如在 $t_1$ 前这个危险集合 $R(t_1)$ 包括所有 $n$ 例病人，在第 1 例病人死于时间 $t_1$ 后，则恰在 $t_2$ 前的危险集合 $R(t_2)$ 就只包含有 $n-1$ 例病人了。随着病人逐渐退出观察，危险集合中所包含的病人也随之越来越少，恰在 $t_s$ 之前的危险集合 $R(t_s)$ 只包含最后一例病人，当最后一名病人退出观察后，危险集合也就消失了。Cox 提出在 $t_i$ 死亡的病人条件概率

$$P_{ti} = \frac{h_0(t)\exp(\beta_1 x_{i1} + \cdots + \beta_p x_{ip})}{\sum\limits_{S\in R(t_i)} h_0(t)\exp(\beta_1 x_{s1} + \cdots + \beta_p x_{sp})} = \frac{\exp(\beta_1 x_{i1} + \cdots + \beta_p x_{ip})}{\sum\limits_{s\in R(t_i)} \exp(\beta_1 x_{s1} + \cdots + \beta_p x_{sp})} \tag{15-5}$$

由于该模型中 $h_0(t)$ 项属于半参数模型，故在构成偏似然函数后，应用最大似然法来估计 $\beta_j$。对预后因素的选择常用后退法，即先把全部预后因素引入模型，然后再通过假设检验将未达 $\alpha$ 水平的预后因素剔除。常用的假设检验方法有梯度检验、Wald 检验与似然比检验，在大样本检验中三者的结论是一致的。

## 三、实例婴儿死亡率及其影响因素分析

表 15-1 和表 15-2 给出了婴儿死亡率的四个危险模型的标准回归系数和相对危险率。在这些模型里面，出生年份，父母的教育程度和一组人口学变量被作为控制变量来处理。由表 15-1 看出，出生年份的系数为负号，说明婴儿死亡率函数逐年递减；教育程度越高婴儿死亡率越低。在模型 1～3 中，每一个模型只考虑部分变量对婴儿死亡率的影响，模型 4 则是全变量模型。比较四个模型就可以评价每一个变量影响婴儿死亡率的方向和大小。

表 15-2 中列出了标准回归系数。标准回归系数近似于正态分布，由此可以了解各个变量的统计学显著意义及相对重要性。例如在模型 4 中出生年份的变量 $P<0.05$，说明近年来婴儿死亡率逐年减少，统计有显著性。在表 15-2 中，各种变量的影响以相对危险度的形式表示。例如在模型 4 中，出生年份的相对危险度为 0.9633，意味着出生年份每增加一年，它的影响就等于危险函数(年龄别死亡危险)的 0.9633 倍。前一个儿童生存情况的相对危险度 1.0519 意味

着前一儿童死亡时被研究儿童的死亡危险为前一儿童存活时的 1.0519 倍。相对危险度是以 exp($b_i$)来计算的。

**表 15-1 婴儿死亡率危险模型的标准回归系数**

| 变 量 | 模型 1 | 模型 2 | 模型 3 | 模型 4 |
|---|---|---|---|---|
| 出生时间 | -2.2756** | -2.1214** | -1.8544* | -2.0323* |
| 母亲教育程度 | -0.5161 | -0.6264 | -0.7100 | -0.6249 |
| 父亲教育程度 | -0.4680 | -0.3272 | -0.1373 | -0.2857 |
| 性 别 | -2.1009** | -1.7820* | -1.6290* | -1.7543* |
| 母亲分娩时 | -0.6532 | -1.6682* | -1.4317 | -0.6796 |
| 年 龄 | — | — | — | |
| 母亲分娩时年龄平方 | -0.0953 | 1.1056 | 0.8913 | 0.1025 |
| 胎 次 | 1.8831* | 2.3315** | 2.3652** | 2.0465** |
| 前一个儿童死 亡 | 0.3085 | 0.0784 | 0.7056 | 0.3961 |
| 前 间 隔 | -2.7979*** | — | — | -2.6101*** |
| 后一个儿童存 活 | — | 2.8885 | — | 2.2763** |
| 后一个儿童死 亡 | — | 1.6818 | — | 1.2047 |
| 哺 乳 | — | — | -5.7740**** | -5.4419**** |
| 对数似然函数值 | -5940.42 | -5942.22 | -5934.53 | -5933.00 |
| 似然比统计量 | 33.23**** | 26.70*** | 61.16**** | 66.87**** |

检验为双侧：P<0.10；**P<0.05；***P<0.01；****P<0.001

模型 1 和 3 为 9 个自变量，模型 2 为 10 个自变量，模型 4 为全部自变量

**表 15-2 婴儿死亡率危险模型的相对危险度**

| 变 量 | 模型 1 | 模型 2 | 模型 3 | 模型 4 |
|---|---|---|---|---|
| 出生时间 | 0.9614** | 0.9621** | 0.9649* | 0.9633** |
| 母亲教育程度 | 0.9411 | 0.9504 | 0.9568 | 0.9497 |
| 父亲教育程度 | 0.9722 | 0.9805 | 0.9918 | 0.9825 |
| 性 别 | 0.8039** | 0.8297* | 0.8444* | 0.8315* |
| 母亲分娩时年 龄 | 0.9895 | 0.9718* | 0.9760 | 0.9889 |
| 母亲分娩时年龄平方 | 1.0009 | 1.0025 | 1.0029 | 1.0015 |
| 胎 次 | 1.1046* | 1.1371** | 1.1366** | 1.1138** |
| 前一个儿童 | | | | |
| 死 亡 | 1.0400 | 1.0899 | 1.0935 | 1.0519 |
| 前 间 隔 | | | | |
| 还 没 有 | 0.9871*** | — | — | 0.9894*** |
| 后一个儿童 | — | 1.000 | — | 1.0000** |
| 存 活 | — | 2.4436*** | | 1.6716** |
| 后一个儿童 | | | | |
| 死 亡 | — | 2.0358* | — | 1.5708 |
| 哺 乳 | — | — | 0.3548**** | 0.3723**** |
| 对数似然函数值 | -5940.42 | -5942.22 | -5934.53 | -5933.00 |
| 似然比统计量 | 33.23**** | 26.70*** | 61.16**** | 66.87**** |

检验为双侧：*P<0.10；**P<0.05；***P<0.01；****P<0.001

模型 1 和 3 为 9 个自变量，模型 2 为 10 个自变量，模型 4 为全部自变量

从模型1看出:前间隔对婴儿死亡率影响有高度显著性。例如前间隔由30到40,增加了10个月,就等于年龄别死亡危险×0.987110=0.8782,相当于死亡危险下降了12%。模型2说明下一个儿童对年龄别死亡危险的影响亦有统计显著性,相对于还没有下一个儿童来讲,在被研究儿童年龄的前一个月,如果后一个儿童死亡,则它的影响等于2.4436倍的年龄别死亡危险;如果后一个儿童存活,则它的影响等于2.0358倍的年龄别死亡危险。模型3显示哺乳对婴儿死亡有巨大影响。哺乳对年龄别死亡危险的影响等于不哺乳的0.3548倍,它表示死亡危险减少64%。

**表15-3 各变量的取值**

| 变量 | 取值 |
|---|---|
| 出生时间 | 实际年份 |
| 母亲教育程度 | 文盲=0,半文盲=1,初中=3,高中=4,大学以上=5 |
| 父亲教育程度 | 文盲=0,半文盲=1,初中=3,高中=4,大学以上=5 |
| 性别 | 男=1,女=0 |
| 母亲分娩时年龄 | 实际年龄 |
| 母亲分娩时年龄平方 | 实际年龄的平方 |
| 胎次 | 实际值 |
| 前一个儿童死亡 | 年 |
| 前间隔还没有 | 有=1,无=0 |
| 后一个儿童 | 有=1,无=0 |
| 后一个儿童存活 | 是=0,否=1 |
| 后一个儿童死亡 | 是=1,否=0 |
| 哺乳 | 是=1,否=0 |
| 结局变量 | 婴儿死亡=1,存活=0 |

## 四、Cox模型在预后因素研究中的应用

Cox模型适用处理单因素或多因素影响下的时间—效应数据,这种数据除包括每个研究对象的有关因素外,还有生存时间,或结局未发生的截尾数据(Ceusoved Vaeue)。在此有必要说明:仅有截尾数据是不能进行时间—效应分析的,截尾数据必须结合有结局发生的完全数据才能进行生存分析。截尾数据所占比重太多,建立的模型也就不稳定。在临床试验的定群研究和随访研究中,尤其是在研究干预措施的远期效果时,常用Cox模型作为分析的重要手段,因其在设计方面比其他模型更显得灵活与适用。如对随访迟早不一、随访时间长短不一、随访的部分信息等方面都容易实施。虽然此法的计算和繁琐的公式对初学者有一定难度,但现在随着计算机知识的普及和统计软件的开发和应用,这些难点都将一一迎刃而解。

(沈 毅)

# 第十六章　医院感染的研究方法

2003年我国及国外部分地区遭受到一场突如其来的非典型肺炎(SARS)风暴。从台湾到香港、新加坡,从广东到北京、山西、内蒙、天津,医院出现大规模交叉感染,医护人员大批倒下,成为此次波及中国和世界的SARS疫情中最凶险、最令人震动的一幕。个别医院曾因SARS院内感染问题严重,被整体隔离20天。这类事件引起我们许许多多思考。再次提醒我们不能忽视对医院感染有关问题的研究。本章除先明确医院感染的概念外,主要从科研角度总结医院感染的现状、医院感染的原因(影响因素)、医院感染管理与控制方面的研究方法及相关问题。

## 第一节　医院感染概念与种类

### 一、医院感染的概念

对于医院感染,在国外先后有这些用词:hospital associated infection,hospital acquired infection,hospital infection,nosocomial infection 等,目前常用的是后三者;在国内,曾先后用过"医学性感染","医院获得性感染","医院内感染"等,近年来逐渐统一称为"医院感染"。

关于医院感染的定义,有不完全相同的说法。目前国内较一致采用卫生部的定义。我国国家卫生部《医院感染诊断标准(试行)》(2001年)中给出的定义为:医院感染(nosocomial infection, hospital infection 或 hospital acquired infection)是指住院病人在医院内获得的感染,包括在住院期间发生的感染和在医院内获得但发生于出院后的感染;但不包括入院前已开始或入院时已存在的感染。医院工作人员在医院内获得的感染也属医院感染。

卫生部《医院感染诊断标准(试行)》中除给出医院感染的定义外,还做了如下说明。

(一)下列情况属于医院感染

1. 无明确潜伏期的感染,规定入院48小时后发生的感染为医院感染;有明确潜伏期的感染,自入院时起超过平均潜伏期后发生的感染为医院感染。

2. 本次感染直接与上次住院有关。

3. 在原有感染基础上出现其他部位新的感染(除外脓毒血症迁徙灶),或在原感染已知病原体基础上又分离出新的病原体(排除污染和原来的混合感染)的感染。

4. 新生儿在分娩过程中和产后获得的感染。

5. 由于诊疗措施激活的潜在性感染,如疱疹病毒、结核杆菌等的感染。

6. 医务人员在医院工作期间获得的感染。

(二)下列情况不属于医院感染

1. 皮肤黏膜开放性伤口只有细菌定植而无炎症表现。

2. 由于创伤或非生物性因子刺激而产生的炎症表现。

3. 新生儿经胎盘获得(出生后48小时内发病)的感染,如单纯疱疹、弓形虫病、水痘等。

4. 患者原有的慢性感染在医院内急性发作。

## 二、医院感染的种类

(一)按病原体来源分类

1. 外源性感染(exogenous infection)。

(1)交叉感染(cross infection)。指病人与病人、病人与医务人员及病人与陪护人和探视人之间通过直接或间接接触途径而引起的感染。

(2)医源性感染(iatrogenic infection)。是指在医疗和预防过程中由于所用的医疗器械、设备、药物、制剂及卫生材料的污染或院内场所消毒不严而造成的感染。

(3)带入传染。是指病人入院时已处于另一种传染病的潜伏期,住院后发病而引起医院感染的传播。

2. 内源性感染(endogenous infection)。

又称为自身感染(self infection),是指病原体来自于病人体内的感染。由于患者长期使用抗生素、免疫抑制剂或激素等,可使机体抵抗力降低,使原存在于病人体内的正常菌群失调或易位。同时由于诊断和治疗也为条件致病菌提供了致病机会。随着医学科学的发展,自身感染的比重在不断地增加。

(二)按感染部位分类(表 16-1)

**表 16-1　医院感染按部位分类**

| 医院感染分类 | 内容 | 医院感染分类 | 内容 |
|---|---|---|---|
| 呼吸系统医院感染 | 上呼吸道感染<br>气管炎、气管大气管炎<br>肺炎<br>呼吸系其他感染 | 血液医院感染 | 经实验室证实的血液感染<br>临床败血症 |
| 泌尿系统医院感染 | 有症状的泌尿道感染<br>无症状菌尿症<br>泌尿系其他感染(肾、输尿管、膀胱、尿道等) | 生殖系统医院感染 | 子宫、附件、盆腔感染<br>外阴切口感染<br>阴道壁感染<br>生殖器其他感染(附睾、睾丸、前列腺等) |
| 消化系统医院感染 | 胃肠炎<br>胃肠道感染(食管、胃、大小肠、直肠)<br>肝炎<br>腹腔内感染(胆囊、胆道、肝、脾、腹膜、膈下组织或其他腹腔内组织)<br>婴儿坏死性肠炎 | 皮肤和软组织医院感染<br>皮肤感染 | 软组织感染(坏死件筋膜炎、感染性坏疽、坏死件蜂窝织炎、淋巴结/管炎、感染性肌炎)<br>褥疮(浅层和深部组织感染)<br>烧伤组织感染<br>乳腺脓肿或乳腺炎<br>脐炎<br>婴儿脓疱病 |
| 骨骼关节医院感染 | 骨髓炎<br>关节或滑囊感染<br>椎间盘感染 | 手术部位医院感染 | 外科切口感染<br>外科切口的深部组织感染 |
| 中枢神经系统医院感染 | 颅内感染(脑脓肿、硬膜下/外感染、脑炎等)<br>脑膜炎或脑室炎<br>无脑膜炎性椎管内脓肿 | 耳、鼻、咽、喉、口腔和眼的医院感染 | 耳感染(外耳炎、中耳炎、内耳炎、乳突炎)<br>副鼻窦炎<br>咽炎、喉炎<br>口腔部位感染<br>结膜炎<br>球内感染 |
| 心血管系统医院感染 | 动静脉感染<br>心内膜炎<br>心肌炎或心包炎<br>纵隔感染 | 全身感染 | 多个系统或器官的感染 |

(朱士俊,1998)

## 第二节　医院感染的研究发展简史

作为一种相对特殊状态的感染和疾病发生形式，医院感染是伴随着医院的产生和发展而产生和发展的。

### 一、抗生素前时代

作为医疗场所的医院在世界上最初出现的时候，它主要起两种作用：一是在传染病流行时作为传染病患者的收容所，二是为经济水平低的人及贫民提供医疗服务。这种医院条件很差，传染病在其间暴发、流行，医院感染非常严重。由于不了解感染是由致病微生物所致，没有消毒隔离措施，那时外科手术感染率几乎为100%，病死率高达70%。

在我国，对传染性疾病可以相互传染早就有论述。在明朝李时珍(1518—1593)著的《本草纲目》中，有对病人穿过的衣服进行消毒的记载，即蒸过的衣服再穿就不会传染疾病。这是我国在400多年前实行的消毒灭菌防止疾病传播的办法。不过，当时只是根据实践经验，并没有什么科学理论依据。

近代医院开始于"文艺复兴"之后。19世纪早期，英国出现"发热病人专科医院"(相当于现在的传染病医院)，对发热病人进行隔离治疗，效果很明显。对于医院感染的研究开始于产褥热，并取得了很好的效果。18世纪末建立产院后，产褥热大量发生，而且无法控制，使之成为人所共知的一种致死病，导致极高的死亡率，产院也因此而被称为"死亡场所"、"产妇死亡之门"。Holmes采取了一些预防措施，降低了产褥热的发生率，并于1843年在英国首先向波士顿医学促进会提出了自己的看法。他认为医师在做过尸体解剖之后即检查产妇，会把尸体上的病原从手上传播给产妇。但在当时条件下，他的见解却没有被医务界注意和接受。之后，奥地利维也纳Allegemeines医院的产科主任Semmelweiss(1818—1855)对产褥热进行了系统研究，为控制产褥热做出了很大贡献。他注意到由医生接生的产妇发生产褥热机会比助产士接生的高出9倍，推断产褥热的发生可能与医生手上有某种致病因子有关，进而提出用漂白粉严格洗手预防产褥热，使产褥热的发生率下降了10倍的研究成果"产褥热的病原学观点和预防"于1861年发表。尽管他已经有了这些重要的发现，但尚未认识到疾病的发生是由于微生物在病人之间传播的结果。

在预防外科术后感染方面，Lister做出了划时代的贡献。Lister在寻找防止术后感染方法的探索中，受到巴斯德(Pasteur)理论的启发(后者证明，空气中含有大量微生物，发酵和腐败都是微生物生长繁殖的结果)，指出术后切口化脓是微生物作用的结果，若将微生物杀死，感染可以得到控制和预防。他提倡在进行手术或更换敷料的时候用石炭酸消毒空气，用石炭酸浸湿的纱布覆盖伤口来防止感染；病人的皮肤、医生的手、使用的器械都要用石炭酸消毒。通过这些消毒措施，他所做的手术病死率从45.7%降低到15%。其著名的外科无菌操作制度的论文于1867年发表。后来，Halstead首先在手术中使用了橡胶手套。外科无菌操作制度和橡胶手套一直延用至今。再后，无菌术和消毒开始在医院中大量应用，卓有成效地降低了术后感染的发生率。

对于造成不同医院感染的各种危险因素也有人进行了调查研究。Simpson为证明大医院死亡率大于小医院，选用不同规模医院内及未住院截肢病例进行研究。结果显示，医院规模越大，截肢患者感染死亡率越高；同时也说明，医院规模越大，医院感染发生的机会也越多。

Dukes 在 1929 年研究了与插管有关的尿路感染问题。他观察到所有留置导尿管的直肠手术患者都发生了尿路感染，在详细论证之后，他提出了根据尿中白细胞数来判定尿路感染的诊断方法和标准。

### 二、抗生素时代（现代医学时代）

1928 年英国人 Florey 发现青霉素，40 年代初在美国小规模生产并投入市场使用，开始了“抗生素时代”。此后，高效、长效且副作用少的品种陆续问世，使得临床可供选择的抗菌药物不断增多。起初抗菌药物在治疗和预防感染上有特殊效果，以至于造成了轻视无菌技术和消毒隔离制度的现象，导致医院感染情况较前更为严重。由于细菌产生了耐药性的原因，使得抗菌药物的作用越来越不如前，促使人们又不断去研制新的抗菌药物。20 世纪 50 年代和 60 年代以后，医院感染的问题愈来愈受到医学界的广泛关注。1958 年美国医院协会（American Hospital Association，AHA）就建议每所医院均应在其管理机构内设立感染管理委员会。1960 年代美国疾病预防与控制中心（Center of Disease Control，CDC）组织 8 家医院参加医院感染的监测。英国设立专职“医院感染控制护士”。不少国家出版了医院感染控制方面的专著及杂志，如美国的《医院感染管理》、《综合医院隔离技术的应用》、《美国感染控制杂志》、《感染控制》，英国的《医院感染杂志》。

我国有关医院感染的研究及控制工作起步较晚。1986 年国家卫生部组织“医院感染管理研讨会”；1987 年国家卫生部组织“全国医院感染学术会议”，并创办《中华医院感染学杂志》。卫生部 1994 年制定下发了《医院感染管理规范（试行）》，2000 年以卫医发[2000]431 号文件形式出台了修订版《医院感染管理规范（试行）》。卫生部 2001 年制定了新的《医院感染诊断标准（试行）》。针对 SARS 事件，2003 年末卫生部发布新修订的《医院预防与控制传染性非典型肺炎（SARS）医院感染的技术指南》。

## 第三节　医院感染状况、原因的调查研究方法

及时了解掌握医院感染状况、发生的动态及原因是医院感染管理中的一项重要任务。随着医学科学的发展，各级医院不断引进新的诊断及治疗技术，加之众多的新的抗感染药物在临床上的应用，均可能给医院感染的预防带来许多新的问题，要想正确认识这些可能成为医院感染的新的危险因素，我们必须通过周密的调查分析，才能得出正确的结论，以便采取有针对性的措施，达到预防及控制医院感染发生的目的。

医院感染的调查研究可以应用前述有关章节介绍的方法结合医院感染的特点进行，列表归纳如表 16-2 所示。下面总结典型的、重要研究结果。

### 一、医院感染状况（分布）研究

1. 地区分布。医院感染的发生率不同国家间的差别较大（表 16-3）。

**表 16-2　医院感染调查研究方法**

| 分 类 | 具体方法 |
|---|---|
| (一)按调查方法分 | 1.医院感染暴发流行的调查。<br>2.现患率调查(横断面研究)。<br>3.医院感染的发生率调查。<br>(1)前瞻性调查。<br>(2)回顾性调查。 |
| (二)按调查内容分 | 1.综合性调查。<br>(1)调查一个医院或一个地区的医院感染率;各个科室的医院感染率;各个部位的医院感染率,以明确预防和控制医院感染的目标和重点,降低医院感染率。<br>(2)危险因素分析。<br>(3)医院感染致病菌和细菌耐药性的调查。<br>(4)抗生素合理应用的调查。<br>(5)医院感染的经济损失研究。<br>(6)医院感染漏报率调查。<br>(7)其他:专为提供本院医院本底感染率为目的调查;判断医院或某个科室是否有医院感染的流行;为评价某种感染控制措施和效果而进行调查;为卫生行政领导机构制定或修改某种政策条例提供依据的调查;为研究某个医院感染问题,而行专题调查等。<br>2.目标性调查。即重点调查,每次集中人力物力只调查一两个问题。如专门调查医院或科室的医院感染率,或者专门调查各科室的感染部位分布等。 |
| (三)按调查对象分 | 1.全面性调查。<br>2.随机抽样调查。<br>(1)按医院感染率高低分层再随机抽样调查:先调查医院感染率高的科室,后调查感染率低的科室;或者把医院按科室感染率高、中、低分成几组,每次都有高中低感染率科室参加。<br>(2)按科室自然分布分层再随机抽样调查:如内科临床部(点)、外科临床部(点)和南楼临床部(点)的科室按 1、4、7 或 2、5、8 或 3、6、9 顺序进行抽样调查,连续进行 3 次就可以把所有科室都调查完。<br>(3)按危险因素多少分层再随机抽样调查:危险因素很难量化,所以实际上是按病情危重程度来安排,如老年病房、血液病房、新生儿病房、ICU、CCU、脏器移植病房等。这种把有限的力量放在重点科室的办法,可以取得事半功倍的作用,但还应照顾到其他科室,否则所取得的结论和数据不客观、不可靠,也达不到监测预测暴发流行的目的。 |

**表 16-3　不同国家医院感染发生率(%)**

| 国家 | 20 世纪 80 年代 | 20 世纪 90 年代 |
|---|---|---|
| 美国 | 5.0 | 5.0 |
| 比利时 | 10.3 | — |
| 英国 | 9.2 | 9.0 |
| 瑞典 | 17.0 | 3.0～5.0 |
| 西班牙 | 4.5 | 9.9 |
| 日本 | 5.8 | — |

(刘振声,2000)

同一国家内不同等级医院里发生的频率也有所不同。一般级别愈高的医院,其医院感染的发生率愈高;大医院(大于 1000 张病床)高于小医院(小于 500 张病床),教学医院发生率高于非教学医院(表 16-4、16-5)。

**表 16-4　2001 年全国 193 家医院调查：不同规模医院的医院感染现患率**

| 医院床位数 | 医院数(所) | 实查率(%) | 现患率(%) | 例次现患率(%) |
|---|---|---|---|---|
| 29～299 | 41 | 98.24 | 5.35 | 5.73 |
| 300～599 | 78 | 97.07 | 4.68 | 4.98 |
| 600～899 | 48 | 98.59 | 5.17 | 5.50 |
| 900～ | 26 | 97.06 | 5.92 | 6.39 |
| 合 计 | 193 | 97.79 | 5.22 | 5.58 |

(吴安华等，2002)

**表 16-5　1999 年湖南省不同类型医院的医院感染情况**

| 医院类型 | 监测人数 | 感染人数* | 感染例次* |
|---|---|---|---|
| 二级医院 | 132506 | 3705(2.80) | 3870(2.92) |
| 三级医院 | 49277 | 2104(4.27) | 2244(4.55) |
| 院校附属医院 | 33474 | 1404(4.19) | 1521(4.54) |
| 非院校附属医院 | 148309 | 4405(2.97) | 4593(3.10) |
| 综合性医院 | 166865 | 5164(3.09) | 5441(3.26) |
| 专科医院 | | | |
| 　肿瘤医院 | 6813 | 295(4.33) | 295(4.33) |
| 　结核病医院 | 2925 | 78(2.67) | 85(2.91) |
| 　传染病医院 | 800 | 43(5.38) | 43(5.38) |
| 　儿童医院 | 1585 | 156(9.84) | 176(11.10) |
| 　妇幼保健院 | 2795 | 73(2.61) | 74(2.65) |
| 合 计 | 14918 | 645(4.32) | 673(4.51) |

* 括号内数字为感染率(%)　　(任南等，2000)

此外，即使同一科室也可因收治不同系统疾病的病人而表现出医院感染发生率的差别(表 16-6)。通常医院感染多易发生在各种类型的 ICU、新生儿病房、危重病人抢救室、神经外科病房、烧伤病房、心胸外科、呼吸病房、血液病房和肾病病房等。

**表 16-6　2000 年全国医院感染监控系统报告医院感染科别发生率**

| 科室 | 出院病人数 | 感染人数 | 感染率(%) |
|---|---|---|---|
| 内科 | 510745 | 23416 | 4.58 |
| 外科 | 434239 | 14711 | 3.39 |
| 妇科 | 70578 | 1385 | 1.96 |
| 产科 | 135438 | 2391 | 1.77 |
| 儿科 | 115446 | 3185 | 2.76 |
| 五官科 | 113732 | 1056 | 0.93 |
| 其他 | 41166 | 2074 | 5.04 |
| 合计 | 1421344 | 48218 | 3.39 |

(李六亿，2002)

2. 医院感染的时间分布。由于医院属于特殊环境，因此医院感染可长年发生，无周期性及明显的季节性分布特点(表 16-7，不同季度及年份间经卡方检验，感染率无显著性差异，$P>0.05$)。

**表 16-7　海军总医院 1994—2001 年各季度感染发生率(%)**

| 年份 | 一季度 | 二季度 | 三季度 | 四季度 | 合计 |
|---|---|---|---|---|---|
| 1995 | 3.2 | 3.3 | 2.0 | 3.2 | 3.0 |
| 1996 | 4.2 | 2.7 | 3.0 | 2.5 | 3.1 |
| 1997 | 3.2 | 3.4 | 2.6 | 3.3 | 3.0 |
| 1998 | 3.7 | 3.4 | 2.6 | 3.9 | 3.4 |
| 1999 | 5.1 | 2.4 | 3.0 | 3.7 | 3.6 |
| 2000 | 2.8 | 2.6 | 3.0 | 2.8 | 2.8 |
| 2001 | 3.2 | 2.6 | 1.9 | 2.6 | 2.5 |

(徐武夷等,2003)

医院感染的时间分布除时间趋势外,还表现为病原体及其耐药性等方面较长时期的变化趋势。医院感染的病原体 20 世纪 30 年代初主要以革兰阳性球菌为主,如 B 群溶血性链球菌和葡萄球菌;50 年代以后,医院感染的病原体又转变为以耐药金黄色葡萄球菌多见,且致病性较强,常可引起医院感染的流行与爆发。然而自 60 年代初起,医院感染的病原菌中革兰阳性球菌的比例不断下降,取而代之的是革兰阴性杆菌和真菌的比例在不断上升。90 年代以来,革兰阳性球菌尤其是耐药性甚至多耐药性的革兰阳性球菌所占比例在回升,还有一些新的病原体如艾滋病病毒等也成为医院感染不容忽视的病原体之一。此外一些条件致病菌如肺炎克雷伯菌、大肠埃希菌、铜绿假单胞菌等条件致病菌引起的医院感染比例也有上升趋势。我国 2001 年 197 家医院的调查,医院感染病原体分布如表 16-8 所示。

**表 16-8　2001 年全国 197 家医院医院感染病原体分布**

| 病原体 | 菌株数 | 构成比(%) |
|---|---|---|
| 金黄色葡萄球菌 | 177 | 8.59 |
| 表皮葡萄球菌 | 76 | 3.69 |
| 其他凝固酶阴性葡萄球菌 | 49 | 2.38 |
| 肺炎链球菌 | 18 | 0.87 |
| 其他链球菌 | 60 | 2.91 |
| 肠球菌属 | 63 | 3.06 |
| 分枝杆菌 | 1 | 0.05 |
| 其他革兰阳性菌 | 26 | 1.26 |
| 大肠埃希菌 | 183 | 8.88 |
| 克雷伯菌属 | 119 | 5.78 |
| 肠杆菌属 | 83 | 4.03 |
| 沙雷菌属 | 29 | 1.41 |
| 变形杆菌属 | 11 | 0.53 |
| 沙门菌属 | 4 | 0.19 |
| 枸橼酸杆菌属 | 19 | 0.92 |
| 铜绿假单胞菌 | 255 | 12.38 |
| 其他假单胞菌属 | 62 | 3.01 |
| 不动杆菌属 | 156 | 7.57 |
| 产碱杆菌属 | 7 | 0.34 |
| 嗜麦芽窄食单胞菌 | 28 | 1.36 |
| 嗜血杆菌属 | 9 | 0.44 |
| 其他革兰阴性菌 | 52 | 2.52 |
| 厌氧菌 | 6 | 0.29 |
| 白色念珠菌 | 223 | 10.83 |
| 其他真菌 | 244 | 11.84 |
| 病毒 | 17 | 0.83 |
| 其他病原体 | 83 | 4.03 |
| 合 计 | 2060 | 100.00 |

(任南等,2003)

3. 医院感染的人群分布。人群分布的特点为:不同年龄人群医院感染的发生率存在很大差别，其中以婴幼儿及老年人的感染率最高；医院感染的发生一般无性别差异，但特殊部位的感染有所不同，如泌尿道感染女性较男性高；在不同疾病的住院病人中，医院感染的发生率有明显差别。据 1996 年全国医院感染监测系统的监测报告显示：恶性肿瘤患者的医院感染发生率高。其次为血液造血系统疾病病人及内分泌、营养代谢障碍、免疫系统疾病病人。以良性肿瘤、妊娠及产褥期并发症病人、未定性肿瘤及精神病的发生率较低。医院感染在有无相应危险因素病人中的发生率不同，表现为有危险因素的病人群体明显比无危险因素群体容易发生感染(表 16-9)。

**表 16-9　2001 年全国 197 家医院的调查资料：各危险因素与医院感染的关系**

| 危险因素 | | 调查人数 | 感染人数 | 现患率(%) | *RR* | 95%*CI* | *P* 值 |
|---|---|---|---|---|---|---|---|
| 性别 | 男 | 59476 | 3553 | 5.97 | 1.33 | 1.25～1.41 | <0.01 |
| | 女 | 42515 | 1913 | 4.50 | | | |
| 年龄 | <2,>60 | 34617 | 2408 | 6.96 | 1.53 | 1.45～1.62 | <0.01 |
| | 2～60 | 67374 | 3058 | 4.54 | | | |
| 泌尿道插管 | 有 | 14216 | 1598 | 11.24 | 2.55 | 2.40～2.71 | <0.01 |
| | 无 | 87775 | 3868 | 4.41 | | | |
| 动静脉插管 | 有 | 6918 | 804 | 11.62 | 2.37 | 2.19～2.57 | <0.01 |
| | 无 | 95073 | 4662 | 4.90 | | | |
| 使用呼吸机 | 有 | 4165 | 662 | 15.89 | 3.24 | 2.96～3.53 | <0.01 |
| | 无 | 97826 | 4804 | 4.91 | | | |
| 气管切开 | 有 | 1282 | 479 | 37.36 | 7.55 | 6.71～8.47 | <0.01 |
| | 无 | 100709 | 4987 | 4.95 | | | |
| 血液透析 | 用 | 942 | 98 | 10.40 | 1.96 | 1.58～2.42 | <0.01 |
| | 未用 | 101049 | 5368 | 5.31 | | | |
| 免疫抑制剂 | 用 | 3138 | 308 | 9.82 | 1.88 | 1.67～2.12 | <0.01 |
| | 未用 | 98853 | 5158 | 5.22 | | | |
| 激素 | 用 | 10775 | 979 | 9.09 | 1.85 | 1.72～1.99 | <0.01 |
| | 未用 | 91216 | 4487 | 4.92 | | | |
| 放疗 | 用 | 2084 | 152 | 7.29 | 1.37 | 1.16～1.62 | <0.01 |
| | 未用 | 99907 | 5314 | 5.32 | | | |
| 化疗 | 用 | 5675 | 506 | 8.92 | 1.73 | 1.57～1.91 | <0.01 |
| | 未用 | 96316 | 4960 | 5.15 | | | |
| 外科手术 | Ⅰ类切口 | 12105 | 706 | 5.83 | 1.48 | 1.40～1.57 | <0.01 |
| | Ⅱ类切口 | 12234 | 864 | 7.06 | | | |
| | Ⅲ类切口 | 2373 | 311 | 13.11 | | | |
| | 未手术 | 75279 | 3585 | 4.76 | | | |
| 基础病数 | <3 个 | 83978 | 3861 | 4.60 | 1.94 | 1.82～2.06 | <0.01 |
| | ≥3 个 | 18013 | 1605 | 8.91 | | | |

(任南等，2003)

## 二、医院感染原因暨危险因素研究

促使医院感染发生的原因非常之多，诸如领导对医院感染预防控制的重要性缺乏足够重视，医院内交叉感染，不合理使用抗生素及抗菌制剂，医院消毒隔离和灭菌操作不严格，临床治疗方式的改变及现代社会人口老龄化等。

从危险因素角度考虑，引起医院感染的因素大致有四个方面，即宿主方面因素、现代诊疗技术和侵入性检查治疗方面的因素、直接损害免疫系统功能方面的因素和其他因素。

卫生部全国医院感染监控管理培训基地于2001年组织全国部分医院进行了调查，197家医院的调查资料结果显示相对危险度较高的危险因素有：气管切开、使用呼吸机、泌尿道插管、动静脉插管等(表16-9)。

解放军总医院1993—1995年进行了三次医院感染流行病学调查，共调查3866例住院病人，发生医院感染373例(9.65%)，492例次(12.73%)。采用1∶2配比，以科室和性别相同为条件，进行病例对照研究，对14项因素进行分析，结果：老年人(>60岁)、恶性肿瘤、住院天数>4周、留置导尿、气管切开或插管、大血管插管、人工机械通气、抗生素应用>2周和联合应用抗生素两种以上等9项因素为医院感染的危险因素，即表16-10中$P$值小于0.05者。

**表16-10　解放军总医院医院感染危险因素**

| | 比值比 $OR$ | $OR$95%可信限 | $\chi^2$ | $P$ 值 |
|---|---|---|---|---|
| 年龄>60岁 | 1.680 | 1.085～2.061 | 5.417 | 0.020 |
| 原发性疾病 | 1.944 | 0.979～3.861 | 3.600 | 0.057 |
| 恶性肿瘤 | 1.758 | 1.125～2.750 | 6.124 | 0.013 |
| 住院天数>4周 | 6.553 | 4.115～10.436 | 62.692 | <0.001 |
| 有创性介入检查 | 2.591 | 0.715～9.430 | 2.104 | 0.147 |
| 免疫抑制剂应用 | 1.220 | 0.755～1.971 | 0.658 | 0.417 |
| 留置导尿 | 2.453 | 1.524～3.950 | 13.642 | <0.001 |
| 气管切开、插管 | 2.094 | 1.365～3.360 | 9.395 | 0.002 |
| 大血管插管 | 12.292 | 4.470～33.805 | 23.628 | <0.001 |
| 人工机械通气 | 2.079 | 1.058～4.085 | 4.507 | 0.034 |
| 手术 | 1.334 | 0.861～2.065 | 1.664 | 0.197 |
| 抗生素应用>2周 | 14.154 | 8.469～23.655 | 102.268 | <0.001 |
| 应用抗生素二种以上 | 7.263 | 4.496～11.735 | 65.624 | <0.001 |
| 切开引流 | 1.184 | 0.690～2.031 | 0.376 | 0.540 |

为了排除混杂因素的影响，又将上述14种危险因素采用logistic回归模型进行多因素危险因素分析。结果提示：年龄>60岁、住院天数>4周、有创伤性介入检查、应用免疫抑制剂、抗生素应用二周以上和联合应用抗生素两种以上等6项因素为多病种医院感染的危险因素。

### 三、医院感染调查其他经典事例

医院感染调查主要是应用流行病学调查方法进行。最早的流行病学调查可以追溯到1847年，甚或更早。1847年Semmelweis进行的回顾性调查，计算每年住院病人死亡率，并作逐年比较。通过调查发现，用来苏水洗手可以降低传染病的发病率。

近代医院感染流行病学是随着医院感染学的发展而不断完善的。20世纪50年代所进行的流行病学调查是从传染病的流行病学演变而来的。50年代中期，在英国对金黄色葡萄球菌引起的高发病率和高死亡率的流行病学调查就是这种典型例子。1967—1973年Ayffe等进行的连续性现患率调查，包括38所医院、3354例病人，研究的重点是手术后切口感染。他们把手术分为清洁手术、清洁—污染手术和污染手术。危险因素包括年龄、住院天数、性别、手术种类和应用抗感染药物等。这次研究应用的设计方案是早期横断面研究的样板。1967—1970年的5760例病人，总的医院感染率是10.4%。这个大约10%的指标是70年代欧美国家进行横断面研究最常见的。

20 世纪 70 年代在欧美许多医院都广泛地进行了流行病学调查，并把搜集、整理和分析医院感染资料的工作称为“监测”。美国医院感染控制研究中心(SENIC)按 1974 年的设计方案进行了最大的回顾性调查。1975 年 4 月至 1976 年 3 月共调查了 388 所医院，每所医院抽取约 500 份出院病案，共 169526 份病案。这个调查结果显示：泌尿道感染占 42%，外科切口感染占 24%，医院内肺炎占 10%，败血症占 5%，其他部位感染占 19%。同时统计了美国 6449 所医院的医院感染率为 5.7%。

随后，1978 年和 1979 年在英国和瑞典又进行了两次现患率调查。1978 年英国公共卫生实验服务中心决定在英国进行全国现患率调查。1979 年进行科研设计和决定调查实施方案。英国第一次全国现患率调查包括 43 所医院，18186 例病人，医院感染率为 9.2%。这次调查和美国最大的医院感染控制研究中心(SENIC)的调查促进了其他许多国家进行了类似的调查。

1981 年世界卫生组织(WHO)召开医院感染监测、控制和预防顾问委员会会议，决定推广现患率调查方案。1983—1985 年有四大洲 15 个国家 47 所医院进行了现患率调查，医院感染率差别很大，从 3%到 21%(中位数 8.4%)，住院病人抗生素应用率为 30%。

国内方面，国家卫生部组织的有 134 所医院参加的“全国医院感染监控系统”，1993 年提供的资料，对每年约 80 万住院病人(约占全国住院病人的 1.6%)进行监控，数据表明，住院病人医院感染率为 9.7%。

第三军医大学在《中华医院感染学杂志》1996 年第 6 卷第 1 期报告了 1988—1990 年的 3 年回顾调查及 1991—1994 年 4 年前瞻性研究的结果。7 年共调查 7269 例住院病人，发现医院感染病例为 564 例，感染率为 7.76%，感染 584 例次，例次感染率 8.03%。医院感染危险因素为手术、导尿、住院时间长、抗生素应用种类多及时间长等 6 项。各科医院感染情况如表16-11。这些资料为今后进一步做好医院感染监测和控制工作，开展医院感染研究，降低医院感染率提供了科学依据。

**表 16-11　第三军医大学附属医院 1988—1994 年各科医院感染情况***

| 科室 | 1988 | | 1989 | | 1990 | | 1991 | | 1992 | | 1993 | | 1994 | |
|---|---|---|---|---|---|---|---|---|---|---|---|---|---|---|
| | *NI* | % | *NI* | % | *NI* | % | *NI* | % | *NI* | % | *NI* | % | *NI* | % |
| 呼吸科 | 5 | 4.31 | 5 | 4.27 | 8 | 5.84 | 8 | 6.45 | 10 | 6.21 | 9 | 6.04 | 9 | 5.56 |
| 血液及内分泌科 | 14 | 12.39 | 9 | 8.26 | 11 | 6.63 | 9 | 7.56 | 6 | 3.97 | 8 | 7.62 | 14 | 7.14 |
| 神经内科 | 15 | 12.61 | 8 | 6.50 | 11 | 9.32 | 8 | 9.52 | 12 | 8.82 | 8 | 6.67 | 11 | 6.83 |
| 骨科 | 12 | 9.52 | 6 | 5.83 | 24 | 10.80 | 19 | 10.16 | 17 | 6.25 | 12 | 6.74 | 10 | 4.39 |
| 肝胆外科 | 14 | 9.45 | 14 | 10.61 | 17 | 9.78 | 20 | 8.68 | 17 | 4.63 | 8 | 3.25 | 12 | 4.21 |
| 泌尿外科 | 20 | 23.26 | 15 | 12.60 | 14 | 10.37 | 15 | 12.61 | 12 | 8.45 | 11 | 9.02 | 10 | 6.82 |
| 神经外科 | 9 | 13.64 | 10 | 13.16 | 10 | 8.00 | 12 | 12.24 | 12 | 10.62 | 5 | 5.43 | 9 | 6.25 |
| 合计 | 89 | 11.50 | 67 | 8.60 | 95 | 8.82 | 91 | 9.46 | 86 | 6.41 | 61 | 6.03 | 75 | 5.67 |

* *NI*：医院感染例数

(薛国文等，1996)

解放军总医院报告 1990 年至 1995 年 9 次流行病学调查结果，共调查 12563 例住院病人，发现医院内感染 1285 例。感染率为 10.23%，1650 例次(12.97%)。并分析了医院感染危险因素和致病菌。

同济医科大学报告 1995 年住院病人医院感染经济损失的病例对照研究。他们对 137 例医院感染病人进行1∶1病例对照配对研究，结果显示，医院感染病例住院天数29.76天，对照组19.39天，前者比后者延长10.37天；医院感染病人每例住院费用10488.06元，对照组5402.77元，前者比后者多支出5085.28元。无论住院天数还是住院费用的损失都是惊人的(表16-12)。

**表16-12　医院感染的经济损失(元)**

| | 病例 | 对照 | 差 | 比值 | 构成比(%) |
|---|---|---|---|---|---|
| 床位费 | 275 | 173 | 102 | 1.59 | 2.00 |
| 医药费 | 5509 | 2400 | 3109 | 2.30 | 61.14 |
| 检验费 | 376 | 200 | 176 | 1.88 | 3.46 |
| 辅助检查 | 225 | 157 | 68 | 1.43 | 1.34 |
| 输血费 | 614 | 261 | 353 | 2.35 | 6.94 |
| 手术费 | 54 | 37 | 17 | 1.46 | 0.33 |
| 治疗费 | 656 | 339 | 317 | 1.94 | 6.23 |
| 护理费 | 187 | 100 | 87 | 1.87 | 1.71 |
| 材料费 | 819 | 537 | 282 | 1.53 | 5.54 |
| 陪护费 | 44 | 15 | 29 | 2.93 | 0.57 |
| 其他 | 1708 | 1184 | 524 | 1.44 | 10.30 |
| 合计 | 10488 | 5403 | 5085 | 1.94 | 100.00 |

(吴凤波等，1996)

北京大学第一医院(原北京医科大学第一医院)和中南大学医学院附属湘雅医院(原湖南医科大学湘雅医院)对全国医院感染监控网网内医院及部分非网络医院进行医院感染全方位、系统调查分析。包括医院感染的监测、医院感染危险因素调查分析、医院感染现患率调查分析、院内感染发病情况临床研究、医院感染漏报率分析、医院感染管理的调查及医院感染病原菌分布及耐药性分析等(表16-13、表16-4、表16-5、表16-8及表16-13)。

**表16-13　不同医院中感染监控专职人员与床位数**

| 医院床位数 | 总床位数 | 专职人员数 | 专职人员类别 | | | | 每专职人员床位数 |
|---|---|---|---|---|---|---|---|
| | | | 医生 | 护士 | 检验 | 其他 | |
| ≥900 | 30694 | 142 | 43 | 66 | 32 | 1 | 216.2 |
| 899～600 | 23938 | 112 | 38 | 56 | 18 | 0 | 213.7 |
| 599～300 | 14198 | 98 | 27 | 50 | 20 | 1 | 114.9 |
| <300 | 1190 | 16 | 7 | 5 | 4 | 0 | 74.4 |
| 合计 | 70018 | 368 | 115 | 177 | 74 | 2 | 190.3 |

(吴安华等，2001)

分析结果显示：在监控系统内，医院感染监控机构设置及专业人员配备基本合理，绝大多数医院开展全面综合性监测，有部分医院已开展目标性监测，如对外科医生手术切口感染的专率监测，重点部门、高危人群、高危因素的专率监测，有些医院对医院感染的特殊病原体如MRSA(methicillin resistant staphyloloccus aureus，抗药性金黄色葡萄球菌)、VRE(万古霉素抗药性肠球菌)等及临床抗菌药物的合理应用等也开展了监测，并越来越重视。同时以医院感染监测来加强医院感染控制，促进医院管理的改善，取得了较好的成效。监控系统中有半数以上的医院实现了医院感染监测资料的计算机统计分析和报告。医院感染管理存在的主要问题：医院感染管理工作发展不平衡，有些医院医院感染管理工作的深度和广度已达到发达国家的水平，而有些医院医院感染管理工作还停留在起步阶段，或工作不扎实，停留在表面上，如虽然成立了医院感染管理组织，但流于形式，名存实亡；配备的专(兼)职人员不得力、不合理，部分医务人员包括医院领导对医院感染认识不足，重视不够；医院感染发病率的监测，采用回顾性调查，医院感染病例漏报高；控制措施不得力，消毒灭菌工作仍然存在许多不足，一次性使用无菌医疗用品、消毒药械的管理有待加强；有些医院还存在医院感染流行暴发的隐患，抗菌药物的应用不合理等。

## 第四节　医院感染的管理与预防

要避免和减少医院感染的发生，除了对医院感染发生状况、原因进行广泛深入研究外，严格而规范的管理必不可少。医院感染的管理主要利用行政手段进行，如通过制定颁发有关法律法规文件等。这些法律法规文件对医院感染管理作了详细规定。下面就引述有关法律法规文件相关内容，供参考。

医院感染管理在我国起步较晚，但发展迅速。1985 年卫生部医政司开始对我国医院感染工作进行宏观管理；1988 年颁发《建立健全医院感染管理组织的暂行办法》的通知；1994 年下发《医院感染管理规范(试行)》文件，2000 年 11 月以卫医发[2000]431 号文件颁布了新的《医院感染管理规范(试行)》；2003 年末下发了新修订的《医院预防与控制非典型肺炎(SARS )医院感染的技术指南》。这一系列的政策、措施，对规范、推动我国医院感染管理工作，起到了十分重要的作用。

### 一、医院感染管理的组织机构及工作职责

建立健全医院感染的组织机构是保证医院感染管理工作顺利进行的重要环节，事实已经证明，只要加强管理和控制措施，医院感染多数是可以预防的。

卫生部颁发的关于《建立健全医院感染管理组织的暂行办法》的通知及新修订的《医院感染管理规范(试行)》对医院感染管理的组织提出了具体要求，即各级各类医院必须成立医院感染管理委员会，由医院感染管理科、医务处(科)、门诊部、护理部、临床相关科室、检验科、药剂科、消毒供应室、手术室、预防保健科、设备科、后勤等科室主要负责人和抗感染药物临床应用专家等组成，在院长或业务副院长领导下开展工作。各级各类医院应根据本院的规模、性质设置医院感染管理机构或专职人员，由兼任医院感染管理委员会主任的院长或副院长直接领导；300 张床位以上的医院设医院感染管理科，300 张床位以下的医院应配备医院感染管理专职人员；医院感染管理专职人员的配备：1000 张床位以上的大型医院不得少于 5 人；500 张床位以上的医院不得少于 3 人；300～500 张床位的医院不得少于 2 人；300 张床位以下的医院不少于 1 人。一般来说，我国医院感染管理机构按图 16-1 组织。

(一)医院感染管理委员会的主要职责

(1)依据有关政策法规，制定全院控制医院感染规划、管理制度，并组织实施。

(2)根据《综合医院建筑标准》有关卫生学标准及预防医院感染的要求，对医院的改建、扩建和新建，提出建设性意见。

(3)对医院感染管理科拟定的全院医院感染管理工作计划进行审定，对其工作进行考评。

(4)建立会议制度，定期研究、协调和解决有关医院感染管理方面的重大事项；遇有紧急问题随时召开。

新修订的《医院感染管理规范(试行)》还对医院感染管理科、医务管理部门、护理管理部

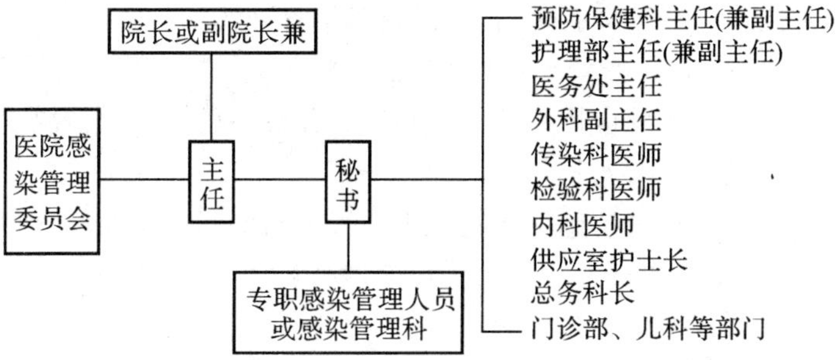


图 16-1　医院感染管理机构组成

门、总务后勤科、药剂科及检验科等在医院感染管理工作的职责做了明确规定。

（二）医院感染管理科（专职人员）的主要职责

(1)根据国家和本地区卫生行政部门有关医院感染管理的法规、标准，拟定全院医院感染控制规划、工作计划，组织制定医院及各科室医院感染管理规章制度，经批准后，具体组织实施、监督和评价。

(2)负责全院各级各类人员预防、控制医院感染知识与技能的培训、考核。

(3)负责进行医院感染发病情况的监测，定期对医院环境卫生学、消毒、灭菌效果进行监督、监测，及时汇总、分析监测结果，发现问题，制定控制措施，并督导实施。

(4)对医院发生的医院感染流行、暴发进行调查分析，提出控制措施，并组织实施。

(5)参与药事管理委员会关于抗感染药物应用的管理，协助拟定合理用药的规章制度，并参与监督实施。

(6)对购入消毒药械、一次性使用医疗、卫生用品进行审核，对其储存、使用及用后处理进行监督。

(7)开展医院感染的专题研究；有条件的省市级医院、医学院校附属医院可建立实验室或研究室。

(8)及时向主管领导和医院感染管理委员会上报医院感染控制的动态，并向全院通报。

（三）医务管理部门在医院感染管理工作中履行下列职责

(1)协助组织医师和医技部门人员预防、控制医院感染知识的培训。

(2)监督、指导医师和医技人员严格执行无菌技术操作规程、抗感染药物合理应用、一次性医疗用品的管理等有关医院感染管理的制度。

(3)发生医院感染流行或暴发趋势时，统筹协调感染科组织相关科室、部门开展感染调查与控制的工作；根据需要进行医师人力调配；组织对病人的治疗和善后处理。

（四）护理管理部门在医院感染管理工作中履行下列职责

(1)协助组织全院护理人员预防、控制医院感染知识的培训。

(2)监督、指导护理人员严格执行无菌技术操作、消毒、灭菌与隔离、一次性使用医疗用品的管理等有关医院感染管理的规章制度。

(3)发生医院感染流行或暴发趋势时，根据需要进行护士人力调配。

（五）总务后勤科在医院感染管理工作中应履行下列职责

(1)负责组织医院废弃物的搜集、运送及无害化处理工作。

(2)负责组织污水的处理、排放工作，符合国家“污水排放标准”要求。

(3)监督医院营养室的卫生管理工作，符合《中华人民共和国食品卫生法》要求。

(4)对洗衣房的工作进行监督管理,符合医院感染管理要求。

(六)药剂科在医院感染管理工作中应履行下列职责

(1)负责本院抗感染药物的应用管理,定期总结、分析和通报应用情况。

(2)及时为临床提供抗感染药物信息。

(3)督促临床人员严格执行抗感染药物应用的管理制度和应用原则。

(七)检验科在医院感染管理工作中应履行下列职责

(1)负责医院感染常规微生物学监测。

(2)开展医院感染病原微生物的培养、分离鉴定、药敏试验及特殊病原体的耐药性监测,定期总结、分析,向有关部门反馈,并向全院公布。

(3)发生医院感染流行或暴发时,承担相关检测工作。

## 二、医院感染的诊断标准

医院感染的诊断主要依靠临床资料、实验室检查结果及其他检查和临床医生的判断。参照WHO及美国CDC诊断标准,我国卫生部于1990年制定出我国的《医院感染诊断标准》;在充分论证、反复修改的基础上制定了新的《医院感染诊断标准(试行)》,2001年以卫医发[2001]2号文件形式下发到有关单位。

《医院感染诊断标准(试行)》中明确了什么情况属于医院感染,见第一节。

医院感染的具体诊断标准根据感染部位共分为12类,即下呼吸道感染、伤口感染、泌尿道感染、胃肠道感染、血液感染、皮肤软组织感染、骨与关节感染、生殖道感染、中枢神经系统感染、心血管系统感染、眼耳鼻喉和口腔感染及其他部位(涉及多个器官或系统的全身感染)。对每一类医院感染均有详细的具体诊断标准,包括病原学诊断。

## 三、医院感染的监测

医院感染的监测是指系统地连续观察在医院的人群中医院感染发生的频率和分布以及影响感染的有关因素。其目的是加强预防控制工作,消除发现的有关医院感染的危险因素,并根据监测过程中发现的问题,提出适合本院预防医院感染的具体措施,以降低或减少医院感染的发生,保护医院环境中特殊人群的健康。

(一)医院感染监测的任务

(1)评价医院现行的预防医院感染措施的效果,根据日常监测结果,提出预防方案和建议,防止可能发生的相关医院感染事件。

(2)对已发生的医院感染,快速查明原因,采取有针对的紧急措施,尽快控制传播。

(3)判断采取的经常性或特殊性措施是否适宜,并评价其效果。

(二)医院感染监测的常用指标

1. 医院感染发生率、感染例次发生率。医院感染发生率是指一定时期内,在所有入院病人中发生医院感染新病例数的频率。其计算公式为:

$$\text{医院感染发生率}=\frac{\text{期内住院病人感染所病例数}}{\text{同期住院病人总数}}\times 100\% \quad (16\text{-}1)$$

此公式也适合应用于医院内各科室及各部门医院感染发生率的计算。期间可为一年或一个月。

医院感染常有一个病人发生多次或多种感染,此时可用感染例次发生率来表示。即指在一定时期内，同期住院病人中新发生医院感染例次的频率，其计算公式：

$$感染例次发生率=\frac{新发医院感染的例次数}{同期住院病人总数}\times 100\% \quad (16\text{-}2)$$

2. 医院感染患病率。医院感染患病率是观察期内医院感染的总病例数占同期住院病人总数的比例。其计算公式：

$$医院感染患病率=\frac{观察期内医院感染的总病例数}{同期住院病人总数}\times 100\% \quad (16\text{-}3)$$

3. 医院感染漏报率。为确保医院感染监测资料的准确性，可以定期或不定期地进行漏报率调查。医院感染漏报率调查一般以一年为期，也可以日为单位，其计算公式：

$$医院感染漏报率=\frac{医院感染漏报病例数}{已报病例数+漏报病例数}\times 100\% \quad (16\text{-}4)$$

医院感染漏报率的高低是评价一所医院感染监测质量好坏的重要指标。

## 四、医院感染的预防与控制

医院感染的预防与控制是一项复杂的系统工程，涉及问题也比较多。如有关病人的诊断、治疗、护理以及消毒、隔离等规章制度的建立和执行及医院的建筑、病室的配备，相应医院感染组织机构是否建立健全等。但最重要的是要做好严格的无菌技术和处理病人的卫生技术规程以及严格的医院管理制度等工作。

### （一）预防与控制医院感染的常规工作

由于医院感染具有其特殊性和复杂性，因此要预防和控制医院感染的发生必须要从以下几方面做好工作。

1. 加强医院感染的管理力度。要依法开展医院感染的管理工作，建立健全各级医院的医院感染管理体系，不断提高医院领导及医护人员预防感染发生的思想意识，奖罚分明。加强对住院病人的管理及严格分诊制度，并做好医院感染的常规监测工作。

2. 提高医护人员的诊治水平。加强临床对抗生素应用的管理，临床对抗生素药物的大量应用甚至滥用，不仅可促使耐药性病菌的繁殖，同时也易导致病人机体发生正常菌群失调而引起内源性感染的发生。因此，平时必须加强临床医生对抗菌药物知识的学习，认真遵守抗菌药物的应用原则，严格掌握其适应证、及时进行病原学检验和按药敏试验合理选用窄谱抗菌药物。

3. 加强医院消毒灭菌的监督、监测。严格进行消毒和灭菌工作，可杀灭或消除医院环境中医疗用品及日常生活用品上的病原体，从而切断传播途径，消除环境污染源，防止医院感染的发生。

在具体的消毒工作中应针对不同的消毒对象，选择适宜的消毒方法，并加强消毒灭菌的质量控制工作。对其他消毒方法（如紫外线）应及时监测其强度是否符合要求，对压力蒸气灭菌必须每锅进行工艺监测，每包进行化学监测和每月进行生物监测。对医院消毒灭菌的监督、监测一定要按有关法规及技术规范进行，同时还需加强对临床医务人员的业务培训，包括消毒灭菌方法的选择、适用范围、使用方法、优缺点和注意事项等，做到能够合理选用和应用消毒灭菌方法。

4. 加强对医源性传播因素的监测与管理。对使用中的诊疗用液应定期进行细菌学监测，禁止使用已污染液体，对血液及其制品从献血员的筛选到其制成品都应进行严格的病原学检查，尤其应注意对各型病毒性肝炎及艾滋病的检测。对医院中各种介入性的诊疗操作应限制使用，并注意其清洗、消毒与灭菌，以减少感染机会。

5. 加强临床使用一次性无菌医疗用品的购入及使用管理。主要应加强其质量的监测监督，以防不合格的产品进入临床。同时还需做好其使用后的初步消毒与毁形，加强管理，防止未经无害化处理的一次性无菌医疗用品流入社会，造成公害。

(二)发生医院感染时的管理

医院感染一旦发生应立即组织医院感染管理的相关人员进行流行病学调查，尽快查清引起医院感染流行的三环节，并及时采样进行病原学检测，同时还需积极采取以下措施：

1. 隔离患者。对已发生医院感染的患者需立即进行隔离，直至连续进行病原学检查确认其无传染性，方可解除隔离。

2. 检疫。是指对已发生医院感染的相关科室进行终末消毒，同时停止收治新病人，直至超过该病最长潜伏期为止，对接触者应进行医学观察。有条件的还可对接触者实行被动免疫，以增强其抵抗力。

3. 检查病原携带者。医院感染发生后，若经流行病学调查仍找不到传染来源，此时应考虑是否有病原携带者的存在，应检的对象包括病人、医院工作人员及一些常来医院陪护、探视的人员。

（乐园罗）

# 第十七章　研究资料的统计推断和推论

研究资料的统计推断是指根据样本的信息来推断总体的特征。统计推断包括两个重要方面：参数估计和假设检验。在医学的研究中，两者结合使用，使分析结果有利于对临床意义的解释，尤其是在新药研究中，对某些药物的治疗效果的分析，除了进行假设检验，还应该使用相对差值的参数估计的方法。

## 第一节　研究资料的参数估计

参数估计是指用统计量来估计参数。参数估计有两种方法：一种是点估计法(point estimation)，一种是区间估计法(interval estimation)。点估计法十分简单，直接用统计量来估计参数，如 $\hat{\mu}=\overline{X}$，$\hat{\pi}=P$，$\hat{\sigma}=S$，但是它没有考虑抽样误差的大小，所以一般使用得较少。区间估计法是以一定的可信度来估计参数所在的范围，它考虑了抽样误差的大小，所以通常采用区间估计法来进行参数估计，这种方法估计出来的范围称为可信区间(confidence interval, CI)或置信区间。若可信度为95%，则称为某参数(如 $\mu$ 或 $\pi$)的95%可信区间(或置信区间)。下面以 $\mu$ 和 $\pi$ 的95%可信区间为例来介绍其估计方法。

### 一、总体均数的95%可信区间

总体均数 $\mu$ 的95%可信区间是指以95%可信度来估计总体均数 $\mu$ 所在的范围。它根据总体标准差 $\sigma$ 是否已知可以选用不同的方法来估计。

(一)总体标准差 $\sigma$

已知 $u=\dfrac{\overline{X}-\mu}{\sigma_{\overline{X}}}$，根据 $u$ 分布，理论上有95%$u$ 值落到$[-u_{0.05/2}, u_{0.05/2}]$之间，则成立

$$p(-u_{0.05/2}\leqslant u\leqslant u_{0.05/2})=95\%\text{，即 } p\left(-1.96\leqslant\frac{\overline{X}-\mu}{\sigma_{\overline{X}}}\leqslant 1.96\right)=95\%$$

由此可以得到

$$P(\overline{X}-1.96\sigma_{\overline{X}}\leqslant\mu\leqslant\overline{X}+1.96\sigma_{\overline{X}})=95\%$$

所以总体均数 $\mu$ 的95%可信区间为：$\overline{X}\pm1.96\sigma_{\overline{X}}$　　　(17-1)

其中 $u_{0.05/2}$查附表3所得。

**例**　根据2003年杭州市中学女生的体检资料，随机抽得200名女中学生的血清甘油三酯的资料，求得其平均水平为1.15mmol/L，已知总体的标准差为0.28mmol/L，试估计2003年杭州市中学女生的血清甘油三酯的平均水平。

已知 $\overline{X}=1.15$mmol/L，$\sigma=0.28$mmol/L，代入公式(17-1)可得2003年杭州市中学女生的血清甘油三酯的95%可信区间为：

$$\overline{X}\pm1.96\sigma_{\overline{X}}=1.15\pm1.96\times\frac{0.28}{\sqrt{200}}\approx1.11\sim1.19(\text{mmol/L})$$

所以，2003 年杭州市中学女生的血清甘油三酯的 95％可信区间为 1.11～1.19mmol/L。

（二）总体标准差 $\sigma$ 未知

$t=\dfrac{\overline{X}-\mu}{S_{\overline{X}}}$，根据 $t$ 分布，理论上有 95％$t$ 值落到 $[-t_{0.05/2,v}, t_{0.05/2,v}]$ 之间，则成立 $P\left(-t_{0.05/2,v}\leqslant\dfrac{\overline{X}-\mu}{S_{\overline{X}}}\leqslant t_{0.05/2,v}\right)=95\%$

由此可以得到 $p(\overline{X}-t_{0.05/2,v}S_{\overline{X}}\leqslant\mu\leqslant\overline{X}+t_{0.05/2,v}S_{\overline{X}})=95\%$

所以总体均数 $\mu$ 的 95％可信区间为：

$$\overline{X}\pm t_{0.05/2,v}S_{\overline{X}} \tag{17-2}$$

其中 $t_{0.05/2,v}$ 查附表 1 所得。

**例** 某新药临床试验时测得 100 例观察对象血清总蛋白含量，得到 $\overline{X}=73.8$g/L，$S_{\overline{X}}=0.4$g/L，试估计该总体均数的 95％可信区间。

根据已知条件该总体均数 $\mu$ 的 95％可信区间为：

$$\overline{X}\pm t_{0.05/2,v}s_{\overline{X}}=73.8\pm t_{0.05/2,99}\times0.4\approx73.8\pm1.96\times0.4=73.0\sim74.6(\text{g/L})$$

所以，其总体均数 $\mu$ 的 95％可信区间为 73.0～74.6g/L。

同理，可以得到 $\mu_1-\mu_2$ 的 95％可信区间为：

$$\overline{X}_1-\overline{X}_2\pm t_{0.05/2,v}S_{\overline{X}_1-\overline{X}_2}$$

其中 $S_{\overline{X}_1-\overline{X}_2}=\sqrt{\dfrac{(n_1-1)S_1+(n_2-1)S_2}{n_1+n_2-2}\left(\dfrac{1}{n_1}+\dfrac{1}{n_2}\right)}$

$$v=n_1+n_2-2$$

## 二、总体率 $\pi$ 的 95％可信区间

总体率 $\pi$ 的 95％可信区间是指以 95％可信度来估计总体率 $\pi$ 所在的范围。它根据样本大小的不同可以选用查表法或正态近似法来估计。

（一）查表法

当样本含量较小（$n\leqslant50$）时，特别是 $P$ 较接近于 0 或 1 时，按二项分布原理来估计总体率的可信区间，方法可以直接由二项分布百分率 $\pi$ 的可信区间的附表 4 查出。

**例** 某医院用复方当归注射液静脉滴注治疗脑动脉硬化症 25 例，其中显效者 10 例，试估计该药治疗脑动脉硬化症的显效率的 95％可信区间。

解：已知 $n=25$，$X=10$，查附表 4 可得 $\pi$ 的 95％$CI$：21％～61％

所以，该药治疗脑动脉硬化症的显效率的 95％可信区间为 21％～61％。

注：可信区间表中仅列出 $k\leqslant\dfrac{n}{2}$ 部分，当 $k>\dfrac{n}{2}$ 时，应以 $n-k$ 作为表中的 $k$ 值查表，然后从 100 中减去查得的数值即为所求的可信区间。

（二）正态近似法

当样本含量足够大，且样本率 $P$ 和 $1-P$ 均不是太小，如 $np>5$ 且 $n(1-p)>5$ 时，$p$ 的抽样分布近似于正态分布 $N(\pi,\sigma_p^2)$，即 $p\sim N(\pi,\sigma_p^2)$，由此可得 $u=\dfrac{p-\pi}{\sigma_p}\sim N(0,1)$。根据 $u$ 分布理论可得总体率 $\pi$ 的 95％可信区间为：

$$p\pm1.96S_p \tag{17-3}$$

**例** 已知氯霉素治疗急性菌痢患者 100 例，其中治愈 75 例，试估计其总体治愈率的 95％

的可信区间。

已知 $p=\frac{75}{100}\times100\%=75\%$，$S_p=\sqrt{\frac{p(1-p)}{n}}=\sqrt{\frac{0.75\times(1-0.75)}{100}}\approx0.0433$

代入公式(17-3)可得 $\pi$ 的 $95\%CI$：$p\pm1.96S_p=0.75\pm1.96\times0.0433=0.6651\sim0.8349$

所以，氯霉素治疗急性菌痢患者，其总体治愈率的 95%可信区间为 66.51%～83.49%。

## 第二节　医学科研中的假设检验

统计学中的假设检验是研究资料的统计推断的主要内容之一。在医学科研工作中，由于个体变异的存在，在抽样研究中，抽样误差不可避免，所以不能直接从样本的不同来推断其代表的总体之间存在差异。当遇到两个或两个以上的样本均数（或率）之间或者样本均数（或率）与总体均数（或率）之间存在差异时，分析其造成差异的可能性有两个：一是样本代表的总体均数（或率）是相同的，是由于抽样误差引起的；二是样本代表的总体均数（或率）是不同的，即由所研究的处理因素不同引起。假设检验的目的就是以一定的概率来推断造成这种差别的原因是由上述中哪一种情况引起的，即是由抽样误差引起，还是由处理因素的不同水平引起。

在进行假设检验时，首先应该根据研究目的建立无效假设 $H_0$（即上述的第一种可能）和备择假设 $H_1$（即上述的第二种可能），并给出检验水准 $\alpha$（即表示无效假设为真时，但被假设检验错误拒绝的概率）；然后，根据研究目的和已知条件选择假设检验方法，计算相应的统计量，如 $t$ 值、$F$ 值或 $\chi^2$ 值等；最后查有关的统计用表确定 $P$ 值范围（有时可以直接计算 $P$ 值）并作出推断下结论。若 $p>\alpha$，则不拒绝无效假设 $H_0$，按 $\alpha$ 检验水准，没有足够理由认为差异是由于处理因素的水平不同引起的；若 $p\leqslant\alpha$，则拒绝无效假设 $H_0$，按 $\alpha$ 检验水准，可以认为差异是由于处理因素的不同水平引起的。

假设检验的方法名称一般以检验统计量来命名。

（一）计量资料的假设检验

计量资料的假设检验常用的方法有 $t$ 检验、$u$ 检验、方差分析和秩和检验等。根据资料所具备的条件不同，可以选用相应的假设检验方法进行检验。

1．样本均数代表的总体均数与已知总体均数比较。

样本均数代表的总体均数 $\mu$ 与已知总体均数 $\mu_0$ 比较，推断的目的是比较样本均数代表的总体均数与已知总体均数是否相等。其无效假设 $H_0$ 为：$\mu=\mu_0$，备择假设 $H_1$ 为：$\mu\neq\mu_0$（双侧）[$\mu>\mu_0$ 或 $\mu<\mu_0$（单侧）]。

根据总体标准差 $\sigma$ 是否已知，可以选用不同的假设检验方法。

若总体标准差 $\sigma$ 已知，则选用 $u$ 检验，其检验统计量为

$$u=\frac{|\overline{X}-\mu|}{\sigma_{\overline{X}}} \tag{17-4}$$

若总体标准差 $\sigma$ 未知，则选用 $t$ 检验，其检验统计量为

$$t=\frac{|\overline{X}-\mu|}{S_{\overline{X}}},v=n-1 \tag{17-5}$$

2．配对设计两样本资料的比较。

配对设计两样本计量资料的比较，推断的目的是比较两种处理方法的效果是否相同（或某种处理方法是否有效）。根据资料满足的条件不同，可以选用配对设计的 $t$ 检验或配对设计的秩和检验的方法进行检验。

若差值服从正态分布，则选用配对设计的 $t$ 检验，其无效假设 $H_0$ 为：$\mu_d=0$，备择假设 $H_1$ 为：$\mu_d\neq 0$，检验统计量的计算公式为：

$$t=\frac{|\bar{d}|}{S_{\bar{d}}},v=n-1 \tag{17-6}$$

若差值不服从正态分布或原始资料是开口资料，则应该选用配对设计的秩和检验的方法。其无效假设 $H_0$ 为：两种处理方法的效果是无差异的（或某种处理方法是无效的）；备择假设 $H_1$ 为：两种处理方法的效果是有差异的（或某种处理方法是有效的）。检验统计量的计算公式为：

$$u=\frac{|T_+ - T_-|}{\sqrt{\sum_{i=1}^{n} d_i^2}} \tag{17-7}$$

其中 $T_+$ 为差值为正的秩和，$T_-$ 为差值为负的秩和，$d_i(i=1,2,\cdots,n)$ 为差值的秩次。

**例**　对 10 名健康人分别用离子交换法与蒸馏法测得尿汞值（μg/L），如表 17-1 所示，问两法所得的结果是否相同？

已知是配对设计的计量资料，由于差值不服从正态分布，所以选用配对设计的秩和检验。检验步骤如下：

（1）$H_0:M_d=0,H_1:M_d\neq 0,\alpha=0.05$

（2）编秩次，求出正、负的秩和计算统计量 $u$ 值。可得 $T_+=26.5,T_-=18.5$

代入公式（17-7）可得

$$u=\frac{|T_+-T_-|}{\sqrt{\sum_{i=1}^{n} d_i^2}}=\frac{|26.5-18.5|}{\sqrt{284.5}}=0.4743$$

（3）查 $u$ 临界值表，确定 $P$ 值的范围。$u=0.4743<u_{0.05/2}=1.96,P>0.05$

（4）推断下结论。在 $\alpha=0.05$ 检验水准下，不拒绝 $H_0$，没有足够的理由认为两法测定尿汞值的结果是不同的。

**表 17-1　10 名健康人用离子交换法与蒸馏法测定尿汞值**（μg/L）

| 编号 | 离子交换法 | 蒸馏法 | 差值（$d$） | 秩次 | |
|---|---|---|---|---|---|
| | | | | + | − |
| 1 | 0.5 | 0.0 | 0.5 | 2 | |
| 2 | 2.2 | 1.1 | 1.1 | 7 | |
| 3 | 0.0 | 0.0 | 0.0 | — | — |
| 4 | 2.3 | 1.3 | 1.0 | 6 | |
| 5 | 6.2 | 3.4 | 2.8 | 8 | |
| 6 | 1.0 | 4.6 | -3.6 | | 9 |
| 7 | 1.8 | 1.1 | 0.7 | 3.5 | |
| 8 | 4.4 | 4.6 | -0.2 | | 1 |
| 9 | 2.7 | 3.4 | -0.7 | | 3.5 |
| 10 | 1.3 | 2.1 | -0.8 | | 5 |
| 合计 | — | — | — | 26.5 | 18.5 |

3. 成组设计两样本资料的比较。

成组设计（或称完全随机设计）两样本计量资料的比较，推断的目的是比较两种处理方法的效果是否相同。根据资料的条件不同，可以选用成组设计两样本均数代表的总体均数比较的 $t$ 检验、方差分析、$u$ 检验或成组设计两样本比较的秩和检验。

若资料服从正态性和方差齐性时，则可以选用成组设计的两样本均数比较 $t$ 检验或方差分析，其两种方法得到的结果是一致的，统计量之间存在着如下的关系：$F=t^2$。

其无效假设 $H_0:\mu_1=\mu_2$，备择假设为 $H_1:\mu_1\neq\mu_2$（双侧）（$\mu_1>\mu_2$ 或 $\mu_1<\mu_2$（单侧）），检验统计量的计算公式为：

$$t=\frac{|\overline{X}_1-\overline{X}_2|}{S_{\overline{X}_1-\overline{X}_2}},v=n_1+n_2-2,\text{其中 } S_{\overline{X}_1-\overline{X}_2}=\sqrt{\frac{(n_1-1)S_1+(n_2-1)S_2}{n_1+n_2-2}\left(\frac{1}{n_1}+\frac{1}{n_2}\right)} \tag{17-8}$$

若资料不服从正态性，或方差不齐，或者资料是开口资料，或是分布不明的资料或是有特异点的资料时，则可以选用成组设计两样本均数的秩和检验的方法。其无效假设 $H_0$ 为：要比较的两组资料的总体分布相同，备择假设 $H_1$ 为：要比较的两组资料的总体分布不同。检验统计量的计算公式为：

$$u=\frac{|\overline{T}_1-\overline{T}_2|}{\sqrt{S^2\left(\frac{1}{n_1}+\frac{1}{n_2}\right)}} \tag{17-9}$$

其中 $S$ 为两组秩次的标准差。

4．成组设计多样本资料的比较。

成组设计多样本计量资料的比较，推断的目的是比较多组计量资料的总体平均水平是否相同或其分布是否有差异。根据资料满足的条件不同，可以选用单因素的方差分析（oneway-ANOVA）或成组设计多组比较的秩和检验。

若资料满足正态性并且方差齐性，则可以选用单因素的方差分析。当假设检验的结果是有统计学意义时，则该选用均数间多重比较的方法来比较，如 $t$ 检验和 $\alpha$ 的 bonferroni 校正法结合使用，或两两比较的 $q$ 检验等方法进行处理。

若资料的正态性或方差齐性不满足，或者资料是开口资料，或分布类型不明的资料，或有特异点的资料，则该选用成组设计多组比较的 Kruskal-Wallis 检验。其无效假设 $H_0$ 为：要比较的多组资料的总体分布相同，备择假设 $H_1$ 为：要比较的多组资料的总体分布不同或不全相同。检验统计量的计算公式为：

$$H=\frac{\sum\frac{R_i^2}{n_i}-\frac{N(N+1)^2}{4}}{S^2} \tag{17-10}$$

其中 $R_i$ 为第 $i$ 组的秩和，$n_i$ 是第 $i$ 组的样本含量，$N=\sum\limits_i n_i$，$S$ 为秩次的标准差。

当成组设计多个样本比较的秩和检验得到拒绝 $H_0$ 假设时，该选用多个样本两两比较的秩和检验。其检验统计量的计算公式为：

$$t=\frac{\overline{T}_A-\overline{T}_B}{\sqrt{S^2\frac{(N-1-H)}{N-K}\left(\frac{1}{n_A}+\frac{1}{n_B}\right)}} \tag{17-11}$$

其中 $H$ 为公式 17-10 中的 $H$，$K$ 为组数，$\overline{T}_A$ 和 $\overline{T}_B$ 分别为两个比较组的平均秩和。

（二）计数资料的假设检验

计数资料常用的统计指标是率和构成比，两个或两个以上的率或构成比的比较常用 $\chi^2$ 检验。大样本时，两个率的比较也可以用 $u$ 检验，此时，两种方法得到的结果是一致的，统计量之间有如下的关系：$\chi^2=u^2$。$\chi^2$ 检验还可用于分析两类事物之间的相关性。

计数资料常整理成列联表(contingency table)的形式，列联表的行数和列数都为 2 时称四格表(fourfold table)，当行数或列数大于 2 时称 $R\times C$ 表。

对此类资料作假设检验时，可用 $\chi^2$ 检验基本公式 17-12 或使用通用公式 17-13 来计算统计量 $\chi^2$。

$$\chi^2=\frac{\sum(A-T)^2}{T},v=(R-1)(C-1), \tag{17-12}$$

其中 $A$ 为实际数，$T$ 为理论数。

$$\chi^2=N\left(\sum\frac{A^2}{n_i n_j}-1\right),v=(R-1)(C-1) \tag{17-13}$$

其中 $n_i$ 和 $n_j$ 分别表示第 $i$ 行和第 $j$ 列的合计数，$n$ 为总频数。

对于成组设计的四格表资料，若 $n>40$ 用 $T_{\min}>5$ 时，则用公式 17-12 或 17-13 来计算 $\chi^2$ 统计量。

若 $n>40$ 时 $1<T_{\min}\leqslant 5$ 时，则选用 $\chi^2$ 检验的校正公式：

$$\chi^2=\frac{\sum(|A-T|-0.5)^2}{T},v=(R-1)(C-1) \tag{17-14}$$

若 $n\leqslant 40$ 或 $T_{\min}\leqslant 1$ 时，则选用 Fisher 确切概率法。

对于配对设计的四格表资料，若进行差异性分析，则用公式 17-15 或 17-16 来计算 $\chi^2$ 值。

当 $b+c>40$ 时，$\chi^2=\dfrac{(b-c)^2}{b+c},v=1$； (17-15)

当 $b+c\leqslant 40$ 时，$\chi^2=\dfrac{(|b-c|-1)^2}{b+c},v=1$。 (17-16)

若进行相关性分析，则选用成组设计的四格表资料的方法来计算统 $\chi^2$ 计量。

在确定 $P$ 值时，对于四格表资料，$v=1$，$\chi^2_{0.05(1)}=3.84$，$\chi^2_{0.01(1)}=6.63$；当自由度 $v>1$ 时，用附表 5 查 $\chi^2$ 临界值。

(三)等级资料的假设检验

等级资料的假设检验一般使用非参数统计方法。非参数统计是对资料的分布进行检验的一种统计分析方法，常用秩和检验或 ridit 检验。所谓秩和检验是将原始资料按一定大小或程度不同的顺序编秩次，然后由秩次求出秩和来构造统计量的一种非参数统计分析方法。具体方法同计量资料假设检验中的秩和检验。

**例** 用某药治疗不同病情的老年慢性支气管炎患者，疗效见表 17-2 所示，试比较该药对两种病情的疗效。

**表 17-2 某药治疗两种不同病情的老年慢性支气管炎的疗效**

| | 控制 | 显效 | 近控 | 无效 | 合计 |
|---|---|---|---|---|---|
| 单纯型 | 65 | 18 | 30 | 13 | 126 |
| 单纯型合并肺气肿 | 42 | 6 | 23 | 11 | 82 |

本例的资料属于等级资料，比较两组的疗效应该选用成组设计两样本比较的秩和检验的方法。若选用 2×4 的 $\chi^2$ 检验，则得到的结论是两组的疗效构成是否相同，而不是得到两组的疗效是否有差别。

**表 17-3　两组疗效比较的秩和检验的计算表**

| 疗效 | 单纯型 | 单纯型合并肺气肿 | 合计 | 秩次范围 | 平均秩次 | 秩和 | |
|---|---|---|---|---|---|---|---|
| | | | | | | 单纯型 | 单纯型合并肺气肿 |
| 控制 | 65 | 42 | 107 | 1～107 | 54 | 3510 | 2268 |
| 显效 | 18 | 6 | 24 | 108～131 | 119.5 | 2151 | 717 |
| 近控 | 30 | 23 | 53 | 132～184 | 158 | 4740 | 3634 |
| 无效 | 13 | 11 | 24 | 185～208 | 196.5 | 2554.5 | 2161.5 |
| 合计 | 126 | 82 | — | — | — | 12955.5 | 8780.5 |

(1) $H_0$:两组疗效相同;$H_1$:两组疗效不同,$\alpha=0.05$。

(2) 编秩次,求各组的秩和。计算统计量 $u$ 值。由表 17-3 可得 $T_1=12955.5$,$T_2=8780.5$。代入公式(17-9)可得

$$u=\frac{|\overline{T}_1-\overline{T}_2|}{\sqrt{S^2\left(\frac{1}{n_1}+\frac{1}{n_2}\right)}}=\frac{\left|\frac{12955.5}{126}-\frac{8780.5}{82}\right|}{\sqrt{55.3038^2\times\left(\frac{1}{126}+\frac{1}{82}\right)}}=0.5426$$

(3) 查 $u$ 临界值表,确定 $P$ 值的范围。$u=0.5426<u_{0.05/2}=1.96$,$P>0.05$。

(4) 推断下结论。在 $\alpha=0.05$ 检验水准下,不拒绝 $H_0$,没有足够的理由认为两组疗效是不同的。

(四)假设检验中的注意事项

1. 比较组之间的资料应该具有代表性、同质性和可比性。所谓代表性是指样本资料能代表总体的特征;同质性是指观察对象具有共同的特征;可比性是指组间非处理因素尽可能相同。其"三性"是应该在实验设计中实现的。

2. 假设检验方法的选择应该根据研究目的、研究资料的类型、设计类型、样本含量大小以及已知条件来确定。

3. 明确假设检验中的统计学意义和实际差别之间的区别。假设检验中的统计学意义是指假设检验的结果 $p\leqslant\alpha$,拒绝 $H_0$,其比较组之间实际差异的大小是未知的。但是在科研工作中,若假设检验得到有统计学意义,而样本之间的差异很小,这时对分析结果的解释应该结合专业知识进行,不能单凭统计结果下结论,否则会得到错误结论。若某降压药治疗高血压患者,舒张压下降的平均值是 0.005kPa,但是假设检验有统计学意义,这时就应该结合临床实际意义加以解释,不能单凭统计上的假设检验下结论。

4. 假设检验结论具有相对性。假设检验的结论是在一定样本含量、一定检验水准和进行单侧检验或双侧检验的情况下得到的结果。对于相同的总体,观察相同的指标,样本含量不同,其得到的结果可能是不同的;对于同一份样本资料,不同的检验水准,其结果也可能不同,如得到的 $p\in(0.01,0.05]$时,对于 $\alpha=0.01$ 而言,得到无统计学意义的结论,对于 $\alpha=0.05$ 而言,得到有统计学意义的结论;另外,对于同一份样本资料,其单侧检验的结果可能不同于双侧检验的结果,如得到的 $t\in(t_{0.05,v},t_{0.05/2,v}]$时,对于双侧检验而言,得到无统计学意义的结论,对于单侧检验而言,得到有统计学意义的结论。

5. 统计报告中应该包括检验统计量、$P$ 值、$\alpha$ 的大小、样本含量和假设检验的单、双侧等信息。

（五）假设检验中的二型错误

Ⅰ型错误（type Ⅰ error），也称假阳性错误。即在原假设 $H_0$ 是成立的情况下，根据假设检验得出拒绝 $H_0$ 的结论，其犯Ⅰ型错误的概率为 $\alpha$，它是检验水准。

Ⅱ型错误（type Ⅱ error），也称假阴性错误。即在原假设 $H_0$ 是不成立的情况下，根据假设检验得出不拒绝 $H_0$ 的结论，其犯Ⅱ型错误的概率为 $\beta$。Ⅰ型错误与Ⅱ型错误之间的关系见表17-4和图 17-1 所示。

**表 17-4　假设检验中Ⅰ型错误与Ⅱ型错误之间的关系**

| 统计推断结果 | $H_0$ 成立 | $H_0$ 不成立 |
|---|---|---|
| $P>\alpha$，不拒绝 $H_0$ | √ | Ⅱ型错误，概率为 $\beta$ |
| $P\leqslant\alpha$，拒绝 $H_0$ | Ⅰ型错误，概率为 $\alpha$ | √ |

$1-\beta$ 称为假设检验的检验效能，也称为把握度（power of test），即表示 $H_0$ 是不成立的情况下，通过假设检验能够鉴别出其差异的可能性大小。

对一定的资料而言，$\alpha$ 越大，$\beta$ 越小；$\alpha$ 越小，$\beta$ 越大；若要同时降低 $\alpha$ 和 $\beta$，惟一的办法就是增加样本含量。

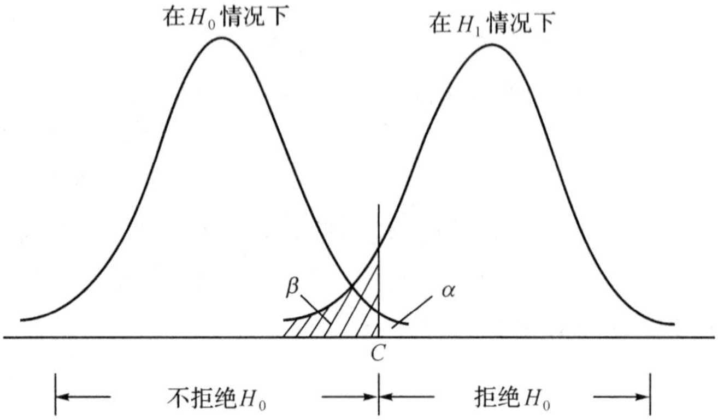


图 17-1　假设检验中Ⅰ型错误与Ⅱ型错误之间的关系

## 第三节　病因的因果联系及其判断

探讨病因的因果联系是医学研究的最终目的。目前，大多数统计方法仅适用于相关性（correlation）或关联性（association）研究。两个因素之间即使无因果关系，可能会表现出虚假的相关性或关联性；相反地，有因果关系也可能表现出虚假的独立性。如 5 岁的小张的身高与他家院子里一棵小树的树高具有一定的相关性，但是人为地改变他家院子里的小树的树高，不会引起小张身高的变化，这是一个虚假相关性的例子。又如，在萤石矿工作的工人与其他人的寿命一样长或更长，这并不说明粉尘对工人的健康没有影响，而可能是因为萤石矿工作的工人是经过挑选出来的身体健壮的人，假如当年没有暴露于粉尘的环境，可能他们的寿命会更长，这就是健康工人效应现象。

在统计学的研究中，因果推断的研究未能得到应有的重视和发展。早期因果推断的理论和方法为列联表、路径分析和结构方程模型。目前，在应用中，常会看到运用统计推断的相关关系被研究者错误地解释因果关系的现象，忽视了原来模型提出时对因果机制的假定，将表示相关关系的参数当作因果关系进行处理。Rubin(1974)提出的一种因果作用模型与Lewia(1973)的虚拟事实的哲学理论相似,统称为虚拟事实模型。Pearl(1995)提出了因果推断的网络图方法。这些因果模型都需要各种假设,而这些假设是不可用观测数据进行检验的。面对因果推断和混杂因子识别等难题,现有的统计理论和方法显得如此贫乏和无能为力。因果推断是一个涉及统计学和哲学以及有关应用领域的复杂问题,近年来,在国外的统计刊物上进行了不少探讨(Greeland,Robins & Pearl,1999;Freedman,1999;Rosenbaum,1999)。

## 一、统计推断结果的解释

若推断的是两个参数,两个参数间差值的可信区间的结果从定量角度可以看出比较的两个参数间的差异大小;假设检验的结果从定性的角度可以说明比较的两个参数间是否有差别。

在假设检验中,若推断的是两个参数间是否有差别,当 $p \leqslant \alpha$,拒绝 $H_0$ 时,是根据小概率事件原理来下结论的,在 $\alpha$ 检验水准下,可以认为两个参数间有差别;而当 $p > \alpha$ 时,两个参数间无差别这一结论无任何概率保证,因此不能冒然地下无差别的结论。正确的说法是:按所取的 $\alpha$ 检验水准,接受 $H_1$ 的统计证据不足;较为合适的表达方法为:在 $\alpha$ 检验水准下,没有足够的理由认为两个参数间是有差别。

此外,若 $p$ 值比较接近 $\alpha$ 值,则下结论时尤其该谨慎,此时,应该结合专业实际来解释。如研究某降压药的疗效,采用的是配对设计类型,假设检验的结果是 $p \leqslant \alpha$,但是其总体平均降压水平是在0.005～0.05kPa(95%可信度)之间,从临床上是没有实际意义的。所以,若 $p$ 值比较接近 $\alpha$ 值时,需要结合可信区间和专业实际来下结论,以统计推断结果为参考。

由此可见,在统计推断结果的解释时,最好将参数估计得到的可信区间、假设检验的结果和专业实际结合起来。

## 二、统计学关联到因果关联

### (一)统计学关联(statistical association)

统计学关联是指暴露与疾病存在相关,排除了偶然误差干扰。绝大多数的病因学研究均为抽样研究,不可避免地存在抽样误差。因此,要推断某因素与某病因之间是否存在联系时,需做统计学的假设检验。当检验结果有统计学意义时,说明可能病因与疾病之间存在统计学关联,排除了偶然性(即随机误差)的干扰,但是并一定存在因果关联。在研究过程中,由于应用方法错误或各种偏倚都可使研究结果不真实,导致联系强度的变化,甚至出现完全虚假的联系。因此,判断结果时,要仔细分析研究设计。了解所用方法是否正确,是否有偏倚存在的可能。若怀疑有偏倚,则应尽可能进行调整和控制。只有确信方法正确,有效地排除或控制了各种可能偏倚的干扰后,才能排除虚假联系的可能性。在排除了虚假联系的同时,还该排除间接的联系。所谓间接联系指的是毫不相干的疾病与某因素在排除了虚假联系后,可能仍将呈现明显的统计学关联,这种联系是间接联系。如有调查发现,有伤寒病史者的痢疾发生率高于无伤寒病史者,提示伤寒病史可能与以后发生痢疾相关。对此,从现有医学理论上看,伤寒病史与随后痢疾的发生毫无相关,但两者均受到公共卫生状况及个人卫生习惯的影响,因此,可以认为这两者之间的关联是间接联系。

如果同时排除了疾病与可能病因之间的虚假联系和间接联系后,还存在着统计学关联,并且确定暴露因素与疾病之间的先后关系,就说明两者之间存在真实的关联,可以用因果判定标准进行综合评价,得出一定可信度的因果关系结论,包括判断有无因果关系或存在因果关系的可能性。整个判断进程如下：

暴露与疾病——有统计学关联——有偏倚否？——有时间先后否？

（提出假设）　（排除偶然）　（排除虚假与间接）　（前因后果）

关联的分类总结如图 17-2。

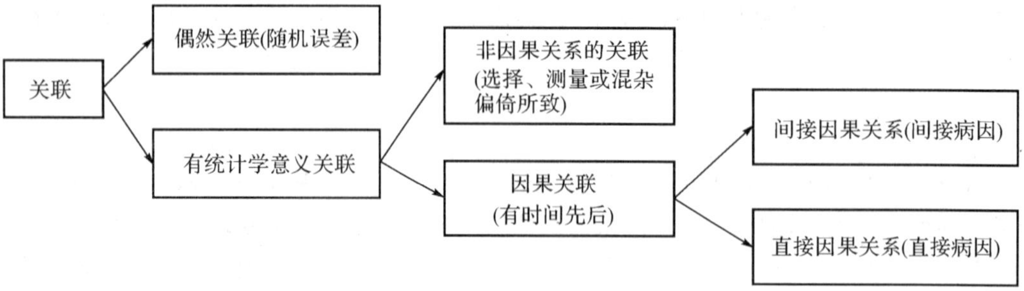


图 17-2　关联的分类

（二）因果关联(causal association)

因果关联是指暴露与疾病有时间先后顺序的相关，还排除了各种偏倚（系统误差）的干扰。暴露与疾病的继发关联，是纯粹由于两者有共同原因变量所产生的统计学关联。根据概率论因果观，因果关系是有时间先后顺序的。病因是指使疾病发生概率升高的因素，即为危险因素的含义。暴露组发病率高于非暴露组的发病率，就是暴露因素与疾病有统计学关联。因此，统计学关联是判断因果关系的基础。但是，统计学关联常受各种偏倚的干扰，要断定真实的统计学关联并非易事，另外还需要确定暴露因素与疾病之间存在内在的联系，并确定关联的时间先后，这也是并非想象的那么简单。在本书有专门的章节讨论偏倚，所以对于各种偏倚引起的假关联就不加以介绍。

## 三、病因判定的标准

（一）关联的时间顺序

关联的时间顺序指暴露因素与疾病的前因后果时间关系。在确定前因后果时间顺序上，以前瞻性研究设计（如队列或实验研究）为最佳，以回顾性研究设计（病例对照研究）次之，横断面设计为较差。

（二）关联的强度

暴露因素与疾病的关联强度越大，则是因果关系的可能性也越大，由偏倚所致的可能性越小。资料类型或研究方法不同，评价关联强度的指标也不一样。计数资料的关联强度可用相对危险度 *RR*（队列研究）和优势比 *OR*（病例对照研究）进行描述，计量资料一般采用 Peason 相关系数或 Spearman 相关系数来评价关联程度。

（三）剂量—反应关系

剂量—反应关系是指随着暴露因素剂量的增加，疾病出现的频率以及危险度也增大。反应指标可用发病率、死亡率或关联强度指标（如 *RR*、*OR*）等表示。

（四）暴露与疾病的分布一致性

暴露因素在三间（人群、时间、地区）分布特点与疾病的分布一致性。

（五）关联的可重复性

关联的可重复性是指暴露因素与疾病的关系在不同时间、不同地点、由不同学者用不同的研究方法进行研究均可获得相同的结果，故又称关联的稳定性。重复出现的次数越多，因果推断越有说服力。

（六）关联的合理性

关联的合理性是指研究结果能用现代医学知识解释，符合疾病的自然史和生物学原理。

（七）终止效应

终止效应是指暴露因素自然或人为地去除或剂量降低，引起疾病发生率下降。终止效应对因果关联论证的强度较高。

（八）关联的特异性

从多因多果的观点看，特异性是错误的；从病因必要性含义看，特异性是多余的。因此，特异性不符合现代流行病学的观点，应当放弃。

一个病因研究本身必须要达到或部分达到以上的第 1、2（或 3、4）条标准（即前因后果、广义关联强度）；如果符合第 7 条标准（终止效应）则更好；第 5、6 条标准（可重复性和合理性）是对该研究的外部评价，若不符合则因果关联的可信度降低。另外，在因果联系的推论中，要认真考虑研究设计的科学性与合理性，以此判断研究结果的可靠性，当不同的研究结果出现矛盾时，尤其要考虑彼此的研究设计。

**例**　Doll 和 Hill 在 1948—1949 年对伦敦的 20 所医院进行了吸烟与肺癌的病例对照研究，发现吸烟与肺癌有关联，见表 17-5。

**表 17-5　吸烟与肺癌的病例对照研究**

| | 男 | | 女 | | 合　计 |
|---|---|---|---|---|---|
| | 吸烟 | 不吸烟 | 吸烟 | 不吸烟 | |
| 肺癌 | 647 | 2 | 41 | 19 | 709 |
| 对照 | 622 | 27 | 28 | 32 | 709 |
| | $P=6.4\times10^{-7}$ | | $P=0.025$ | | |

Fisher 在 1957 年指出病例对照研究得出的相关关系不能简单地解释为吸烟与肺癌之间的因果关系，这种相关也可能是另外两个备择理论来解释：(1)癌症引起吸烟；(2)基因引起癌症和吸烟。他通过双生子数据说明了肺癌与吸烟的关联。至今为止，流行病学通过各种研究方法和有关数据说明吸烟是肺癌的危险因素：(1)剂量—反应关系：吸烟多，风险大；(2)吸烟的年数长，风险增加；(3)在戒烟人群中，随戒烟时间增长，风险下降。

（李秀央）

# 第十八章　循证医学与 Meta 分析

在临床医学实践中，时不时会遇到这样的情况：对同一临床问题提出的解决方法会是迥然不同，有时甚至是截然相反。那么，问题是临床医生为什么对问题的判断标准会如此不同呢？临床医生做出临床决策的依据是什么？在这些依据的基础上又是如何决策的？如何从散乱的现象中找出真正有效的诊断、治疗方法，如何判断不同疗法和处理之间的优劣，使病人获得最佳的治疗与照顾是当今医生必须解决的问题，也是病人最为关心的问题。循证医学(evidence-based medicine，EBM)正是在这种背景下悄然兴起的一门新兴学科。如何从浩瀚的信息和文献海洋中筛选出所关心临床问题的最恰当和最佳的证据，正是循证医学所要解决的核心问题。

## 第一节　循证医学的产生

我国的清朝乾隆年间，就已经记载有"考证"古代医书进行行医的做法，这也是最初"循证"的医学实践活动。法国革命后期，Pierre Louis 医生提出了"任何临床决策不能盲从于权威和理论，而应该是基于临床观察事实"，这就是循证医学思想的产生。

### 一、循证医学产生的背景

循证医学的真正产生则是在 20 世纪 90 年代，为了能够便于临床医生总结各种医学实践、科研成果与传统医学理论经验，尤其是便于在存在不一致情况下选择出最优的决策方案，加拿大的 Gordon Guyatt 博士首次提出循证医学这一概念。

在当今医疗活动中，"循证"的概念已经越来越受到人们的重视，循证医学这一新兴的医学理念也正在快速被人们所接受并得到了推广。人类疾病谱的改变、医学模式的更新转变、临床流行病学的异军突起以及信息网络技术和检索工具的不断完善，促进了循证医学实践活动的形成和发展。

首先，疾病谱的改变要求能够有新的医学实践。新世纪的到来，人类疾病谱也发生了明显的变化，肿瘤、慢性病、心脑血管疾病等渐渐地成为主体，一些传统的传染病如鼠疫、天花等疾病得到了有效的控制，但是一些新的传染病如艾滋病、O139 霍乱、非典型肺炎(severe acute respiratory syndrome，SARS)等又会时而出现甚至造成局部的流行。面对不断变化的人类疾病谱，旧的医学实践已经无法满足诊疗活动的需要，很难找出真正合理有效的治疗方法。因而，更加可靠和有效的临床医疗实践是时代发展的要求和趋势。

其次，临床医学模式的不断更新转变，推动了循证医学的产生和发展。传统的医学实践在应对疾病的医疗过程中，容易掩盖权威、专家经验的失误，往往不能实施最佳的治疗方案。现代的医疗模式则是强调较少地运用经验，大大地不同于以往的传统诊疗活动，进一步来说，现代医疗实践活动就是要求我们能够依靠大量的可靠信息，来指导医生的临床决策。同时，医学相关学科，如卫生经济学、临床经济学的发展，要求医生的临床决策还需考虑疗效与经济等多个方面的影响因素。所有的这些转变，都大大促进了追求最佳证据的循证医学的产生和发展。

再次，临床流行病学为循证医学的产生和发展奠定了方法学的基础。临床技能的提高和医学知识的更新，依赖于新的医疗科研成果和不断创新的科研方法。临床流行病学作为流行病学的一门分支学科，它在不断发展中产生出新的临床科研方法，是临床决策者有效查找和评价依据的科学理论依据，为循证医学的兴起创造了条件。如临床流行病学中的随机对照临床试验(randomized clinical trail，RCT)，应用科研设计的随机化分组原则，能够有效地消除一些混杂因素，使获得的研究结果更为可靠。通过临床流行病学的方法分析和总结随机对照试验的研究结果，则可以为各种临床问题提供科学决策的依据。临床流行病学中的综合评价方法和系统评价方法的发展，使得大量临床科研结果信息能够进行定量化综合评价，如Meta分析作为对随机对照临床试验结果进行综合分析的手段，越来越被人们所接受，现在Meta分析已经广泛地引入临床研究，促进了循证医学在医学领域中的实现。

最后，计算机信息网络和检索工具的不断完善和更新，为循证医学的出现做了物质上的准备。临床医生可以通过文献检索、网络搜索等方式获得大量的临床实践证据，如国际大型网络数据库Clinical Evidence、Cochrane Library、Medline、PubMed等的建立，为文献查阅和最佳证据的获得提供了便利条件。

## 二、循证医学的定义

### (一)定义

循证医学(evidence-based medicine，EBM)，顾名思义即为遵循证据的医学，又可以称之为实证医学，是指有意识地、明确地、审慎地利用当前的最佳证据制定有关的诊疗决策方案。最佳的医学科研证据、临床经验和病人的意见是实施循证医学的三大基本要素。更简单一点说，循证医学就是将医学文献库等的最佳研究证据应用于病人，使每一个病人都能获得当前最佳的治疗与照顾。这就需要临床医生能够利用最佳研究成果(证据)，并结合自身专业知识技能和患者的意见，做出最佳诊治决策。

依靠当前最可靠的临床科研证据来进行医疗决策是循证医学的核心思想。循证医学的实践同时也是一种有组织、有计划的集体行为，通过系统研究医学证据来合理制定医疗卫生决策，规范和提高医疗服务的效率。因此，从广义上讲，循证医学实施医学决策，包括对个体病人的循证诊疗实践和对群体的循证宏观决策两大领域。循证宏观决策中，目前发展较快的是循证保健，它就是利用最佳的科研证据，结合卫生资源和人们的价值意识来制定针对病人群体或人群保健的策略和措施。

### (二)循证医学与传统医学的区别

循证医学是在传统医学的基础上产生，可以说循证医学来源于传统医学。但是，循证医学决策依据与理论基础又不同于传统的医学。循证医学的主旨是在医学实践中要遵循科学的原则和最新的可靠证据来进行，不能单凭临床经验或过时的、不够完善的理论处理问题。而传统医学，大部分是依赖于医生的个人经验、实验室检查结果或专家们的主观判断等来制定诊疗决策。可见，循证医学源于传统医学的同时又不同于传统医学，它们之间的区别主要体现在以下几个方面。

1. 关注的对象和围绕的中心不同。传统医学主要是治疗“人患的病”，关注对象是疾病，围绕的中心也是病；而循证医学则是治疗“患病的人”，关注对象则是病人，其中心是人，因此，其临床决策充分考虑患者的意愿。

2. 决策证据要求不同。传统医学的决策证据来自于临床医生的个人经验、一些体外实验和动物模拟实验、教科书上理论知识、部分专家意见等等，且没有全面地观察和系统搜集相关资料和信息；循证医学的证据，则是要求有不断更新的相关研究报道的系统评价证据，并结合尽量多的传统医学所需的客观病史、检查数据等资料，采集证据时要求系统全面地搜集相关内容的证据资料。

3. 证据评价在决策中的作用不同。传统医学临床决策很大程度上还要取决于个人意识，对证据的评价未能给予足够重视；相反，循证医学是则视评价证据为利用证据的主要过程，并且有专门用于评价文献证据的方法，如 Meta 分析等文献综合评价方法。

4. 疗效判断的指标不同。传统医学的疗效判断依据主要从检查结果和部分主观判断的变化出发，如患者的病理改变、实验室指标的改变或仪器或影像学检查结果等这些中间指标来判断疗效；循证医学更加重视病人的生命质量，它要求以患者最终结局和生存质量为疗效判定的指标。

5. 医疗决策模式的差异。传统医学进行医疗决策时，较少地考虑临床经济的成本效益和卫生经济学等非医学专业领域的要求；而循证医学通过对最佳证据分析判断和系统评价，并综合考虑效益和经济技术等因素来进行诊疗决策。

### 三、循证医学的最佳证据提供者和应用者

在医疗活动中，按照对最佳证据提供或应用这两个方面的不同，循证医学的实践者可以分为最佳证据的提供者和最佳证据的应用者两大类。最佳证据的提供者，主要是指那些在临床实践中去搜集、分析、评价和综合研究成果获得最佳证据人员，他们一般是由临床流行病学专家、各专业的临床医生或专家、临床统计学专家、卫生经济学专家和社会医学专家以及医学科学信息工作者等组成。最佳证据的应用者包括医疗、管理和卫生政策的决策者，他们主要是从事临床实践的医务人员，通过寻找和系统分析来利用最佳最新的科学证据，结合实际应用于医疗实践工作中。最佳证据的提供者和应用者在确定临床问题、肩负的任务、对专业基础和技能等方面的要求各有所侧重(如表 18-1 所示)。

**表 18-1　循证医学实践的类别**

| | | 证据提供者(doer) | 证据应用者(user) |
|---|---|---|---|
| 确定临床 | | +++ | +++ |
| 问题任务 | | ● 搜集与评价文献<br>● 提供最佳依据 | ● 正确地应用证据 |
| 专业基础与技能 | 临床实践 | +++ | +++ |
| | 临床流行病学研究方法学(DME) | +++ | + |
| | 临床统计学 | ++ | + |
| | 卫生经济学 | ++ | + |
| | 社会医学 | ++ | + |
| | 计算机技能 | +++ | + |
| 技术力量 | | 团队力量 | 个体 |

(王家良，2001)

### 四、我国的循证医学发展前景

循证医学发展最快的阶段在于 20 世纪 90 年代中期，尤其在一些发达国家，循证医学得到

了前所未有的高度重视和日益普遍的应用。循证医学实践活动在我国起步于 20 世纪 90 年代，1997 年中国的 Cochrane 中心的成立，标志着我国临床医学正在走近循证医学。该中心定期举办各种类型的学术活动和培训班，开展循证医学方法学的研究和普及推广工作，也吸引了越来越多的医学研究和临床工作者的参与，大大推动了我国医疗实践活动的高效发展。2000 年初以来，国内众多医学杂志，包括中华医学系列杂志，开始大力宣传循证医学思想，并结合临床各科的临床实践，纷纷以述评的方式在杂志上发表专家论文，引导临床医生接受循证医学思想。循证医学在我国的发展有一些独特的有利条件，如患病者多、协作医院多、组织协调好等。但就目前国内的总体现状来看，循证医学作为一门新兴的科研方法学，还是一个新领域，当前一些内容和方式还是无法满足其发展的需要，特别是在如何提供证据、产生证据方面，所开展的临床科研工作远不能满足循证医学方法学的要求。同时，目前国内临床医学模式还比较落后，仍停留在传统的经验医学模式，研究方法也很混乱，并且临床医生对于许多先进的方法还不会在实际中应用，甚至不了解，诊断决策只能靠专业知识和临床经验。随着时代的不断前进，循证医学将会越来越受到人们的关注，通过对最佳证据的应用来为临床决策的科学性和临床医学的现代化作出更大贡献。

## 第二节　循证医学的基础和一般过程

循证医学实践是用于概括发现、评价和应用科学证据，指导制定医疗决策的系列过程，而不仅仅是一个简单的抽象概念，它有着自身的理论基础、学术内涵和实践方法。

### 一、循证医学的基础

循证医学是一个综合最佳临床科研证据、临床医生经验和病人意向等多方面的概念，其实践活动的基本要素可以概括为以下五个方面。

#### （一）最佳的临床科研证据

获得当前最佳的临床科研成果或证据是开展循证医学实践的最基本要素。最佳临床研究证据，是指应用临床流行病学有关原则和方法，并参照医学研究的质量评价标准，认为真实可靠、当前最新、且有重要临床应用价值的成果或证据。最佳证据除了来自合理、方法严谨的基础医学研究，更主要的是来自于以病人为中心的随机化双盲对照临床试验。循证医学实践就是要把最佳临床证据应用于临床医疗实践，指导医务工作者采用更加敏感、准确的疾病诊断方法，实施最佳、有效和安全的治疗手段。目前，最新最好的科学研究依据的搜集，可以从比较权威的网站进行查找获得，如可通过一些专门的循证医学网站、期刊以及相关数据库来得到，也可以是经过对相关研究文献全面搜集和严格筛选来获得，如运用 Meta 分析和系统评价方法等综合评价得到的文献证据。

#### （二）高素质的临床医生

临床医生是循证医学实践的主要执行者，他最后决定采用何种对患者疾病的诊治方案。高素质的临床医生是循证医学实践的有力保证，作为实践循证医学的主体，医生所拥有的医学理论及临床经验、方法在诊疗实践中具有重要作用。为了能够更加有效地诊治病人，卓有成效地应对各种疾病和解决不同病人的疑难问题，临床医生必须能有效地利用最佳临床科研证据，并能不断更新和丰富自己的理论和方法。素质良好的临床医生不仅要能系统地搜集并评价最佳的临床证据，还要对就诊病人的健康状况进行全面检查，并能够做出合理的诊断并提出拟采用的最佳治疗方案。此外，临床医生是否具备崇高的医德和全心全意为病人服务的精神，也与能否做出最佳临床决策密切相关。评价判断和利用证据的能力，扎实医学知识和临床经验，以及建立良好的医患关系能力等都是临床医生有效实践循证医学的必备条件。

（三）临床流行病学的方法学基础

临床流行病学是评价和获得循证决策所需证据的研究方法论，又是决策者正确理解和利用证据所需要的基本知识工具，临床流行病学的基本科研理论和研究证据的评价方法是循证医学实践的方法学依据。临床流行病学不断产生和发展新的临床科研方法，不仅为循证决策提供了对所需证据的研究方法，而且能够帮助使用者正确理解和利用证据的信息。依据临床流行病学的基本理论形成一定的学术判断标准，对临床研究设计的科学性、观察指标的合理性、研究报道的真实性进行评价、分析，并依据研究中和文献里是否存在有关偏倚和混杂因素的影响及其可被接受的程度来评价医学文献的临床意义。此外，循证医学中定量综合和系统评价方法的原理都是源自于临床流行病学的基本思想。因此，临床流行病学的原理和方法在循证的研究设计、资料证据搜集评价，决策的开展实施等方面都有重要的作用。

（四）患者的参与

患者也是医疗实践的主要参与者之一，是循证医学实践活动的中心，只有取得患者对临床决策的积极配合，才能取得最佳的临床疗效，因而平等友好的医患关系也是实践循证医学的正确诊治决策的又一关键。循证医学要求在医疗实践过程中充分考虑每个病人的期望，让患者也参与对其治疗的选择过程中。患者对自己所患的疾病和健康的恢复都极为关注，有着强烈的康复欲望和要求，也希望能够参与到临床决策中；而对于医生来讲，诊疗决策必须充分了解各种情况的利弊，当然也包括从病人方面考虑，如病人的心理需求、经济承受能力等，只有这样才能得到患者和家属的合作和支持以便达到更好的效果。简单地讲，循证医学的实施应该建立在尊重病人的正当权益与病人友好合作的基础上，这样才能取得病人的高度依从性，保证诊疗活动有效开展，并能产生最佳效果。因此，患者的积极参与和医生与患者间平等友好的合作关系，也是成功实践循证医学的关键。

（五）其他外部条件

上述四大因素作为循证医学实践的主要基础，它们相互之间有机结合构成了循证医学的整体框架。但是，循证医学的有效开展，还受到一些其他因素的影响，如文献数据库的检索工具条件限制、现代医疗检验设施可获得性等因素也关系到临床决策的顺利实施。同时，搜集和运用临床最佳的研究成果时，必然会涉及到相应的工具条件设施和一系列物质条件，如网络信息资源的获取就需要有计算机网络条件等的支持，方有获得最佳证据的可能。因而，必要的外部基础条件支持也是循证医学实践活动有效开展的重要一环。

综上所述，循证医学实践的基础可以归纳为如图 18-1 所示。

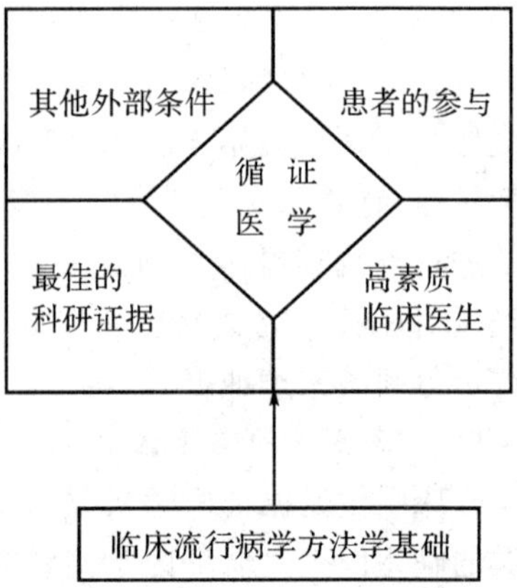


图 18-1　循证医学实践的基础

## 二、循证医学的一般过程

循证医学实践就是结合最佳证据和临床经验等来对患者进行处理的过程，其一般过程包括提出临床问题、检索和搜集有关文献证据、评价证据（文献的严格评价)、应用最佳证据指导临床决策以及在实践中不断提高临床决策水平和医疗质量等五个步骤。

（一）提出问题

确立临床活动中的实际问题，提出一个明确的、可回答的临床问题是整个循证医学实践中的第一步。虽然提出问题看似一个相对简单的过程，但这一过程有着重要的意义，它关系到医生能否寻找到最佳的医学证据来解决所面对的问题，也影响到最终能否为病人提供一个满意的临床服务。临床问题实际上可以来自于以病人为中心的临床实践的任何方面，一个理想的临床问题在内容上应包括下列几个要素：患者或人群、干预措施或暴露因素、结局与对比。循证医学需要去确立和解决的问题，主要是指在临床实践中所遇到的一些传统理论知识和经验无法正确解决的问题，通过这类问题的解决，不但有利于对患者的诊治决策，还有利于临床医生专业水平的提高。比如针对某一具体的患者，临床医生通过准确采集病史，体检，搜集相关实验检查结果和分析论证，可以从疾病的危险因素的判断、诊断的准确性、治疗方案选择、疗效预后的估计以及治疗的费用等方面进行考虑。有了明确的问题，进而能构建文献查询策略，便于尽快去寻找所需文献证据。

（二）检索文献和搜集证据

循证医学这一概念就是要强调能够获得最佳的证据，搜集研究证据是循证医学实践过程中一个不可缺少的重要步骤。检索文献寻找证据就是通过系统的文件检索得到最新、最全面的证据，为循证医学实践奠定坚实的基础。医学研究证据查询的来源，包括与科研证据相关的数据库、循证教科书、循证期刊杂志和一些系统综述的出版物等。当前国内的文献数据主要有：中国生物医学文献数据库、万方数据库、维普数据库和清华学术期刊网等，国际上经过专家严格筛选和评价的最佳最新证据的资料主要来源有：Medline 数据库(http//www. ncbi. nlm. gov/pubmed)，提供原始文献来源；Clinical Evidence(http//www. bmjpg. com)，每月更新，主要提供常见的临床干预效果证据；Annals of internal medicine 出版的 ACPJC 附刊，主要提供临床科研最佳研究成果的二次摘要并加以专家简评；Evidence-Based Medicine 杂志(http//cebm. bmjjourna. com)，提供临床医学研究的最佳证据，为二次发表的摘要文献增加专家评述；Cochrane Library 季刊(http// www. update-software. com/cochrane)，当前主要提供有关临床随机对照治疗性研究证据。

（三）严格评价证据

证据的严格评价即评价这些资料或文献的科学性、可靠性和临床适用性。现代医学的信息量大，各种研究文献不断被发表，这些研究的质量不一，内容多样，然而，并不是所有的证据都是有效、正确的。循证医学的主旨思想是要建立在当前最佳的临床科学研究成果的基础之上进行决策，因而必须要对所获得的证据进行客观评价，以便获得最佳的研究证据。证据的评价对于临床问题的分析和决策都有着至关重要的意义，它能够直接影响到临床医生确立的最终诊疗方案。根据临床实践所提出的问题，系统全面地检索相关文献，采用临床流行病学以及循证医学研究质量评价标准进行评价，得到更为确切结论以指导临床决策。

（四）应用证据进行临床决策

最佳研究证据如何应用于临床活动，是以病人为中心的循证医学最后要实现的目标。应用最佳文献证据来指导临床决策，也就是在临床诊疗活动过程中应用那些有用的研究证据，将经过严格评价的文献，并通过综合分析，对所获得真实可靠、且具有临床应用价值的最佳证据，结合临床经验及患者具体情况，指导临床决策，以期得出最佳的诊疗方案。如果应用这些证据能够解决所提出的临床问题，那么则可以把该证据作为相关临床实践决策活动的依据，进一步服务于临床。反之，对于经严格评价后认为不可靠的证据，或者是无效的治疗措施，则应停止应用或废止，并考虑根据该临床问题来开展高质量的临床研究，探索新的诊疗方案。当然，在证据应用时也需要充分考虑其适用性，因而临床医生应该在仔细采集病史、体格检查和实验室检查基础上，根据具体情况来谨慎地做出判断，决定此项研究结果能否用于自己所诊治的病人，取得最佳的预期效果。

（五）通过实践不断提高临床决策水平

应用最佳临床证据开展诊疗活动后，循证医学还要求对应用的结果做评价，就是所谓的后效评价。如果根据最佳证据并结合临床经验与患者个体情况，所做出的治疗决策，能够取得当前的最佳效果，则可以依据这些证据建立起有效的理论，直接服务于临床，不断提高临床学术水平和医疗质量。如果后效评价的结果不理想，则应通过进一步检索研究文献或临床科研实践，来寻找最佳方案。循证医学实践是一个动态变化的医疗活动，临床医生应进行具体分析和评价工作中的成功或不成功的经验和教训，并重复进行“问题—证据—实践—问题”的循环过程，不断提高诊疗活动的质量。

循证医学实践活动的基本流程可归纳为如图 18-2 所示。

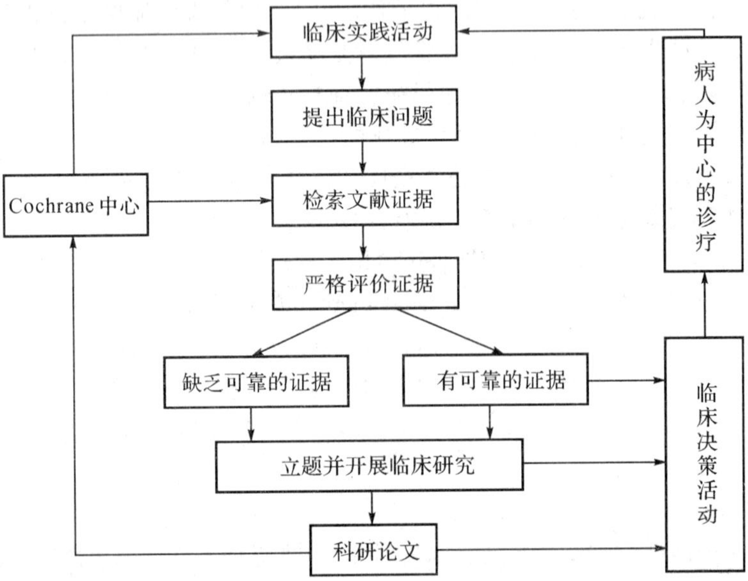


图 18-2　循证医学实践活动的基本流程图

## 三、循证医学实践的临床应用

循证医学的确切含义是让医务工作者应用各种临床试验研究结果为临床工作的开展提供依据，尤其在临床决策时，当临床医生面临一些不够明确的临床问题，如是否该对可疑患者进行进一步检查，是否对患者进行治疗，如果治疗应该采取何种方案为最优，对病人的损失可以最低且效果最好等等，这时临床医生就可以遵循以往的研究证据来做出最合理的决策。同样，循证医学不仅仅可以用来指导临床医生的决策，其循证的理念还能够用于对健康保健、卫生服务、医疗政策等领域的指导。

循证医学同时也推动了医学相关学科的发展，它的思想能够帮助我们寻找医学发展中存在的问题，迫切需要解决的问题，并能够根据临床问题提出一定的科研思路。例如，循证医学指出所有临床实践应根据最好的科研证据，当存在某些措施和方法不够完善或无法满足实践需要时，就能够促进该领域的创新研究。

## 第三节　医学研究证据的评价

循证医学实践强调将最佳的研究成果或证据应用于临床医疗实践，这就需要对医学研究结果（证据）做出严格的评价。所谓严格评价是指对医学研究证据的质量做出客观的科学分析与鉴别，分析这一研究证据的真实可靠程度；评价这一研究证据在临床实践中是否有重要价值；确定这一研究证据应用后能否真正解决自己诊治病人的实际问题。临床流行病学的基本原理和方法是医学研究证据严格评价的理论与实践基础。

### 一、医学研究证据的评价方法和证据的分级

（一）评价方法

循证医学依据一定的标准，主要运用临床流行病学的基本原理和方法对医学研究证据进行分析评价。按照评价方式的不同，循证医学对于文献证据的评价可以分为：研究方法评价、文献综述和系统评价、成本效果、效应评价等几个方法。

1. 研究方法评价。

文献结果是否可靠，研究方法也起到很大作用，不同研究设计方案中存在偏倚的大小和种类具有很大的差别。研究方法的科学性，设计方案的完善程度都会影响到研究结果的可靠性和证据的真实性。研究方法评价主要是依据临床流行病学基本原理和方法来进行，如评价研究设计是否遵循随机化、盲法观察和对照的原则，对于可能存在的影响因素或偏倚是否采取相应的控制措施等。

2. 文献综述和系统评价。

文献综述和系统评价是对大量相关的原始文献综合分析、评价和总结。文献综述常常涉及某一问题的多个方面，如病因、诊断方法及预防、治疗、康复措施等，可以帮助临床医生了解某一疾病的全貌，但对原始文献的评价多采用定性的方法，统计方法也不统一；而系统评价则集中在研究某一具体临床问题的某一方面，如预防或治疗，结果通常是具有一定深度的认识，有助于某一具体疾病的诊治，对原始文献有严格的评价方法，统计分析多采用定量方法，如 Meta 分析。

3. 成本效果/效益评价。

最佳的临床决策不仅是选择最合适的治疗方案，同时还要考虑治疗的成本及其对患者生存和生活质量的最终影响。每种治疗或干预措施都可以确定各自的界限值，当有可靠的资料（证据）时，界限值可以用成本效益比的形式来表达，确定每一单位或个体获得效益所需的最大成本，低于该值就认为可以值得常规应用。需要治疗的病人数（number need to treat，NNT）也是一个重要的成本效果评价指标，是指为了能够预防一例不良事件的发生，临床医生在一段时间内应用某一疗法需治疗的病人，该指标对于判断干预措施的价值是十分有用的。此外，药物不良反应评价、保护率分析等在指导临床决策和制定干预策略的选择上也有重要意义。

（二）证据的分级

按照循证医学对证据要求和评价的不同，依据证据的科学性、可靠性和实用性的差异，把

搜集的证据从高到低可以分为五个等级，临床上常用的研究设计方法与证据分级的关系见表18-2。

表 18-2　证据分析与研究设计的关系

| 证据的质量级别 | 研究设计的方法 |
|---|---|
| 1 级 | 1. 单项大样本的临床随机对照试验<br>2. 多个临床随机对照试验的系统分析(如 Meta 分析)研究<br>3. 二项或多项“全或无”高质量的前瞻性队列研究 |
| 2 级 | 1. 中等样本的临床随机对照试验<br>2. 前瞻性队列研究<br>3. 一项或多项高质量的回顾性队列研究或巢式病例对照研究<br>4. 高质量的非随机分组的临床试验 |
| 3 级 | 1. 质量欠佳的回顾性队列研究或巢式病例对照研究<br>2. 高质量的病例对照研究<br>3. 非随机临床对照试验 |
| 4 级 | 1. 质量欠佳的病例对照研究<br>2. 病例分析等 |
| 5 级 | 1. 专家个人意见<br>2. 个例报告 |

## 二、医学研究证据的评价内容

循证医学要求对所得证据进行严格评价，医学文献证据的评价内容一般涉及到研究证据的科学性、临床意义以及临床适用性的严格评价。

(一)科学性的严格评价

1. 影响证据科学性的因素。

影响一项研究证据的科学性因素主要来自以下几个方面。

(1)研究方案的设计。医学研究的设计可以涉及临床研究问题的选取、方案的选择、结果指标的选择以及最后的统计分析等多个方面。不论采用何种研究方法，所得到的各种研究证据都会存在一定的偏倚和局限性。目前认为，严格的随机对照研究设计受到的干扰较少，并能够很好地控制偏倚、增加可比性，使得研究结果更加可靠，真实性、科学性也高。如果在一定研究样本的基础上，加以对病人、研究者和结果分析人员采取盲法观察的话，研究结果的科学性和可靠性更高(表 18-2)。

(2)研究对象的选取。医学研究证据的评价结果最终要应用于指导具体某个病人或某种疾病的临床决策。因此，对于这种具体疾病的判断和病人选取要有统一的标准，即有规范化的研究对象纳入标准和排除标准，并按照随机的原则进行分组，这样所得的研究结果才能有充分的科学性和可靠性。根据临床流行病学的统计分析方法要求，特定研究设计的医学研究或临床试验如果要提高结果的可靠性，并同时降低假阳性率(Ⅰ类错误)和假阴性率(Ⅱ类错误)，需要通过增加研究对象数量的方法。但是，临床医学研究中，研究对象的增加即采用大样本来研究，会给科研的实施带来难度，并且还会加大研究成本的投入。因此，一项可靠合理的医学研究，要求有统一的病人或对象选取标准，并能够根据研究设计、统计分析和实际情况选取适量的样本量来进行。

(3)观察结果因素。临床研究的结果判断，也就是观察指标的选择，通常是根据特定研究目的确定的。研究结果的正确观察和记录与研究证据的质量关系密切，能否对终点指标做正确的观测，直接影响到结果分析和处理，最终也就影响到研究证据的可靠性和科学性。虽然，一些如死亡、康复等终点指标比较容易观测，但临床研究中有许多效应指标的判断或测量有难度，特别是一些非定性或模糊指标的观测，如影像学检查结果、细胞计数、心理感受指标等等。此外，即使是同一个人在不同时间或不同情况下对于同一效应的判断上也可能存在不一致。对不同的观测结果可以进行一致性检验，如 Kappa 检验等，来判断测量偏倚是否存在或存在的大小，用于评价文献的可靠性。因此，在观察结果或效应指标的选取上尽量使用那些客观、定量、灵敏度和特异度均高的指标，并结合考虑临床上的实际应用，减少和避免测量偏倚。

(4)资料的采集与整理：医学研究结果最后都是要通过数据或其他信息的方式来反映，因而准确、客观地搜集和整理数据对于研究证据质量的影响也非常重大。数据的搜集和整理工作者都不能带有任何主观的意愿，最好能够遵循盲法观察的原则，减少研究的信息偏倚，提高证据的真实性和科学性。如实地搜集研究信息，避免因为研究设计目的需要夸大或隐瞒结果，也不能按个人意愿对数据任意取舍，否则将会大大降低研究证据的可靠性和真实性，不能如实反映出研究结果的有关信息。

(5)统计分析方法。临床流行病学和各种现代统计软件为医学研究提供了多种资料分析和处理的方法，按大的方面来分主要有参数检验和非参数检验。前者主要是指针对正态或近似正态总体的 $t$ 检验、$u$ 检验等，后者指用于非正态或分布类型未知的总体的秩和检验等。不同的资料类型需要有不同的统计分析方法，各种不同的统计分析方法得到的结果信息量存在很大差异，一般来讲参数检验能够比较准确和全面地反映出研究结果中的信息，所得的结果也更为真实可靠，但是它有比较严格的适用条件，对资料的性质、数据的分布类型都有严格的要求；相反，非参数统计分析方法则应用范围广，但容易丢失资料中的信息，准确性较低。盲目地应用统计方法，往往容易得到错误的分析结果。

2. 研究证据的内在真实性与外在真实性。

一定程度上说，研究证据的科学性可以由其真实性来体现，根据对证据评价角度的不同，可以将研究证据的真实性分成内在真实性和外在真实性两个方面。

研究证据的内在真实性就是指研究所获得结论的真实性，它主要可以体现对该研究的设计方案、纳入对象的选择标准、指标的选择和观测以及对研究结果整理和统计分析等多个方面的评价。真实度越高，这项研究就越有价值，内在真实性的严格评价过程如图 18-3 所示，可见所选择内在真实性高的研究证据，它必然是要具有科学的科研设计方案，严格明确的诊断和纳入或排除标准，对各种偏倚有着良好的控制，同时统计分析方法选择合理、Ⅰ型/Ⅱ型错误都较小。

研究证据的外在真实性主要是研究证据的代表性，在某种程度上可以指一项研究的重现性，外在真实性的评价即在类似的研究条件下可以获得相同、相似、不同甚至相反结果的评价。它与内在真实性相对应，一项研究的外在真实性越高，意指该研究越具有普遍性意义，相同研究条件下出现相同或类似结果的可能性越高。目前一般运用文献系统综述的评价方法，可以对多个不同的临床研究加以综合、分析，这样得出的结论更加稳定可靠，比单个研究的外在真实性要高。

(二)研究证据临床意义的严格评价

循证医学实践不仅有助于临床医生的诊疗决策，还能用于指导实施疾病的预防保健措施、制定相关卫生政策。运用循证医学的方法有助于探索发病的原因与危险因素，并通过系统评价

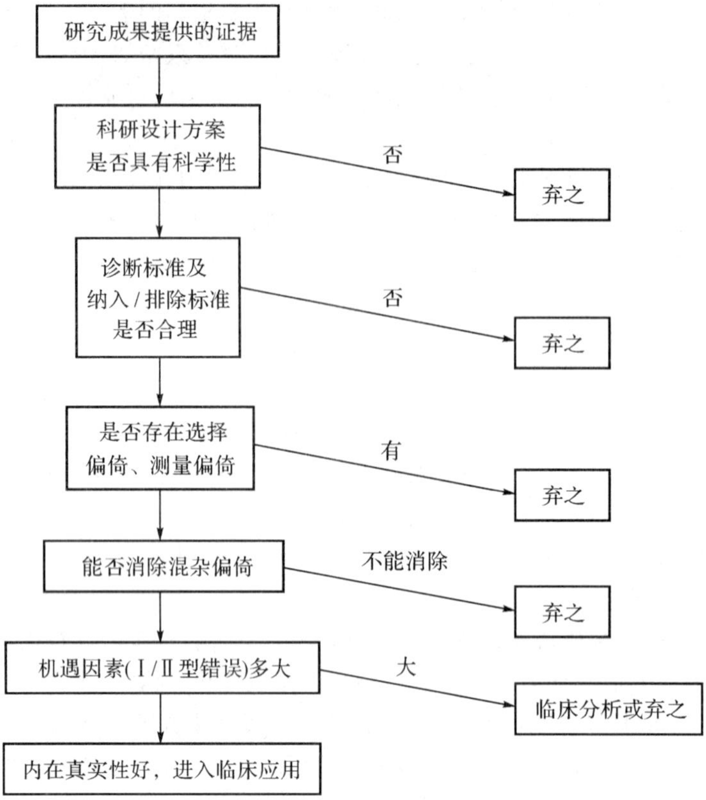


图 18-3　内在真实性的严格评价流程图

来协助疾病的早期诊断，提高诊断的准确性，在确诊病人的诊疗活动中，循证医学的方法又可以指导临床医生做出合理正确的临床决策，采用最佳治疗方案和尽可能地改善患者预后。对于具体某一研究证据用于指导临床活动后，是否真正实际、有成效，其临床意义到底如何，则需要我们对研究证据应用后的临床效果进行严格评价，评价指标主要有以下几个方面。

(1)干预试验效果指标。发病率、患病率、预期事件发生率/实际事件发生率的比值等。

(2)疾病诊断试验效果指标。诊断标准的灵敏度、特异度、诊断指数、约登指数、可信度、比数积和 ROC 曲线等等。

(3)临床治疗研究效果指标。痊愈率、治愈率、病死率、有效率等。

(4)临床流行病学病因学研究的考核指标。相对危险度、比值比、归因危险度和人群归因危险度等等。

(5)其他考核指标，如卫生经济学的成本效益分析、成本效果分析、需要治疗的总例数(NNT)等。

(三)临床适用性的严格评价

一项研究证据应用于临床，经过上述的证据真实性以及临床意义上的严格评价之后，还需要对其临床适用性进行严格评价。一些研究证据的临床应用价值，除了考虑其研究设计、结果内容等的内在真实性以外，还取决于病人的具体情况，如病情严重程度、心理社会支持、家庭经济状况等，并且与现有的医疗资源和环境，医生的专业技能和水平都有一定的关系。因此，对于研究证据的采用与否，不能只是盲目地参照所得证据真实性的严格评价结果，同时还要综合考虑该证据的临床意义与实际适用能力。

## 第四节　Meta 分析

Meta 分析，又称为荟萃分析、元分析等，是循证医学用于定量综合评价文献研究的常用方法，它的思想可追溯到 20 世纪 30 年代，最初多应用于教育学、心理学等社会科学领域。20 世纪 70 年代初 Smith 等人提出了在医学科研中，可以由不同研究结果汇总原始数据进行综合分析的观点，在循证医学产生以后，医学研究领域的 Meta 分析方法得到更为广泛应用和发展。

### 一、Meta 分析概述

“meta”是一个前缀，意为“更加综合的”(more comprehensive)，1976 年英国教育心理学家 Glass 首次命名了 Meta 分析方法。

（一）Meta 分析的产生、定义

Meta 分析是循证医学中用于文献研究的评价方法，可定义为数量化的严格综述，它是汇总具有相同目的的多个独立研究结果，并分析和评价其合并效应量的一系列过程。Meta 分析与传统的文献综述既有联系又有区别，两者都是对同类研究结果的综合评价，但它们的评价方法不同。Meta 分析为定量的系统评价，而传统的文献综述多依赖综述者的主观分析来进行定性评价。

（二）Meta 分析的作用和局限性

这些年以来，随着科研投入的增加，同类或相似研究报道不断出现，为了有效节省研究的资源，减少不必要的重复试验，并能更加全面共享科研成果，采用定量化评估的 Meta 分析就越来越受到人们重视。Meta 分析在医学领域应用范围日益广泛，在诊断、治疗、药物、危险度评价、干预措施、预防对策及临床试验、流行病学等领域和方面起着独特的作用。Meta 分析在我们医学研究领域中的应用主要有以下几个方面的作用。

1. 增加统计功效。

由于单个临床试验往往样本太小，难以明确肯定某种效应，而这些效应对临床上来说又可能是重要的，如关系到一种新的治疗方法是否采纳、新的药物能否用于治疗等。而 Meta 分析则可以有效综合各个类似研究结果，改进和提高由于样本的大小而影响统计效能，特别适用于由于研究病例难以获得，研究样本太少很难得出正确结论的情况。通过 Meta 分析综合同一目的的多个研究，可以有效提高结果的统计效能，增强结论的论证强度及临床所见效应的分析评估力度。

2. 解决各研究结果的不一致性，定量综合研究效应的平均水平。

对同一个研究问题的研究，可能会因研究水平、研究对象、试验条件、样本含量等不同，各个临床试验结果可能不尽一致，有时甚或存在分歧争议，这时就可以利用 Meta 分析方法汇总各个研究结果且定量估计研究效应的平均水平，得到对该问题全面的、科学的结论。同时，Meta 分析的结果还能够随着新的科研开展，对定量综合的结果进行补充和改进。

3. 研究寻求新的假说和研究思路。

Meta 分析方法通过对各项研究结果的定量综合评价，还能够得出原来各个研究中未提出的问题，回答单个临床试验中尚未提及或是不能回答的问题。Meta 分析用于随机对照试验设计所得的结果进行综合评价，还能够发现以往研究的不足之处，提出一些尚未研究的新问题和研究方向。

Meta 分析的应用现在已经越来越为广泛，但许多学者对其评价结果提出了质疑，Meta 分析作为一种定量化的系统综述，其分析过程中存在很多不足和局限性。首先，Meta 分析存在许多难以控制的偏倚，Meta 分析是对现有研究的再次分析，其资料来源受到多方面限制，存在未发表文献和发表偏倚问题，而且即使良好的随机对照试验本身也有不足，如观察时间难以达到理想要求、安慰剂效应、研究人群选择差异以及统计分析误差等等。其次，Meta 分析结论是相对的。应用不同的研究报告得出全面的结论，即苹果和桔子的问题（apples and oranges problem），因此，Meta 分析的结论不是一成不变的，它只是对现有资料综合分析的结果，随着新的研究资料不断的搜集，其结论应加以更新。Meta 分析结论的权威性和科学性也是相对的，主要是由于不同研究的异质性和研究资料及其数量需要不断积累。最后，临床中大量的诊疗研究还未纳入 Meta 分析，许多疾病的治疗尚无法定论甚至结论互相矛盾。Meta 分析的结果在推广应用时，也应该注意干预对象特征及生物学或文化差异、干预措施等差异。

## 二、Meta 分析的一般过程和步骤

不论是定性资料数据研究还是定量资料研究结果的 Meta 分析，在实施过程中均有相同分析步骤，具体可以分为提出问题、检索文献、质量评定和文献筛选、文献汇总和统计分析以及结果解释等几个方面。

### （一）提出问题，确定研究目的

即根据拟解决的那些存在分歧争议的重要问题，来确定一个清楚的、重点突出的题目，以进行科研设计并制定研究方案。明确研究目的、提出研究问题是 Meta 分析最重要和最基本的第一步，而且提出问题的过程也是系统复习文献的过程。

### （二）检索与研究相关的文献

Meta 分析是对众多相关文献的定量综合，文献的获得是进行分析的前提和保证。查找文献，可借助计算机检索，也可以仔细查找现期期刊目录、综述性文献以及临床试验登记资料，必要时还可咨询该研究领域的专家。文献的查找应力求全面，不得遗漏对结果评定有重要影响的论文，需要能够包括公开发表与未发表的文献。同时，还需要逐一仔细复习有关原始文献，记录研究工作的特征，包括文献类型、发表年月、设计方法、样本大小等。文献检索质量的好坏将直接影响到纳入研究是否全面、客观和真实，并将最终影响 Meta 分析的有效性。

### （三）质量评定和筛选文献

文献质量评定主要是选择符合要求的纳入文献。即按照一定的文献纳入评价标准，对资料进行评估，并结合相关研究的质量评定，来决定取舍。评价标准，可根据具体研究目的、研究设计类型、处理因数或暴露、研究结局、研究开展时间、文献发表年限和语种、样本大小以及多重发表的处理和提供信息完整性等来制定。

### （四）文献汇总和统计分析

Meta 分析方法的基本思想是按研究计划搜集同一研究的各个单个试验中的统计量，如 $t$、$u$、$F$、$r$、$OR$ 值等进行综合加权，估计合并后的平均统计量，从而得出较为可靠的结论。由于篇幅的限制，就简要介绍一下 Meta 分析应用于四格表数据离散资料的异质性检验和两种常见的效应值合并模型，关于 Meta 分析过程中的其他的一些具体公式不再做详细介绍，有兴趣的读者可以参见有关的书籍。

以下主要介绍常用的改进 Mantel-Haenszel 法（M-H 法），即为 Peto 法，该方法是利用分层分析的原理，将纳入 Meta 分析的每一个研究视为一层，计算合并优势比。在 Cochrane 协作

网提供的 Meta 分析软件 Metaview 中就采用 Peto 法。对于离散资料数据，可以整理成如表 18-3 所示的格式。

表 18-3　四格表资料基本格式

| | | 暴露（事件发生） | 未暴露（事件未发生） | 合计 |
|---|---|---|---|---|
| 病例组 | 处理组 | $a_i$ | $b_i$ | $n_{1i}$ |
| | 对照组 | $c_i$ | $d_i$ | $n_{2i}$ |
| 合　计 | | $m_{1i}$ | $m_{2i}$ | $T_i$ |

（方积乾，陆盈. 现代医学统计学. 2002）

①第 $i$ 个研究的期望：

$$E_i=\frac{n_{1i}m_{1i}}{T_i}$$

②第 $i$ 个研究的优势比和方差：

$$OR_i=\exp\left(\frac{O_i-E_i}{V_i}\right),V_i=\frac{n_{1i}m_{1i}n_{2i}m_{2i}}{T_i^2(T_i-1)}$$

$O_i$ 为第 $i$ 个研究病例组的实际暴露数（即表 1 中的 $a_i$），$E_i$ 为第 $i$ 个研究病例组的期望暴露数。

1. 异质性检验。

Meta 分析是假定各个独立的研究都是检验同一研究目的，在此基础上进行统计效应值的合并。多个独立研究的相互之间变异不大，具有同质基础，对于 Meta 分析来讲至关重要。异质性检验是 Meta 分析前进行的必要工作，异质性检验的方法通常有 $Q$ 统计量检验法、图表法等。这里就介绍一下我们常用的 $Q$ 统计量检验法，该法的无效假设是各纳入研究的效应量相同。

$Q$ 统计量可以定义为：

$$Q=\sum_{i=1}^{n}\frac{(O_i-E_i)^2}{V_i}-\frac{\left(\sum_{i=1}^{n}(O_i-E_i)\right)^2}{\sum_{i=1}^{n}V_i},n\text{ 为研究个数}$$

$Q$ 服从自由度为 $n-1$ 的 $\chi^2$ 分布，$Q$ 值越大，其对应的 $P$ 值就越小。若 $Q>x^2_{(1-a)}$，则 $P<a$，表明各个研究间的效应量存在差异，他们的效应指标不能认为是同质，存在异质性。若异质性明显时，可以采用亚组分析及敏感性分析等处理，或直接采用随机效应模型和混合模型分析。若异质性检验无统计学意义，这时可以选用固定效应模型。

2. 合并效应量的模式。

Meta 分析主要是计算合并效应量，它实际上是多个研究效应量的加权平均值。对于选择何种统计分析模型来计算该值，要根据异质性检验的结果，并结合资料的类型来确定。

(1)固定效应模型(fixed effect model)。

对于离散型变量资料，效应量表达常使用 $OR$ 值，具体估计方法有 Mantel-Haenszel 法、方差倒数权重法等。对于连续型变量资料，我们主要是以标准化的均数之差作为效应量来分析。

合并 $OR$ 值：

$$OR_p = \exp\left(\frac{\sum_{i=1}^{n}(O_i - E_i)}{\sum_{i=1}^{n}V_i}\right)$$

合并 $OR$ 值的 95%可信区间为：

$$\exp\left(\ln OR_p \pm \frac{1.96}{\sqrt{\sum_{i=1}^{n}V_i}}\right) = \exp\left(\frac{\sum_{i=1}^{n}(O_i - E_i) \pm 1.96\sqrt{\sum_{i=1}^{n}V_i}}{\sum_{i=1}^{n}V_i}\right)$$

(2)随机效应模型(random effect model)。

如果异质性检验结果是各个研究间的差异有统计学意义，应采用随机效应模型。目前随机效应模型一般是用 DerSimonian-Laird(D-L 法)，该模型的关键是对每个研究的权重进行校正，主要步骤是：

①校正权重

$$w_i^* = \frac{1}{D + (1/w_i)}, (\text{异质校正因子}: D = \frac{[Q - (k-1)]\sum_{i=1}^{n}w_i}{(\sum_{i=1}^{n}w_i)^2 - \sum_{i=1}^{n}w_i^2},$$

$$w_i = (\frac{1}{a_i} + \frac{1}{b_i} + \frac{1}{c_i} + \frac{1}{d_i})^{-1})$$

②合并 $OR$ 值为

$$OR_{DL} = \exp\left(\frac{\sum_{i=1}^{n}w_i^* \ln(OR_i)}{\sum_{i=1}^{n}w_i^*}\right)$$

③合并 $OR$ 的 $95\%CI$

$$OR_{DL} = \exp\left(\ln OR_{DL} \pm \frac{1.96}{\sqrt{\sum_{i=1}^{n}w_i^*}}\right)$$

(五) 对结果的可信程度分析

对于一项 Meta 分析研究质量的评价可以从研究设计是否合理、综合指标是否用了恰当的统计学方法、偏倚控制情况、是否做了同质性检验和对结果的应用如何等方面进行评价，我们这里主要介绍敏感性分析和失安全数两种方法：

1. 敏感性分析(sensitivity analysis)。敏感性分析是在排除异常结果的研究或消除几个研究后，重新进行 Meta 分析，并将结果与未排除异常结果研究的 Meta 分析结果进行比较，为评价 Meta 分析真实性的指标之一。若敏感性分析未从实质上改变结果，敏感性较高，则说明结论正确性强，外在真实性好，即应用范围广有较高的参考价值；反之，若敏感性分析得到不同结论，在解释结果和下结论时需要谨慎，提示有潜在的重要因素影响干预措施效果，需要明确其争议来源。

2. 失安全数(fail-safe number，$N_{FS}$) 失安全数是指当 Meta 分析有意义时，为排除发表偏倚等的可能，能够推翻该结论所需其他结果（如阴性结果）的最少数目。失安全数越大，结论就越可靠。计算方法如下，其中 $Z_i$ 为纳入分析的统计值（也可以通过相应的 $P$ 值和自由度推算），$k$ 为已经纳入分析的研究数目，该公式是根据 $P=0.05$ 的水平推算的，如果要 $P=0.01$ 的水平计算失安全数，则只需把式中的 1.645 数值改为 2.33 就可以了。

$$S = \sum_{i=1}^{k} Z_i$$

$$N_{FS} = (S/1.645)^2 - k$$

但是失安全数的计算方法也是在假定的条件基础上，如假定所有未发表和发表研究的样本含量没有差异情况来得到，计算时也可能会得出误导的结论，如所有未发表的研究平均效应与已经发表的刚好相反时，这样的失安全数就没有多大意义。

## 三、Meta 分析实例介绍

为了更加明确和熟悉 Meta 分析的具体过程，下面介绍一个关于 GSTM 1 基因多态性与大肠癌关系的 Meta 分析研究实例。

### （一）该研究基本情况

该研究的目的是为了 GSTM 1 基因多态性与大肠癌关系，评估 GSTM 1 基因多态性是否为大肠癌发生的危险因素。通过制定文献纳入和排除标准，如特定时间内发表的人群明确 GSTM 1 基因多态性与大肠癌危险性的研究文献，独立报告且有完整或能够推算出分析所需数据的研究等等。通过对 MEDLINE 和 EMBASE 根据文献检索和筛选，搜集到 9 篇符合要求的文学，如表 18-4 所示。

从表 4 中可以看出，以往关于 GSTM 1 基因多态性和大肠癌关系的研究结果存在差异和分歧，这个 9 篇研究报道中，只有 1 篇得出 GSTM 1 基因多态性是大肠癌发生的危险因素，$OR$ 值大于 1，95%可信区间也没有包括 1，而其余 8 篇报道的 95%可信区间都包含了 1，没有统计学意义。

**表 18-4　GSTM 1 基因多态性与大肠癌关系研究的文献**

| 文献 | 病例 | | 对照 | | $OR$ | 95%可信区间 |
|---|---|---|---|---|---|---|
| | 阳性 | 阴性 | 阳性 | 阴性 | | |
| 1 | 110 | 86 | 94 | 131 | 1.80 | 1.2～2.6 |
| 2 | 63 | 69 | 102 | 98 | 0.90 | 0.6～1.4 |
| 3 | 138 | 114 | 317 | 260 | 1.00 | 0.7～1.3 |
| 4 | 55 | 48 | 55 | 71 | 1.53 | 0.9～2.6 |
| 5 | 118 | 101 | 108 | 82 | 1.00 | 0.7～1.4 |
| 6 | 112 | 100 | 117 | 104 | 1.00 | 0.7～1.5 |
| 7 | 129 | 171 | 89 | 94 | 0.80 | 0.5～1.1 |
| 8 | 820 | 747 | 1038 | 851 | 0.90 | 0.8～1.1 |
| 9 | 20 | 8 | 73 | 72 | 2.50 | 0.95～6.56 |

（朱益民，2000）

### （二）统计分析过程

1. $O_i$ 值、期望 $E_i$ 和方差 $V_i$ 的计算。

$O_i$ 为第 $i$ 个研究的阳性病例数，则文献 1 的 $O_1$ 为 110，

文献 1 的期望：$E_1=\dfrac{n_{11}m_{11}}{T_1}=\dfrac{196\times 204}{421}=94.97$

文献 1 的方差：$V_1=\dfrac{n_{11}m_{11}n_{21}m_{21}}{T_1^2(T_1-1)}=\dfrac{196\times 204\times 217\times 225}{421^2\times(421-1)}=26.22$

依次类推，可以求得各个文献的 $O_i$ 值、期望 $E_i$ 和方差 $V_i$，具体结果如表 18-5 所示。

**表 18-5　Meta 分析的中间变量计算数值**

| 文献 | $O_i$ | $E_i$ | $O_i-E_i$ | $V_i$ |
|---|---|---|---|---|
| 1 | 110 | 94.97 | 15.03 | 26.22 |
| 2 | 63 | 65.60 | -2.6 | 19.94 |
| 3 | 138 | 138.31 | -0.31 | 43.48 |
| 4 | 55 | 49.48 | 5.52 | 14.21 |
| 5 | 118 | 121.01 | -3.01 | 25.21 |
| 6 | 112 | 112.12 | -0.12 | 27.02 |
| 7 | 129 | 135.40 | -6.4 | 28.21 |
| 8 | 820 | 842.44 | -22.44 | 212.97 |
| 9 | 20 | 15.05 | 4.95 | 5.87 |

2. 异质性检验。

$$Q=\sum_{i=1}^{n}\frac{(O_i-E_i)^2}{V_i}-\frac{(\sum_{i=1}^{n}(O_i-E_i))^2}{\sum_{i=1}^{n}V_i}=19.23$$

查表得，当自由度为 8($v=9-1$)时，$x^2_{0.05,8}=15.51$，$Q=19.23>15.51$，表明异质性检验拒绝无效假设，不能认为这个 9 项研究具有同质性，所以采用随机效应模型来计算合并效应值。

3. 计算合并效应值。

该研究因考虑到个研究的差异(异质性)，采用上述的随机效应模型的计算公式，得出合并比值比 *OR* 值：

$$OR_{DL}=\exp\left(\frac{\sum_{i=1}^{n}w_i^*\ln(OR_i)}{\sum_{i=1}^{n}w_i^*}\right)=\exp(0.077)=1.080$$

95%可信区间为：1.060～1.099，结果有统计学意义。因此可以得出，综合上述 9 项研究的结果，可以认为 GSTM 1 基因多态性是大肠癌发生的危险因素。

## 第五节　Cochrane 协作网

Cochrane 协作网最初形式是以已故临床流行病学家 Cochrane 的名字命名的“Cochrane 中心”，随着计算机网络通讯技术的不断发展，Cochrane 中心也将循证医学系统评价的研究结果通过 Cochrane 协作网(或 Cochrane 图书馆)进行搜集和传播，世界各地都可以通过计算机网络系统了解到最新的医学研究证据。Cochrane 协作网对文献或临床研究结果的系统评价为临床实践提供真实性高、科学性强、可信度大、重复性好的高质量医疗措施和方法的最新、最佳证据以指导临床实践，几乎每个医学专业领域都可以通过它查到相关研究的可靠证据，这些证据还能随着同类临床试验的增多得到不断更新。在许多发达国家，Cochrane 协作网进行的系统评价已经在临床决策中发挥出多方面的作用，例如通过系统评价就获得当前最佳有效疗法，经过医疗实践应用，可产生新的临床实践方法和理论；对于发现或评价指出某些无效或有害疗法,指导临床实践给予抛弃;那些研究依据尚不够充分,似乎还存在有希望的无害疗法,可以建议临床实践中开展进一步的研究,以获得可靠的证据来明确该治疗方案的真实效果。目前全世界已有 13 个国家成立了 15 个中心,其中英国、荷兰、法国、意大利、挪威、加拿大、澳大利亚、巴西、南非、西班牙、德国和中国都是一个国家一个中心,美国是一个国家 3 个中心。

### 一、Cochrane 协作网的组织结构

Cochrane 协作网的组织结构可以分为:指导委员会、Cochrane 中心、Cochrane 系统评价协作组、方法学组、Cochrane 领域、用户参与和用户网络等一些方面。其中指导委员会是协作网的最高领导决策机构,一般由 12 名来自各自系统评价协作组、方法学组、Cochrane 领域、用户网络和 13 个 Cochrane 中心的代表组成。协作网的 Cochrane 中心是指导委员会的主要职能行使部门,主要负责对所在各个地区系统评价人员和协作者进行培训,通过检索并搜集相关医学杂志,并向 Cochrane 协作网资料库提交原始研究资料。Cochrane 系统评价协作组是协作网内部核心的生产单位,主要任务是生产和制作 Cochrane 系统评价。方法学组是协作网内主要负责发展方法学,指导协作网的系统评价者提高系统评价的真实性和精确性,深入研究循证医学,使其能够作为新学科不断发展。Cochrane 领域是指按照 Cochrane 系统评价协作组相互关系的远近组成不同的领域和网络实体。用户参与的对象包括政府的卫生决策机构、政府医疗技术评价机构、医生和病人等所有使用卫生保健信息的人员。用户网络主要是为世界范围的用户提供信息、论坛和联络点等,鼓励和支持用户参与 Cochrane 协作网。

### 二、我国 Cochrane 中心建设

在卫生部批准下,我国的 Cochrane 中心于 1997 年在华西医科大学附属医院成立,同年 8 月由国家自然科学基金委员会(NSFC)和卫生部共同主持了首届 Cochrane 协作网的学术研讨会。1999 年 7 月中国中心主任李幼平教授作为中心代表,当选为世界 Cochrane 协作网指导委员会成员,成为亚洲地区的惟一代表,代表发展中国家参与协作网高层决策和国际交流,为我国能够有机会与世界发达国家同步了解全局信息,为我国循证医学的发展迈出了一大步。我国的 Cochrane 中心注册成功后,不断完善中心各工作小组的工作规范,全面开展循证医学的研究和普及工作,包括培训循证医学的师资和专门人才,建立中、英文的临床研究资料库并与国际联网,组织研究者参加国际协作网中相关专题的 Cochrane Review Groups(CRG)。中心不断发展和宣传循证医学思想方法,每年都定期举办面向临床医生、医学生、基层和高层卫生管理干部及医学杂志主编和编辑的培训班,培训循证医学急需的人才和师资。我国的 Cochrane 中心不仅能够及时提供循证医学信息,编译出版循证医学的教材、专著和普及读物,还不断拓展推广适合我国国情的循证医学实践领域,如倡导中西医结合的循证医学,促进有限卫生资源的高效使用。相信在新世纪,我国的 Cochrane 中心将会得到不断的完善和发展。

### 三、Cochrane 协作网与循证医学的关系

循证医学是一个遵循临床研究证据的医学实践理念,采纳有效的最佳证据来进行临床决策活动。Cochrane 协作网是一个综合全面搜集有关资料,并对研究证据进行系统评价,有助于在循证医学实践中寻找、产生、评价和提供证据的学术机构,是循证医学的发展和推广不可缺少的技术支持力量。而循证医学的临床实践结果也可以反馈到 Cochrane 协作网,并经过协作网进一步整理分析,不断产生和更新最佳的医学研究证据,使其能直接服务于医生、病人、政府

机构、保险公司等，从各个层面指导并影响社会的医疗行为和医学模式。Cochrane 协作网同时也是世界范围内开展临床流行病学的方法研究、探讨与交流的主要场所，临床流行病学方法学不断创新和发展，也是循证医学实践应用的必要基础，从而确保 Cochrane 协作网系统评价具有较高的效率和质量。Cochrane 协作网也可以为循证医学中的卫生技术评估提供相关信息与决策依据，使卫生管理部门能够合理有效的配置卫生资源，最大限度地提高卫生资源的利用质量和效率。

（陈　坤　何寒青）

# 第十九章　医学文献的检索和利用

随着科学技术的迅猛发展，各种研究领域的新成果不断涌现，知识更新越来越快，使得文献的数量剧增。据报道，世界上每年发表的科技论文的数量有400万篇左右。因此，要在浩瀚的文献海洋中准确、完整和迅速地找到自己所需要的信息，就必须掌握科学的文献检索方法。早期的文献检索，主要通过手工方式完成；在现代，以计算机为核心的信息技术的发展开辟了文献检索的新纪元，不仅拓宽了文献检索的内容，而且大大提高了文献检索的速度和效率。文献检索已成为当今科学研究、经济和社会活动的一个重要组成部分。

## 第一节　文献的概念和特点

在进行文献检索前，必须弄清楚信息、文献及文献检索的基本概念和相关内容。

### 一、信息和文献

信息(information)的含义较为广泛，从文献检索的角度看，信息是指人们进行各种活动所需的或所获得的知识，可分为自然信息、生物信息、机器信息和社会信息。信息在现实世界中广泛存在，人们每时每刻都离不开它。信息已经成为社会上各行各业必不可少的重要资源之一，借助信息，人类才能获得知识，从而为社会各个领域服务。

文献(literature)是记录信息的主要载体形式，即采用文字、图像、符号、声频、视频等方法记录各种信息，具有传递信息的功能。

### 二、文献的类型

根据文献的载体，可将文献分为：

印刷型(printed form)文献。传统的、最常见的文献形式。指以手写或印刷技术为主要手段，以纸张为存贮介质的文献。其优点是可以直接阅读、携带方便，但其存储的信息密度低、占用空间大，而且不易长期保存。

缩微型(micro form)文献。指用摄影的方法将文献的影像缩小在感光材料上的一种文献形式。具有存储信息密度高、体积小、成本低、便于保存的优点，但是阅读时必须借助缩微阅读设备进行阅读复印。

视听型(audio-visual form)文献。一种记录声音、图像信息的载体。主要指唱片、磁带、录像带、幻灯片等。视听型文献具有直观、逼真和生动形象的特点。

机读型(machine-readable form)文献。指以磁性材料和感光材料为存贮介质，利用计算机及现代通讯方式提供信息的一种新型文献形式。如光盘数据库、电子杂志、电子图书等。

此外按照出版形式的不同，文献又可分为图书、期刊、科技报告、会议文献、专利文献、标准文献、学位论文、政府出版物、产品资料和技术档案等。文献也可根据其加工层次分为一次文献、二次文献、三次文献和零次文献。

### 三、医学文献的特点

医学是研究人体生命活动、防治疾病、增强健康、延长寿命的知识体系和实践活动，医学文献是整个科技文献的重要组成部分。医学文献就其整体而言，具有如下特点：

（一）数量庞大，增长快

现代科学技术发展的特点是高度分化和高度综合相结合。高度分化表现为学科越分越细，分支越来越多；高度综合表现为学科间相互渗透、相互交叉，形成许多边缘学科。据国外统计，医学文献在整个科技文献中占有相当大的比重，约四分之一。世界上每年所发表的医学论文达60万篇，中文医学论文6万余篇。随着科学技术的发展和文献生产技术的提高，医学文献增长的速度还将加快。

（二）类型繁多，文种复杂

由于新技术革命的兴起，现代医学文献在载体形式、记录方式、编辑出版形式等很多方面发生了巨大的变化。除了传统的印刷型文献外，还有缩微型、视听型和计算机机读资料等各种形式。这些新型文献形式具有传统文献不可比拟的优点，但由于传统文献具有阅读方便的特点，目前仍是使用最普遍的文献形式，而且短期内不会被其他文献形式所取代。

随着科学技术的普及和发展，文献的文种不断增加。目前报道科技文献的语种已达60余种。其中以英文文献为主，大约占全世界文献的三分之二，俄、德、日、法、中文等各占一定的比例。

（三）内容重复，出版分散

由于学科的细分和交叉使得文献重复发表的现象越来越多。同时，医学文献的分布呈现既集中又分散的特点，即与医学相关的重要文献不仅刊登在医学专业期刊上，而且还大量刊载在一些综合型期刊和相关领域的期刊上。

（四）新陈代谢频繁，文献寿命缩短

科学技术的迅猛发展导致知识的更新速度越来越快。由于文献的出版落后于科学技术的发展，有些文献还未发表或刚刚发表即被新的知识和技术所替代。科技文献的老化周期已从19世纪的50年左右缩短至现在的5～10年。我国研究表明，中文医药卫生文献的寿命约为4.2年。

（五）传播迅速

计算机及现代化通讯技术在信息领域的广泛运用，打破了医学文献传播的时空界限。现在只要接通互联网、轻轻敲打计算机键盘，就可即时地获得世界各地的文献和信息，大大缩短了人与人、地区与地区之间的距离，加速了科学技术的交流与传递。

## 第二节　文献检索

### 一、文献检索的概念和原理

医学文献检索是指以科学的方法、利用专门的工具，从大量的医学科技文献中，准确、迅速和完整地找出所需文献的操作过程。只有掌握了文献检索的知识和技能，才能在最短的时间内，以最少的精力取得最好的检索效果，并充分、及时、有效地加以利用。

文献检索包括文献的存贮和检索。“存贮”是为了“检索”，而“检索”必须要“存贮”，两者相辅相成、互为依存。存贮过程是为纳入检索工具的每一篇文献标引检索标识。检索标识有两种：一种是以文献的外表特征，即标题、著者、来源、出版日期等，直接作为检索标识；另一种以文献的内容特征，即文献论述的主题，作为检索标识。文献存贮时，首先要对原始文献内容进行主题分析，形成主题概念后，将其转换为特征标识，最后将这种特征标识按其内容和出处进行排序，输入检索系统。检索过程就是用户根据自己的需求确定提问概念，然后选用一定的检索语言，将提问概念转换成信息检索标识，然后按此标识到检索工具或检索系统中查找文献线索，最后对所查得的文献线索逐篇筛选，确定需要进一步阅读的文献。

检索语言是指在文献的存贮和检索过程中共同使用的语言，有分类、主题和代码语言三大类。

## 二、检索工具

检索工具是检索系统的核心，是指将大量的文献经过搜集、加工和整理，按照一定的规则和方法进行组织和系统排列，用以报道、存贮和查找文献的工具。常见的检索工具有如下类型。

### (一)手工检索工具

手工检索工具是指检索者直接利用查找的一种工具，如各种手工检索目录卡、书本式检索刊物。

### (二)机械检索工具

机械检索工具是指应用光学、力学等手段查找文献线索的工具，如机械穿孔卡及其辅助设备。

### (三)计算机检索工具

计算机检索工具是指以计算机检索软件和数据库为核心的检索系统。常见的有国际联机检索系统和光盘检索系统。

1. 国际联机检索系统。

联机检索系统是指用户在计算机检索系统的终端，通过通讯系统，使用特定的指令和算符，以人机对话的方式，查询远程计算机主机系统的数据库，从中获取所需信息的计算机检索系统，如STN(The Scientific and Technical Information Network，国际科学技术信息网络)、Dialog、OCLC(Online Computer Library Center)等。国际联机检索系统的信息资源丰富而且质量较高，具有检索速度快、效率高的特点。一些大型的联机检索系统数据库的更新速度较快，有季更新、月更新、周更新，甚至日更新，用户可及时获得最新的信息。但是国际联机检索的费用较高，而且检索者必须掌握检索系统一整套的检索技术和检索指令才能获得较好的检索效果。

2. 光盘检索系统。

光盘是20世纪80年代出现的一种新型信息载体，它主要是利用激光、计算机和光电集成等技术实现信息存储的数字化。目前用于信息检索的主要是只读光盘(CD-ROM)，一张4.75英寸的光盘可以存储600兆字节的信息。光盘检索系统是由计算机、光盘驱动器、光盘数据库及其检索软件组成的信息检索系统，不仅能单独使用，而且与通讯技术结合后，可以实现光盘检索的网络化，提高光盘信息资源的利用率。光盘检索系统具有使用快捷方便、检索界面友好、检索功能强大及结果输出方式灵活的特点。其检索费用低廉，一次购买，可无限制使用，但光盘检索系统也有一定的局限性，如时效性、灵活性比不上联机检索；而且容量有限，收录范围不够广泛;对于使用频率不高的单位和个人来说成本较高,设备和软件的兼容性较差等等。

(四)网络信息检索工具

网络信息检索工具是指在Internet上提供信息检索服务的计算机系统,其检索对象为存在于Internet信息空间中各种类型的网络信息资源。当前最主要和最常用的网络信息检索工具是基于超文本的搜索引擎,它由自动索引程序、数据库和检索代理软件三部分构成。搜索引擎可以是一个独立的网站,也可以是附属在其他类型网站或主页上的一个搜索工具。它具有操作简易、信息检索服务的开放型及超文本的多链接性等特点。搜索引擎可分为两种:一种是通用搜索引擎,如Google、Yahoo、Sohu、新浪等;另一种是专业搜索引擎,即针对某个专门领域或主题采取自动或人工方式进行资源搜集、整理而成的搜索引擎。医学专业引擎有Medical Matrix、Health Web等。

另外,按照编著方式,检索工具又可分为目录式检索工具(如专题目录、联合目录等)、索引式检索工具(如《中文科技资料目录》、美国*Index Medicus*等)、文摘式检索工具(如《中国医学文摘》、美国*Biological Abstract*等)、综述(如《国外医学》各分册、*Annual Review of Medicine*)、文献指南和书目等。按照出版形式,检索工具可以分为书本型检索工具、卡片型检索工具、机读型检索工具和缩微型检索工具等。

## 二、文献检索的方法

文献检索的方法是根据用户需求和提供信息服务单位所具备的检索工具等条件而决定采用何种检索方法,可分为以下四种。

(一)常用法

指利用各种文献检索工具查找文献线索的方法。根据检索时间的顺序和形式的不同,又分为顺查法、倒查法和抽查法。

1. 顺查法。指按由远及近的时间顺序查找文献的方法。例如已知某种疾病免疫治疗的最初产生年代,需要了解它的发展全过程,即可运用顺查法从最初的年代开始,逐步往近期查找。虽然顺查法工作量大、投入多,但查得的文献较为系统、全面。

2. 倒查法。指按由近及远的时间顺序查找文献的方法。使用倒查法查获的文献比较灵活,检索重点是近期文献,只需查到基本满足需要即可。既节约了投入的时间,又提高了查获文献的质量。

3. 抽查法。是指在对学科发展历史比较了解的前提下,选择某学科发展迅猛的几年,即文献发表比较集中的高峰期进行文献检索的方法。这种检索方法节省时间,检索效果好。

(二)追溯法

指利用已知文献所附的参考文献或脚注入手,逐一追查原文,再利用原始文献或综述后的参考文献,再追查原文,一环接一环地追查下去,可以检索到大量的同类文献。追溯法可以在缺少检索工具或检索工具不完备时,直接利用现书现刊查找文献。缺点是所查的文献不够全面,且时效性较差。

(三)循环法

指交替使用常用法和追溯法检索文献的方法。在检索工具不完备的情况下,先利用检索工具查到一篇文献,再利用所查文献后的参考文献追踪查找更多的文献,两种方法交替使用,直到获得满意的检索效果。

(四)浏览法

指直接浏览现刊目录查找文献的方法。由于检索工具所报道的原始论文通常存在半年至一年的时差,为了查获最新的文献,可采用浏览本专业和相关期刊的每期目次的办法检索文献。这种检索方法较费时,不系统,查找的文献也不全面,只能作为辅助检索的手段。

## 三、检索途径

文献检索途径主要有以下几种。

(一)分类途径

指根据文献的内容在学科分类系统中所属的类别(分类号、类名)为检索标识,利用文献检索工具的分类目次查找所需文献的途径。使用分类途径的关键在于正确理解检索工具中的分类体系,明确课题的学科属性,从而获得相应的分类号,然后按照类号逐级查找。分类途径的主要优点是可以进行属性检索,便于从学科体系的角度获得比较系统的文献线索。

(二)主题途径

指根据文献的主题内容特征确定规范化的主题词作为检索标识,利用文献检索工具的主题索引查找所需文献的途径。使用主题途径的关键在于分析课题、提炼主题概念,确定主题词。主题途径具有直观、专指、方便的特点,能满足特殊性检索的要求,易于对研究方向较窄或新型学科课题进行检索,缺点是属性检索功能较差。

(三)关键词途径

指从文献题名、摘要、或从正文中提取有实质意义的词语作为检索标识,利用关键词索引,按关键词字顺检索文献的途径。由于表达相同概念的同义词或近义词有很多,所以关键词检索途径的误检率、漏检率比使用规范化的主题词检索途径高。

(四)著者途径

指以著者姓名、学术团体和机构名称为检索标识,利用著者索引查找文献的途径。通过著者索引可以查到同一著者的多种著作或论文,对于全面了解某一著者或团体机构的学术观点、研究成果和科研动态极有帮助。著者索引具有检索直接、准确率高的特点。但是由于各个国家的风俗各异,对姓名的写法很不一样,所以在使用著者索引时应特别注意姓和名的先后顺序。而对于学术团体和机构名称,均按原著录名。

(五)题名途径

指以书名、刊名或文献题名作为检索标识,通过书名目录、刊名目录或篇名索引检索文献的途径。

(六)序号途径

指利用各种文献特定的编号(如专利号、报告号、化学物质登记号等)查找文献的方法。序号途径具有方便、准确、简短和惟一的特点。

(七)其他途径

由于学科的性质及内容的差异,某些学科会出现一些特殊的检索标识,如分子式、生物体、药品名称等。

## 四、文献检索的步骤

文献检索一般要经过以下四个步骤。

(一)分析研究课题,确定检索策略

在着手检索前,首先应了解课题的目的、意义、背景等,明确课题的主题、研究要点和主要特征,以便选择适当的检索工具、检索方法及检索途径。

(二)选择检索工具,确定检索方法

检索工具的选择应结合检索要求和检索工具的特点进行综合考虑。检索方法应根据检索条件、检索要求和检索背景等因素而定。如果拥有大型检索系统或检索工具较为丰富,可采用常用法查找文献;若要求以查新为主,则可以采用倒查法;如果对研究背景较为了解,可以利用抽查法查找文献。目前首选的文献检索工具为网络检索或光盘检索,其次是手工检索。

(三)选择检索途径,查找文献线索

选择检索途径取决于两个方面:一是待查课题的已知条件和检索要求;二是拟使用的检索工具提供的检索途径。一般来说,如果待查课题的内容范围较广,可以采用分类检索途径;如果待查课题内容较为专深,宜采用主题检索途径;如果已知著者和序号等,则可以采用著者和序号途径;如果欲提高检索的准确性和全面性,可以综合采用多种检索途径。确定检索途径后,再使用表达准确的检索策略表达式进行检索,在分类目录或副主题下检出文献线索,然后逐条筛选,从中找出符合要求的文献。

(四)索取原始文献

在文献检索工具中检索到的文献线索,如果信息量太少(如只有题录或文摘),则需要索取全文。由于一般文献检索工具为了节省篇幅,常对外文出版物名称采用缩写形式,所以查找原始文献时应首先使用检索工具所附的"收录期刊表",将出版物缩写名称转换为全称,然后借助文献收藏单位一览表、馆藏期刊目录或各种联合目录了解有关文献的馆藏情况,并据此从最近的地点,以最方便的手段索取原始文献,也可以向作者本人索取。

## 第三节　网络数据库

随着计算机技术、网络通讯技术的发展,信息全球化进程日渐加快,网络日益成为人们获取所需信息的主要手段。许多生物医学网络数据库(Web Database)也不断涌现,由于网络数据库具有检索迅速、方便、准确和全面的特点,所以对于医学工作者进行科研和学习具有极其重要的意义。网络数据库主要是指出版商和数据库生产商在 Internet 上发行的出版物和数据库,可以是电子期刊、电子图书、电子报纸等一次文献数据库,也可以是文摘、索引、目录等二次文献数据库。生物医学领域中使用较为广泛的网络数据库有 PubMed、Highwire Press、中国期刊全文数据库和维普中文科技期刊数据库等。

### 一、PubMed(http://www.ncbi.nlm.nih.gov/pubmed)

(一)PubMed 概况

PubMed 是美国国立医学图书馆(NLM)下属的国家生物技术信息中心(NCBI)开发的基于 Web 的数据库检索系统,其主体为 MEDLINE 数据库。自 1997 年 6 月 PubMed 在 Internet 上开通并免费向读者提供生物医学相关文献检索服务以来,由于其使用界面友好,收录范围广,数据库更新速度快、链接点多,部分文献还可以在网上免费直接获得全文,从而使得其很快成为 Internet 上检索生物医学文献点击率最高的英文网站。PubMed 主页如图 19-1 所示。

PubMed 收录的文献内容包括三部分:

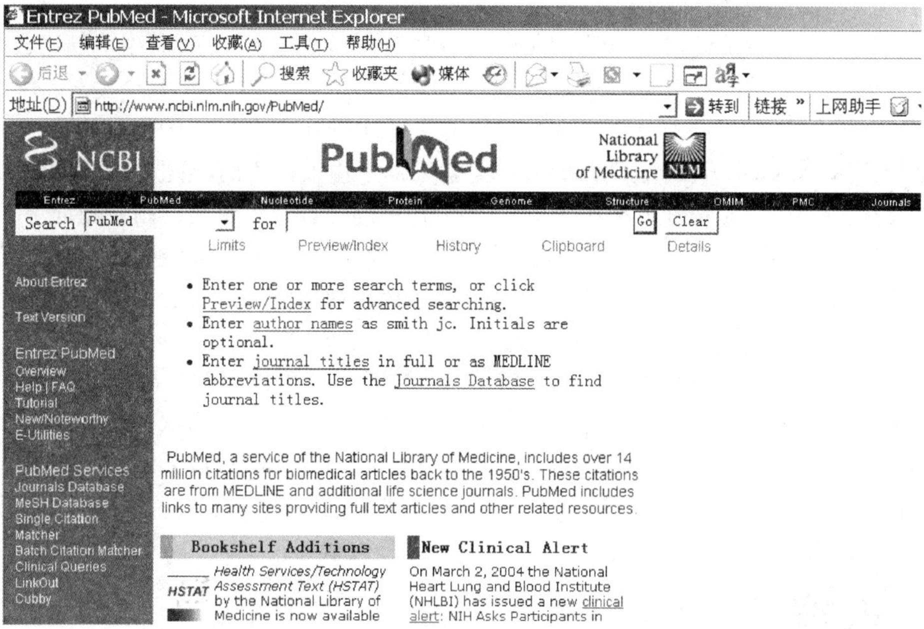


图 19-1　PubMed 主页

1. MEDLINE。即 MDELINE 光盘数据库的内容，包括自 1966 年以来世界上 70 多个国家 4000 多种生物医学及相关学科期刊收录的文献。

2. In Process Citations。即由正在加工处理中的文献组成的数据库。这些数据记录未标引 MeSH 主题词，只有简单的书目信息和文摘并每日更新。In Process Citations 中的记录每周转入到 MEDLINE 数据库一次。

3. Publisher Supplied Citation。即收录了每星期由出版商向 PubMed 提供的电子文献记录，其中的绝大多数最终会经过标引增加到 MEDLINE 数据库中。但一些 *Nature*、*Science* 等期刊中刊登的非医学专业的文章不会被收录到 MEDLINE 数据库中。

需要注意的是，当用 MeSH 主题词进行 PubMed 检索时，只能检索到 MEDLINE 数据库中的文献，因为 In Process Citations 和 Publisher Supplied Citation 提供的文献均没有标引 MeSH 主题词。

（二）PubMed 检索方法

1. 基本检索。

在 PubMed 的主页上可以直接进行基本检索，当用户在检索提问栏输入检索词，点击“go”按钮后，系统就自动执行转换匹配功能，将用户输入的词或词组依次按 MeSH 主题词转换表(MeSH Translation Table)、期刊名转换表(Journals Translation Table)、短语表(Phrase List)及作者索引(Author Index)的顺序进行对照、匹配和转换，然后才进行检索。如果用户不希望转换检索提问词，可以用双引号对检索词进行限定，执行强制的短语检索。例如输入“lung cancer”，则系统只按照该词进行检索。

在基本检索里，可以输入任何具有实际意义的词语，如：自由词、主题词、人名、期刊名等。此外系统支持布尔逻辑检索，其格式为：检索词[字段标识] 运算符 检索词[字段标识] 例如：asthma [MH] AND review [PT] 此检索式是检索有关哮喘方面的综述类文献。注意的是在 PubMed 中布尔逻辑运算符号 AND、OR、NOT 必须大写。

2. 经医学主题词库(MeSH Database)检索。

在 PubMed 中，系统设置了“MeSH Database”，可查看规范的主题词、副主题词、词义详细解释及树状结构，同时进行主题词检索。

具体操作步骤如下：首先单击主页左下方 PubMed Services 一栏中“MeSH Database”链接项，系统进入“MeSH Database”界面，在检索输入框中输入检索词，单击“go”按钮。如果输入的词本身就是主题词，则界面显示其定义、树状结构中的位置及可组配的副主题词等。如果输入的词是款目词或意思上与某一主题词比较接近，系统就会自动将其转换为正式主题词，并给予提示。如果输入的词不能被直接转换成主题词，系统将内容相关或相近的词按照相关程度递减的顺序放在一起供用户选择。检索界面如图 19-2 所示。

选择好主题词后，单击该主题词的超链接进一步显示其可以组配的副主题词及主题词的树状结构，通过选中副主题词前的复选框完成对主题词的限制。该界面默认的是主题词扩展检索。最后单击“Send to”按钮，并选择按钮右边下拉菜单中“Search Box with AND”、“Search Box with OR”、“Search Box with NOT”三个选项其中之一，系统将主题词及副主题词转入 PubMed 系统，再单击“Search PubMed”按钮可以进行检索。

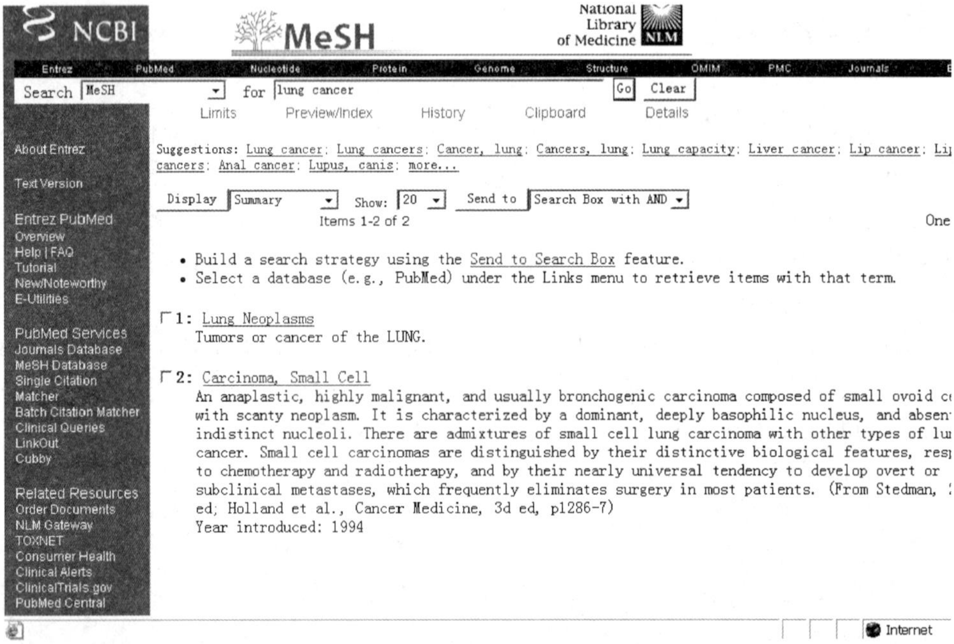


图 19-2　MeSH Database 主题词显示界面

3. 检索中的特殊按钮。

(1)Limits 在 PubMed 主页中单击“Limits”按钮，可进入“Limits”界面，在此界面可以对检索字段(All Fields)、出版类型(Publication Types)、年龄(Ages)、性别(Gender)、人或动物(Human or Animal)、语种(Languages)、检索时限(Entrez Date)、出版时间(Publication Date)和子集数据库(Subsets)等进行限定。其限定的内容均在相应的下拉框中。在对检索进行限定后，在 Limits 按钮前会出现一个限定有效的打勾的复选框，表示以后的检索都在该限定下进行。所以当不需要限定时，应单击“limits”前面的复选框，取消限定(见图 19-3)。

(2)Preview/Index 用户在检索输入框输入检索词后，单击主页上“Preview/Index”按钮。可进入 Preview/Index 界面，其显示的是检索到的文献篇数，而非详细的检索结果本身，用户

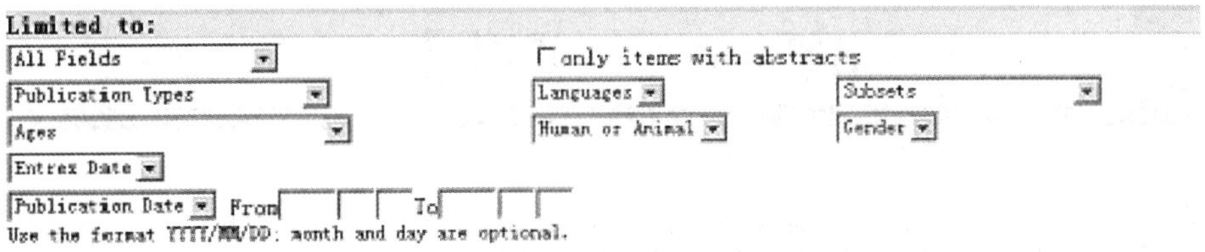


图 19-3　PubMed 的 Limits 界面

可以根据界面显示的检索文献数量多少来修改检索策略。当用原先的检索词发现检索到的文献数量太大时，可加词进行限制。加词框在界面的下方，其左边的下拉菜单还可以将所加的词限定在某个字段，然后点击适当的运算符（AND、OR、NOT）按钮，再单击“Preview”按钮显示新的检索数量，如你想浏览具体的检索结果，单击显示的数量键即可。如图 19-4 所示。

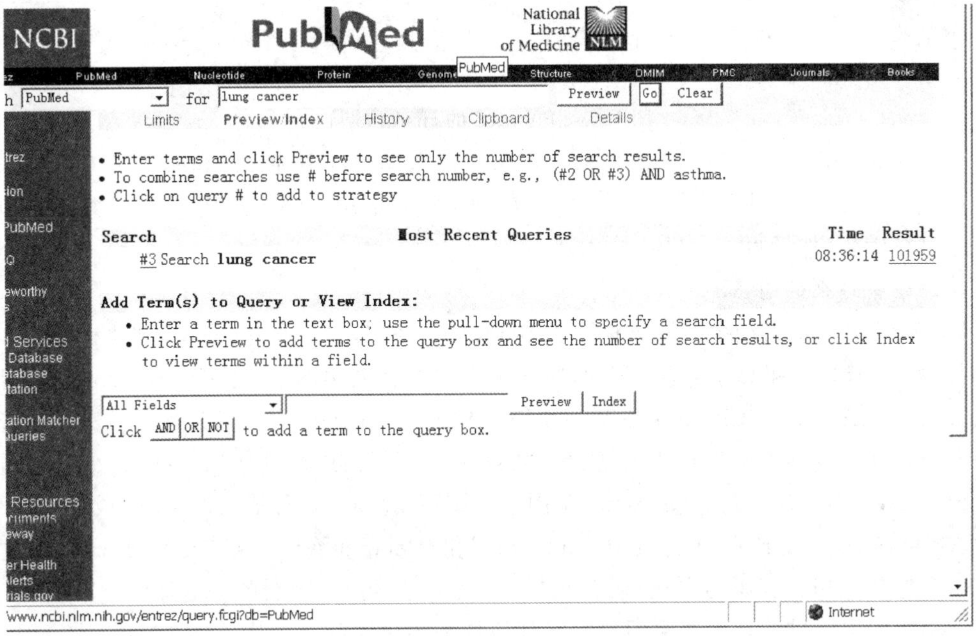


图 19-4　PubMed 的 Preview/Index 界面

另外在该界面的 Preview 按钮的旁边还有一个 Index 按钮，其功能类似于 MEDLINE 光盘数据库的 Index 功能。操作时首先在左边的下拉菜单中选择好限定字段，随即在右边的输入框中输入要查找的词，单击“Index”按钮，就会显示该字段中以输入词开头的所有的词、词组，通过单击 AND、OR 或 NOT 按钮将选择的索引词与原先的检索式组合，即可进行检索。

（3）History 主要用于查看检索策略，也可用于查看检索结果记录数量。点击 History 会显示检索史，包括检索号、检索策略、检索时间和检索结果数。要查看检索到的记录，直接点击 Result 下的检索结果数即可。在 History 状态下，可以将检索式用逻辑运算符连接起来后再检索。如图 19-5 所示。

（4）Clipboard 又称剪贴板。Clipboard 是存放检索结果的地方，以便于集中存盘、打印或订购原文时使用。粘贴板最多能存放 500 条记录。要把检索结果全部存入粘贴板中，只需选择 Send to 按钮右边下拉菜单中的 Clipboard 项，然后点击“Send to”按钮。如果要把部分检索结果存入粘贴板，需要选中该记录左边的复选框后，再点击“Send to”按钮。

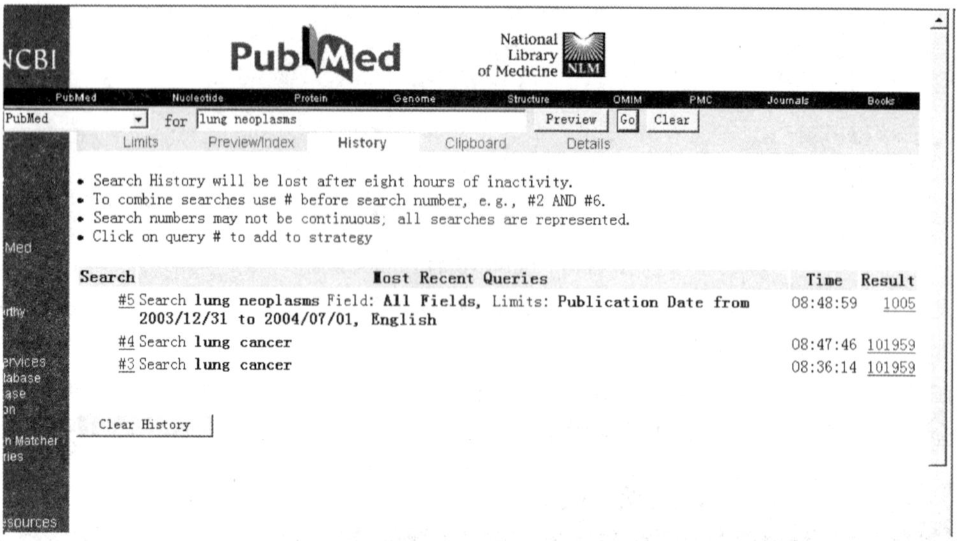


图 19-5　PubMed 的 History 界面

(5)Details 用于查看 PubMed 的检索策略。即在提问框中键入的检索词被 PubMed 自动地转换成了哪些词,并使用了什么样的检索规则和检索语法。此外,使用 Details 按钮可以对检索策略进行编辑,然后再一次进行检索。

(三)检索结果的输出

PubMed 显示检索结果的缺省格式为 Summary 格式,包括作者、题名、出处和 PubMed 的序列号等。在检索结果显示界面左上部的“Display”按钮右边的下拉菜单中可以选择多种显示格式如:Brief、Abstract、Citation 和 MEDLINE 格式等。另外还可以通过该下拉菜单选择文献记录与 NCBI 中其他相关数据库的链接。如:Protein(蛋白质序列库)、Nucleotide(DNA 序列库)、Structure(分子结构库)、Genome(基因组数据库)、Popset(种群、种系发生或突变序列)数据库、Books(图书)等。此外还具有“LinkOut”和“Related Articles”链接。LinkOut 建立了 PubMed 与其他相关资源的在线链接,包括:全文信息、生物学数据库、健康信息、研究工具等等。该功能的主要目的是为方便用户查找其他相关的在线资源尤其是全文文献,它是对 NCBI 数据库的补充。“Related Articles”提供 PubMed 数据库中与某检索结果记录的相关链接,该链接是 PubMed 利用一种计算方法,对出现在文献篇名、文摘或主题词字段的词汇进行计算和比较得出的与检索结果记录相关的系列文献,按相关密切程度依次递减的顺序显示排列。

(四) PubMed 的其他功能

1. Clinical Queries (临床询问)。

在 PubMed 主页的左下栏“Clinical Queries”超链接设有临床医生常用的相关类目,有“Clinical Queries using Research Methodology Filters”[包括 Therapy(治疗)、Diagnosis(诊断)、Etiology(病因)和 Prognosis(预后)等,另外还设有 sensitive search(查全率)和 specific search(查准率)的选择]及“Systematic Reviews”[主要为系统评价和 Meta 分析的有关文献]两大类,便于临床医生的快速检索。

2. Journals Database(期刊名称库)。

Journals Database 可使用某期刊的全称、缩写、国际标准期刊号甚至某刊物中的一个或若干个词来检索特定期刊中的文献和期刊出版社的有关信息。这对于初学者较为有用。例如用户可以根据某文献题录中提供的期刊缩写名，利用 Journal Database 的功能来获取该期刊的全称，便于进一步到图书馆查找文献的原文。

3. Citation Matcher（引文匹配器）

包括 Single Citation Matcher 和 Batch Citation Matcher 两种。前者用于某一篇引文，后者适用于一批引文。在 Single Citation Matcher 中设置了界面友好的题录选项：刊名、出版日期、卷、期、页次、著者、题名等，只要用户输入已知引文（参考文献）的有关信息，单击“Search”按钮，便可获得某一引文检索结果。在 Batch Citation Matcher 中按照 journal title|year|volume|first page|author name|your key|（期刊名| 出版年|卷次| 起始页码|作者|个人标签号|）。其中最后一项个人标签号为用户根据喜好而定，作为标识用，此项可省略。按格式输入某一批引文后单击“go”按钮，可获得该批引文的 UID 标识号，然后将该 UID 标识号输入到 PubMed 主页的基本检索框中便可以查到该文，浏览文章的摘要。

4. Cubby

使用 Cubby 功能需预先注册，Cubby 功能可以存储、更新检索式。允许用户根据 LinkOut 的显示，确定自己感兴趣的链接显示。

## 二、Highwire Press（http://www.highwire.org）

Hirewire Press 免费期刊文献网站是由美国斯坦福大学所属的 Highwire 出版社于 1995 年创建，是世界上最大的提供免费自然科学文献全文的站点之一，主要搜集生命科学、医学、物理科学以及少部分社会科学方面的出版物。其中，生命科学和医学领域的免费全文数量规模巨大。Highwire Press 网站主页如图 19-6 所示。

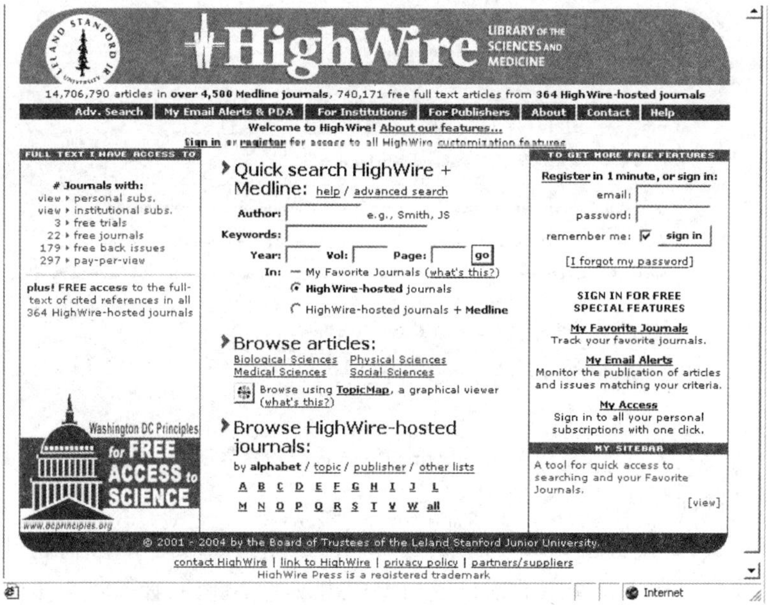


图 19-6　Highwire Press 网站主页

Highwire Press 网站提供了检索和浏览两种功能，其中检索功能包括快速检索（Quick Search）、高级检索（Advanced Search），浏览功能包括主题浏览（Browse article）和刊名、出版商等浏览（Browse HighWire-based journal）方式。

(一)检索功能

1. 快速检索。

快速检索位于主页正中的上方,提供作者(Author)、年(Year)、卷(Vol)、页(Page)以及期刊范围(In)等检索字段。在输入作者姓名时,姓在前,用全拼;名在后,用缩写。在“In”字段可选择检索期刊的范围:“HighWire-hosted journals”为 Highwire Press 协助出版的 364 种期刊;“HighWire-hosted journals+Medline”是在 364 种期刊(至 2004 年 8 月 7 日)的基础上增加了 4500 种 Medline 期刊;“My Favorite Journals”为读者感兴趣的期刊列表,须注册后才能使用。

2. 高级检索。

点击“Advanced search”进入高级检索界面,如图 19-7 所示。该界面提供了 Specify Citation(年卷及起始页)、Specify Authors, Keywods(作者及关键词)、Specify Journals to Search(期刊范围)、Limit Results(结果限定)、Format Results(结果格式)五个限定区域。

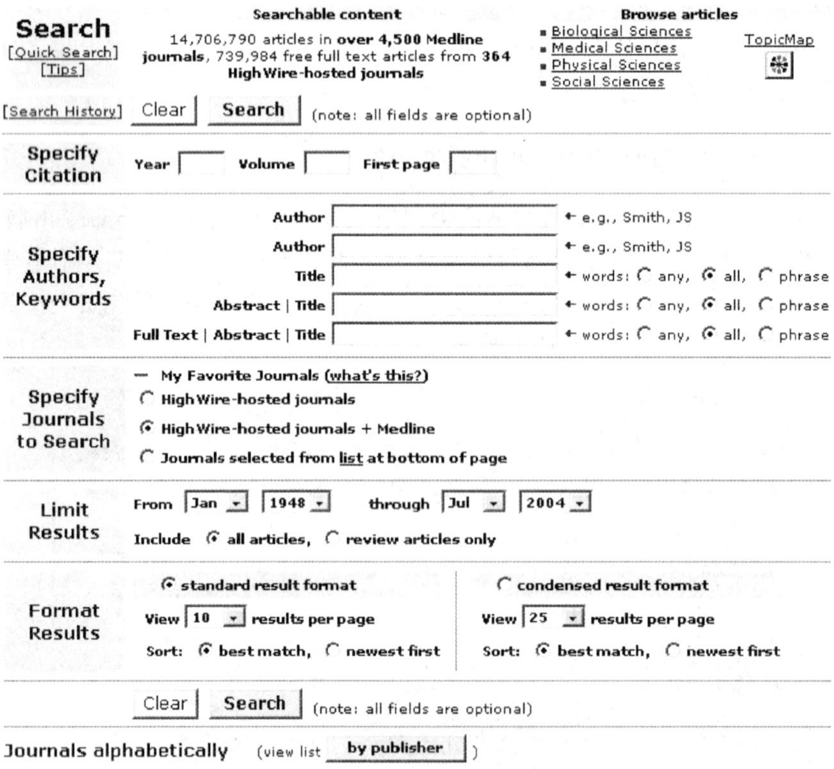


图 19-7　Highwire Press 高级检索界面

(1)作者及关键词区域。

此区域提供了两个作者(Author)检索框,可同时限制文献的两个作者;题目或摘要(Title or Abstract)字段中可输入在文献的题目或摘要中出现的关键词;如需进一步限定关键词,可在“Full text|Abstract|Title”字段中输入在文章任意位置出现的关键词。检索框后有三个功能选项:“any”表示检索结果命中关键词中的任意一个即可,“all”表示检索结果必须命中全部关键词,“phrase”为短语检索,表示检索结果完全匹配检索框中的内容。

(2)期刊范围区。

此区比快速检索增加了一个选项,即可以在高级检索页的下方的期刊目录中选择欲查的期刊，通过刊名首字母或出版商查看期刊列表，可以多选。

(3)结果格式。

结果格式分为标准格式(standard result format)和压缩格式(condensed results format)两种。两种格式分别包括每页显示文章数、文章排序方式。文章排序方式(Sort)有两种："best match"以相关程度的大小对结果进行排序，即满足检索条件最多和检索词出现频率最高的文章排在最前面；"Newest first"则按时间顺序显示结果，最近的文章排在最前面。

输入完毕后，点击"Search"即可进行查找；单击"Clear"可清除已选择或填入的所有项目，重新设置检索。检索结果页面显示的所有命中文献均有期刊主页链接图标，其下方有"FREE"字样的可以免费浏览全文，有[Free Abstract]可免费浏览其文摘。

另外，该系统还支持以下检索功能：

(1)若输入的关键词首字母大写，将检索出以该词为句首的文章；

(2)可使用通配符"＊"进行截词检索；

(3)该系统默认"Stemming"(派生)功能，可检索出与输入的关键词类似的词。如输入city，检索结果包括出现"city、cities、cities"等词的文章。

(二)浏览功能

1. 主题浏览可通过两种方式浏览全文。

(1)通过主页提供的四大主题 Biological sciencs(生物学)、Medical sciences(医学)、Physical sciences(物理学)、Social sciences(社会科学)浏览全文，点击任一主题进入，主题下还包含多个分支主题，再次点击后即可浏览与该主题相关的文献题录。

(2)通过 TopicMap(主题图解浏览器)浏览全文。点击花形图标 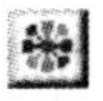 或"TopicMap"，即出现一个多彩的三维画面。

方法 1：点击任一主题框，在椭圆范围内拖曳，该主题下的分支主题呈放射状展现，然后双击选中的主题框，即可浏览与该主题相关的文献。

方法 2：在"Search for Topics"字段中输入检索词后回车，与检索结果匹配的主题会出现在窗口正中，双击主题框即可浏览文献。

2. 刊名、出版商等浏览。

该浏览功能可通过刊名首字母、出版商及其他目录等方式浏览 Highwire Press 协助出版的刊物。

(1)按刊名首字母浏览。

点击任一大写字母，即可出现以该字母为首字母的期刊名列表，如图 19-8 所示。期刊名前有"new"，表示该期刊加入不久。在期刊名称后的第一列中，有"info"和"soon"两种标注，点击"info"会出现一个简介该期刊的页面，内容包括入站时间、提供文献的方式和时间范围等；"soon"表示该期刊即将加入，点击后会出现该期刊的简介及预计加入时间。在期刊名称后的第二列，有"free ISSUES"、"free SITE"和"free TRIAL"三种标注。"free ISSUES"表示某时间以前的所有文献均可提供免费全文；"free SITE"表示该期刊所有文献均可免费查询其全文；"free TRIAL"表示在限定的时间段内提供免费全文。

(2)按出版商的首字母字顺浏览刊名，并提供链接期刊主页服务。

(3)系统还设置了"other lists"，提供"free full-text、pay-per-view"等 12 个链接项目。其中，对读者参考价值较大的有：

**A**　to top | A | B | C | D | E | F | G | H | I | J | L | M | N | O | P | Q | R | S | T | V | W

| | | |
|---|---|---|
| AAP Grand Rounds | info | |
| AAP News | info | |
| AAP Online Journals | | |
| AAP Policy | | free SITE |
| Academic Emergency Medicine | info | |
| Academic Medicine | info | free ISSUES |
| Academic Psychiatry | info | |
| Advances in Dental Research | info | |
| Advances in Physiology Education | info | free SITE |
| Advances in Psychiatric Treatment | info | free ISSUES |
| African Affairs | info | |
| Age and Ageing | info | free ISSUES |
| Agronomy Journal | info | free ISSUES |
| Alcohol and Alcoholism | info | free ISSUES |
| AlphaMed Press Online Journals | | |
| American Association for Cancer Research Journals | | |
| American Diabetes Association Journals | | |
| American Heart Association Journals | | free ISSUES |
| American Journal of Botany | info | |
| American Journal of Clinical Nutrition | info | free ISSUES |
| American Journal of Epidemiology | info | |
| American Journal of Geriatric Psychiatry | info | |
| American Journal of Neuroradiology | info | free ISSUES |
| American Journal Of Pathology | info | free ISSUES |

图 19-8　期刊列表浏览

"Journals with free full-text articles"列出所有提供免费全文的期刊；

"Journals with usage statistics online"列出某些期刊经常被引用和阅读的文献；

"Links to more science journals"可链接更多的科学期刊主页；

"Largest free full-text science archives"可链接目前世界上两个最大的自然科学免费全文网站 Highwire Press 和 ADS(The NASA Astrophysics Data System)以及 19 个提供免费全文服务的网站。

## 三、中国期刊全文数据库

中国期刊网是中国知识基础设施工程 CNKI(China National Knowledge Infrastructure)的一个重要组成部分。其中中国期刊全文数据库(Chinese Journal Full-text Databases，简称 CJFD)收录了 1994 年至今在国内公开出版的 6100 种核心期刊与专业特色期刊，累积全文文献达 800 万篇(至 2004 年)，是目前世界上最大的连续动态更新的中文期刊全文数据库。内容涵盖理工 A(数理化天地生)、理工 B(化学化工能源与材料)、理工 C(工业技术)、农业、医药卫生、文史哲、经济政治与法律、教育与社会科学、电子技术与信息科学九个专辑，126 个专题文献数据库。该数据网络版的信息每日更新，可以直接浏览全文，是医学工作者获取中文文献的主要来源。

客户端在浏览全文前需下载和安装 CAJ 全文浏览器，中国期刊网中心网站提供该软件的免费下载。中国期刊全文数据库提供初级检索和高级检索两种检索方式。

(一)初级检索

登陆检索系统后，即进入初级检索页面，如图 19-9 所示。

首先选择需要检索的专辑(位于该页面的左下方)，双击选中的专辑，可查看下一及目录，同样的操作步骤直到需要检索的学科分类，点击欲检索的学科类目前的复选框。点击“全选”，系统会在所有的专辑中查找检索词。初级检索可以限制检索词在篇名、作者、机构、关键词、中文摘要、引文、基金、全文、中文刊名等字段中查找。在检索框内输入检索词，在字段的下拉框内选择进行检索的字段，单击“检索”按钮即可。单击“清除”，取消输入的检索词以及选择内容。该系统还可对检索内容进行时间限定和对检索结果进行排序。排序有三个选项：“无”表示数据为无序排列；选择“相关度”，则整篇文章中出现检索词最多的文献排在最前面；“日期”表示数据更新的日期，越新的文献在输出结果中排列越靠前。如果课题涉及多个概念，可以通过二次检索来实现，在检索结果页面的上方检索框内输入检索词，按“二次检索”按钮即可。二次检索可以在上次检索结果的基础上再进行检索，缩小查找文献的范围。初级检索具有快速、效率高的特点，对于一些简单的检索，建议使用这种检索方式。但是要求检索结果更加精确时，需要使用高级检索。

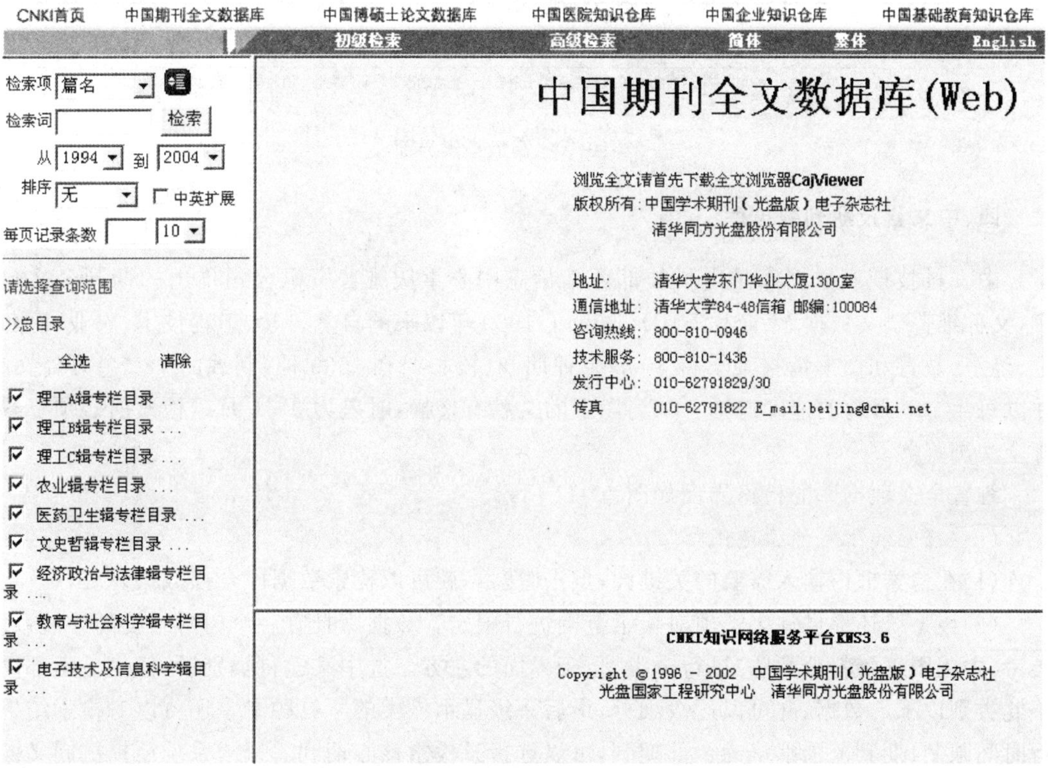


图 19-9　初级检索界面

(二)高级检索

在初级检索页面点击“高级检索”即可进入高级检索页面，如图 19-10 所示。高级检索提供四个检索框，并可在检索项的下拉菜单中选择限制字段，各检索词之间还可选择组配的方式，即“并且”、“或者”、“不包含”，适合于较为复杂的检索。高级检索也可以对检索结果进行时间限制和排序。

在检索结果页面，单击文献的题名，可以查看该文献的篇名、作者、关键词、作者、刊名、机构、关键词和摘要等内容；单击文献提名前的软盘样图标，可以在当前位置查看文献全文或下载全文。

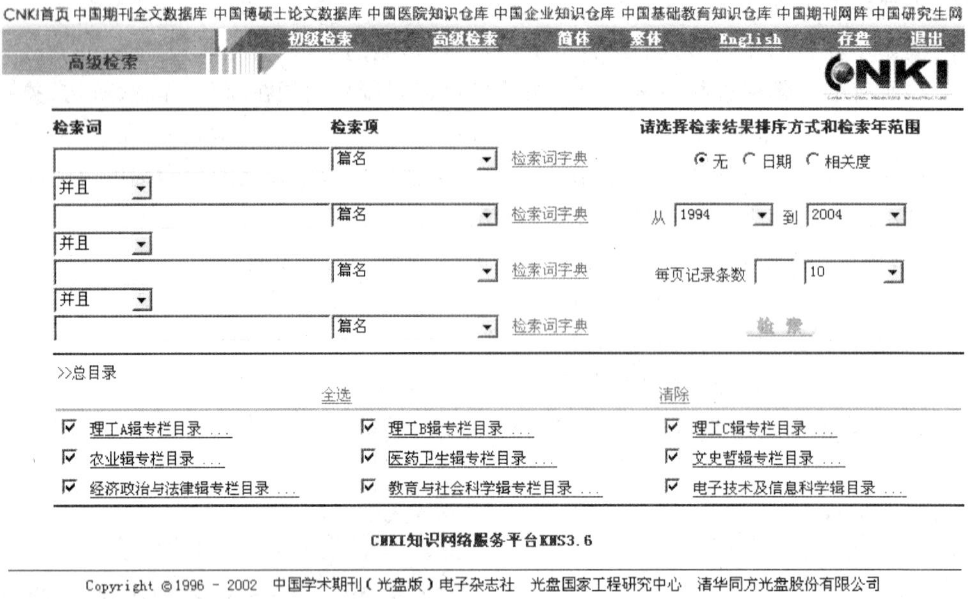


图 19-10　高级检索界面

## 四、中文科技期刊数据库

中文科技期刊数据库是由科技部西南信息中心重庆维普资讯公司推出的期刊全文数据库，又称维普全文数据库(简称 VIP)。收录了 1989 年以来的自然科学、工程技术、农业、医药卫生、经济、教育和图书情报等学科 8000 余种期刊(核心期刊 1539 种)刊载的 780 余万篇文献，并以每年 100 万篇的速度递增。50%以上的文献有文摘，时差为 3～6 月。检索前必须下载维普全文浏览器。

维普全文数据库的检索界面如图 19-11 所示。

(一)检索和限定检索范围

(1)在检索框内输入需要的关键词，点击“搜索”就可以检索数据库全部数据。

(2)该系统还提供许多选项对检索范围进行限定。数据库具有一个树形结构的导航系统，参考《中国图书资料分类法》进行分类，位于界面的左方。选中某学科类别后，任何检索都局限于此类别以下的数据，并可以逐级细分，最后一级显示该类的所有题录。还可以对检索结果进行时间限制；期刊范围默认为全部期刊，可以选择只检索核心期刊。另外，系统还提供同义词和同义作者库两种功能，这两种功能在默认状态关闭，选中后即可打开。同义词词库在选择了关键词检索入口时才生效。例如，输入关键词“大肠癌”检索时，会提示“大肠肿瘤”是否作为检索关键词。同名作者库只有在选择了作者、第一作者检索入口时才生效。输入作者姓名后，会显示与该作者同名的作者单位列表，用户可据此进一步查找。

(二)选择检索途径

点击“检索入口”的下拉菜单，里面有九种检索字段可供选择，包括：关键词、刊名、作者、第一作者、机构、题名、文摘、分类号、任意字段等。选定某一检索字段后，可在检索输入框输入检索词，点击＜检索＞按钮后，即实现相应的检索。字段名前的英文字母为检索途径代码，在复合检索中使用。

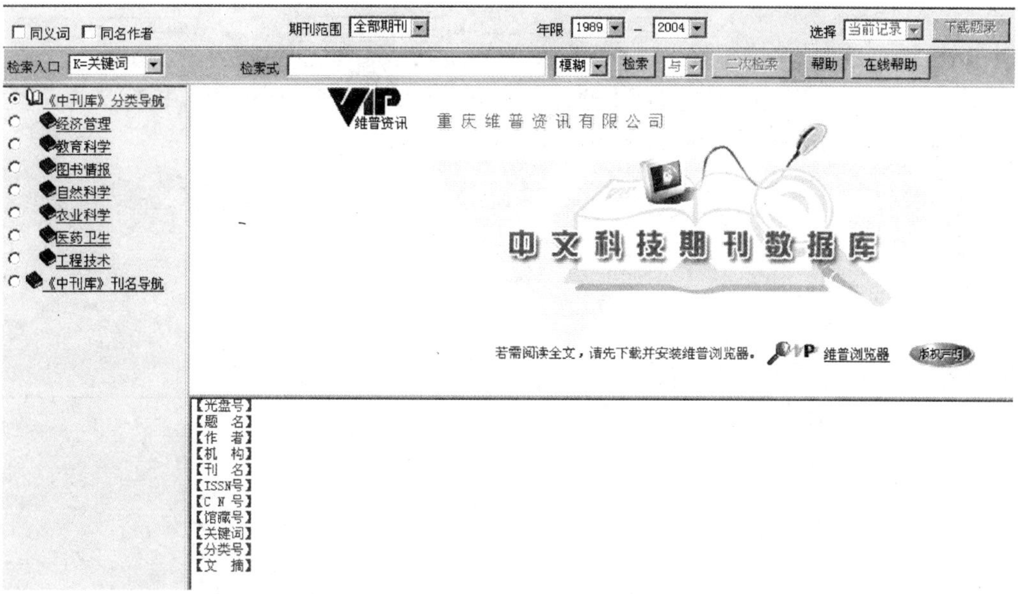


图 19-11　维普全文数据库检索界面

(三)检索式和复合检索

1.简单检索只需在检索框内直接输入检索词即可。

2.复合检索有两种方式：

(1)二次检索：即在第一次结果的基础上再次检索。

(2)直接输入复合检索式：

例如输入“K＝西瓜＊T＝糖尿病”，检索结果如图 19-12 所示。检索词前面的英文字母是各字段的代码，可在检索选择框中查看。逻辑运算符“＊”表示“与”、“＋”表示“或”、“－”表示“非”。在选用“任意字段”途径时，可按布尔运算的规则写复合检索式，例如：输入检索式为“(p53＋p16)＊大肠癌”，表示检索 p53 基因或 p16 基因与大肠癌的关系。

(四)刊名浏览功能

在检索结果显示(细览区)处，点击【刊名】中表示期刊名称的链接，就可以看到这种期刊在数据库中的收录年限，点击其中一个选项(例如：2001)，会显示这种期刊在本年度中的所有期(例如：2001 年总共有 12 期)，然后点击其中任意一期就可以看到这一期的主要文章的题目、文摘等信息了。

(五)模糊和精确检索功能

在“检索式”输入框的右侧提供了“模糊”和“精确”检索方式的可选项，以便进行更准确的检索。该功能在选定“关键词”、“刊名”、“作者”和“第一作者”和“分类号”这五个字段进行检索时，该功能才生效。系统默认“模糊”检索，用户可选“精确”。例如，检索字段选择“关键词”，然后输入“基因”一词，在“模糊”(默认)检索方式下，将查到关键词字段含有“基因结构”、“基因表达”、“癌基因”、“人类基因组计划”、“线粒体基因”等词的相关文献；而在“精确”检索方式下，就只能查到含“基因”一词的相关文献。

由于网络的发展和普及，网络医学数据库已成为现代生物医学工作者获取信息的主要手段，所以本章仅介绍几个较为常用的外文和中文网络数据库的用法。关于手工检索工具、光盘检索系统和其他网络数据库的用法，读者可查阅其他医学文献检索参考书籍。

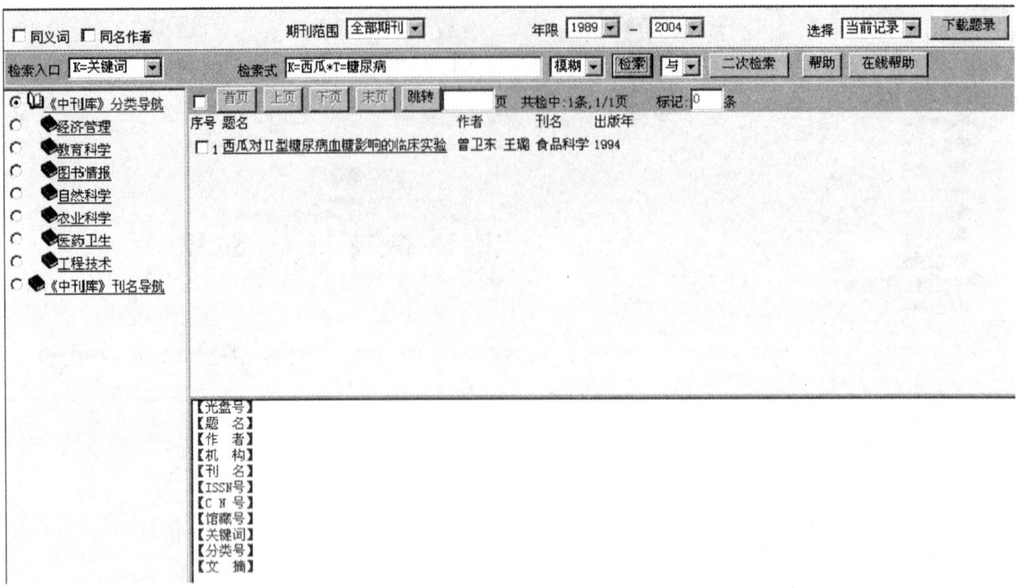


图 19-12　复合检索式输出结果

## 第四节　医学文献的利用

医学文献资料无论是对于医学科研工作还是临床医疗实践都具有极其重要的意义。通过文献检索所获得的大量的文献资料，如何有效地加以利用，为科研和实践服务，是广大医学工作者都要面临的问题。

### 一、医学文献的搜集

对于医学科研的认识深度很大程度上依赖于对医学信息资料占有的广度和深度。医学信息资料有两种形式：一是文献形式的资料，如图书、期刊、会议论文、学位论文、标准论文、科技报告、专利文献、政府出版物、产品资料、病例档案、缩微资料、声像资料、电子出版物等；二是非文献形式的资料，如口头报告、讲座、咨询、答辩、病案讨论、样品、展览、参观考察等。面对种类复杂、数量巨大的医学信息资料，掌握文献搜集的方法和技巧，将达到事半功倍的效果。

(一)文献搜集的原则

文献搜集时既要做到全面，避免挂一漏万，又要能够尽量节省时间和精力，不至虚耗无用之功。因此对文献搜集的原则必须有所了解。

文献搜集时应处理好针对性和系统性的关系。坚持针对性，才能保证以最少的精力，获得最好的检索效果。坚持系统性，才能保证所查文献的连续性和完整性。医学工作者应首先根据自己科研或工作的需要，确定文献搜集的范围和重点。其次必须对了解拟从事的研究领域的过去、现状和未来，以及本学科的核心期刊的种类和所搜集文献的类型、分布规律、出版情况等，做到既有的放矢又系统全面。文献搜集时还应注意方法的科学性。要选择恰当的检索工具、途径，应注意综合使用多种检索工具，才能做到迅速、全面和及时。文献搜集还要密切注意本学科和邻近学科的研究动态、随时留意与本学科有关的新兴学科、边缘学科的产生和发展，做到有预见性地搜集资料。此外，文献搜集是一项长期、系统的工作，在搜集前应根据自己的实际情况制定周密的计划指导搜集工作，做到有条不紊，避免盲目性。

（二）文献搜集的方法

文献搜集的方法有以下几种。

1. 文献检索。文献检索是最常用的搜集文献的方法。随着计算机和网络技术的发展，网络检索工具成为广大医学科研工作者检索文献的首选工具。通过文献检索搜集文献，关键在于选择合适的检索词和编制准确、完善的检索式，以提高检索的效率和准确性。

2. 浏览阅读。医学文献资料纷繁复杂，而人的精力和时间是有限的，阅读时必须注意详略得当：一是浏览，即只看题目、关键词、摘要、前言和结论，或自己感兴趣的那部分，主要是为了了解有关课题的进展情况或寻找自己需要的那部分以便进一步阅读；二是快读，是在浏览的基础上了解文献的主要论点和论据，抓住中心内容；三是精读，即将文献的内容一字不漏地读完，系统地消化和吸收全部内容。需要精读的文献，一般是与本人课题密切相关的国际权威杂志的原始论文、综述和编者述评。精读文献的选择有一定的讲究，即先近后远，先国内后国外，先专业后其他，先综述后单篇。具体到一篇论文，应先看头尾，后看中间，这样既能加快阅读速度，又可以保证阅读效果。

3. 委托搜集。委托搜集即委托他人或图书信息部门帮助自己搜集所需的文献。委托搜集由于可能受到受托人或检索人员专业知识水平和对研究领域认识的限制而导致有所漏误，所以应向受托人和受托单位提供较为详细的参考资料，如已知的切题文献、主题词、副主题词、关键词等。

4. 实际调查和交流。实际调查和交流适合非文献形式的信息资料的搜集，主要是通过参观、访问、考察和参加各种学术会议和讲座等来搜集，一方面可以耳闻目睹很多有价值的资料，另一方面还可搜集到一些难以购买和索取的文献资料。这种搜集方式往往能够获得第一手资料和技巧性的素材，具有很强的直观性和实用性。

（三）文献搜集的技巧

搜集文献应密切留意学科专业的发展动向，除采用常用的检索方法获取文献外，还应注意采用其他方法如实际调查、交流等了解本学科专业的新动向；应注意多个检索工具的变通使用，如可以先从题录式检索工具入手，再利用文摘式检索工具查找文献；对于利用网络检索无法获得全文的文献，可以采用手工检索；应善于利用文献的年度索引累积或卷累积索引，可节省大量检索时间；需要了解原始文献的馆藏地点时，应先从本单位本地区图书信息部门查找，由文献类型去查相应的馆藏目录。如果本单位本地区缺藏，可通过联合目录、书本式目录、资料索取号或资料来源找出收藏单位，再向收藏单位索取原始文献。

## 二、医学文献的积累

通过检索所获得的文献资料需要采用不同形式进行积累，扩大知识储量。通过文献积累可以加深对文献的理解，巩固记忆，有效地发挥自身的科学思维和创造力，为科研工作打好基础。

文献积累主要有以下三种形式。

（一）文摘卡片

文摘卡片可以采用活页簿或文献卡片，记录文献的题目、作者、出处和内容摘要，还可以记下主题词和分类号，以便分类保存。文摘卡片使用灵活、方便，可以做各种顺序的调整、排列和组合。

（二）读书笔记

读书笔记通常记录自己最感兴趣的部分、文献的中心内容，或与自己观点相同的数据和结论以及可以借鉴的研究方法等。一般采用活页纸，相同性质的内容可记录在同一张纸上，便于整理。读书笔记有以下几种形式。

1.提纲式笔记可以帮助记忆文献的基本内容和结构层次，了解作者的构思过程。

2.提要式笔记简单扼要地复述文章的内容，包括研究对象、主要论点或成果、实验方法、程序及结论。提要要求最大限度的精简，同时又要正确地反映原文所表达的主题内容。

3.摘录式笔记将自己感兴趣的思想观点、原始材料、事实根据等分门别类地摘录下来。摘录时应抓住重点，不要连篇照抄，但应保持原文观点和论据的完整性，不可歪曲原意。

（三）读书心得

读书心得是在阅读后用读者本人的语言记下自己阅读文献时的收获和感想。主要是为了抓住受文献启发而产生的新思想、新方法及新的科学构思。这种启发往往在头脑中一闪而过，但却常常是很宝贵的。质量较好的读书心得，经过一段时间的积累和整理就可形成一篇论著的雏形。

文献的积累在于一个"勤"字，需要持之以恒。坚持不懈，将平时阅读时的一点一滴记录下来，经过一定的积累，便可发生质的飞跃，再有目的地加以整理和补充，就有可能形成自己的思想体系或理论。

## 三、医学文献的整理

文献的整理就是用科学的方法将搜集到的杂乱无章的文献进行加工处理，使之有序化，便于存储和及时利用的过程。文献整理的方法主要有三种。

（一）按学科分类整理

医学科研工作者搜集的医学文献具有一定的专业内容，可以根据其学科分类体系分门别类地对所搜集的文献进行整理。分类整理可以将相同内容的文献集中在一起，将相近的文献联系起来，使文献形成有条理的系统。读者可以参考《中国图书资料分类法》的分类规则对文献进行整理。

（二）按主题整理

由于所搜集的文献大多涉及好几个学科或专业的内容，因此可以按反映文献主题内容的主题词字顺整理文献。主题词的选用可以参考《英汉医学主题词表》或《英汉汉英医学主题词汇编》。按主题整理可将分散在不同学科的同一主题内容文献集中在一起，便于查找、分析和利用，是医学科研工作者常用的整理文献的方法。

（三）按从事学科的各个方面进行整理

这种整理方法是将本学科的内容分为若干个方面进行整理。比如可按照基础研究、实验研究、临床研究等方面来整理，以便提取不同方面的文献供不同研究之用。

文献利用的方法有很多，读者可以根据自己的实际情况加以选择。文献检索最终是为了有效地加以利用，以指导自己的科研和实践工作。掌握科学的文献利用方法，能够以最少的时间和精力对所查的文献有较为全面的了解。随着科学技术的发展，医学科研工作者还可以通过计算机来管理和利用文献，可以根据文献的学科专业和内容逐一分类，建立关于不同专题的文件夹，还可以为文献资料制作索引，从而使查找、阅读、利用文献更加方便。

（朱敏洁　宋　亮　童　峰）

# 第二十章　医学科研的选题和项目申报

医学科研课题是指医学科研工作者为解决一个医学科技问题而提出假设及其依据，确定研究目标并设计出实施方案来加以探索和检验的一个最基本的研究单元。在医学研究领域中，如何能创造性地发现新问题，选择适当的研究方法，并解决问题，这是医学研究人员应学习和掌握的基本技能。本章节将重点介绍医学研究选题的原则、课题的来源、项目申报的基本程序及申报方法、项目申请书的书写等内容。

## 第一节　选题的原则

良好的开端是成功的一半，选题是科学研究的第一步，也是指导科研工作各项设计安排的主线，它是贯穿于全部科研工作的主题思想，也是决定项目申报成功与否的关键步骤。在医学科技激烈竞争的今天，如果科研人员选题恰当，就有可能获得科学基金的资助，使研究工作迅速进展，较快地取得预期的结果，从而在相关领域中保持优势地位；相反如果课题选择不恰当，则获准立项的可能性就会减少，即使获准立项取得一定的经费资助，也会在研究中出现这样或那样的问题，使研究进度受影响，甚至会使研究工作半途而废，造成人力、物力、财力的浪费和信誉的下降。对于第一次申报课题，又缺乏坚实工作基础及丰富经验的年轻科研人员来说，合理的选题是关系到科研工作能否尽早起步，科研方向能否尽快确定的关键问题。因此在申请科学研究课题时，有必要在选题上多下功夫，不要匆匆立项，以免因准备不足，考虑欠周而导致立项失败。在选题时应遵循以下基本原则。

（一）创新性原则

创新是一个民族进步的灵魂，是一个国家兴旺发达的不竭动力。创新是增强我国科技实力、经济实力的需要，创新是发展知识经济的关键。创新也是科学研究的最重要原则。创新性包括两大类：第一类是原始创新。原始创新的核心是在所研究领域基本概念上的建立和突破，新方法的建立或在新领域内的拓展即前人未尝试过的探索，它对科学和社会的贡献较大，难度也较高。第二类是次级创新。次级创新主要表现在对现有概念、理论、方法等的补充和改良。创新性是科研课题的灵魂所在，它是衡量科研课题最重要的价值标准。因此选题时要着眼于创新，要选择“人无我有，人有我新”的内容，切忌重复别人的研究。正如物理学家李政道说的：“随便做什么事情，都要跳到前线去作战，问题不是怎样赶上，而是怎样超过。如果老是跟，那就永远跑不到前面去。”具有创新性的课题包括：①填补医学史的空白，前人或他人尚未研究的问题；②虽有研究但尚未解决，有待于进一步探索或修改；③虽已解决但又出现了新问题，需要在原有基础上开拓新领域，解决新问题；④随着社会的发展和进步，原有的技术、方法和产品已不能满足需求，有待于进一步提高的课题。

（二）科学性原则

选题的科学性体现在两个方面。

1. 有已知的科学规律的支持。选题要有根有据，必须符合自然科学和社会科学的基本原理，有公认而准确的科学理论或可靠而充分的科学事实作为基础。决不能凭空想象，主观臆造。因为任何新的研究都是建立在他人以往研究的基础上，再进一步去探索未知的规律。鼓励创新并不意味着建立毫无根据的空想。只有遵循科学性的要求，坚持纯属迷信的不选，荒诞不经的不选，从根本上违反科学理论的不选，才能保证科研方向准确无误。

2. 具有科学价值。研究所选的问题如能阐明一种自然现象或揭示新的自然规律，或建立一种新的研究方法或技术，并能带动一个学科或领域发展，其科学价值就较大。

（三）可行性原则

选题必须注意可行性，一定要建立在确实可行的基础上，不能超脱现实的承受能力，否则往往难以达到预期目的。可行性主要从以下方面考虑。

1. 研究人员组成结构。指人员组成情况，一个课题组，应有高级、中级、初级和技术人员组成，形成合理的梯队结构，才能形成一种科研攻关的合力，才能合理地分工，以保证科研项目的顺利进行，从而保证课题研究的质量和完成的时间。申请者负责整个研究项目，应具备较高的学术水平和研究水平。项目组成员应具有相应职称和资格及相关的研究经历和业务能力，并应有足够的时间和精力来从事研究工作。

2. 研究的条件与基础。开展研究应具有从事课题研究相应的实验室、仪器设备及相关的材料和资源以及具有以往相关研究的经验和成果积累。

3. 技术和方法。开展研究的技术和方法，必须能实现项目确定的目标，并且要有充分的先进性和可靠性。临床科研中研究方法的可行与否更应考虑能否为病人所接受以及是否符合医学伦理道德等问题。

因此在选题时需注意各方面的主客观条件和因素，量力而行，做好可行性论证，才有较大把握获得成功。

（四）效益性原则

医学科研的任务是推动医学的发展进步，为人类健康造福，所以医学研究应当反映出课题的社会效益和（或）经济效益。

1. 社会效益。有许多的基础医学研究虽不能直接产生经济效益，但是若能揭示疾病的发病机制，阐明机体生命活动的规律，找到疾病的病因并提出防治措施，对于人类的健康和长寿具有重要意义而产生巨大的社会效益时，仍然值得去探索和研究，并且还是各类自然科学基金资助的重点。

2. 经济效益。有些应用基础研究和应用性研究的成果，能直接转化为生产力，其推广应用能推动或形成一个产业，产生显著的经济效益时，往往容易获得各级政府和企业的资助。

因此总的原则是尽可能做到投入少、成本低、见效快、收效大。如果所选的课题研究费用高，而预计成果价值不大，这样的课题最好不选，如果所选的课题预计成果应用能产生一定的经济效益和社会效益，但推广应用时需要较大投入时，这样的课题也要三思而后行。如果所选的课题预计成果价值很大，能产生重大的经济效益和（或）社会效益时，这样的课题即使研究费用和推广应用投入大一些，也是值得的。

（五）需要性原则

所选的课题应当是当今社会需要解决的主要问题。医学研究的目的是保护和增进人类的健康，而那些严重危害人类的身体健康，现阶段又缺少有效防治手段的疾病，无疑是医学研究中迫切需要解决的问题。当前我国居民死因顺位中前 6 位分别是脑血管病、心脏病、恶性肿瘤、消化系统疾病、呼吸系统疾病与传染病，这六类疾病的死亡人数占死亡总人数的80％以上。因此开展这些疾病预防、治疗、诊断和发病机制研究对于提高人民群众的健康水平，促进经济的发展具有非常重要的意义。

总之，科研的目的和选题说得形象一点就是不要当“波斯猫”，只供人玩赏，但不捉耗子。对于基础性研究项目，项目选题一定要站在国际（至少是国内）研究的前沿，解决重要的科学问题，对应用性研究或应用性基础研究，要针对社会需要和国民经济的重要问题，同时也是亟待解决的问题。

## 第二节　选题的方法

注意运用恰当的选题方法，可以减少无效劳动，提高选题的质量。选题的方法有以下几种。

（一）从招标指南中选课题

国家、地方有关部门及民间各级基金组织都定期或不定期下达科研项目指南，在指南中，都非常明确地提出了鼓励研究的领域和重点资助的范围，比较详细地提出了一系列可供选择的项目和课题。医学科研人员可以根据自身条件和基础去选择适合自己的研究课题。注意在选题前，一定要仔细阅读和了解相关项目的各项要求，使得所选课题与项目指南要求的研究范围、研究目标等完全符合。如果项目指南中所列出的项目或课题，比较宏观和笼统，则立题时应在这个框架范围内再进行具体化，可以从不同角度、不同方面或某一侧面来探讨该问题。

（二）从医学实践中选课题

实践是问题的源泉，医务人员在各自的预防和临床实际工作中，积累了大量的感性材料和经验，从而为选题提供了很好的来源，要学会在实际工作中抓住那些遇到或发现的新问题和一些难以解释现象，善于开动脑筋，多问为什么，勤于思考，追根刨源，就能找到值得做和适合于自己的研究课题。只知按部就班、循规蹈矩地做实际工作，永远都不可能实现创新。

（三）从学术争论中选课题

参加各种学术讨论、学术讲座、学术会议和疑难病例讨论等，也是选题的极好机会。对于某一现象、问题存在不同认识和观点，甚至产生争论，这是科学研究中常有的事。相反，如果没有争论反而是不正常的。例如，对某一疾病的发病机理可能会有多种解释，对某一药物治疗的适应证会有不同的看法，对某种疗法的有效性会有不同的评价。争论时各方又都有一定的事实根据和理由，因此了解这种争论的历史现状及焦点，抓住其中切入点去选题，意义就比较大。

（四）从文献的空白点选题

科学研究中填补空白最容易出成果。根据自己的特长和已掌握专业的发展情况，进一步查阅近20年有关的国内外文献，从中找出空白点。填补这一空白即可以作为科研选题。从文献的海洋中探寻新的题目，不失为一种较为实用和有效的选题方法。

（五）已有课题的延伸中去选课题

在完成原有课题任务之后，旧的问题得到了解决，但又往往会在原有的基础上发现新的问题，因此在绝大多数情况下可以从广度和深度上作进一步延伸，从而使自己的科学假设日趋完善。

（六）从学科交叉的边缘区选课题

随着医学科学的飞速发展，一方面学科高度分化，分支越来越多，另一方面学科又高度综合，一门学科往往包含着众多学科，高度分化与综合的结果，必然产生相互交叉和渗透，在这些学科的边缘区就存在大量的空白地带有待于探索和开垦，所以从中选题进行研究是非常有意义的。控制论创始人维纳曾说过："在科学发展上可以得到最大收获的领域是各种已经建立起来的各部门之间的无人区。"

（七）机遇选题

法国科学家巴斯德曾指出："在观察的领域里，机遇只偏爱那种有准备的头脑。"在科学研究的历史上，确实有许多机遇因素导致了重要发现，科研选题也会存在机遇问题。它是指人们通过偶然性或者直觉捕获到某种信息，而后选定了某个研究课题。例如英国的医生爱德华·琴纳，偶然发现感染过牛痘的人不得天花，从而深入研究，开辟了免疫接种预防传染病的新天地，并且消灭了天花，为人类做出了巨大贡献。另一例子就是弗莱明对青霉素的发现过程，弗莱明长期从事溶菌酶的研究，曾发表了多篇有关溶菌酶的文章，有一次偶然机会，他的培养皿里发现了以往不易发生溶菌的葡萄球菌被溶解的现象，而培养皿的营养成分和各种实验条件与前几次完全一样，惟一不同的是培养皿中长有青霉菌，然后他以此现象为研究起点发现了有效的抗菌药青霉素。

## 第三节　课题的来源与申报

### 一、课题的来源

在我国，医学科研项目的来源主要有以下几种。

（一）国家级项目

国家 973 项目，国家 863 项目，国家科技攻关项目，国家自然科学基金项目，国家科技项目，国家计委项目，攀登计划等。

（二）部委级项目

国家卫生部项目，国家教育部项目，国家人事部项目，国家计划生育委员会项目，国家药品监督管理局项目，国家中医药管理局项目等。

（三）地方级项目

各省、自治区、直辖市及地市科研基金项目，以及一些大公司、企业等设立的专门用于科研和开发的基金项目等。

（四）国外基金项目

来自于国际组织、国外团体及各种专门的基金组织设立的科研基金，以及慈善机构的基金等。如世界卫生组织，联合国儿童基金会，美国中华医学基金会等。

（五）单位科研基金项目

随着科教兴国战略实施及医药卫生事业的发展，各单位对科研工作日渐重视。特别是高等医药院校，大型医院和疾病预防控制中心每年均拨出一定的经费用于科研。

（六）个人自拟的研究项目

医务人员可以根据个人的技术专长及工作特点，在自己的岗位上结合医疗卫生工作的实践需要，自由地选择研究课题。包括：改进疾病的诊疗方法，改进检测的技术方法，总结误诊、漏诊的经验教训，总结疾病的护理心得经验等等。在基层单位，自由选题是大有可为的，应加以鼓励和扶持。

## 二、课题的申报

(一)基金项目的申报条件及资助范围

各级课题基金项目的招标项目申请指南中对项目的申报资格条件以及资助的范围和重点都有明确而详细的介绍，现以申报国家自然科学基金项目(National Natural Science Foundation of China，NSFC)为例说明该基金的资助范围、特点、要求和申请条件等。

国家自然科学基金面向全国，是国家创新体系的重要组成部分，主要资助自然科学基础研究和部分应用研究，重点支持具有良好研究条件、研究实力的高等院校和科研机构中的研究人员。与医药卫生科学有关的主要类别如下。

1. 面上项目。面上项目是覆盖研究领域最广，面向申请者最多的项目资助类型，也是自然科学基金资助项目中最基本的种类，每年资助的研究项目占各类资助项目经费总额的60%以上。面上项目包括自由申请项目、青年科学基金项目和地区科学基金项目，资助期限一般为三年，申请者须符合《国家自然科学基金项目管理规定》要求，并且具有高级专业技术职务或已获博士学位；或具有中级专业技术职务但未获得博士学位的研究人员，经两名具有高级专业技术职务的同行专家推荐，亦可申请。

(1)自由申请项目。这类项目是面上项目的主体，占面上项目总数的80%以上。根据《国家自然科学基金项目指南》提出的主要资助范围，鼓励研究的领域和定向研究课题，申请者可以自由选题，自愿组建研究组，提出资助的申请。每年申报一次。

(2)青年科学基金项目。青年科学基金项目是为促进青年科技工作者的成长和优秀青年人才脱颖而出而特别设立的。青年科学基金项目的申请者限在受理申请当年1月1日未满35周岁，获博士学位或具有同等水平，并且以前未获得过该类项目的资助。项目组的主要成员以青年为主。

(3)地区科学基金项目。仅限于青海省、海南省、云南省、贵州省、江西省、内蒙古自治区、宁夏回族自治区、新疆维吾尔自治区、西藏自治区、广西壮族自治区和延边朝鲜自治州等11个省、自治区(州)所属单位的科技工作者，目的是加强对我国边远山区及少数民族等科学基础薄弱的地区开展科研工作的支持，重点支持结合当地条件和特点的研究工作。

2. 重点项目。重点项目支持科技工作者结合国家需求，把握世界科学前缘，针对我国已有较好基础和积累的重要研究领域或新学科生长点开展深入、系统的创新性研究工作，特别是对学科发展有重要推动作用的关键科学问题和科学前缘的研究以及对经济与社会可持续发展有重要应用前景和意义或能够充分发挥我国资源或自然条件特色的基础研究。这类项目资助强度大，主要由学科评审组从面上项目中选出或由学科部根据学科发展需要提出。重点项目一般由一个单位承担。确有必要时，合作研究单位不超过两个，期限一般为四年。凡符合《国家自然科学基金项目管理规定》要求并且具有高级专业技术职务的科技工作者，均可根据国家自然科学基金委当年发布的申请通告和项目指南，通过项目依托单位提出申请。申请者必须是项目实际主持人，限为一人。

3. 重大项目。重大项目指具有战略意义的重大科学问题，需要组织学科交叉和多学科综合研究的项目。通常由有关部门或专家提出建议，经部门平衡后报送国家自然科学基金委员会，然后进行讨论和评审。资助特点是鼓励各申请单位联合申请。

4. 国家杰出青年科学基金项目。国家杰出青年基金项目是国家设立的专项青年科学基金，资助国内及尚在境外即将回国工作的优秀青年学者，在国内进行自然科学基础研究和应用基础研究。目的是促进青年科学技术人才的成长，鼓励海外学者回国工作，加速培养造就一批进入世界科技前沿的优秀学术带头人。申请者应在 45 周岁以下，一般应获博士学位或具有相当于副教授以上的专业技术职务，在自然科学基础研究方面已取得国内外同行承认的创新性成绩，或对本学科领域或相关学科领域的发展有重要的推动作用；在应用基础研究方面取得国内外同行承认的创新性科技成果，或对国家经济与社会发展有较大影响。

5. 其他基金项目。此外，国家自然科学基金委还设有海外青年学者合作研究基金、香港澳门青年学者合作研究基金、科技部主任基金项目、优秀国家重点实验室研究项目基金等。最近还设立了创新研究群体科学基金，资助在原始创新方面已有系列成果的研究机构，鼓励具有国际领先或进入国际先进前沿的研究进一步扩展和深入。

欲详细了解各项基金项目的有关情况，可访问国家自然科学基金委员会的网站（http://www.nsfc.gov.cn ）。

（二）基金项目的申报程序

各级基金项目的申报均有一套严格的程序。一般在基金申请指南及申请通告中会作有关的介绍。基金项目的申报程序基本如下。

1. 项目申请书的填写。课题项目申报一般均需要填写项目申请书（标书）。标书是课题申报人员向上级主管部门和评委提供的惟一书面材料，是评价申请者的申请项目并确定是否予以资助的重要依据。申请者因此务必认真填写。申请书上所附的各项内容填写说明一定要认真阅读。在填写申请项目内容的同时要重视填写规范中的格式要求，否则会影响评审的结果。关于申请书如何规范填写及注意要点将在第六节中进行重点阐述。

2. 项目依托单位的初步筛查。申请者所在的单位对课题申报加以引导并进行认真的初步筛选和审查，严把申报质量关，是提高中标率的重要一环。单位的科研管理部门负责对本单位的申请项目作严格审查并保证申请书陈述内容的真实性及核对填写内容与计算机录入内容的一致性。学术委员会对研究项目的科学意义，研究特色和创新点，研究方向和技术路线的可行性进行全面审查并签署意见。单位（包括合作单位）应对项目或批准后的支持条件和监督执行等做出保证。

3. 项目评审。科研基金项目管理部门一般采用评审方法来决定是否对申报课题予以资助。评审遵循"依靠专家，发扬民主，择优支持，公正合理"的原则，以达到平等竞争、科学民主、激励创新的目的。下面以国家自然科学基金项目为例加以说明。

国家自然科学基金的评审一般按照初审、同行专家评议、专家评审组或专业评审委员会评审、委员会审批的程序进行。

（1）初审。标书首先由自然科学基金委科学部各学科处负责筛选，对申请者不具备申请资格或违反自然科学基金委的有关规定；申请手续不完备或申请书不符合要求；申请项目主体内容不符合国家自然科学基金资助范围或申请经费超出基金项目资助能力；申请者以往项目执行不力的申请项目予以剔除。

（2）同行专家评议。将经过初筛的项目标书分送国内 5 位同行专家进行评议，对申请项目的创新性、研究价值、研究目标、研究方案等做出独立的判断和评价，一般采取通讯评议的方式进行。

（3）专家评审组或专业评审委员会评审。专家评审组或专业评审委员会在同行评议的基础上，根据择优支持的原则，以会议的形式进行集体评议后，经投票方式提出是否资助及资助金额的建议。

(4)委员会审批。学科部(医学属生命科学部)根据专家评审组的资助建议,提出建议资助方案,经分管委主任审核同意后,提交委员会审批。

(三)如何提高中标率

1.申报项目落选的原因。近年来各单位对科研愈加重视,但就国内现状而言,基金项目资助有限,所以从科研招标总的趋势来看,往往是申报很多,中标率低,竞争非常激烈,根据2000—2002年的年度报告统计,国家自然科学基金面上项目的中标率在17.5%～21.1%,细细分析落选的原因,选题缺乏创新性和先进性约占到1/5,技术路线和研究手段方法欠佳的占1/5,缺乏相关研究工作基础的占1/6,其他原因(包括研究意义不大,以前已资助项目执行不力,预期目标不明确等)约占1/10,可见申请者的业务和学术水平是造成申报失败的症结所在。

2.提高中标率的对策。通过对上述落选原因的分析,针对存在的问题,应重点从以下几个方面入手。

(1)突出选题的新颖及特色。创新性或先进性是课题研究的价值所在,缺乏新意和特色是多数课题未能中标的主要原因。因此重视立题查新十分重要。围绕研究课题对其所涉及的相关领域展开全面系统的文献检索,可以帮助研究人员确定自己的研究选题,提高选题的针对性,避免低水平重复,是确保申请项目具有显著创新性的充分理论根据,从而提高中标的几率。此外,选题过程注意突出地区特色和民族特色,往往可以减少竞争对手,达到扬长避短、出奇制胜的效果。某些科研机构虽然无明显整体优势,但善于瞄准自己的特点,发挥自己的优势,中标的项目数反而超过其他的兄弟单位。

(2)完善研究方案和技术路线。研究方案必须要围绕研究的目标而制定,设计的方案必须能反映或检验科研假说的基本过程,技术路线则必须能清晰地展现课题研究的基本思路,拟采用的研究技术方法必须能确保得到研究内容所包含的各项指标和数据。总而言之,应使评审人员认为研究方案切实可行,技术路线科学合理,研究方法先进可靠。

(3)加强研究工作的基础。申请项目应该有以往研究的积累。完全是新开展的研究,缺乏前期的研究工作积累与预试验,意味着研究人员对此领域缺乏研究经验,若给予资助可能是前景不明,风险较大,因此一般评审专家不会予以支持。所以在申请项目,特别是重点或重大项目前,必须先进行必要的前期研究,并取得一定的成果,这样才能在以后申请该领域相关项目时提高中标的可能性。

(4)注重标书的填写,提高标书的质量。基金委对项目评审的主要根据就是标书,事实上标书是申请者学术水平的重要表现,体现了一个科研人员具有的内在学术价值和学术水平,也反映出申请人对学术问题思考是否缜密、科学,分析问题是否深入,准备是否充分等。标书可以看作是一份答卷。标书的填写一定要认真,力求准确、简练、真实、完整。符合填报规范中相应的要求。在这里需要指出的是,在标书的制作时,标书的内容和客观形式均应注重。尤其是国家自然科学基金的申请书格式相当复杂,填写有一定难度。每年有20%以上的项目在形式审查中被淘汰,其中包括许多创新性强,很有学术价值的课题。

(5)善于化失败为成功。就我国目前状况看,项目申请中标率低是客观存在的事实,对于某一具体标书而言,不中标的几率是相当大的。因此,申请者不要为项目落选而灰心气馁,关键在于要理性地分析落选的原因,找出自己存在的不足之处,善于从中吸取有益的教训,通过踏踏实实的努力工作,克服其中的薄弱环节,下次再申请时就很有可能会成功。记住,失败乃成功之母,要有一种屡败屡战、持之以恒的不服输精神。

## 第四节　项目申请书的书写

上节提到项目申请书的制作质量是决定项目能否获得资助的关键环节，因此，掌握申请书的写作技巧，写好项目申请书已成为当今研究人员，尤其是年轻科研人员的一项必备技能。虽然各部门的项目申请书在形式上多种多样，但申请书的书写要求都基本相似，其内容也大同小异。本节将介绍项目申请书的主要内容、填报的注意事项，并通过一篇项目申请书的实例解析供大家参考。

### 一、申请书的主要内容

项目申请书填写的主要内容如下。

（一）题目、摘要及主题词

题目是项目研究的目标、具体内容及特点的浓缩和集中体现，字数不宜太多，一般不宜超过25字（包括标点符号）。要求准确、精练，有专指性。好的题目可起到画龙点睛的作用。摘要最多不超过400字，要求非常简单扼要地介绍课题的基本内容与目的、意义。有些申请书需要主题词（中文或中英文），应当准确规范。

（二）立论依据

1. 研究意义。首先应说明项目提出的依据、必然性，其次说明选定课题的科学意义和可能产生的效益。对基础研究和应用基础研究的申请项目要求有所不同。对基础研究着重结合国际科学发展趋势，论述项目的科学意义；对应用基础研究，着重结合学科前沿，围绕国民经济和社会发展中的重要科技问题，论述其应用前景。

2. 国内外研究现状。说明同类研究在国内外的研究现状及水平，有哪些问题已经解决，有哪些问题尚未解决，用以说明本课题研究所处的起点和水平。要避免用“填补空白”、“首创”、“国际领先”等夸夸其谈的语句，这样反而会产生负面影响。最后应注明主要的参考文献，格式应包括作者、题目、杂志名称、年份、卷（期）、起止页码等内容。文献数量一般控制在10～15篇，并要求多数为近3～5年的科学文献，表明本课题紧跟最新研究进展。

（三）研究方案

1. 研究目标、研究内容和拟解决的关键问题。

（1）研究目标。在方案中要将研究目标加以明确和具体化并说明其意义和价值，避免过宽过大。

（2）研究内容。要客观具体地写出用何种手段、技术或方法来研究哪些内容，内容应与目标相一致，注意不要写过多难以实现的内容及与研究无关的内容，必须紧扣研究目标。

（3）拟解决的关键问题。阐述本研究在方法和技术上要解决什么难题，拟解决的关键问题决定课题研究的成败，反映研究项目的难点，需经深思熟虑后慎重提出。

2. 拟采取的研究方法、技术路线、试验方案及可行性分析。

（1）研究方法。在研究内容中提到的观察指标必须说明用什么方法和技术去加以实现。对项目涉及的方法和技术应逐项具体说明，但应避免两个极端：一为过于简单，只提方法或技术名称，而无具体内容；二为过于烦琐，写出大量具体细节、步骤，结果会冲淡申请主题。

（2）技术路线。技术路线是科研设计基本思路的直观体现。对研究的基本步骤，解决关键问题的方法和技术要加以概括的叙述，通常用箭头将各环节连成流程图，即技术路线图，使人一目了然，获得清晰的印象。

(3)试验方案。在试验方案中，同样需要用较短的篇幅来说明方案的基本情况，避免描述过多的细枝末节，体现实验设计的三大要素(处理因素、受试对象、效应指标)及五大原则(随机、对照、盲法、均衡、重复)。

(4)可行性分析。采取的研究方法、技术路线和实验方案是否切实可行，应作出分析说明。可行性分析应包括：①项目组成员是否具备相应的资格，熟练掌握相关技术方法；②研究所需的仪器设备、试剂、材料和实验动物是否有保障；③项目涉及单位组织实施配合能否到位。

3. 项目的创新之处。

通过本项目与国内外其他同类研究的比较，阐明本研究有什么特色，有哪些创新点，这是评价项目价值的重要部分。

4. 年度研究计划及预期研究结果。

(1)研究计划。要按照实际可行的步骤来制定年度研究计划，切莫马虎，草草了事，一旦项目获准就应按计划进行，这样才能确保研究按时保质完成。同时在制定计划时应考虑可能出现意外情况，所以应适当留有余地。

(2)预期结果。包括可预见结果和不可预见结果两个部分，后者视具体情况而定。可预见结果是指预期本课题完成后可能取得的实质性结果，例如科研论文的发表，新技术、新方法的推广使用，新药的研制开发等。不可预见结果是指由于研究过程中可能会得到新发现，获得其他一些有价值的结果。

(四)研究基础与工作条件

1. 研究基础。着重阐述项目组前期开展的与本项目相关的研究工作积累，包括预实验、初试及准备工作情况和已取得的研究工作成绩。

2. 工作条件。填写已具备的实验条件(包括实验场所、仪器、设备等)，目前尚缺少的实验条件和拟解决的途径。如果拟利用国家重点实验室和各部门开放实验室，应说明计划落实情况。

3. 申请人简历。必须实事求是地填写申请者和项目组主要成员的学历和研究工作简历，近期已发表的与本项目有关的主要论著目录和获得学术奖励情况及在本项目中承担的任务，以切实反映项目组成员的学术和科研水平。

(五)经费预算

经费预算必须真实合理，因为这将直接影响课题的评审结果。目前各级部门对课题资助的经费有限，故预算应严格按照规定的条款，详细地说明各项开支的理由和依据，否则评审时专家很可能会因为经费预算不合理而将其淘汰。一般填写下列内容：①研究经费。包括科研业务费、实验材料费、仪器设备费(限购必须的中小件仪器，购置贵重仪器须说明必要性)、实验室改装费和协作费；②劳务费；③管理费(项目组织实施费)；④国际合作与交流费。

(六)申请者正在承担的其他项目

填写申请者和项目组主要成员正在承担的科研项目情况包括攀登计划、863 计划、攻关计划和各部委省市任务等项目名称及编号、经费来源、起止年月、负责的内容等。

(七)申请者过去负责或参加该部门资助项目情况

按要求填写批准号、项目名称、起止年月、担任角色、进展或完成情况。

(八)推荐意见

不具有高级专业技术职务的申请者，需有 2 名具有高级专业技术职务的同行专家推荐，推荐者应认真负责地介绍申请者及其项目组成员的业务基础、研究能力、科研态度和研究条件。

## 二、填报的注意事项

（一）基本手续必须完备

1. 申请者及项目组成员应在申请书上亲笔签名，他人不得冒签、代签。项目组成员不在当地不能在申请书上亲笔签名的，要附上本人同意参加的亲笔信件。

2. 申请者所在单位学术委员会应签署意见，所在单位应对申请人资格进行审查，并在"申请者所在单位领导的审查意见与保证"栏目填写审查意见与保证事宜，并加盖公章，不能以"同意"二字敷衍了事。如为合作项目，合作者所在单位也应加盖公章。合作单位不能盖章的，要附上同意合作的盖公章的信函。

（二）填准项目类别、申报学科名称及代码

申请者应准确填写项目类别，申报学科一般填最相关的学科。如涉及多学科交叉的项目可填写两个。先填为主学科，再填次要学科。同一项目由于投送学科不同，往往获准的机会不同。

（三）注意文字表达格式的规范

申请书的文字应当通俗流畅，容易理解，篇幅适中，表达清楚，注意语法和标点符号的正确应用。新的术语和名词应同时用中文和原文表达，第一次出现的缩略语必须注出全称。此外应该利用计算机填写申请书，并按要求进行打印。

（四）各类基金会的其他规定

申报各类基金项目，尚需要注意各类基金的特殊规定。例如，申报国家自然科学基金面上项目的副高级及以上人员，如在研项目（主持或参加）已有两项或以上，则不能再作为申报者或参加者申请新的国家自然基金面上项目。

## 三、申请书实例解析

以下为一篇 2001 年某基金面上项目的申请标书，限于篇幅，仅列出部分主要内容供大家参考，目的在于希望读者举一反三，触类旁通。

（一）题目和摘要、主题词

1. 题目。

中文　大肠癌环境暴露和代谢酶基因多态性的分子流行病学研究

英文　A Molecular Epidemiologic Study on both Environmental Exposures and Genetic Polymorphisms in Metabolic Enzymes for Colorectal Cancer

2. 摘要。以 7 万人的普通人群队列为研究对象，应用分子生物学以及抽样调查、病例对照和前瞻性等研究技术，探讨环境暴露因素、代谢酶基因多态性（细胞色素 P450、N-乙酰转移酶和亚甲基四氢叶酸还原酶等）及其交互作用与大肠癌危险性的关系，掌握人群中代谢酶基因多态性的分布，并建立人群大肠癌筛检的数量化方法，为大肠癌发病机理的阐明和防治提供依据。

3. 主题词。

中文　大肠癌　环境暴露　代谢酶基因多态性

英文　Colorectal Cancer / Environmental Exposures / Genetic Polymorphisms

评述：申请书的题目简明扼要地反映该项目的主要研究内容，字数共 25 字，摘要部分以精炼的语言介绍了项目的研究对象、方法及研究的目标、意义。主题词共 3 个，规范恰当，集中概括了项目的研究精髓。

（二）立论依据

（包括项目的研究意义、国内外研究现状分析，并附主要参考文献及出处）

大肠癌是常见的恶性肿瘤之一，在欧美国家肿瘤死亡谱中居第二位，发病率居第四位；在我国居恶性肿瘤死亡的第五位。据我国大肠癌高发区××县（本课题的现场人群）资料，其全人群的发病率高达25.3/10万。随着我国居民生活方式，特别是饮食习惯的改变，大肠癌的发病/死亡率正呈现不断上升的趋势。大肠癌已成为重要的恶性肿瘤，对其的预防与控制是整个恶性肿瘤防治中的一个重要环节。有效的肿瘤防治有赖于掌握影响其发病的危险因素、机体遗传易感性及其交互作用和肿瘤发病机制。世界范围内，欧美发达国家（最高发）的发病率与印度（最低发）的发病率之间约相差20倍。这种巨大的差异，大部分可用各人群的饮食及其他环境暴露的差异得到解释，部分则归结于人群对该肿瘤的易感性的差异。综观目前大肠癌防治研究的现状，单纯从宏观（环境暴露）或单纯从微观（分子生物学）角度对大肠癌发病原因的研究方面均取得了不少成果，但很少有环境暴露与机体遗传因素相结合的、特别是在群体水平上的分子流行病学研究的报道。

大肠癌是环境因素和遗传因素共同起作用的结果。国内外较多的流行病学研究已表明大肠癌常见的危险因素有：高脂肪低纤维素饮食，煎炸薰烤肉、鱼类食物，少食蔬菜及水果等食物，吸烟饮酒，饮用不洁水，较少的体力活动以及家族史等等。课题组对××县全人群中大肠癌危险因素的多次病例对照研究，获得了与文献报道基本一致的结果，其中就多次发现喜食红烧鱼（经煎炸、用酱油等烧煮）一项是大肠癌的危险因素。研究表明，约70%的大肠癌发病和上述环境因素有关，而与大肠癌发病有关的环境因素中，饮食种类、烹调方式及饮食习惯处于极其重要的地位。在群体中，许多人都接触相同的环境致癌物，但只有少数人最终发展成为大肠癌病人，个体对环境致癌物的反应可能不完全相同，肿瘤易感性在大肠癌的发病中起着重要的作用。近来文献报道反映了对环境因素与肿瘤易感性（遗传因素）交互作用或综合作用的重视，但尚少以人群为基础的分子流行病学研究。鉴于饮食（危险因素和保护因素）、吸烟、饮酒等环境暴露在大肠癌病因学中的重要作用，与此有关的体内若干种代谢酶基因多态性正受到重视，认为其可以反映个体对大肠癌的遗传易感倾向。

90%的致癌物是前致癌物，本身没有致癌活性，在体内经Ⅰ相代谢反应转化为有致癌活性的终致癌物，参与Ⅰ相代谢反应的酶类主要为细胞色素P450（CYPs），如CYP1A1、CYP1A2等。CYP1A1参与多环芳烃类（PAH）致癌物的氧化反应。CYP1A1有三种多态，Msp1的m2/m2纯合子与Exon7的Val/Val突变型具有高代谢诱导活性，是肿瘤的易感基因。CYP1A2参与芳香胺、多环芳烃等的代谢。CYP1A1和CYP1A2可能与大肠癌发病有关。参与杂环胺类的相关代谢酶除CYP1A2等外，还至少涉及N-乙酰转移酶（NAT1和NAT2）。文献认为CYP1A2、NAT1/NAT2的遗传多态性本身或者与摄入肉食品相互作用与大肠癌危险性有关联。但其机理和遗传学资料的报道结果不尽一致。NATs在体内参与乙酰化代谢，通过N-乙酰化作用使活化的芳香胺（杂环胺）失去活性，是体内芳香胺类致癌物的重要解毒途径。

NATs慢反应型的人群接触芳香胺类物质发生膀胱癌的危险性比快反应型的高。但NATs还具有O-乙酰化作用，使杂环胺类物质在CYP1A2活化后的中间代谢的生物活性更强。因此，O-乙酰化作用可能增加杂环胺类等化学物的致癌活性。NATs快反应型可能与大肠癌危险性有关联。目前，一般认为快反应NAT1、NAT2或包括CYP1A2基因型等遗传易感特征和吸烟或高摄入肉食类食品的综合作用与大肠癌发病危险性提高有关。

多食蔬菜、水果等食品可以降低大肠癌发病的危险性，此有较多的流行病学资料支持。国内外学者对此机理的解释，比较一致的意见认为是叶酸的作用。叶酸是甲基化代谢的中心，其可以影响DNA的甲基化以及DNA复制与修复所需的核苷酸数量。自从1994年Goyette等人首次将人类的亚甲基四氢叶酸还原酶(MTHFR)的cDNA分离成功,并将基因定位在染色体1p36.3以来,已发现该基因中有8种突变。最近利用PCR-SSCP和直接测序等方法发现MTHFR基因677碱基C被T置换,即677C→T突变,使丙氨酸(Ala)变为缬氨酸(Val)。这种677C→T突变导致MTHFR这一多态性代谢酶的活性下降,进而引起血浆中叶酸(5-甲基四氢叶酸)水平下降,胱氨酸水平升高以及血中5-10-亚甲基四氢叶酸的蓄积。MTHFR是叶酸代谢的关键酶,其在甲基转移和核苷酸制造这一交叉点上发挥作用的事实表明,只有当叶酸摄入不足和C→T突变都存在才有致癌的危险性。在叶酸摄入和代谢与大肠癌危险性关系中,维生素B12也是一个重要的辅助因子,其参与叶酸代谢而有助降低大肠癌的危险性。因此,掌握我国人群MTHFR基因突变频率分布及其与饮食、饮酒等环境暴露在大肠癌发病中单独或综合作用,对阐明大肠癌的病因及发病机理方面也具有重要意义。

细胞色素p450(CYP1A1/CYP1A2)、NATs和MTHFR在大肠癌主要环境暴露因素的致癌作用机制方面具有重要作用,一定程度上反映了机体的肿瘤易感性。代谢酶基因多态性和肿瘤易感性关系多见于肺癌、胃癌等的研究,与大肠癌关系的研究报道不多,仅限于单个代谢酶基因多态性的独立研究。另一方面,以往的研究方法大多是单独的回顾性病例对照研究,结果相互矛盾较多,还不足以阐明代谢酶基因多态性及其与环境暴露的交互作用在大肠癌发病中的作用。目前,迫切需要了解这些代谢酶基因多态性在自然人群中的分布频率及其在群体水平上与各环境暴露因素之间的关系,进而探讨其与大肠癌危险性的关系。

人群肿瘤危险度评估在肿瘤预防与控制中有很重要的作用。本课题申请人等曾以个体环境暴露的流行病学调查资料为基础,应用模糊数学等的原理建立人群大肠癌筛检(危险度评估)的数学模型。上述这类数学模型的灵敏度在70%左右,特异度在60%～70%之间。假如把环境暴露和机体肿瘤易感性相结合,理论上可以更客观和准确地反映致癌物在体内的生物学效应。在此基础上建立人群大肠癌危险度评估(筛检)模型,则可提高其准确度。藉此评估模型可以筛检自然人群中大肠癌的更高危人群,提高大肠癌群体防治的效率和有利于开展有针对性的大肠癌防治措施。

主要参考文献

1. Bingham SA. Diet and colorectal cancer prevention. Biochem Soc Trans, 2000, 28(2):12-6.
2. Little J, Tarvre J. Family history, metabolic gene polymorphism, diet and risk of colorectal cancer. Eur J Cancer Prev. 1999;9(suppl 1):S61-72.
3. Potter JD. Colorectal cancer:molecules and populations. J Natl Cancer Inst, 1999, 91(11):916-932.
4. Keating GA, Layton DW, Felton JS. Factors determining dietary intakes of heterocyclic amines in cooked foods. Mutat Res, 1999, 443(1-2):149-156.
5. Baron JA, Sandler RS, Haile-rw, et al. Folate intake, alcohol consumption, cigarette smoking, and risk of colorectal adenomas. J Natl Cancer Inst, 1998, 90(1):57-62.
6. Welfare MR, Cooper J, Bassendine MF, et al. Relationship between acetylator status, smoking, diet, and colorectal cancer risk in the North-west of England. Carcinogensis, 1997, 18(7):1351-1354.

7. Chen J, Giovannucci E, Kelsey K, et al. A methylenetetrahydrofolate reductase polymorphism and the risk of colorectal cancer. Cancer Res, 1996, 56(21): 4862-4864.
8. Raunio H, Husgafrel-Pursiainen K, Anttila S, et al. Diagosis of polymorphisms in cancinogenactivating and inactivating enzymes and cancer susceptibility-a review. Gene, 1995, 159: 113-121.
9. Sivaraman L, Leatham MP, Yee J, et al. CYP1A1 genetic polymorphisms and in situ colorectal cancer. Cancer-Res, 1994, 54(14): 3692-3695.
10. Turesky RJ, Lang NP, Butler MA, et al. Metabolic activation of carcinogenic heterocylic aromatic amines by human liver and colon. Carcinogenesis, 1991, 12(10): 1839-1845.
11. 李连弟，鲁凤珠，张思维，等. 中国恶性肿瘤死亡率20年变化趋势和近期预测分析. 中华肿瘤杂志 1997, 19(1): 3-9.
12. 陈坤，焦登鳌，郑树. 人群大肠癌筛检数量化方法的应用研究. 中华肿瘤杂志，1993, 15(1): 37-40.

评述：立项依据部分从国内外研究现况到项目的研究目标和意义，段落之间过渡较为自然，符合逻辑，文字简洁语句通顺，给人以水到渠成的感觉。本文一开始就阐述了世界和我国范围内人群中大肠癌的发病、死亡情况及开展大肠癌防治工作的重要性，为本项目的研究背景作了铺垫。接下来综合国内外相关的研究成果，论述了大肠癌病因中环境因素、遗传因素（代谢酶基因多态性）及两者交互作用的致癌机制研究现状及存在问题，提出从群体水平将宏观与微观结合起来开展大肠癌分子流行病学研究的设想和必要性，这样就将话题从国内外的研究现状转到了本项目的研究内容和目标，然后又进一步提出本项目的另一目标——综合分子流行病学的研究成果，建立人群大肠癌筛检的数量化模型。最后强调了开展本研究的意义所在。在参考文献部分，列出了文中引用观点时用到的主要文献12篇，并且所引文献均为1991年以后发表的文章，反映本项目紧跟最新的进展。此外参考文献用小号字体既压缩了篇幅又提供了有用的信息。

（三）研究方案

1. 研究目标、研究内容和拟解决的关键问题。

研究目标：

通过本课题研究，阐明大肠癌环境暴露、代谢酶基因多态性在人群中的分布及其在大肠癌发病中的综合作用。在此基础上优化人群大肠癌筛检的方法。具体分述如下：

（1）验证环境暴露与大肠癌危险性的关系（病例对照研究与前瞻性研究）；

（2）研究代谢酶基因多态性[CYP1A1, CYP1A2, NAT1/NAT2, MTHFR(667C→T)]在人群中的出现频率（随访队列的抽样调查）；

（3）评价代谢酶基因多态性与大肠癌危险性之间的关系（病例对照研究与回顾前瞻性研究）；

（4）探讨遗传易感性（代谢酶基因多态性）和常见大肠癌危险性因子及其两者交互作用与大肠癌危险性的关系（病例对照研究与前瞻性研究）。

（5）在上述研究的基础上，探索结合代谢酶基因多态性检测的人群大肠癌筛检数量化新模式，建立实用简便的大肠癌高危人群筛检指标和个体大肠癌危险度的判别（筛检）模型。

研究内容：

（1）随访队列的抽样调查：根据上述研究目的，选择××县1989—1990年的大肠癌 筛检人群（10个乡镇，年龄≥30岁的7万余普通人群）作为研究人群。该目标人群10年来一直在有效的随访和肿瘤检测监测中，目前年龄分布均为50～，60～和70～组，应用快速流行病学评价方法(REAM)抽样技术，从各年龄段分别抽取正常人的代表性样本各100人左右，构成研究样本，对其进行流行病学问卷调查，并同时抽取外周血15ml备用。

(2)病例对照研究：以上述正常人的样本为对照组(300人左右)，以近年发生的该队列中的大肠癌患者约100人为病例组，进行问卷调查和抽血备用。

(3)问卷和实验室检测：流行病学问卷调查主要内容包括：一般情况、吸烟、饮酒史、饮食史(频率、数量)、饮水史、疾病史等方面，并保持与随访队列起始时的调查表一致，以便作纵向分析。合计约400人的血液标本则应用分子生物学手段，进行代谢酶细胞色素P450(CYP1A1，CYP1A2)、N-乙酰转移酶(NAT1/NAT2)和亚甲基四氢叶酸还原酶(MTHFR(667C→T))的多态性检测。

(4)随访队列中新发病例的监测：对该队列中的新发病例(估计2年内可有60例左右)进行问卷调查和采血作代谢酶基因多态检测。

(5)统计分析内容：①应用本次流行病学问卷调查资料，作经典的病例对照研究分析，进一步验证环境暴露因素与大肠癌危险性的关系。②应用正常人样本的代谢酶基因多态性检测结果，并结合问卷调查资料，可作正常人各代谢酶基因多态性在年龄、性别及其各调查因素(相关因素)上的分布分析，进而推论目标人群的各基因型的分布特征。③根据病例组和正常人对照的基因型检测结果，作各代谢酶基因多态性与大肠癌危险性的病例对照研究分析，结合问卷内容，应用分层分析、Logistic回归分析等技术，作与环境暴露交互作用及其和大肠癌危险性的关系分析。④应用随访队列(7万人)的起始调查资料(1989—1990)和随访期间的多次问卷调查资料及肿瘤登记发病资料作前瞻性分析研究，研究结果与病例对照研究结果作比较，可以评价后者的研究真实性和可靠性。应用随访队列中新发病例的问卷调查和实验室检测结果，作回顾前瞻性分析代谢酶基因多态性及其与环境因素的交互作用和大肠癌危险性的关系(不同暴露队列的代谢酶基因多态性分布，可由正常人样本结果推算获得)。⑤上述统计分析均可分别按结、直肠癌和合并一起后分析，以探索结、直肠癌在危险因素上的差异。

(6)根据上述研究结果，应用生物数学和数理统计技术，对业已建立的人群大肠癌筛检的数量化方法结合代谢酶基因多态性检测结果进行模拟分析和数据回代分析等予以优化，建立并验证大肠癌高危人群筛检指标和个体危险度的数学(筛检)模型。

拟解决的关键问题：

本研究基于一个10年随访队列，进行环境暴露、代谢酶基因多态性及其交互作用与大肠癌危险性关系的分子流行病学研究，拟解决：

(1)寻找细胞色素P450，N-乙酰转移酶及MTHFR的多态位点，明确其在自然人群中的分布状态。

(2)明确CYP1A1、CYP1A2、NAT1/NAT2及MHTFR(677C→T)与环境暴露的交互影响及其与大肠癌危险性的关系。

(3)根据食物频度调查表(问卷调查)，计算食物与营养素摄入情况。

(4)建立并回代验证实用简便的大肠癌高危人群筛检指标和个体大肠癌危险度的筛检(数学)模型。

评述：本节阐述了项目的研究目标、研究内容和拟解决的关键问题，与上一节的立论依据紧密相关，紧紧围绕研究的中心主题而展开。在研究目标部分提出了5个目标，表述清晰，富有明显的层次性和连贯性。接下来根据研究目标，细化并列出研究的具体内容，使研究的内容与目标、背景保持一致，达到了支持、印证与烘托主题的效果。最后提出拟解决的4个关键问题，突出了项目的研究重点、难点、特色及水平。

2. 拟采取的技术路线、研究方法、及可行性分析。

技术路线：本课题技术路线示意图如下。

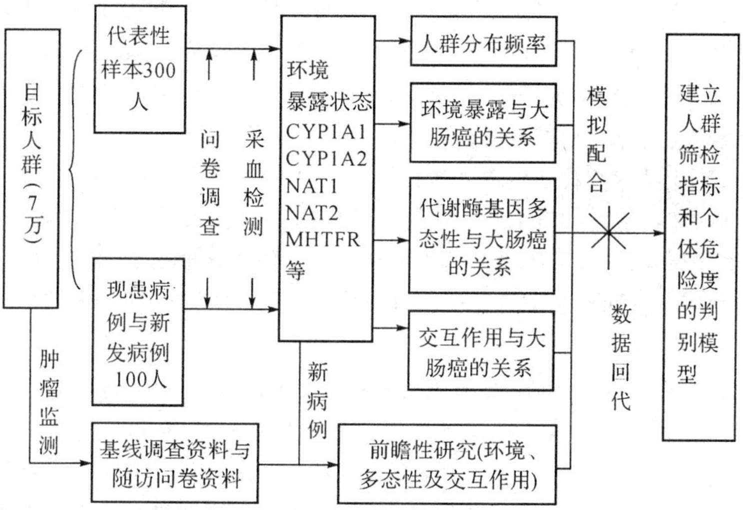


研究方法：

基于普通人群的一个随访队列(7万余人)，应用抽样调查技术、病例对照研究和前瞻性(队列)研究的设计原理以及分子生物学技术，进行分子流行病学研究。

1. 应用快速流行病学评价方法(REAM)的抽样技术，抽取代表性样本约300人，作为该目标人群的代表性样本和下述病例对照研究中的对照组。

2. 对近年来的现患病例及研究期间的新发病例(病理确诊的大肠癌患者)约100例及上述正常人300人分别进行一般流行病学问卷调查，其中包括饮食频度调查，应用食物成份表，可计算各营养素的平均摄入量；采用登门询问调查方式，完成的问卷将进行1/10抽样重复调查，以考证调查质量；在询问调查同时采外周静脉血15ml。

3. 血液标本(400份左右)将应用PCR、RFLP、Southern印迹杂交和DNA序列分析等技术确定CYP1A1/CYP1A2、NAT1/NAT2的多态位点，及MHTFR(667C→T)的突变位点。

4. 利用该随访队列的调查资料(危险因素)及本次正常人的代谢酶基因多态性分布资料来确定该队列的不同暴露状态或水平，结合肿瘤发病和死亡登记资料及近2年余的新发病例资料作前瞻性研究，进行人群分布描述、环境暴露与大肠癌、代谢酶基因多态性分布与大肠癌，以及环境暴露和遗传易感性的交互作用与大肠癌危险性的关系分析。

5. 统计分析方法将应用$\chi^2$、$t$检验或非参数统计方法，以及危险度估计($OR$、$RR$)。对交互作用和混杂因素的分析，可采用分层分析和logistic回归分析。泊松回归分析将在前瞻性研究资料的分析中采用。

6. 应用生物数学和数理统计学方法，通过计算机模型拟合，建立数据回代验证人群大肠癌筛检的数量化方法(数学模型)。

可行性分析：

课题组成员既有从事流行病学现场调查、数据处理分析，也有从事分子生物学工作的研究人员，过去曾多次进行过大型的现场流行病学研究(如中美合作的大肠癌流行病学研究等)，申请者对饮食频度调查及营养素计算、REAM抽样技术等做过专门评价研究和实际应用，研究现场与课题组有近20年的良好合作经历，当地有专门的肿瘤防治所，肿瘤监测资料完整，是大肠癌的高发区，可以保证有足够的新发病例；该地“七五”以来，一直是大肠癌人群筛检的现场。本研究所需的7万余人基线调查资料和随访问卷调查资料已整理并建立了数据库。研究组成员所在的实验室已具有DNA提取、DNA序列分析等实验设施及分析能力。课题组拥有多台计算机及大型数据统计分析软件如SAS、SPSS/PC等，有专门的统计分析人员。本课题实际仅需要重新调查400人以及采集400份血标本作分子生物学检测。综合上述分析，可以按期完成本课题所需的各项指标的实验室检测、现场流行病学调查和数据处理与分析。

评述：本节首先用技术流程图的方式来形象地表述项目研究的技术路线，轮廓清楚，直观地展现了研究的总体思路，使人一目了然。在研究方法部分，对实现本项目所需的6项技术与方法作了具体说明，描述简要，避开了不必要的技术和实验操作的繁琐细节，最后又从课题组成员、研究现场及实验室检测三方面作了可行性论证，以较短的篇幅明确地说明了问题。

3. 本项目的创新之处。

本课题采用宏观和微观相结合，综合研究和分析环境危险因素、代谢酶基因多态性与大肠癌危险性的关系以及上述内外因素间的交互作用与大肠癌的关系，在此基础上建立结合遗传易感性指标的个体大肠癌危险度评价的数学模型用于人群大肠癌筛检。具体而言，(1)由于基于普通的队列人群，对各代谢酶基因多态性可作人群分布描述。(2)采用病例对照方法和前瞻性研究的方法，并能综合分析饮食、营养等环境因素和体内相关代谢酶基因多态性的关系，以阐明其在大肠癌发病中的作用。(3)在此基础上，可以建立并回代验证结合有代谢酶基因多态性指标的新的人群大肠癌筛检的数量化方法(数学模型)。

4. 预期研究成果。

通过本课题研究，预期能阐明环境暴露、代谢酶基因多态性(CYP1A1，CYP1A2，NAT1/NAT2，MHTFR)及其交互作用与大肠癌危险性的关系，进而可进一步探讨环境暴露和癌症易感性在大肠癌发病中的作用机制；通过对普通人群的样本分析，描述上述代谢酶基因多态性的人群分布特征；期望找到实用和简便的大肠癌高危人群筛检指标；建立新的优化的人群大肠癌筛检的数量化方法；利用所建立的人群大肠癌危险度评价的数量化方法，可应用于大肠癌高危人群的筛检和预防工作。

研究成果将以课题总结，成果鉴定，论文发表(预计10篇左右)以及建立的数量化方法的应用和转化等形式提供。

评述：本节首先从三个方面突出地阐述项目研究的特色及创新点，给人一个清楚的印象。但如果能同时对国内外同类研究作具体的比较和分析，则能达到更佳的效果。此外本节第二部分阐述了项目研究预期能得到的结果，比较切合实际，并与项目的研究目标相呼应，保持了前后一致性，同时具体说明了研究成果的提交形式。

5. 年度研究计划及预测进展。

2002.1—2002.12

(1)编制调查表、调查员手册，制定现场调查质控方法。

(2)完成调查表预调查及评价工作。

(3)在以往工作的基础上，建立各项检测指标的实验室分析方法和质控方法。

(4)进行对新发病例及现患近期病例的采血及问卷调查；进行对随访队列的抽查、样本的问卷调查及采集血样本。

2003.1—2003.12

(1)完成确诊新发的大肠癌病例及部分现患近期病例的采血及问卷调查。对个别新发病例可延期至2004年3月，以满足新发病例数的要求。

(2)完成对随访队列的抽样、样本的问卷调查及采集血标本。

(3)同时在实验室对血标本进行处理，并完成CYP1A1/CYP1A2，NAT1/NAT2及MTNFR等检测工作。

(4)重复抽样调查约40人资料，以评价调查质量。

2004.1—2004.12

(1)调查资料的录入，校对，建立数据库。

(2)以往调查资料的数据库、本次调查数据库与实验室结果数据库汇总，数据的处理与分析。

(3)理论模拟和数据回代，建立和评价新的人群大肠癌筛检的数量化方法。

(4)撰写论文，课题总结。

评述：根据研究人员及现场、实验室的实际情况，对项目完成的年度工作计划和预期进度作了具体的安排，有条有理，较为合理可行。

(四)研究基础

1. 与本项目有关的研究工作积累和已取得的研究工作成绩。

(1)已完成大肠癌与环境因素、代谢酶基因多态性的文献调研工作，《大肠癌的分子流行病学》和《若干代谢酶基因多态性与大肠癌危险性》的文献综述已发表。

(2)目标人群为1989—1990年确立的一个30岁及以上的普通人群，一直随访至今，肿瘤发病死亡率登记报告资料齐全。该队列人口稳定，失访率低。

(3)课题组成员都从事肿瘤特别是大肠癌的流行病学和分子生物学研究工作。课题申请人先后主持或参加完成了如全国六地区大肠癌病例对照研究、中国人与北美华人大肠癌流行病学研究、自然人群内对照大肠癌危险因素的队列研究和人群大肠癌筛检的数量化方法的建立及实际应用评价等课题，发表论文40余篇，获省科技进步奖3项及其他奖项。

(4)课题组所在实验室在PCR、DNA序列分析等分子生物学技术上比较成熟，有关大肠癌的基因检测等分子生物学研究也积累了许多资料，发表论文多篇。有关代谢酶基因多态性的实验室分析方法也已基本建立。

2. 已具备的实验条件，尚缺少的实验条件和拟解决的途径(包括利用国家重点实验室和部门开放实验室的计划与落实情况)。

课题组的实验室近年来一直在进行分子生物学方面的工作。申请者所在实验室具备进行分子生物学研究的设备如MJ/PIC(美国)PCR仪和Eppendorf梯度PCR仪等，可进行原位和非原位PCR分析。Model300Xi电泳仪(Bio Rad公司)，Venephor高效核酸电泳仪(Pharmacia，可进行PCR—SSCP电泳，配有全自动染色系统)，Ultrospec2000紫外分光光度器(Pharmacia)，冷冻高速离心机，CliniBio128自动酶标仪，封闭式摇床(New Brunswiek)和Model 400杂交箱(Robbins Scientific)可用于杂交检测；－80℃深低温冰箱，电子天平等。全自动核酸测试仪(ABI—PRIMTM377，PE)可满足核酸分析的要求。另有染色体分析仪等。

3. 申请者和项目组主要成员的学历和研究工作简历，近期已发表与本项目有关的主要论著目录和获得学术奖励情况及在本项目中承担的任务。

该部分内容主要包括姓名、学历、工作任务、主要成就、承担的科研课题、发表的科研论著等

(具体略)。

评述:本节从相关的研究工作积累和已取得的研究工作成绩、已具备的实验条件及申请者和项目组主要成员的有关情况等三个方面反映了本项目研究具备的坚实基础,论述得充分详实,各主题组织得当,整体结构较为紧凑合理。具体分别评述如下。

1. 与本项目有关研究工作的积累和已取得的研究工作成绩。

该部分从四个方面作了论述:①大肠癌相关文献的调研工作,说明理论准备已较为充分。②研究现场和目标人群的基本情况,说明可确保研究资料的可靠性。③研究人员的专业素质和专长,证明已具备有力的研究技术力量。④项目实施涉及的分子生物学实验技术已较为成熟,说明已具备了从事分子流行病学研究所需的相关技术资格。

2. 实验条件。

该项阐述了实现本项目研究已拥有的关键仪器和设备。

3. 申请者及项目组成员的基本情况。

按照申请书的填写要求,说明了申请人及主要人员的主要学历及研究工作简历、近期发表的与本项目有关的论著目录及科研成果获奖情况,还指明了分工。

(五)经费预算

| 支出科目 | 金额(万元) | 计算根据及理由 |
|---|---|---|
| 合　计 | 20.10 | |
| 1. 科研业务费 | | |
| (1)现场调查费 | 4.5 | 出差补贴与住宿费 150 元×60 天×4 人=36000 元 |
| | | 交通费约 9000 元 |
| (2)调查培训费 | 0.8 | 培训资料、手册、表格等 |
| (3)调查表等印刷费 | 0.3 | 500 份×3.5 元=1750 元,其他印刷费 1250 元 |
| (4)研究对象补贴 | 2.8 | 用于现场调查和采血,补贴研究对象 70 元/人 |
| | | 400×70 元=28000 元 |
| (5)论文发表等 | 0.8 | 用于本课题论文发表及参加重要学术会议的费用 |
| 2. 实验材料费 | | |
| (1)试剂费 | 1.0 | 常规试剂、试管、吸管等 |
| | 4.2 | 分子生物学试剂,如 PCR 引物、各种酶、核酸等 |
| (2)其他实验消耗品 | 1.5 | 其他如液氮等实验消耗品 |
| (3)现场调查材料 | 0.5 | 食物模型(用于饮食调查)等 |
| (4)计算机消耗品 | 0.8 | 用于购买磁盘、色带、纸张等及计算机维修 |
| (5)统计软件购置 | 0.7 | 用于购买相关统计软件,避免国外发表论文时版权问题 |
| 3. 仪器设备费 | 1.2 | 微量移液加样器 3 支 |
| 4. 项目组织实施费 | 1.0 | 1.0 万元,按规定提取 |

评述:按照基金会的资助强度,申请资助 20.1 万元,使经费预算与资助强度相适应;并按照要求作了经费概算,列出了明细的预支账目,对每项开支都说明具体用途,并给出计算的根据及理由,体现了预算的合理性。

(朱敏洁　童　峰)

# 第二十一章　医学综述和科研论文撰写

医学写作内容以医学、生命科学为主，具有很强的专业性，更由于医学研究对象是人类自身，从而使医学写作兼具文理特征。医学写作的特点可概括为：实践性、科学性、真实性和可读性。

医学写作按其文体的不同，大致可分为以下四类：学术文献类、应用文献类、科技新闻类、科学普及类。

医学文献综述(review)是一种学术论文，是对特定医学问题在特定时间和领域内的情报资料的综合叙述，是作者在阅读了有关问题的大量文献后，加工处理而写就的。综述一般反映当前某个领域、某分支学科或重要专题的最新进展、学术见解和建议；反映有关问题的新动态、新原理和新技术等。随着人们对高质量信息情报需求的与日俱增，综述性文章的作用日益重要，就其重要性而言，已不亚于该领域内最有价值的专著论文。

科研论文(research paper)是学术文献类中的一种，其在写作思想上以一定的科学理论为指导，将医学研究工作中所得到的第一手资料经过整理、分析、讨论等活动，用书面形式发表，用于表述对某一研究对象进行科学实验观察、分析所得出的新见解、新发现和新结论。科研论文应是最原始的研究成果，它介绍科研工作过程、反映科研成果、体现科研水平和应用价值以及科研工作者的科学态度。所以，撰写科研论文被认为是科研工作的重要一环，切不可马虎。选题得当、数据精确、论证方法正确、论点鲜明、结论可靠、文字图表简明等是撰写科研论文过程中应把握的原则要求，并通过它们充分体现研究的思想性、科学性、逻辑性、先进性和简洁性。

## 第一节　医学综述写作概述

文献综述的写作是在大量阅读相关文献后对某一研究领域内的最新知识、观点和技术的评述，不仅可表明研究者对该领域的认知程度，更重要的是可引导研究者思考该领域的研究方向、研究重点，为创新发展提供极其重要的思路。因此，综述不仅是科学研究选题和立题的基础，开题报告前常需借助综述提供科学的信息资料。需要指出的是，由于综述是基于对原始文献的二次加工，受原始文献质量以及综述方法、综述人知识水平和观点等因素影响，因此，对待综述的结论或观点一定要持谨慎态度。

### 一、医学综述的特点

复习相关文献是综述的写作基础。在撰写综述前，作者必须以某一主题为中心，从某个学术侧面，围绕某个环节，搜集一定历史时期(主要是近期最新文献)有关文献资料，并以自己的实践经验为基础，进行消化整理、综合归纳、分析提炼，最后撰写而成。基于这样的过程，综述文献具有下面几项特点。

1. 综合性。综述文献可为某一领域和专业提供大量的新信息和新知识，它既要以某一主题的发展为纵轴，反映该研究的进展状况；又要横贯国内与国外，进行分析比较。综述文章一般都是建立在大量事例、数据和素材基础上，经过作者的消化吸收、综合分析、归纳整理，使原始材料得到进一步精练、明确，富有层次和逻辑，进而把握该主题发展规律和预测发展趋势。

2. 评述性。指综述文献能比较专业地、全面地、深入地、系统地论述某研究领域的状况。因此搜集到的原始文献都必须经过归纳整理、去伪存真，客观地、精确地、有重点地介绍有关问题，并对阐述的内容进行分析、评价，反映作者的观点和见解。一般说，综述应有作者的观点，且能利用列举的事例、数据论证自己观点的合理性和可靠性，否则就不称其为综述。

3. 先进性。综述文献非常讲求"新"，综述不是简单的叙述某研究领域发展的历史，而必须搜集最新文献资料，将最新的研究信息和医学动向及时传递给读者。

## 二、撰写医学综述的目的

从广义上讲，撰写综述也是一种医学科研活动，它的研究对象是浩瀚如海的医学文献，通过运用逻辑归纳方法和某些统计方法，对搜集到的资料进行鉴别、分类、归纳并做出系统反映，为进一步的医学科学研究提供参考和借鉴。撰写、阅读综述可帮助研究者了解某研究领域的概况、最新进展、当前急需解决的问题。特别是当学术界对某问题存在争论时，如能撰写一篇好的综述，可使读者对问题焦点更加清晰，同时也可陈述自己的看法；某个问题有新突破或新进展时，若撰写一篇综述，不仅可以了解新知识，而且也可从中汲取经验。

目前，撰写综述也是医学教育中一个重要举措，学生在导师指导下撰写文献综述，可以培养归纳、整理、分析的思维能力，并可系统全面地了解某专题或某疾病的有关问题，为开展科研工作服务。

## 三、综述的分类

过去根据文稿中资料的提炼加工程度、组织写作形式和学术水平的高低，分为了初级、中级、高级三类。①初级文献综述——归纳性综述。在选好一个学术专题后，把搜集到的有关资料，按一定顺序整理归纳，分类排列，使它们互相关联，前后贯通。这种综述基本能够反映某学术专题的当前发展水平，但极少有作者的个人观点；②中级文献综述即普通综述或文献综述。这类综述要求作者具有一定学识阅历和鉴赏能力，搜集资料较多，分类明确，概念性强，能表达作者的观点和倾向论；③高级文献综述即评论性综述。这类文献综述的水平高，能够代表具体学术专题一定时期的进展和水平，具普遍指导意义，对读者有指导方向的作用。

随着现代循证医学的发展，引入了系统评价方法，因此根据是否采用系统评价，又可将综述分为叙述性文献综述和系统综述。

### （一）叙述性文献综述（descriptive review；narrative review）

即包括了上述三种综述形式，是作者依据特定目的和需要，搜集有关文献资料，采用定性分析的方法，对论文中阐述的正反观点进行分析和评价，结合自己的观点进行阐述和评论，综合归纳成文。

叙述性文献综述的评价原则是：①是否搜集了主要的相关研究文献？②搜集参考文献的过程中是否存在偏倚？②是否对所引用的文献进行了科学的评价？④是否对文献资料进行了科学的分析和总结？作者在撰写综述时要依据上述原则进行写作，读者也可依照上述原则来评价一篇综述质量。

### （二）系统综述（systematic review）

作者采用严格评价（critical appraisal）文献的原则和方法，筛选出符合质量标准的原始论著，进行定性或定量综合（如 meta-analysis），从而获得科学可靠的结论，作为科学决策的重要依据。因此系统综述被认为是更高级的综述形式，有较高的参考价值。但作者必须在充分掌握了系统综述的方法后才能完成。系统综述获得的结论具有一定的权威性，对决策具有导向性。也正由于系统综述具有定量分析特征，撰写出的文章可作为论文发表，所以部分学者认为系统综述不应当被视为综述文献。系统综述的定量分析方法可参阅本书相关章节。

由于叙述性文献综述在撰写过程中缺乏明确、严格和系统的方法，其阐述的观点常常会存在一定的局限性和偏倚。而系统综述撰写相对耗时，需要有一定人力、财力等条件支持，在目前，叙述性文献综述仍然是较为常见的综述形式。

**表 21-1　叙述性文献综述与系统综述的区别**

| 内容 | 叙述性文献综述 | 系统综述 |
|---|---|---|
| 研究的问题 | 涉及的范畴常较广泛 | 常集中于临床某一问题 |
| 原始文献来源 | 常未说明、不全面 | 明确，常为多渠道 |
| 检索方式 | 常未说明 | 有明确的检索策略 |
| 原始文献的选择 | 常未说明、有潜在偏倚 | 有明确的选择标准 |
| 原始文献的评价 | 评价方法不统一 | 有严格的评价方法 |
| 结果的合成 | 多采用定性方法 | 多采用定量方法 |
| 结论的推断 | 有时遵循研究依据 | 多遵循研究依据 |
| 结果的更新 | 未定期更新 | 定期根据新依据进行更新 |

（王家良，2001）

### 四、医学文献综述的内容、形式特点

医学文献综述的内容和写作形式灵活多样，无严格的规定。从篇幅上看，可大小不一，字数多寡不等。大的篇幅可以是几十万字甚至上百万字，参考文献可数百篇乃至数千篇；小的可千余字，参考文献仅数篇。目前我国一般医学期刊登载的多为四五千字，引文 15～20 篇，其中外文参考文献不应少于 1/3。从内容上看，综述可以涉及一个学科，一个领域，一个专题，一项研究，一种药物，一种疾病或疾病的某一方面，一种学说，一种新技术和新方法，甚至一种仪器的操作使用等。

## 第二节　医学综述的撰写

以下将就两类文献综述的撰写作一介绍。

### 一、医学综述撰写的一般程序

（一）选题

选题，如科研工作的立题一样，对综述撰写工作有着举足轻重的作用。选题首先讲求内容新颖，只有新颖的内容才能提炼出有吸引力的题目；选题还应注重内容的实践指导意义，应选择近年来确有进展，并为本专业科技人员所关注的问题。

综述的选题一般常围绕以下内容考虑题目：在工作或科研中感到有某问题存在，或使自己感兴趣的问题；在阅读资料中发现当前对某问题的说法很多，且较混乱，甚至有矛盾之处；近年来某问题研究有较大进展等。综述内容必须新，要能反映学科在某领域内的新理论、新技术和新知识，反映该学科的前沿和最新进展，所以对该领域某些有争议的问题目前的进展状态也可列为文献综述选题的内容。

具体选题时，要注意以下几点：①确立题目时，一定要结合自己的工作，只有在自己熟悉的领域才能写出切合实际的文章；②要考虑客观条件，是否能获得欲综述的文献资料，或该类文献某国发表较多，而自己对该国文字并未掌握，就不必勉为其难；③题目要具体明确，与内容相称、贴切，不能小题大作或大题小作，更不能文不对题，好的题目可做到一目了然；④题目要有创新，有实用价值；⑤题目所界定的范围不要过大，过大的题目不但增加阅读、整理过程的困难，或者造成无从下手，或顾此失彼；而且面面俱到的文稿也难以深入，往往流于空泛及一般化。一般来说题目越大越难写，作者必须有丰富的专业知识和一定的文字功底才能驾轻就熟，得心应手。而小题目范围小，内容紧凑，易于理顺层次，也就容易成功。从小范围写起，积累经验后再逐渐写较大范围的专题，这特别适合于写综述初学者。

（二）搜集相关文献

题目确定之后，即选定相关的主题词，并在可能的范围内充分利用检索工具广泛搜集文献资料。文献一般来说尽可能是近年来最新文献。对初学者来说，查找文献往往不知从哪里下手。如果直接查找期刊上文献资料，由于医学期刊文献浩如烟海，同一问题可能分散在不同学科方向，这时一般可首先搜集有权威性的参考书，如专著、教科书、学术论文集等。教科书叙述比较全面，提出的观点为多数人所公认；专著集中讨论某一专题的发展现状、有关问题及展望；学术论文集能反映一定时期的进展和成就，有助于帮助作者把握住当前该领域的研究动向。然后在熟悉该问题的有关主题词基础上，有重点地搜集期刊上文献资料，特别是期刊里重要的近期进展性资料，吸收过来，使综述更有先进性，更具有指导意义。

最佳原始医学文献证据主要来自 Medline、Embase 和 CBM 等数据库，分别收录了全世界英文和中文的医学（少量生物学）研究文献资料。

查找文献资料的方法有两种。一种是根据自己所选定的题目，查找内容较完整的近期（或由近到远）期刊，再按文献后面的参考文献，去搜集原始资料。这样“滚雪球”式的查找文献法可搜集到自己所需要的大量文献。这是一种比较简便易行的查阅文献法，许多初学写作综述者都是这样开始的。另一种较为省时省力的科学方法，是通过检索工具进行光盘、网络检索。此外，在平时工作学习中，随时积累，做好读书笔记，以备用时查找，也可起到拾遗补缺作用。

查找的文献一般数量较大，可用专用文献管理软件，如：Reference Manager 进行管理。查找到的文献首先浏览一下，然后再分类阅读，至于其他与主题无关或关系不大的文献，可以不必阅读。有时也可边搜集、边阅读，根据阅读中发现的线索再跟踪搜集、阅读。资料应通读→细读→精读，这是消化和吸收原始文献的重要步骤。阅读中要分析文章的主要依据，领会文章的主要论点，并摘记每篇文章的主要内容包括技术方法、重要数据、主要结果和讨论要点，以便为写作做好准备。

对阅读过的资料必须进行汇总，这是写综述前的必要准备过程。按照综述的主题要求，进行整理，分类编排，使之系列化、条理化，力争做到论点鲜明而又有确切依据，阐述层次清晰而合乎逻辑。按分类整理好的资料轮廓，再进行科学的分析。最后结合自己的实践经验，写出自己的观点与体会。这样客观资料中就融进了主观资料。

阅读文献要达到以下目的：①充分了解学术界在某一方面的成就；②了解与该题目有关的一些材料，为撰写综述打下基础；③在阅读过程中，了解他人的写法，给自己写综述提供参考。

（三）撰写

撰写前应先拟就提纲，以作者自己的观点进行材料的综合，决定先阐述什么，后点评什么，哪些应重点阐明，哪些地方融进自己的观点，哪些地方可以省略或几笔带过。重点阐述处应适当加几个小标题。拟写提纲时开始可详细一点，然后边推敲边修改。

写作按初步拟定的文章框架、问题逐层展开阐述，要注意逻辑递进和条理清晰，既有论点又有论据，一定要把握重点，并注意反映自己的观点或倾向性，但对相反观点也应简要列出。对于某些推理或假说，要考虑到医学界专家所能接受的程度，提出自己的看法，或作为问题提出来讨论，然后阐述存在问题和展望。初稿形成后，按常规对初稿反复修改加工，最后形成全文。

切忌将文献综述写成"剪贴"式。参考文献限于本人亲自阅读的，转引者应注明转引的出处。引用文献用角码注明，按引用先后排列文献次序。

## 二、叙述性文献综述的撰写

### (一)叙述性综述撰写的一般要求

1. 撰写综述一定要深刻理会原始文献的内涵，做到有理有据，忠于原作，让"证据"说话。作者必须通读→细读→精读文献资料，努力掌握第一手文献资料，并结合自己的实践经验。综述同时要具有自己的见解，否则写出的综述，不是资料的堆积，就是内容肤浅。

2. 写综述应有述有评。要有作者自己的观点，而这些观点必须来自对所掌握的资料进行全面地、客观地分析，切忌主观武断，同时注意自己的观点和其他文献有所区别，不能把自己的某些工作同文献资料混为一谈。应尊重文献作者的观点，不能按自己的需要而断章取义，产生误导。

3. 文献复习是综述的基础。查阅文献是撰写综述的关键一步。搜集文献应注意时间性，最好是近一两年的新资料，四五年前的资料一般不应过多列入，除非是作历史性回顾或比较。

4. 综述内容切忌面面俱到。面面俱到的综述泛而不精，读者收益不大。综述的内容越集中、越明确、越具体越好。

5. 参考文献必须是直接阅读过的原文。不能根据某些文章摘要而引用，更不能间接引用(指阅读一篇文章中所引用的文献，并未查到原文就照搬照抄，这种现象最常见于引用外文资料)，以免对文献理解不透，造成观点上、方法上的失误。

6. 注意文理通顺，文字精炼，笔调生动，引人入胜。注意内容的先进性、科学性和实用性。

### (二)叙述性的基本格式

尽管综述文献结构、格式多样，但一般都由前言、主体、总结、参考文献四部分构成。

1. 前言(又称引言、导言)。用二三百字的篇幅点明本次写作的目的、意义和作用，综述问题的历史渊源、资料来源、现状和发展动态、有关概念和定义、选择这一专题的目的和动机、应用价值和实践意见。如果属于有争论性课题，要指明争论的焦点所在。

2. 主体部分。主要包括论据和论证过程，是综述文章的重点。通过提出问题、分析问题和解决问题，一一列举有关事实和数据等，比较各种观点的异同点及其理论根据，从而反映作者的见解。为把问题说的明白透彻，可分为若干个小标题分述。通常这部分包括历史发展、现状分析和趋势预测几个方面的内容。

(1)历史发展：纵向阐述。按时间顺序，简要说明这一问题的提出及历史阶段的发展状况，体现各阶段的研究水平。

(2)现状分析：主要是横向阐述。介绍国内外对本问题的研究现状及各自观点，包括作者本人的观点。将归纳、整理的事实和资料进行排列和必要的分析。对有创造性和发展前途的理论或假说应详细介绍，并引出论据；对有争论的问题要介绍各家观点或学说，进行比较，指出问题的焦点和可能的发展趋势，并提出自己的看法。对过时的或已被否定的观点可从简。对一般读者熟知的问题只要提及即可。

(3)趋向预测:在纵横对比中肯定所综述问题的研究水平,指明存在问题和不同观点,提出展望性意见。

主体部分没有固定的格式,有的按问题发展历史依年代顺序介绍,也有按问题的现状加以阐述的。不论哪种方式,都应比较各家学说及论据,阐明有关问题的历史背景、现状和发展方向。

3. 总结。是对主体部分所阐述的主要内容进行概括,重点评议,给出结论。最好是点明自己的见解,提出赞成什么,反对什么。

4. 参考文献。按文中引用文献的先后顺序列出原始文献资料(格式见下一节)。参考文献除了表示尊重引文作者的劳动及表明文章引用资料的根据外,更重要的是使读者在深入探讨某些问题时,提供查找有关文献的线索。因为,综述性论文是通过对各种观点的比较说明问题的,不可能将每一问题都全面反映出来。读者如有兴趣深入研究,可按参考文献查阅原文。因此,必须严肃对待。另外是否有足量的参考文献,这也是反映综述质量的方面。

### 三、系统性文献综述的撰写方法

系统性文献综述由于经过系统评价,所以其结论最接近真实情况,从而可以提供质量高、科学性强、可信度大、重复性好的医疗措施、方法,以指导医学工作,推动医疗质量的提高。另一方面也为科研提供重要信息,为立题提供科学的基础,避免重复研究。

系统性文献综述的撰写方法一般按如下步骤。

1. 确定目的、制定系统评价计划书。根据实践,提出临床上迫切需要解决的问题。系统评价的题目确立后,需要制定计划书,内容包括背景、目的、搜集文献的方法和策略、选择合格文献的标准、评价文献质量的方法、搜集和分析数据的方法、结果的分析和报告等。原则上系统评价的题目应在搜集文献前确定,以避免作者根据原始文献信息和结果改变内容,导致结论的偏倚。但如果不了解与题目相关的信息很难确定一个好的题目。实际中,若要改变题目,则说明原因及动机,并调整相应方法。

2. 确定资料来源和搜集资料。系统、全面地搜集所有相关文献是系统评价的特点之一。因此搜集方法和策略必须正确、全面,不能遗漏对结果有影响的文章,采用多渠道和系统的检索方法,包括未发表文献和灰色文献,避免出版偏倚和语言偏倚。重点选用的文献数据库有 Cochrane Library, OVID 等。

3. 对搜集的文献资料进行评价。列出所有的文献并按循证医学的原则和方法进行评定,删除不符合条件的文章,说明删去的理由及对总的结果判定有无影响。对有疑问的文献,先纳入,通过与作者联系或在以后的选择过程中进一步评价。

文献的评价从三方面展开:①文献的真实性(validity),包括文献的内在真实性(internal validity)及外在真实性(external validity, generalizability),重点在有否详细介绍研究方法,有无陈述随机分组的方法,是否用双盲法测定结果,统计方法是否正确,测定结果时有无偏倚,是否事先计算了样本的大小,对阳性结果是否计算了把握度等;②结果的实用价值与推广应用的条件;③影响结果解释的因素。为避免选择和评价者偏倚,可用多人或盲法选择和评价。

4. 合并资料。资料的合并方法主要有两种:

(1)Peto 方法:基本原理是比较每次研究中处理组的实际事件数与理论事件数。

(2)D 和 L 方法:选择处理组和对照组某事件之差作为处理效应的指标。

5. 分析结果。结果常有:治疗作用的大小,危险度,生存率之间的差异,根据论证的强度、实用的范围、对今后研究的价值、对患者的利弊作出科学分析,写出应用指南,以指导临床工作。

6.更新。在系统综述发表后,定期搜集新的原始文献,以及时更新和补充新的信息。

## 第三节　医学论文的撰写

医学论文是医学科学研究的论证文章,因此,要有论点和论据。论点即论文中所提出的假设及假设所包括的观点;论据即实验观察或现场调查所得的结果,亦即所获得的材料。写论文时,应使假设表现得更丰富、更深刻、更集中。所包括的观点更明确,所用的材料要围绕假设这条主线,精心地组织安排。

### 一、基本原则与格式

医学论文是医药卫生科研、教学和临床工作总结的高级形式。由于研究项目、内容、要求和文章体裁的不同,论文的格式与写作方法也不完全一样。医学论文虽互有差别,但是它们的要求却是共同的。基本要求是要客观、真实地反映事物。作者在撰写时必须坚持严肃的态度、严谨的学风、严密的方法,遵循以下几个基本原则。

(一)科学性

科学性是医学论文的首要条件,是医学论文的立足点。没有科学性,医学论文就失去其一切价值。其科学性主要体现在以下几个方面。

1.真实性。就是实事求是,不能有半点虚假。取材要确凿可靠,客观真实;科研设计严谨、周密、合理,要排除影响结果的各种干扰因素;实验方法先进和正确,如设有必要的对照组,采用随机双盲对照方法;实验的结果或临床观察结果要忠于事实和原始资料;实验数据精确可靠,所得数据必须进行统计学处理;论点、论据、论证具有客观性和充分的说服力;不能主观臆测,甚至弄虚作假,应经得起他人重复和实践验证。

2.准确性。是指选题准确,内容准确,数据准确,引文准确,用词准确,论点客观准确。对实验观察、资料统计要认真仔细,遇有含糊不清者,该重复做的　定要重复做,不能以"大概"、"可以"来代替科学结论。

3.重复性。结论无论来自临床观察或实验结果,论文中的数据经得起反复证实,实验结果可得到重复,而且任何人在任何时间、任何地点用相同条件(相同方法和材料)的重复,经得起实践验证。如果他人采用同样实验方法均不能重复得出该项研究结果,则该论文的科学性值得怀疑。

4.逻辑性。论文是靠严格的科学论据和逻辑推理来阐述问题的,是在充分据有各种感性材料的基础上,进行统计分析、归纳综合、抽象概括,经过对材料的去伪存真、由表及里、由此及彼的思维推理得出某些结论而写成的科学性很强的文章。因此,推理要合乎思维方式和规律;思路要清晰,说理要透彻,前后要呼应,不能牵强附会,杂乱无章;分析、推理、判断不仅要有事实根据,而且要符合辩证逻辑原理。

(二)创新性

创新性亦称创造性、创见性,是论文的灵魂,是决定论文质量高低的主要标准之一。前人没有发表过或做过的,可理解为"有所发现,有所发明,有所创造,有所前进",凡达到国际水平或国内首创,如新发现、新研究成果、新推导、新解释、新经验的总结、方法技术的改造等。但绝不能为追求创造性而违背科学性,尤其应指出的是,不能为了"创造性"而把前人已有的成果置之度外,或者贬低他人。

（三）实践性

医学论文的实用性也就是实践性，它是指论文的实用价值，是论文的意义所在。医学论文同其他科技论文一样，应有其实用价值。衡量一篇医学论文的实用价值主要是看其社会效益和经济效益如何。其理论可否用于指导临床实践，能否推广应用；其方法技术是否为现实所需，能否有助于解决疾病诊断防治中某个技术问题或是阐明某个疾病的发病机制。凡是能推动医学发展或能提高技术水平的都是有实用价值的医学论文。这些论文一旦发表，就会产生效益，并具有较高的科学价值和社会价值。

（四）可读性

论文发表是为了传播交流或储存新的医学科技信息，以便为读者或后人所利用。因此要求有良好的可读性。要求文字简洁、语法正确、修辞准确、简明通顺、词语搭配得当、标点符号使用正确、表达清晰、层次分明、段落衔接流畅、易懂、不用口语或俗语、不使用华丽词藻和夸张性形容词。撰写上要有逻辑性，结构严密、论点鲜明、论据充分、论证有力、结论明确、重点突出、可信度高等。读者用较少的时间和精力就能理解全文的内容。

（五）其他

医学论文除以上要求外，还应符合撰写医学论文的一般规范，如准确使用法定计量单位，正确使用医学专业名词术语、符号、缩略语等，以适应现代学术、情报交流与贮存的需要。此外，还应根据不同的论文类型，在表达上应各有侧重，使文稿具有鲜明的特点。例如：属于临床观察总结疗效类型的论文，应侧重写疗效，并注意其可比性；属于现场调查类型的论文，要注意所获数据结果的启示，探讨疾病发生和流行的规律，以服务于预防保健和疾病防治；属于形态观察类型的论文，应着重测量数据与以往文献资料的异同点及其实用价值；属于生物反应类型的论文，对实验数据、条件要求严格，并要详细交待实验材料、实验条件，以加强结果和结论的可信性。

医学论文质量的要求主要是：数据可靠，论点明确，实事求是，文字简练。

常见的医学论文，都有比较固定的格式。国际生物医学期刊编辑委员会 1978 年第一次公布“生物医学期刊投稿的统一要求”（温哥华式），并随后公布了第二版和第三版，对医学论文的书写格式作了统一规定。

医学论文的书写格式，分三个主要部分，即前置部分、主题部分和附录部分。前置部分包括：①题目(title)；②作者〔单位及(或)个人姓名〕；③内容摘要(summary)；关键词(key words)。主题部分包括①前言(introduction)；②材料与方法(materials and methods)；③结果(results)；④讨论(discussion)；⑤结论(conclusion)；⑥致谢(acknowledgements)、参考文献(references)、完成论文或投稿日期、外文摘要。附录部分包括图(chart)、表(table)、照片(photo)等。但这些格式并非一成不变，作者应根据文稿的内容、体裁及篇幅的长短撰写，不应千篇一律。一般篇幅较小的论文，可将前言、材料与方法两项合并，讨论与结论合并，并省去摘要。有协作关系或得到有关单位个人支持帮助的，可在首页注脚处加一项“致谢”。

## 二、写作技巧

（一）材料的处理

大量的调查和实验所得的原始材料，经过初步处理和统计分析，形成数据和表格，有的摄制成照片，这些将成为撰写论文所使用的材料。但是，这许多材料，并不一定都写入论文中，需要重新整理、取舍和安排。

1. 围绕论文题目和假设集中取舍材料。尽管实验或观察是按原设计进行的，但当工作结束时，在材料上会出现下列几种情况：①原设计选择的项目或指标，观察充分，数据完整；②项目或指标发生偏差不符合要求，数据不够完整；③有的指标或项目意义不大；④有的出现原设计中没有预料到的数据或现象。因此，这些材料要根据论文的中心思想，重新加以集中或取舍。凡与说明假设无关的材料，不论多么完善，都要舍去，或作他用。这样使保留下来的材料以假设为主线，分层分段地组织起来，集中成为论证假设的论据材料。

2. 保证材料之间的层次及内在联系。实验、观察到的数据材料和图表材料，总要分成组别在论文的不同段落中加以利用。因此，材料分组要按论文的中心思想，有程序、有逻辑地保持它们的内在联系，从不同角度或深度表现论文的假设。

3. 科学地处理阴性和不显著的材料。有的数据经统计处理后，可能与原来设计的设想不符，甚至完全相反。这样的材料也要认真处理和分析，很可能从另一角度或侧面阐明研究题目的某个问题，切不可随意舍去。否则会导致偏倚的发生。

（二）材料的表现方法

科学论文中的材料要用科学的表现方法来表示。一般采用各种统计表格、线图以及照片等来反映科研成果。这些表现方法运用是否恰当，直接影响论文的质量。实际上，一篇科学论文从文章的格式来说，就是用一些图表、照片等材料来论证和解释假设的文章。

1. 表格的应用。表格是统计整理后的数字材料的一览表，其简明、客观地表达了科研结果。易于比较又易于记忆，能省去许多文字叙述。关于统计表中的基本结果及绘表时的注意事项可参阅有关书籍。

2. 图示法的应用。用几何图形来表示统计材料的图示法，它使统计材料表现得明晰易懂，特别是可以表示变量的分布、对比、构成、相关和动态等，在科研论文中应加以使用。

3. 选出恰当的照片。照片能真实地反映实验观察的结果，提高可信性和说服力，也可减少不必要的文字叙述，照片大小要合适，要考虑到印刷排版的要求。

（三）发表论文程序

1. 资料准备。包括：①数据的审核与统计处理；②列表与绘图；③照片与典型病例的选择；④引用文献资料的整理；⑤必要的补充实验；⑥明确观点与提出结论。

2. 拟订提纲。研究型医学论文通常由题目、作者、摘要、关键词、引言、方法与材料、结果、讨论、参考文献等9部分组成。拟订提纲重点应放在引言、材料与方法、结果、讨论4个部分。拟定提纲是一个反复思考再三斟酌的过程。提纲越精细越好，以免撰写时遗漏。作者拟好提纲之后，最好再征求同事与专家的意见，在尽可能集思广益的基础上再修订提纲。

3. 草稿、清稿和定稿。在绝大多数情况下，研究性科研论文都不是一次定稿的，总是经历由起稿→清稿→修改→定稿的过程。草稿的目的是把作者构思全部写进去，力求内容的层次结构清晰，逻辑合理。草稿中所用材料宁多勿少，因为修改时删减较易，而新添较难。写草稿是个边写边改的过程，所以在整个草稿写完之后，打印出清稿，对清稿反复阅读，进行必要的修改。一般来说，前几次修改着重于内容和结构的调整，后几次修改着重于细节，只有达到“层次清楚，数据无误，判断合理，论点明确，结论得当，文字通顺”的要求时，才能定稿。至于论文的字数，一般无严格规定。当文稿初步定下来后，在未向期刊编辑部投稿之前，应征求同事与专家的意见，这对最后定稿是十分必要的。

应当强调指出：修改文稿，对作者是一个重要的锻炼过程，把它看成导师与编辑的责任，这是错误的。

4. 送审与回修。对定稿确认无误后，可以有选择地投向有关刊物的编辑部。国内期刊一般要求附以单位介绍信，国外一般要求有所有著者的亲笔签名，否则不予接收，目前，国内外期刊都要求寄送一份打印文稿和一份电子文稿。对于研究性科研论文，编辑部如认为不宜刊登则退稿；如认为本文可以考虑刊登，便邀请有关专家对该文进行评阅，由专家提出可否采用与如何修改的意见。修改文稿的专家并不直接与作者见面，而由编辑部综合专家与编辑的意见，以编辑的名义向作者提出修改建议与要求。编辑的修改建议与要求，在原则上来说，都应接受并逐条给以认真修改或说明。如果作者通过慎重考虑与查阅资料后，对修改建议有不同意见时，则可按作者本人意见修改，但在寄修改稿时，应另函说明理由。为了便于编辑部审阅修改稿，绝大多数期刊编辑部要求写作者将修改稿和原稿一同寄与编辑部。在印出清样后，编辑部会将一份清样寄给作者校对，此时一般只能修改文字与排版上的错误，不宜进行论文内容的修改；个别非改不可的地方，应当考虑在不动版面的条件下适当地进行局部改动。

5. 国内外期刊对论文的要求。为了统一生物医学期刊论文的书写格式，西方国家一些主要医学期刊的编辑们于 1978 年 1 月在加拿大的温哥华聚会。起草了《温哥华宣言》(*Vancouver Declarations*)，对生物医学期刊稿件格式的书写提出了统一的要求。其后该组织发展为国际医学期刊编辑委员会，并对此格式作了多次修改。第 4 次修订的"生物医学杂志稿约的统一要求"(uniform requirements for manuscripts submitted to biomedical journals)发表在"New England Journal of Medicine 1991，324(6)：424－428"和"British Medical Journal 1991，Feb 9，302(6772)"上。国外绝大多数杂志均已采用了这一要求。因此，在向国外医学期刊投稿之前，应了解这一要求以及各刊的作者须知(Instructions for Authors/Information for Contributors)，以保证适应它们的要求。

对于学术论文书写的格式，我国国家标准局于 1987 年 5 月 5 日颁布了"科学技术报告、学位论文和学术论文的编写格式"的国家标准 GB7713—87，并于 1988 年 1 月起实施。国内绝大多数杂志均已贯彻这一标准。并根据这一标准，按照不同专业，结合具体条件，各期刊社都制定了不同的投稿须知，所以，在向各社投稿前，也必须先了解要求，避免因格式不符而遭退稿。

研究生培养对论文的要求与上述基本相同，但在编排形式、字数上较为宽松，且题目可较大，在论述过程中再分节或层论述。

## 三、科研论文的全文撰写

### (一)论文题目(title)

1. 题目的重要性。科研论文首先要一个简洁明了，能概括全篇论文内容，引人入胜的标题。论文标题的用词应是容易理解，又便于检索的词。因为多数读者都通过看到标题而决定是否对文章仔细阅读；高质量的论文必然为世界重要的检索系统或检索工具书刊所收录。因此，科学论文的标题必须是论文内容的精炼缩影。

2. 题目的要求。好的论文题目的要求是：具体、简洁、确切且具有特点。

(1)具体：即不抽象、不笼统。例如"过敏性紫癜与血细胞关系的研究"作为一项科研的论文的题目就嫌太笼统，没有特点，也不确切。如果改成这样的题目："过敏性紫癜患儿外周血 T 淋巴细胞亚群的变化研究"就具体、确切得多，这样的题目又便于编制索引、查找。

(2)简洁：就是标题用词要质朴、明确、实事求是。例如"关于尿蛋白检测对诊断紫癜性肾炎的价值的研究"可改为"尿微量蛋白检测对早期诊断紫癜性肾炎的价值"。一般中文题目字数以 20 个汉字以内为宜，最多亦不超过 30 个字，英文以 10 个实词以内为宜，文题中间不用标点，题末不用句号；尽量少用"的研究"、"的探讨"、"的观察"等非特定词。题目非长不可时考虑用加副标题的办法来解决。副标题常常是将主要研究方案列出附在主标题之后，但必须用圆括号或破折号与主题分开，位于正标题之下，以区分于正标题。较大的题目则应分成若干分题，每个分题可单独写一篇文章。

(3)确切而具有特点：所谓确切就是论文标题要反映论文的核心。所谓具有特点，要突出论文中特别有独创性及新技术、新进展和有特点的内容，例如"阴茎癌切除后的阴茎再造术"就不如"阴茎切除后的即时阴茎再造术"这个标题，"即时"显示出有独创性的地方。

(4)论文题目要有可检索性：题目应适应学术交流和信息传递的需要，用词严谨规范，凡病名、生理名词、治疗方法、检查方法等，不得用俗称、习惯用语或过时的名词，必须使用全国自然科学名词审定委员会公布的名词。

(5)撰写论文题目应注意的几点：①文题应避免使用非公用的缩略词语、符号、代号、公式等。外国人名、常见缩略语和符号(如CT、ATP、DNA、HBsAg等)可以使用，但不宜将其原词同时列出，亦不必再写出中文全名。以外国人命名的综合征或体征，不必译成中文，不加"氏"字。②文题中的数字均用阿拉伯数字。但不包括作为名词或形容词的数字，如"十二指肠"不能写成"12指肠"，"三叉神经"不能写成"3叉神经"。

下列情况，应在文题的右上角加角注，并在首页下列出角号及加注内容：论文系由科研基金会资助的课题总结，加注"本文系某科研基金会资助"；论文曾在国际学术会议上作过报告，加注"本文曾在某年某国际学术会议上报告"。

3.论文题目通常在论文写完后再确定。开始写作科研论文时，可设想有好几个标题，等论文写完后根据论文内容比较选择一个。所以说，论文标题位置虽在科研论文的开头，但一般都应在最后写成。

(二)作者及所在单位

文章作者署名，可以个人或集体，个人署名要附工作单位。署名的目的在于，体现作者对文章的内容负责，尊重作者的贡献与权利，便于读者与作者联系。每篇文章署名的作者均要求参与过本项研究或实际工作的设计、观察、结果分析或论文写作，并同意本文内容，对内容能进行答辩。仅参加部分协作，配合工作的单位和个人，可在文后致谢。

作者署名主要按作者(或单位名称)在研究中的作用、贡献以及所能承担的责任依次写明姓名和所在单位，而不是论资排队。第一作者是论文的主要负责者，其他作者按对本文贡献的大小顺序排名。确实指导过本文工作的指导者一般不宜单独列出，而可列为作者之一。例如，学位论文署名有时研究生名字在前，导师名字在后，实际上整个科研设计导师起了很大作用，而研究生做了大量实际工作，因此列为第一作者。对上述三条作者条件的规定，凡署名的作者均必须具备对文章中各主要结论，至少有一位作者负责，集体署名文章必须注明对该文负责的关键人物，即通讯作者。来自不同单位的较多研究可只写研究者(作者)姓名，并于各姓名右上角标一小符号，在第一页脚注上注明符号所代表的作者单位名称。所有参加署名的人，都应对论文的内容负责，需要时能对读者的疑问作出恰当的解释和说明。

另外，还要注意以下几点：

1.一篇论文的署名不宜过多。一般不超过10人，如《中华医学杂志》等刊物规定署名人数一般不超过6人，其余作者可采用注释形式列于本篇文章首页下方，指导者、协作者、审阅者可列入致谢中，并应征得被致谢者同意。参加研究者或作者已死亡，应在姓名外加黑线框。

2.单名作者则姓与名之间空一格。如作者系论文的整理、执笔、文摘写稿人、综合者，其姓名一般置于文末，参考文献之前，并加括号。

3. 译文文摘的署名，应写在全文末右下方，用圆括号括起，译者与校对者之间空一格。

4. 署名应署真名、全名，不应署笔名。国内作者的中文署名写全名，其外文署名按1978年国务院规定一律用汉语拼音，也是姓前名后，姓和名的首字符大写，其间留空一格，双名或双姓的拼音字符连写，不加连字号。如张雪华为“Zhang Xuehua”，欧阳明为“Ouyang Ming”。若两字拼音连写处出现元音字符相接而其音节可能发生混拼时，则在两元音字符间的上方加隔音号(’)以示区分。如沈长安为“Shen Chang’an”。

5. 多学科综合研究课题的署名。课题组组长的姓名一般排列在前，组员按贡献大小依次排列在后的情况处理。若在总的研究课题中又有分课题的情况下，分课题单独发表时，分课题的组长可以名列在前，组员按在研究成果中所起的作用大小排列。

对于作者单位及邮政编码，不同杂志要求不一。“中华牌”杂志一般均将这些内容放在脚注部分。但有些杂志要求这些内容写在文题之下与摘要之上。另外有些杂志还要求提供个人研究方向、E-mail 地址等信息。

（三）摘要(abstract)

又称内容提要，一般置正文之前，有相对独立性，可单独应用。摘要的目的是便于读者概略了解全文内容，以决定是否再精读全文。一般中文摘要为150～200字，内容包括：①研究工作的目的、问题、重要性；②研究对象，研究途径和方法步骤，实验范围和分析方法；③主要结果(重要数据及其统计分析结果)；④结果的意义(关键性结论，着重说明创新或新发现的学术及应用价值)。摘要虽很简短，但应包括论文的关键性材料和数据，力戒空泛。摘要贵在以精炼的词句表达出文章的精髓，故不宜过长，不宜列举例证，不用图、表、公式，不引用文献，不宜与其他研究工作做对比。

摘要多采用 Haynes RB 等提的结构式(More informative abstracts revisited. Ann Intern Med. 1990；113：69－76)。包括目的(objective)、设计(design)、研究场所(setting)、患者(patients or other participants)、干预措施(intervention)、主要结果的测量方法(main outcome measures)、主要结果(main result)与结论(conclusions)。从1996年起，我国“中华”系列医学期刊均采取该结构式并将其简化为：目的、方法、结果和结论四部分，各部分冠以相应的标题，并采用第三人称撰写，不用“本文”等主语，文字要极其精炼，不一定要用完整句子，字数限于200～250字左右。

为了加强学术的对外交流，国内多数期刊要求刊登的科学论文有中文摘要的同时，通常都要求与中文摘要内容、结构一致的英文摘要。英文摘要一般以不超过200词为宜。

（四）关键词(key words)

正规的杂志在摘要之后还应列出本文的关键词。列出关键词的目的，一是便于信息情报人员做主题索引，二是便于读者检索文献，因此，关键词应当尽量标引准确与完全。关键词一般规定要用3～8个词。关键词通常采用“浅引法” 即标引文章所研究和讨论的重点内容，仅在研究方法中提及的手段(未作研究和讨论的主体)不予标引。关键词是专业术语，而不是其他词汇。尽量使用美国国立医学图书馆编辑的最新版 *Index Medicus* 中医学主题词表(MeSH，Medical Subject Headings)内所列的词。如最新版 MeSH 中尚无相应的词，可选用直接相关的几个主题词组配，如无法组配则可选用最直接的上位主题词，必要时可用适当的自由词。

（五）正文

正文是科研论文的主体，包括引言、材料与方法、结果、讨论四部分。为便于论述，一般均分成几个部分，若干层次，分别冠以适当的小标题。部分和层次间，依文章的内容、体裁、篇幅不同而有很大差异。现就研究性文章的各部分分述如下。

1. 引言(introduction)。或称前言、导言，是正文的起始部分。国内刊物一般引言部分并不需要另立标题，在内容上开门见山。引言主要是说明为什么要从事这项科研，立题的理论或(与)实践依据是什么，拟创新点何在，理论与实践意义怎样。要求简要地说明问题的提出根据、解决问题的关键、本文在解决这个问题中的地位。可适当介绍历史背景和理论依据，但不可过多地叙述历史与罗列文献，要防止不适当的自我评价。除非确有必要和确有把握，不可轻易使用“国内外首创”，“首次报道”，“文献未见记载”等词句。一般说来，引言约300～600字，必须明确论文引言不等于综述，在说明问题的来龙去脉时，应加强针对性，对于前人与别人工作只需简要概括即可。

2. 材料和方法(materials and methods)。这部分是论文的重要组成部分，篇幅较大，一般分析性和实验性研究大约需要1500字左右才能写清楚。主要是说明研究所用的材料、方法和研究的基本过程，以便读者了解论文的研究设计的可靠性，也为别人重复提供资料。用什么具体的实验方法，包括所用的仪器设备及规格，试剂及操作方法；采用什么实验条件和观察指标；说明实验对象是否随机抽样分组，是否有足够的例数；对照和比较条件是否相同或相似；实验观察，记录方式，材料的搜集、整理和统计方法的选用。若为临床材料，则介绍治疗方法和措施，包括用药的剂型和剂量，给药方式和疗程，有无其他药物同时使用；外科手术方法以及护理、监护等。特别注意：如果实验方法是作者创造的新方法就需要详述，以便别人能重复；如果文献已有过报道，则简单提一下并注明出处。研究过程，通常采用研究工作的逻辑顺序而不采用自己实验的时间先后顺序。

(1)研究对象。研究对象入选的方法：即如何从目标人群选择样本人群，研究对象如是病人，应说明来自住院或门诊，同时必须将疾病诊断标准、病情判断依据、疗效判断标准、性别年龄以及有关情况加以简介，还应说明观察条件，将研究对象的来源介绍清楚，其主要目的除了估计抽样误差外，尚能帮助读者了解论文结论的适用范围。写明研究对象的一般特征：包括年龄、性别、民族及其他重要特征。正常对照应说明来源、健康含义、性别、年龄及有关情况。研究对象若是动物，则应说明来源、种系、性别、年龄、体重、健康情况、麻醉与手术方法等，对动物要扼要描述模型复制的方法。此外，应说明分组原则，是否随机分配，采用何种随机分配方法：简单随机化，区组随机化或分层随机化，切不可简单地写“随机分组”一句话。中医临床研究还要注意病症结合。

(2)研究方法。写明基本设计方案，可用：“随机对照试验”、“非随机对照试验”、“交叉对照试验”、“前后对照试验”、“安慰剂对照”、“金标准对照”、“盲法”、“前瞻性队列研究”、“回顾性队列研究”等词进行描述。要写清楚在何场所开展的研究。

(3)实验因素(项目)。实验因素是药物时，应说明药物来源(包括批号)、剂量、施加途径与手段。中草药还应注明学名，说明产地与制剂方法。倘若以疗法作为被试因素，那么该疗法的出处、施加等级与方法、疗程等等都应加以扼要介绍。实验因素与受试对象如何组合安排，均可以设计方案形式明确地予以表达。

(4)效应指标。至于效应指标的测定方法，如系通用的常规方法，仅提名称即可，如系较新方法，则应注明出处；如果为了适应本实验的需要，对某方法作了一些改良，则应说明修改的根据与内容；倘若本文所使用的方法是作者自己建立的新方法，那么新的方法事先应另行成文，不要将新方法介绍与运用该方法研究的新问题混在一篇文章中；若论文属于报道新的方法，则应详尽具体，特别是试剂配制与实验具体操作步骤应当清楚，便于读者学习与推广应用。试剂如系常规试剂，说明名称、来源、规格、批号即可；若系新的试剂，还需写出分子式与(或)结构式；如需配制，则应将配方与制备方法一并交代清楚。所用重要仪器也应注明生产厂家与型号。

如果在一篇论文中涉及几个不同方法与材料的实验，而且方法与结果关系甚为密切，为了使读者一目了然，必要时可将方法与结果合在一起，标题为“方法与结果”。

为使指标的测量方法精确，还可简要介绍质量控制方法。

(5)统计方法。在材料与方法项中，还应简要说明在什么条件下使用何种统计处理方法与显著性标准，必要时还应说明计算手段与统计软件名称。

3.结果(results)。这是文章的核心部分。科研成败与否是根据实验结果来判断，结论与推论也由结果导出，因此，撰写论文时务必特别重视这一部分。论文中的结果部分应当做到指标明确可靠，数据准确无误，文字描述言简意明，图表设计正确合理，由此引出推理和结论。为了分析结果，通常需要结合运用文字、图、表，而以文字为主。凡文字可说清的，不必列图表；图表能说清的，应压缩文字。图与表之间，内容也不要重复。结果的叙述应详细、确切，合乎逻辑性，但不应简单地罗列原始材料与数据，必须将材料与数据归纳分析，并列出统计学分析的结果。对所有数据应认真复核，避免差错。

对新发现、新发展，应重点介绍。为避免发表偏倚，不但要详述正面的、阳性的结果，也要评述反面的、阴性结果。有时后者要为重要。例如药物的副作用，手术的并发症，常有很大的临床指导意义；实验的矛盾现象，常是深入研究的新起点。临床病例分析报道常需要足够的随访观察，评价结果的标准一定要明确，实验的阳性、阴性，疗效的优、良、中、差等，在用公认的标准时，要详细列出，可采用页下注的形式。

(1)计量单位。各项实验结果都应注明单位。我国正式期刊均已实行法定计量单位。作者在写稿时应参照《法定计量单位在医学上的应用》(中华医学会编辑出版部编，人民军医出版社，1987)，对计量单位按下列不同情况进行适当处理。

如某组分在文中只出现一、二次，可以分别先写法定计量单位数值，其后加括号注新制正常参考值；如某组分在文中多次出现，应在正文首次出现时先写法定计量单位数值，后加括号注新制正常参考值；如该组分首先出现在表格上，应在表内列法定单位数值算系数及新制正常参考值，以后的表和正文不必再加注释。

关于时间符号如 s、min、h、d 等，在文字叙述中一律采用中文，即秒、分钟、小时、天等，以加强文章的可读性。但在图、表中应使用符号，如给药后时间写成：小时(h)；就诊距发病时间：天(d)等。用作分母时，原则上应与分子的计量单位表示法相同，即分子、分母的计量单位同用中文或同用符号，如次/克，mm/s；r/min，ml/d 等。

注意事项：①所有计量单位符号一律用正体，不加缩写点；②以科学家姓氏命名的单位，其符号第一个字母用大写字母，大于 10（千）的词头和升(L)单独出现时也用大写，其他均用小写，如千克则为 kg；③词头不得单独用以表示单位，如 P 应改为 Pa；④词头不得重复使用，如 m×m 应改为 nm；⑤词头不得与单位符号有间隙，如 m m，应改为 mm；⑥℃不得拆开，如 37℃不得写成 37° C；⑦数字实行三位分节法，废除撇分法，如 24，316，但年份、页数、部队番号、仪器型号、标准号及各种代号不得使用三位分节法。

(2)统计方法。实验结果表达一般使用统计量，并且应有统计学结论。关于统计名词及符号应根据中华人民共和国国家标准 GB3358—82 有关“统计名词及符号”规定，将样本的算术平均数用英文小写斜体 $\bar{X}$ 表示；标准差用英文小写斜体 $s$ 表示；卡方检验用希文小写斜体 $\chi^2$ 表示；相关系数用英文小写斜体 $r$ 表示；自由度用希文小写斜体 $v$ 表示；概率用英文大写斜体 $P$ 表示等。

表述的实验结果一般不用原始数据。计数资料可用相对数如百分率(但如果样本数＜100 时可不用)。即在百分率后加括弧，在括弧内标明反应数/样本数，如 58.6％(34/58)。计量资料如符合正态分布，应用均值±标准差(或标准误)；如呈偏态分布，一般采用中位数与全距表示。各种结果的表达均应注意有效数字，其原则是根据检测方法的分析精度最小增量值，只允许保留一位可疑数字。那种认为小数点后位数越多，表示结果越精确，这是有效数字概念不清和统计基本知识缺乏的表现。若进行前后或组间比较，应说明统计检验的值(如 $t$ 值)与 $P$ 值。在分析处理实验结果时，统计方法的选择，要注意灵活性与合理性。如阐明两个变量关系，应说明相关系数($r$,$P$)；倘需进一步表达两者数量关系，则应列出回归方程。凡不服从正态分布与方差不齐资料，可用非参数检验法。

(3)表图设计。表、图的设计应当正确合理，简明清晰，避免重复与繁琐。衡量表、图的重要标志是简明性，即仅看表与图，就能大体了解研究的内容(如对象、指标与单位、结果等)。表图要有序号，只有一个表或一个图，也应用"表 1"、"图 1"表示。

表的制作：表的两侧应是开口的，不是封闭的。一般主张采用"三"线表，即表由顶线、标目线与底线三条横线组成框架。通常不用纵线或仅留一条纵线。顶线与标目之间为栏头，标目与底线之间为表身。栏头左上角不用斜线，但栏头允许再设一至数条横线，表身不用或少用横线。表的内容安排一般采用主述语原则，即行头标示组别，栏头标目为反应指标。但这种划分并不是固定的，著者可根据需要进行灵活编排。表底下方可加必要的脚注，并且每一条脚注均可单独成行，示例见表 20-2。

**表 20-2　常用三线表基本模式**

| 栏头 |
| --- |
| 表身 |

脚注

图的绘制：图也是表达实验结果的重要形式之一。对于实验性科研来说，通常以条图的高度表达非连续性资料的大小，以线图、直方图或散点图表达连续性或计量资料的变化，以点图表示两变量之间的关系。图的标题放在图的下方，有些注释可放在柱或线附近，有些可放在标题之上，图的纵横坐标的尺度要尽量准确。有时为了说明两个成份指标变化，则可设两个纵坐标。

许多资料的表达既可用表，也可用图。作者应根据具体情况，决定采用何种表达形式。一般地说，凡需确切表示统计量的，尤其是非动态资料，宜选用表的形式；变化趋势的资料，宜采用图的形式。

在杂志上发表论文，由于篇幅有限，图表数量往往受到一定的限制。所以，凡是可用文字简要地叙述清楚的，就没必要用图表。另外，应注意避免文字、表、图的重复。如已有图表者，文字只作概括性描述与分析，不必重复具体数据；但不能将全部结果简化成"结果见某表或某图"，接着就下结论。此外，在结果部分只能列出作者自己的实验结果，引用他人报道结果，一般限于讨论部分。

常见毛病：①图表繁杂，其内容与文字部分叙述重复；②统计图表内的数据与文字部分不一致；③统计数字计算不准确，如几个数字的"合计"不等于其和，全部构成比百分数加起来不等于100；④结果与"材料与方法"的内容没有互相呼应，或用不确定的词(如"多见"、"少见")代替具体数据；⑤把不符合主观设想的数据或结果随意删除，失去真实性。

(4)全面报道。对于结果，一定要采取实事求是的科学态度，切忌报喜不报忧。必须明白，由于个体差异、实验条件不同或偶然因素存在，出现一些"异常"结果是可能的。在报道结果时，应当既叙述“正常”的，也指出“异常”的存在，这对全面认识这一事物与发现新的问题，都是有益的。对于弄虚作假等不良行为，必须严格禁止。发现这类问题，有关部门（行政、基金会、出版）必须给予严厉处分。

（5）典型病例问题。长期以来，临床疗效的科研论文，总是在描述结果后，附以典型病例。应当认为对于某些新发现疾病（如非典型肺炎）或罕见病的疗效研究，适当举一二例具有代表性的病例是必要的。但对与常见病与多发病的研究来说，不必列举典型病例。因为从统计学观点看问题，判断某疗法或某药的疗效如何，主要是疗效的集中趋势与离散趋势。如属计量资料，就是看疗效的均数与标准差（或标准误）。在附有典型病例疗效的论文中，所列举的病例大多属于疗效最佳者。而以这种“典型”病例来代表疗效总的概貌，显然是不合理的。如果确实需要列举具有代表性的病例，则应从分布频数最多的部位随机抽样报道。此外，有时实验数据中存在极端值，面对极端值应当实事求是地进行原因分析与统计学处理，该剔除的局外值应当去掉。如果资料中存在应当剔除的局外值，而将这种局外值作为“典型”代表，那么实际上此时所列举的“典型”病例根本不属于这个总体，而是另一类特殊情况。这类疗效特别高的病例，往往是其机体内在状况、外在致病因子或影响因素与众不同，只有特殊性，缺乏共同性。总之，无论从数理还是医学角度，选择疗效最佳者作为代表总体的典型病例介绍都是不恰当的。这里讨论的是反映疗效典型病例的选择问题，并不是说临床文章中完全不应当附以典型病例。恰恰相反，在介绍新的疗法和技术以及如何具体灵活运用时，适当时以典型病例，可以起到举一反三的作用。

4. 讨论（discussion）。讨论是结果的逻辑延伸，通过对结果的阐明论证，引出恰当的结论。讨论部分的写法可以多种多样，凡是作者认为需要讨论的都可以讨论。

讨论是研究结果的升华，也是衡量作者学术水平、理论见解高低的内容。也就是说，在讨论中通过综合分析与逻辑推理，使感性认识提高到理性认识，从广度和深度两方面丰富和提高对实验结果的认识，使论文的结论更加具有吸引力。一般的内容有：本研究的原理和概念，所用材料方法的优缺点，所得结果的分析与评价，从结果引出的推论和结论，尚待解决的问题与展望等。但决不是每篇文章的讨论都要面面俱到。讨论一定要立论严谨，紧扣研究的结果，不作空泛的讨论和超越限度的引申，一定要突出作者的新发现和新认识，引用前人的材料主要是为了论证自己，罗列许多文献而不作分析是无意义的。为达到此目的，讨论的内容应大体包括以下几方面：

（1）简单阐述国内外对本问题的研究动态；

（2）着重阐明本文与前人和别人工作相比的创新点何在，以及强烈支持这一创新点的本次研究结论；

（3）对本文研究结果可能的其他解释，以及排除这些可能性的理由和根据；

（4）本文创新点的理论与实践意义，应特别强调对医学发展与临床实践的意义；

（5）本文未能解决的问题以及解决这个问题的可能途径和展望。

在讨论部分，对于初写论文的人来说，有几点值得特别注意：

（1）讨论部分。不能泛泛而谈。讨论内容必须从本文的研究结果出发，紧紧围绕创新点与结论展开。科研论文引经据典要少而精，不能满足于证实某一结论，而应充分体现古为今用，洋为中用，推陈出新。没有标新立异的内容，谈不上是一篇合格的论著。

（2）讨论与结果要分开。结果是客观事实，讨论是人们对客观事实的理性概括，这种理性概括与客观事实符合程度如何，不应说得过于绝对化。每篇论文的研究结果都是在作者限定条件下得到的事实，所做的结论可能只适用于一定的范围与条件，所以夸大自己的结论是不恰当的，应当留有余地。例如有些药物在体外有作用，而其体内作用并不明显；相反有些药物体外作用不明显，但在体内却有显著的作用。

(3)切忌推理过分外延。由于生物科学与医学许多问题并未阐明，所以推理应当持严谨的态度，通常冠以“可能”为好。一般说来，从研究结果出发的一级推理，大体是可靠的，但二级以上的推断大多数不完全正确甚至是错误的。

(4)必须大量查阅有关文献。讨论的好坏，在一定程度上反映作者的业务能力。因为讨论的广度与深度取决于专业理论水平，讨论的逻辑性与科学性取决于辩证分析的能力，而这两者又在很大程度上取决于掌握文献的多少。只有充分掌握支持与不支持本文结论的全部文献材料，才有可能灵活而准确地做出正确的结论。如果文献掌握不充分，本来有人早已发现的东西，文章还可能当成新观点提出，或者早已证实是错误的东西，文章还可能作为正确的东西来宣扬。

(5)坚持一分为二的观点。任何研究在时间、空间与条件上都存在一定的局限性，总有不完备之处。诸如体外试验结论有待体内试验证明；体内效应的机制有待深入研究；本研究的发现有待别的研究验证；本试验尚存问题有待进一步研究等等。

5. 结论(conclusion)。在论著性文章的结尾部分，常对整篇论文的主要内容和主要论点进行概括性总结称为结论或小结，可作为专门一项列出，也可直接表述。但结论和小结各有不同，前者指本论文所得出的结论、所达到的目的或阐明的主要论点，而后者指对本篇论文所涉及的内容作简要归纳。论著类文稿因有摘要，一般不必写结论小结，对那些涉及面广、信息量大的文稿可增加此项内容，如学位论文。

结论一般包括如下内容：

(1)本文所采用的主要方法和得出的主要结论；

(2)研究方法和结论是否首次提出，与先前的研究有何异同；

(3)研究方法和结论对所涉及的领域有何意义；

(4)研究方法的不足之处对结论可能的影响。

(六)附文

即文后致谢(acknowledgements)，是为了表明有关人员的贡献与责任。帮助、协助、提供方便，而又不在署名之列的人或机构。指下列情况：

1. 在论文完成过程中，曾给予某种具体指导的人或机构；

2. 在论文完成过程中，曾帮助完成某项工作，但不在署名之列的人或机构；技术操作者、资料搜集者、统计学处理者、图片资料提供者和绘制者等；

3. 有关的业务或行政管理者；

4. 研究基金提供者。

中文论文中致谢通常采用脚注形式，置于正文之后与参考文献之前，文字应简明扼要，不可夸大或缩小致谢对象的作用，对其所作的贡献作恰如其分的表述，并用朴实的语言表示谢意。如：

“本文资料由某某人进行统计学处理，在此表示感谢。”

“本课题研究基金由某某人或某某机构提供，在此表示感谢。”

“本文的图片由某某提供，插图由某某绘制，在此一并表示谢意。”

“某某教授在本课题的设计过程中给予指导，在此表示感谢。”

英文论文中致谢的对象和表达方式与中文论文的致谢方式基本相同。常置于文末，参考文献之前，以“acknowledgements”开头，或专列一栏，也可置于论文首页的注脚中。致谢用语没有一定的规范，现将世界英文版生物医学期刊中常用的致谢方式列举如下：

... to thank ... for...

...to acknowledge...

...to be thankful to...for...

...to be acknowledged...

...to express...to...for

...to be grateful to...for...

...to be indebted to...for...

(七)参考文献(references)

在医学论文中,参考文献是不可缺少的组成部分。作者应列出亲自阅读过的有关最新文献,一般不用转引文献。文献条目的多少,国内专业杂志一般控制在5～20篇为宜,虽没有数量上的限制,但也不宜过多,以与本文有密切关系且值得参照的文献数为限,应当针对主要论点与方法按照精选的原则有所选择,不必一一列出。一般说来,课题提出的根据,主要实验方法,提示与支持本文的资料以及不支持本文的资料,均应言之有据,列出参考文献,众所周知的内容可以不列文献。若同一内容,新旧文献均有,则应尽可能选用新发表的。一般来说,在引用的文献中,近五年的应占50%以上。教科书一般不宜列为参考文献引用,因它的内容已是众所周知的基本理论知识。对于来自网络的重要信息,也应作为条目列出,但要注明网址。各条目按规定格式书写完整,以免查考时发生困难。

参考文献不仅反映论文起点的高低,而且说明作者跟踪国内外该领域前沿的程度,因此,作者应当高度重视这一部分。读者通过参考文献,除进一步了解该文的来龙去脉外,同时还为自己评估该文的水平与意义提供文献依据。

参考文献的书写要求,应当符合《中华人民共和国国家标准(GB7714—87)》关于《文后参考文献著录规则》的规定。但不同专业的期刊对于参考文献的格式可能略有不同的要求,投稿者应按其稿约书写。大多数医学期刊现已按照国际通用的《生物医学期刊投稿的统一要求》制定稿约。该统一要求明确规定凡引文来自期刊者应列出作者姓名、文题、杂志名称、年份、卷(期)、起止页。

在外文期刊,作者一般是名字在前,姓氏在后,有时在中间还加上第二、三个名字。在引用时必须反过来,将姓氏放前,名字则用缩写。作者如是小于3人,可将作者全列出;作者若是3人以上,只列出前3个作者,其后之人可用英文"et al"来省略,但有些杂志规定作者6名以内,均可全部列出。同样情况,中文用"等"来表示。引用外文期刊名称一般用缩写,如American Journal of Epidemiology引用时写为Am J Epidemiol. 每种具体杂志缩写法可参考INDEX MEDICUS。

## 四、撰写过程中的其他问题

(一)医学英文科研论文的写作

医学论文的英语写作,既包括研究论文写作的基本功,也包括以英文准确表达研究内容的技巧,两者缺一不可。

分析和研究近年来国外各类医学刊物上的论文,虽然研究项目、阐述内容以及推导结论等均有所不同,但是,在撰写的方法上却有其自身的特点和格式。观察结果表明:所采用的格式有趋近似之倾向。其排列的项目和顺序通常为:①TITLE;②ABSTRACT;③ INTRODUCTION;④ METHODS, or EQUIPMENT AND TEST(EXPERIMENT)PROCEDURE;⑤RESULTS AND DISCUSSION;⑥ CONCLUSIONS (SUMMARY);⑦ACKNOWLEDGEMENTS;⑧REFERENCES。

1. 题目(title)。英文文题一般控制在100个印刷字符以内(包含单词之间的空格)。简题

(running title)是印在论文页面顶端或底端的简要题目，其目的是给论文作标识。一般在 40 个印刷字符之内(包含单词之间的空格)。作者署名：顺序按论文贡献大小排列，发表英语论文时，姓名的汉语拼音拼写，可以根据杂志所在地的习俗，将名放在前，姓放在后，如 Xuehua Zhang (张雪华)。单位和地址：研究单位所在的街区及号码、城市、邮政编码、国别。下脚标注(footnotes)：关于论文的有些事项需在论文的下脚附加说明，包括经费来源、作者有关情况等。

2. 摘要(abstract)。为使摘要简明流畅，注意重复关键词，在提出问题、介绍发现以及给出结果时都应另起一句标记主题，动词时态与论文相同，提倡使用简单的词，写短句，不要随意使用缩写词，绝大多数期刊限制摘要长度(通常是 250 个词或更少)。关键词(key words)：一般每篇医学论文选 3～8 个关键词，且尽可能采用最新的 MeSH 中的术语。

3. 引言(introduction)。作为期刊论文，250～300 词已足够，若需较长的引言，应控制在 500～600 词。叙述问题可用 whether 而非 if，避免用数字来给问题编号。

4. 材料与方法(materials and methods)。一方面通过客观的描述使读者了解研究过程，另一方面使富有经验的研究者全面评价和重复实验，其中注意测量单位应使用国际单位。

5. 结果(results)。总体结构可采用实验先后顺序方式，也可采用重要性先后顺序方式。段落内：按重要性主次安排结果，结果放在段首，详细解释或列举数据放在后；居次要地位的对照结果，尽量放在实验结果一起或之后，不要放在实验结果前；居次要地位的方法的描述，可采用以下方式：将方法作为句子的主语；用从句描述方法，将结果作为主句。图和表的序号需在陈述的句子后以括号方式引用，最好在第一次提及图表相关的句子后面引用。

6. 讨论(discussion)。为确保讨论的写作有章法，重点是回答引言中提到的问题，就有开头、中间、结尾 3 个部分。讨论开头部分就必须给出问题的答案，并用结果论证之。讨论的中间部分讨论与答案相关的论题，按重要性大小排列顺序。讨论的结尾部分应再次陈述答案，也可做出特定的立论。

7. 致谢(acknowledgements)。致谢一般放在正文和参考文献之间。

8. 参考文献(references)。引用参考文献的格式有著者和出版年制或顺序编码制，但引用哪种格式都必须遵照拟投期刊所规定的格式。

写作医学英文论文既要熟知医学论文写作的共同要点，又要学会准确使用英文，选词要准确、简单、熟悉，还要符合医学规范，特别是专业术语。尽量少用缩写词，使用缩写词首先必须写全称，在括号内缩写，以后均可用缩写词。避免用一个长句表达过多的内容，使每一句子平均长度控制在 22 个单词之内，明确代词的先行词，用并列句型表示各层内容。段落中主题句尽可能放在段首，以逻辑关系组织好支持句，根据段落标点按重要性大小排列句子，重复关键词，注意句子之间的连接方式，保持连续性、逻辑性。

(二)写作的统计学要求

扎实的专业知识和统计理论方法的正确应用，有助于提高论文的科学性和质量。国内外医学期刊都很重视论文中的统计学问题，并对此提出了相应的要求。但目前医学论文中统计学应用缺陷率仍相当高。为了提高论文的学术水平，充分发掘信息得出恰如其分的结论，从研究设计到资料搜集整理分析的全过程都要重视统计方法的应用，并在论文中以正确的方式加以报道。

论文中统计结果的报道包括 4 个方面：(1)该研究推论的全体(总体)所共有基本特征，以便读者了解该结论能普遍应用于何种群体；(2)是否应用了均衡对照、随机化、重复、盲法等设计原则？如何具体实施的？以便读者估计本研究对随机误差和偏倚的控制程度；(3)选用的统计指标和方法，作出推论的检验水平 α；(4)根据本研究统计结果所作的推论和结论。所能推论的总体，宜从观察对象的基本情况、纳入和剔除标准；所接受的处理因素（如治疗方法或特定因素）；用以反映处理因素效应的观察指标 3 个方面作出具体的描述。每一项都应有客观、明确的统一标准。

描述统计指标要根据数据类型（计量、计数、等级）和研究目的来选择，作出合理的解释。必要时用统计表（图）简明扼要地表达各组间差别与变化趋势。图表格式要规范。计量数据要根据频数分布的特征为近似正态或偏态，分别选用或中位数和四分位间距作描述指标。例如：216 例脑出血住院病例，入院后 2～54 天内发生感染，算术均数为 22±11 天，其中55.6%在 3 周内发生感染。由此可知入院 22 天时感染病例早已超过半数，算术均数未能代表发生感染的平均时间，对此类偏态分布的数据宜用中位数表示平均水平（本例可计算出 M＝ 19.1 天，与 22 天有差距）。

分类计数的数据用相对数（频率、构成比、*OR*、*RR*）来描述，要正确理解每种相对数的含义和适用条件。如某院总结 8 年间手术治疗的胃癌病例，40 岁以下 204 例，其中男性 99 例（48.5%）；40 岁以上 1350 例中男性 1035 例（70.6%），结论是：40 岁以下女性发病率高于男性，而 40 岁以上则男性显著高于女性。这显然是误把病例的构成比理解为男性女性的发病率。反映危险度的指标 *OR* 和 *RR* 也常会用错。如在一文中报道："≥60 岁组继发感染 32%，＜60 岁组 11%，$OR=5.2, P<0.05$。"这里用 *OR* 是不妥当的。这是回顾临床累积病例所作的队列观察，并非病例对照研究，宜用 *RR* 来表示年龄对继发感染的影响，该研究的 $RR=0.32/0.11=2.9$。60 岁以上者的继发感染率是＜60 岁组的 2.9 倍。

配对设计与成组设计所得数据的描述方法不同。因为前者同一对两个观察值之间有关联。计量数据宜用每一对的差值来描述。分类数据要用交叉分类的列联表来表达。例如 18 例胆道手术病例术前后胆红质的变化报告为：

"术前正常 5 例，异常 13 例，术后正常 15 例，异常 13 例"，难以说明各类病例手术后的转归。宜用表格的形式分别列出 a（术前后均正常）、b（术前正常术后异常）、c（术前异常术后正常）、d（术前后均异常）的例数，才是恰当的，也利于进行统计推断。

统计推断是作出研究结论的重要依据，当各组样本的均数（或率）不相同时，要先考虑组间是否有可比性，是否随机化样本。有可比性的随机化样本作统计推断才有意义。所用的统计推断方法要与研究目的、试验设计类型以及数据的分布特征相符合。医学论文中常见的缺陷是只标明 $P<0.05$，不说明是哪几组之间的比较、所用的方法（如成组设计 $t$ 检验、校正 $\chi^2$ 检验、析因设计方差分析等）、检验统计量的具体数值（如 $t$ 值、$\chi^2$ 值等），读者无从判断这一 $P$ 值是否合理，对结论也难以置信。回归分析要结合专业知识和散点图选择适用的回归模型，不要盲目套用直线回归分析。用 $r$、$b$ 来分析不适于直线模型的数据也是常见的误用。

有可比性的随机化样本，用恰当的统计方法得到 $P\leqslant\alpha$ 时，才能推论差别有意义，并用专业语言恰如其分地写出结论。结论涉及总体参数（如总体均数、总体率）时宜用可信区间估计，以便读者评价该结论的临床实际价值。切忌将结论外延任意扩大。例如把某年龄组的骨密度平均水平低于对照人群（$P<0.05$）外推为该年龄人群的骨质疏松症发病率高于对照。对于 2×3 表用 3 个四格表 $\chi^2$ 检验分别作比较是不妥当的。若用 2×3 表 $\chi^2$ 检验来比较两组间的构成比是否相同是可行的。但若结果为 $P\leqslant\alpha$ 时，只能推论两组总体构成比不同，不能明确表达具体哪一组多或少；鉴于有些指标是有序分类的，最宜选用两样本比较的秩和检验，当求得 $P\leqslant\alpha$ 时，可推论两总体的不同，并结合每一组平均秩的大小作出哪一组大或少的结论。

（三）造成论文质量不高的常见原因

1. 文献复习不够，重复别人工作，缺乏创新性；

2. 缺乏必要的基础知识，假说形成不恰当；

3.被试因素、受试对象或反应指标选择不当，缺乏标准化，研究设计不合理，未很好控制偏倚；

4.对照设置不科学，样本分配不随机（将随机与随便混为一谈），组间缺乏可比性；

5.实验结果缺乏统计学处理或统计方法选择不当；

6.讨论未能紧扣实验结果及其有关内容，夸大结论或主观臆断；

7.逻辑性差，层次不清，字句含糊，甚至因果倒置。

（四）脚注和附录

脚注（footnotes）又称页下注，用小字号（常用六号字）排在本页下方用以说明正文中的某些内容，以利读者理解和沟通。

医学论文脚注的主要内客：

作者工作单位名，单位所在地的省名、城市名及邮政编码。或说明作者的不同身份，如研究生、进修生等。有时也介绍作者的职务、职称。说明课题研究基金的来源，其后加括号，在括号内注明课题批准号；说明论文发表前曾在哪个学个会议上报告或大会宣读；针对正文中的内容和论点，加注期刊编辑部说明或编者按语；

附录（appendix）是论文主体的补充项目，排在正文之后，通常是与正文有关的补充资料，有关判断结果的详细标准，论文写成后来不及补入的新进展等，可以附录或补充形式附于文后。

但要注意，在一般医学论文中应尽量避免附录、附件。

## 第四节　评价医学文献的原则

医学论文质量的评价是一个复杂过程，一般可从以下几方面衡量。

（一）研究目的和假说

整个科研过程就是论证所提出的假设，包括：①研究的目的或要解答的问题是什么？是要解决临床上治疗的问题，还是解决某病的发病机制？②研究者将研究结论应用于什么范围？

（二）研究设计

要根据不同性质的研究课题及各种科研设计方案的科学性和可行性来选择相应的设计方案。各种研究设计方案的论证强度各不相同，如病因和危险因素研究，根据论证强度排列，最强是随机对照试验，其后依次为前瞻性队列研究、回顾性队列研究、病例对照研究、横断面调查，描述性研究论证强度最弱。各种设计方案都有一定的局限性和优缺点，要根据课题选择最合适的科研设计方案。

（三）观察和测量

1.观察。①所用术语，包括诊断指标、测量标志和标志是否明确？②观察方法是否可靠？重复性如何？有无观察偏倚？

2.测量。是指用定量的方法来衡量医学科研中所发生的各种问题与现象。主要包括：①疾病发生频数与分布的测量，即各种率与比；②症状与体征、分布规律及其变化；③疾病对躯体、精神、经济及社会带来的影响；④疾病带来的费用消耗及如何提高临床工作的经济效能、效果（effectiveness）和效率等问题。

测量指标的选择，要注意：

（1）所选指标的目的：选用的指标必须与研究的目的有本质的联系；（2）指标的客观性：描述人群中疾病的发生与分布的指标如死亡率、病死率、患病率及标化死亡比等，数据比较明确。但有些问题，如疼痛、乏力等症状及肿瘤、烧伤病人治疗后的生存质量等，则不容易用明确的数字来测量；(3)敏感度与特异度；(4)准确性与精确性：准确性表示测得的结果与真实结果接近的程度，主要受系统误差的影响。所选指标应兼顾这两个方面。

（四）资料搜集、处理方法及结果的表达

为保证研究结果的正确性，研究资料的搜集必须要客观，切忌主观，为了保证资料搜集的客观性，尽可能实行盲法。数据的处理必须符合医学统计学的原理和方法。

（五）分析

数字是否有统计分析价值？如有，统计分析方法及解析是否正确？对统计分析是否充分考虑到其差异显著性可能是由于组间不可比？如性别、年龄结构、临床特点或其他变量的不同？

（六）结论

哪些结论是为结果所证明的？哪些不是？结论与作者所要解答的问题是否相呼应？

（张　扬）

# 附　表

**附表 1　$t$ 临界值表**

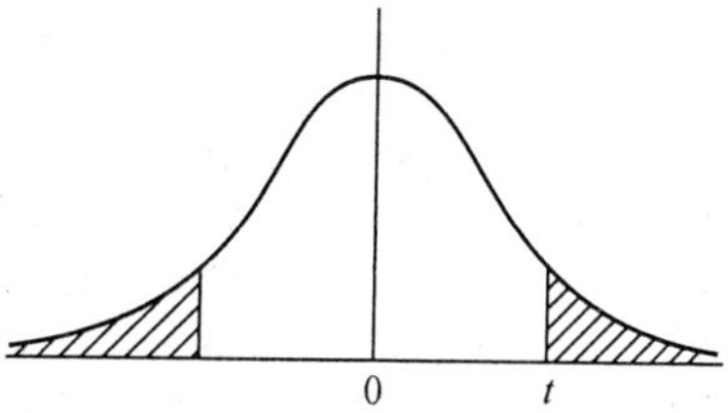


| $v$ | $P_{(2)}$: | 0.50 | 0.20 | 0.10 | 0.05 | 0.02 | 0.01 | 0.005 | 0.002 | 0.001 |
|---|---|---|---|---|---|---|---|---|---|---|
| | $P_{(1)}$: | 0.25 | 0.10 | 0.05 | 0.025 | 0.01 | 0.005 | 0.0025 | 0.001 | 0.0005 |
| 1 | | 1.000 | 3.078 | 6.314 | 12.706 | 31.821 | 63.657 | 127.321 | 318.309 | 636.619 |
| 2 | | 0.816 | 1.886 | 2.920 | 4.303 | 6.965 | 9.925 | 14.089 | 22.327 | 31.599 |
| 3 | | 0.765 | 1.638 | 2.353 | 3.182 | 4.541 | 5.841 | 7.453 | 10.215 | 12.924 |
| 4 | | 0.741 | 1.533 | 2.132 | 2.776 | 3.747 | 4.604 | 5.598 | 7.173 | 8.610 |
| 5 | | 0.727 | 1.476 | 2.015 | 2.571 | 3.365 | 4.032 | 4.773 | 5.893 | 6.869 |
| 6 | | 0.718 | 1.440 | 1.943 | 2.447 | 3.143 | 3.707 | 4.317 | 5.208 | 5.959 |
| 7 | | 0.711 | 1.415 | 1.895 | 2.365 | 2.998 | 3.499 | 4.029 | 4.785 | 5.408 |
| 8 | | 0.706 | 1.397 | 1.860 | 2.306 | 2.896 | 3.355 | 3.833 | 4.501 | 5.041 |
| 9 | | 0.703 | 1.383 | 1.833 | 2.262 | 2.821 | 3.250 | 3.690 | 4.297 | 4.781 |
| 10 | | 0.700 | 1.372 | 1.812 | 2.228 | 2.764 | 3.169 | 3.581 | 4.144 | 4.587 |
| 11 | | 0.697 | 1.363 | 1.796 | 2.201 | 2.718 | 3.106 | 3.497 | 4.025 | 4.437 |
| 12 | | 0.695 | 1.356 | 1.782 | 2.179 | 2.681 | 3.055 | 3.428 | 3.930 | 4.318 |
| 13 | | 0.694 | 1.350 | 1.771 | 2.160 | 2.650 | 3.012 | 3.372 | 3.852 | 4.221 |
| 14 | | 0.692 | 1.345 | 1.761 | 2.145 | 2.624 | 2.977 | 3.326 | 3.787 | 4.140 |
| 15 | | 0.691 | 1.341 | 1.753 | 2.131 | 2.602 | 2.947 | 3.286 | 3.733 | 4.073 |
| 16 | | 0.690 | 1.337 | 1.746 | 2.120 | 2.583 | 2.921 | 3.252 | 3.686 | 4.015 |
| 17 | | 0.689 | 1.333 | 1.740 | 2.110 | 2.567 | 2.898 | 3.222 | 3.646 | 3.965 |
| 18 | | 0.688 | 1.330 | 1.734 | 2.101 | 2.552 | 2.878 | 3.197 | 3.610 | 3.922 |
| 19 | | 0.688 | 1.328 | 1.729 | 2.093 | 2.539 | 2.861 | 3.174 | 3.579 | 3.883 |
| 20 | | 0.687 | 1.325 | 1.725 | 2.086 | 2.528 | 2.845 | 3.153 | 3.552 | 3.850 |
| 21 | | 0.686 | 1.323 | 1.721 | 2.080 | 2.518 | 2.831 | 3.135 | 3.527 | 3.819 |
| 22 | | 0.686 | 1.321 | 1.717 | 2.074 | 2.508 | 2.819 | 3.119 | 3.505 | 3.792 |
| 23 | | 0.685 | 1.319 | 1.714 | 2.069 | 2.500 | 2.807 | 3.104 | 3.485 | 3.768 |
| 24 | | 0.685 | 1.318 | 1.711 | 2.064 | 2.492 | 2.797 | 3.091 | 3.467 | 3.745 |
| 25 | | 0.684 | 1.316 | 1.708 | 2.060 | 2.485 | 2.787 | 3.078 | 3.450 | 3.725 |
| 26 | | 0.684 | 1.315 | 1.706 | 2.056 | 2.479 | 2.779 | 3.067 | 3.435 | 3.707 |
| 27 | | 0.684 | 1.314 | 1.703 | 2.052 | 2.473 | 2.771 | 3.057 | 3.421 | 3.690 |
| 28 | | 0.683 | 1.313 | 1.701 | 2.048 | 2.467 | 2.763 | 3.047 | 3.408 | 3.674 |
| 29 | | 0.683 | 1.311 | 1.699 | 2.045 | 2.462 | 2.756 | 3.038 | 3.396 | 3.659 |
| 30 | | 0.683 | 1.310 | 1.697 | 2.042 | 2.457 | 2.750 | 3.030 | 3.385 | 3.646 |
| 31 | | 0.682 | 1.309 | 1.696 | 2.040 | 2.453 | 2.744 | 3.022 | 3.375 | 3.633 |
| 32 | | 0.682 | 1.309 | 1.694 | 2.037 | 2.449 | 2.738 | 3.015 | 3.365 | 3.622 |
| 33 | | 0.682 | 1.308 | 1.692 | 2.035 | 2.445 | 2.733 | 3.008 | 3.356 | 3.611 |
| 34 | | 0.682 | 1.307 | 1.091 | 2.032 | 2.441 | 2.728 | 3.002 | 3.348 | 3.601 |
| 35 | | 0.682 | 1.306 | 1.690 | 2.030 | 2.438 | 2.724 | 2.996 | 3.340 | 3.591 |
| 36 | | 0.681 | 1.306 | 1.688 | 2.028 | 2.434 | 2.719 | 2.990 | 3.333 | 3.582 |
| 37 | | 0.681 | 1.305 | 1.687 | 2.026 | 2.431 | 2.715 | 2.985 | 3.326 | 3.574 |
| 38 | | 0.681 | 1.304 | 1.686 | 2.024 | 2.429 | 2.712 | 2.980 | 3.319 | 3.566 |

续表

| $v$ | | | | | | | | | |
|---|---|---|---|---|---|---|---|---|---|
| $P_{(2)}$: | 0.50 | 0.20 | 0.10 | 0.05 | 0.02 | 0.01 | 0.005 | 0.002 | 0.001 |
| $P_{(1)}$: | 0.25 | 0.10 | 0.05 | 0.025 | 0.01 | 0.005 | 0.0025 | 0.001 | 0.0005 |
| 39 | 0.681 | 1.304 | 1.685 | 2.023 | 2.426 | 2.708 | 2.976 | 3.313 | 3.558 |
| 40 | 0.681 | 1.303 | 1.684 | 2.021 | 2.423 | 2.704 | 2.971 | 3.307 | 3.551 |
| 50 | 0.679 | 1.299 | 1.676 | 2.009 | 2.403 | 2.678 | 2.937 | 3.261 | 3.496 |
| 60 | 0.679 | 1.296 | 1.671 | 2.000 | 2.390 | 2.660 | 2.915 | 3.232 | 3.460 |
| 70 | 0.678 | 1.294 | 1.667 | 1.994 | 2.381 | 2.648 | 2.899 | 3.211 | 3.436 |
| 80 | 0.678 | 1.292 | 1.664 | 1.990 | 2.374 | 2.639 | 2.887 | 3.195 | 3.416 |
| 90 | 0.677 | 1.291 | 1.662 | 1.987 | 2.368 | 2.632 | 2.878 | 3.183 | 3.402 |
| 100 | 0.677 | 1.290 | 1.660 | 1.984 | 2.364 | 2.626 | 2.871 | 3.174 | 3.390 |
| 200 | 0.676 | 1.286 | 1.653 | 1.972 | 2.345 | 2.601 | 2.839 | 3.131 | 3.340 |
| 500 | 0.675 | 1.283 | 1.648 | 1.965 | 2.334 | 2.586 | 2.820 | 3.107 | 3.310 |
| 1000 | 0.675 | 1.282 | 1.646 | 1.962 | 2.330 | 2.581 | 2.813 | 3.098 | 3.300 |
| ? | 0.6745 | 1.2816 | 1.6449 | 1.9600 | 2.3263 | 2.5758 | 2.8070 | 3.0902 | 3.2905 |

注：表上右上角图中的阴影部分表示概率 $P$，$P_{(2)}$是双侧的概率，$P_{(1)}$是单侧的概率，$v$ 是自由度。

**附表 2-1　两样本率比较时所需样本含量(单侧)**

上行:$\alpha=0.05, 1-\beta=0.80$　中行:$\alpha=0.05, 1-\beta=0.90$　下行:$\alpha=0.01, 1-\beta=0.95$

| 较小率 | 两组率之差(%),$\delta$ | | | | | | | | | | | | | |
|---|---|---|---|---|---|---|---|---|---|---|---|---|---|---|
| (%) | 5 | 10 | 15 | 20 | 25 | 30 | 35 | 40 | 45 | 50 | 55 | 60 | 65 | 70 |
| 5 | 330 | 105 | 55 | 35 | 25 | 20 | 16 | 13 | 11 | 9 | 8 | 7 | 6 | 6 |
| | 460 | 145 | 76 | 48 | 34 | 26 | 21 | 17 | 15 | 13 | 11 | 9 | 8 | 7 |
| | 850 | 270 | 140 | 89 | 63 | 47 | 37 | 30 | 25 | 21 | 19 | 17 | 14 | 13 |
| 10 | 540 | 155 | 76 | 47 | 32 | 23 | 19 | 15 | 13 | 11 | 9 | 8 | 7 | 6 |
| | 740 | 210 | 105 | 64 | 44 | 33 | 25 | 21 | 17 | 14 | 12 | 11 | 9 | 8 |
| | 1370 | 390 | 195 | 120 | 81 | 60 | 46 | 37 | 30 | 25 | 21 | 19 | 16 | 14 |
| 15 | 710 | 200 | 94 | 56 | 38 | 27 | 21 | 17 | 14 | 12 | 10 | 8 | 7 | 6 |
| | 990 | 270 | 130 | 77 | 52 | 38 | 29 | 22 | 19 | 16 | 13 | 10 | 10 | 8 |
| | 1820 | 500 | 240 | 145 | 96 | 69 | 52 | 41 | 33 | 27 | 22 | 20 | 17 | 14 |
| 20 | 860 | 230 | 110 | 63 | 42 | 30 | 22 | 18 | 15 | 12 | 10 | 8 | 7 | 6 |
| | 1190 | 320 | 150 | 88 | 58 | 41 | 31 | 24 | 20 | 16 | 14 | 11 | 10 | 8 |
| | 2190 | 590 | 280 | 160 | 105 | 76 | 57 | 44 | 35 | 28 | 23 | 20 | 17 | 14 |
| 25 | 980 | 260 | 120 | 69 | 45 | 32 | 24 | 19 | 15 | 12 | 10 | 8 | 7 | |
| | 1360 | 360 | 165 | 96 | 63 | 44 | 33 | 25 | 21 | 16 | 14 | 11 | 9 | |
| | 2510 | 660 | 300 | 175 | 115 | 81 | 60 | 46 | 36 | 29 | 23 | 20 | 16 | |
| 30 | 1080 | 280 | 130 | 73 | 47 | 33 | 24 | 19 | 15 | 12 | 10 | 8 | | |
| | 1500 | 390 | 175 | 100 | 65 | 46 | 33 | 25 | 21 | 16 | 13 | 11 | | |
| | 2760 | 720 | 330 | 185 | 120 | 84 | 61 | 47 | 36 | 28 | 22 | 19 | | |
| 35 | 1160 | 300 | 135 | 75 | 48 | 33 | 24 | 19 | 15 | 12 | 9 | | | |
| | 1600 | 410 | 185 | 105 | 67 | 46 | 33 | 25 | 20 | 16 | 12 | | | |
| | 2960 | 750 | 340 | 190 | 125 | 85 | 61 | 46 | 35 | 27 | 21 | | | |
| 40 | 1210 | 310 | 135 | 76 | 48 | 33 | 24 | 18 | 14 | 11 | | | | |
| | 1670 | 420 | 190 | 105 | 67 | 46 | 33 | 24 | 19 | 14 | | | | |
| | 3080 | 780 | 350 | 195 | 125 | 84 | 60 | 44 | 33 | 25 | | | | |
| 45 | 1230 | 310 | 135 | 75 | 47 | 32 | 22 | 17 | 13 | | | | | |
| | 1710 | 430 | 190 | 105 | 65 | 44 | 31 | 22 | 17 | | | | | |
| | 3140 | 790 | 350 | 190 | 120 | 81 | 57 | 41 | 30 | | | | | |
| 50 | 1230 | 310 | 135 | 73 | 45 | 30 | 21 | 15 | | | | | | |
| | 1710 | 420 | 185 | 100 | 63 | 41 | 29 | 21 | | | | | | |
| | 3140 | 780 | 340 | 185 | 115 | 76 | 52 | 37 | | | | | | |

**附表 2-2　两样本率比较时所需样本含量(双侧)**

上行：$\alpha=0.05, 1-\beta=0.80$　中行：$\alpha=0.05, 1-\beta=0.90$　下行：$\alpha=0.01, 1-\beta=0.95$

| 较小率 | 两组率之差(%)，$\delta$ | | | | | | | | | | | | | |
|---|---|---|---|---|---|---|---|---|---|---|---|---|---|---|
| (%) | 5 | 10 | 15 | 20 | 25 | 30 | 35 | 40 | 45 | 50 | 55 | 60 | 65 | 70 |
| 5 | 420 | 130 | 69 | 44 | 31 | 24 | 20 | 16 | 14 | 12 | 10 | 9 | 9 | 7 |
| | 570 | 175 | 93 | 59 | 42 | 32 | 25 | 21 | 18 | 15 | 13 | 11 | 10 | 9 |
| | 960 | 300 | 155 | 100 | 71 | 54 | 42 | 34 | 28 | 24 | 21 | 19 | 16 | 14 |
| 10 | 680 | 195 | 96 | 59 | 41 | 30 | 23 | 19 | 16 | 13 | 11 | 10 | 9 | 7 |
| | 910 | 260 | 130 | 79 | 54 | 40 | 31 | 24 | 21 | 18 | 15 | 13 | 11 | 10 |
| | 150 | 440 | 220 | 135 | 92 | 68 | 52 | 41 | 34 | 28 | 23 | 21 | 18 | 15 |
| 15 | 910 | 250 | 120 | 71 | 48 | 34 | 26 | 21 | 17 | 14 | 12 | 10 | 9 | 8 |
| | 1220 | 330 | 160 | 95 | 64 | 46 | 35 | 27 | 22 | 19 | 16 | 13 | 11 | 10 |
| | 2060 | 560 | 270 | 160 | 110 | 78 | 59 | 47 | 37 | 31 | 25 | 21 | 19 | 16 |
| 20 | 1090 | 290 | 135 | 80 | 53 | 38 | 28 | 22 | 18 | 15 | 13 | 10 | 9 | 7 |
| | 1460 | 390 | 185 | 105 | 71 | 51 | 38 | 29 | 23 | 20 | 16 | 14 | 11 | 10 |
| | 2470 | 660 | 310 | 180 | 120 | 86 | 64 | 50 | 40 | 32 | 26 | 21 | 19 | 15 |
| 25 | 1250 | 330 | 150 | 88 | 57 | 40 | 30 | 23 | 19 | 15 | 13 | 10 | 9 | |
| | 1680 | 440 | 200 | 115 | 77 | 54 | 40 | 13 | 24 | 20 | 16 | 13 | 11 | |
| | 2840 | 740 | 340 | 200 | 130 | 92 | 68 | 52 | 41 | 32 | 26 | 21 | 18 | |
| 30 | 1380 | 360 | 160 | 93 | 60 | 42 | 31 | 23 | 19 | 15 | 12 | 10 | | |
| | 1840 | 480 | 220 | 125 | 80 | 56 | 41 | 31 | 24 | 20 | 16 | 13 | | |
| | 3120 | 810 | 370 | 210 | 135 | 95 | 69 | 53 | 41 | 32 | 25 | 21 | | |
| 35 | 1470 | 380 | 170 | 96 | 61 | 42 | 31 | 23 | 18 | 14 | 11 | | | |
| | 1970 | 500 | 225 | 130 | 82 | 57 | 41 | 31 | 23 | 19 | 15 | | | |
| | 3340 | 850 | 380 | 215 | 140 | 95 | 69 | 52 | 40 | 31 | 23 | | | |
| 40 | 1530 | 390 | 175 | 97 | 61 | 42 | 30 | 22 | 17 | 13 | | | | |
| | 2050 | 520 | 230 | 130 | 82 | 56 | 40 | 29 | 22 | 18 | | | | |
| | 3480 | 880 | 390 | 220 | 140 | 95 | 68 | 50 | 37 | 28 | | | | |
| 45 | 1560 | 390 | 175 | 96 | 60 | 40 | 28 | 21 | 16 | | | | | |
| | 2100 | 520 | 230 | 130 | 80 | 54 | 38 | 27 | 21 | | | | | |
| | 3550 | 890 | 390 | 215 | 135 | 92 | 64 | 47 | 34 | | | | | |
| 50 | 1560 | 390 | 170 | 93 | 57 | 38 | 26 | 19 | | | | | | |
| | 2100 | 520 | 225 | 125 | 77 | 51 | 35 | 24 | | | | | | |
| | 3550 | 880 | 380 | 210 | 130 | 86 | 59 | 41 | | | | | | |

**附表 3　标准正态曲线下的面积表($\Phi(u)$)**

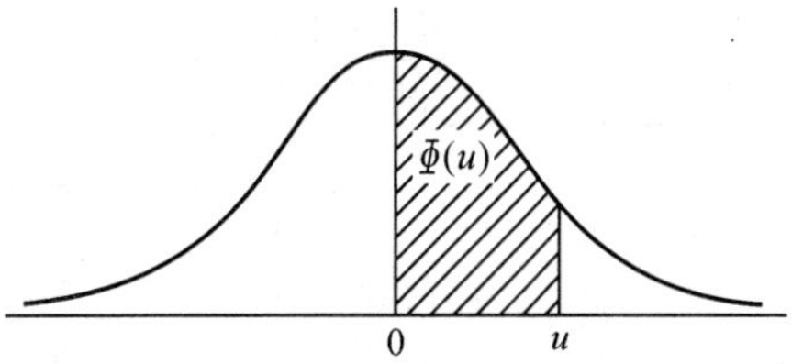


| u | 0 | 1 | 2 | 3 | 4 | 5 | 6 | 7 | 8 | 9 |
|---|---|---|---|---|---|---|---|---|---|---|
| 0.0 | .0000 | .0040 | .0080 | .0120 | .0160 | .0199 | .0239 | .0276 | .0319 | .0359 |
| 0.1 | .0398 | .0438 | .0478 | .0517 | .0557 | .0596 | .0636 | .0675 | .0714 | .0754 |
| 0.2 | .0793 | .0832 | .0871 | .0910 | .0948 | .0987 | .1026 | .1064 | .1103 | .1141 |
| 0.3 | .1179 | .1217 | .1255 | .1293 | .1331 | .1368 | .1406 | .1443 | .1480 | .1517 |
| 0.4 | .1554 | .1591 | .1628 | .1664 | .1700 | .1736 | .1772 | .1808 | .1844 | .1879 |
| 0.5 | .1915 | .1950 | .1985 | .2019 | .2054 | .2088 | .2123 | .2157 | .2190 | .2224 |
| 0.6 | .2258 | .2291 | .2324 | .2357 | .2389 | .2422 | .2454 | .2486 | .2518 | .2549 |
| 0.7 | .2580 | .2612 | .2642 | .2673 | .2704 | .2734 | .2764 | .2794 | .2823 | .2852 |
| 0.8 | .2881 | .2910 | .2939 | .2967 | .2996 | .3023 | .3051 | .3078 | .3106 | .3133 |
| 0.9 | .3159 | .3186 | .3212 | .3238 | .3264 | .3289 | .3316 | .3340 | .3365 | .3389 |
| 1.0 | .3413 | .3438 | .3461 | .3485 | .3508 | .3531 | .3554 | .3577 | .3599 | .3621 |
| 1.1 | .3643 | .3665 | .3686 | .3708 | .3729 | .3749 | .3770 | .3790 | .3810 | .3830 |
| 1.2 | .3849 | .3869 | .3888 | .3907 | .3925 | .3944 | .3962 | .3980 | .3997 | .4015 |
| 1.3 | .4032 | .4049 | .4066 | .4082 | .4099 | .4115 | .4131 | .4147 | .4162 | .4177 |
| 1.4 | .4192 | .4207 | .4222 | .4236 | .4251 | .4265 | .4270 | .4292 | .4306 | .4319 |
| 1.5 | .4332 | .4345 | .4357 | .4370 | .4382 | .4394 | .4406 | .4418 | .4429 | .4441 |
| 1.6 | .4452 | .4463 | .4474 | .4484 | .4495 | .4505 | .4515 | .4525 | .4535 | .4545 |
| 1.7 | .4554 | .4564 | .4573 | .4582 | .4591 | .4599 | .4608 | .4616 | .4625 | .4633 |
| 1.8 | .4641 | .4649 | .4656 | .4664 | .4671 | .4678 | .4686 | .4693 | .4699 | .4706 |
| 1.9 | .4713 | .4719 | .4726 | .4732 | .4733 | .4744 | .4750 | .4756 | .4761 | .4767 |
| 2.0 | .4772 | .4778 | .4783 | .4788 | .4793 | .4798 | .4803 | .4808 | .4812 | .4817 |
| 2.1 | .4821 | .4826 | .4830 | .4834 | .4838 | .4842 | .4846 | .4850 | .4854 | .4857 |
| 2.2 | .4861 | .4864 | .4868 | .4871 | .4875 | .4878 | .4881 | .4884 | .4887 | .4890 |
| 2.3 | .4893 | .4896 | .4898 | .4901 | .4904 | .4906 | .4909 | .4911 | .4913 | .4916 |
| 2.4 | .4918 | .4920 | .4922 | .4925 | .4927 | .4929 | .4931 | .4932 | .4934 | .4936 |
| 2.5 | .4938 | .4940 | .4941 | .4943 | .4945 | .4946 | .4948 | .4949 | .4951 | .4952 |
| 2.6 | .4953 | .4955 | .4956 | .4957 | .4959 | .4960 | .4961 | .4962 | .4963 | .4964 |
| 2.7 | .4965 | .4966 | .4967 | .4968 | .4960 | .4970 | .4971 | .4972 | .4973 | .4974 |
| 2.8 | .4974 | .4975 | .4976 | .4977 | .4977 | .4978 | .4979 | .4979 | .4980 | .4981 |
| 2.9 | .4981 | .4982 | .4982 | .4983 | .4984 | .4984 | .4985 | .4985 | .4986 | .4986 |
| 3.0 | .4987 | .4987 | .4987 | .4988 | .4998 | .4989 | .4989 | .4989 | .4990 | .4990 |
| 3.1 | .4990 | .4991 | .4991 | .4991 | .4992 | .4992 | .4992 | .4992 | .4993 | .4993 |
| 3.2 | .4993 | .4993 | .4994 | .4994 | .4994 | .4994 | .4994 | .4995 | .4995 | .4995 |
| 3.3 | .4995 | .4995 | .4995 | .4996 | .4996 | .4996 | .4996 | .4996 | .4996 | .4997 |
| 3.4 | .4997 | .4997 | .4997 | .4997 | .4997 | .4997 | .4907 | .4997 | .4997 | .4998 |
| 3.5 | .4998 | .4998 | .4998 | .4998 | .4998 | .4998 | .4998 | .4998 | .4998 | .4998 |
| 3.6 | .4998 | .4998 | .4999 | .4999 | .4999 | .4999 | .4999 | .4999 | .4999 | .4999 |
| 3.7 | .4999 | .4999 | .4999 | .4999 | .4999 | .4999 | .4999 | .4999 | .4999 | .4999 |
| 3.8 | .4999 | .4999 | .4999 | .4999 | .4999 | .4999 | .4999 | .4999 | .4999 | .4999 |
| 3.9 | .5000 | .5000 | .5000 | .5000 | .5000 | .5000 | .5000 | .5000 | .5000 | .5000 |

**附表 4　百分比的 95 %与 99 %可信区间**

| 观察数 X | 95%可信区间 | | | | | | | | 99%可信区间 | | | | | | | |
|---|---|---|---|---|---|---|---|---|---|---|---|---|---|---|---|---|
| | 样本大小，*n* | | | | | | | | 样本大小，*n* | | | | | | | |
| | 10 | | 15 | | 20 | | 30 | | 10 | | 15 | | 20 | | 30 | |
| 0 | 0 | 31 | 0 | 22 | 0 | 17 | 0 | 20 | 0 | 41 | 0 | 30 | 0 | 23 | 0 | 16 |
| 1 | 0 | 45 | 0 | 32 | 0 | 25 | 0 | 17 | 0 | 54 | 0 | 40 | 0 | 32 | 0 | 22 |
| 2 | 3 | 56 | 2 | 40 | 1 | 31 | 1 | 22 | 1 | 65 | 1 | 49 | 1 | 39 | 0 | 28 |
| 3 | 7 | 65 | 4 | 48 | 3 | 38 | 2 | 27 | 4 | 24 | 2 | 56 | 2 | 45 | 1 | 32 |
| 4 | 12 | 74 | 8 | 55 | 6 | 44 | 4 | 31 | 8 | 81 | 5 | 63 | 4 | 51 | 3 | 36 |
| 5 | 19 | 81 | 12 | 62 | 9 | 49 | 6 | 35 | 13 | 87 | 8 | 69 | 6 | 56 | 4 | 40 |
| 6 | 26 | 88 | 16 | 68 | 12 | 54 | 8 | 39 | 19 | 92 | 12 | 74 | 8 | 61 | 6 | 44 |
| 7 | 35 | 93 | 21 | 73 | 15 | 59 | 10 | 43 | 26 | 96 | 16 | 79 | 11 | 66 | 8 | 48 |
| 8 | 44 | 97 | 27 | 79 | 19 | 64 | 12 | 46 | 35 | 99 | 21 | 84 | 15 | 70 | 10 | 52 |
| 9 | 55 | 100 | 32 | 84 | 23 | 68 | 15 | 50 | 46 | 100 | 26 | 88 | 18 | 74 | 12 | 55 |
| 10 | 69 | 100 | 38 | 88 | 27 | 73 | 17 | 53 | 59 | 100 | 31 | 92 | 22 | 78 | 14 | 58 |
| 11 | | | 45 | 92 | 32 | 77 | 20 | 56 | | | 37 | 95 | 26 | 82 | 16 | 62 |
| 12 | | | 52 | 96 | 36 | 81 | 23 | 60 | | | 44 | 98 | 30 | 85 | 18 | 65 |
| 13 | | | 60 | 98 | 41 | 85 | 25 | 63 | | | 51 | 99 | 34 | 89 | 21 | 68 |
| 14 | | | 68 | 100 | 46 | 88 | 28 | 66 | | | 60 | 100 | 39 | 92 | 24 | 71 |
| 15 | | | 78 | 100 | 51 | 91 | 31 | 69 | | | 70 | 100 | 44 | 94 | 26 | 74 |
| 16 | | | | | 56 | 94 | 34 | 72 | | | | | 49 | 96 | 29 | 76 |
| 17 | | | | | 62 | 97 | 37 | 75 | | | | | 55 | 98 | 32 | 79 |
| 18 | | | | | 69 | 99 | 40 | 77 | | | | | 61 | 99 | 35 | 82 |
| 19 | | | | | 75 | 100 | 44 | 80 | | | | | 68 | 100 | 38 | 84 |
| 20 | | | | | 83 | 100 | 47 | 83 | | | | | 77 | 100 | 42 | 86 |
| 21 | | | | | | | 50 | 85 | | | | | | | 45 | 88 |
| 22 | | | | | | | 54 | 88 | | | | | | | 48 | 90 |
| 23 | | | | | | | 57 | 90 | | | | | | | 52 | 92 |
| 24 | | | | | | | 61 | 92 | | | | | | | 56 | 94 |
| 25 | | | | | | | 65 | 94 | | | | | | | 60 | 96 |
| 26 | | | | | | | 69 | 96 | | | | | | | 64 | 97 |
| 27 | | | | | | | 73 | 98 | | | | | | | 68 | 99 |
| 28 | | | | | | | 78 | 99 | | | | | | | 72 | 100 |
| 29 | | | | | | | 83 | 100 | | | | | | | 78 | 100 |
| 30 | | | | | | | 88 | 100 | | | | | | | 84 | 100 |

注：表中观察数 *X* 为调查例中查 *n* 到实验发生某现象的个数。

## 附表 5　$\chi^2$ 临界值表

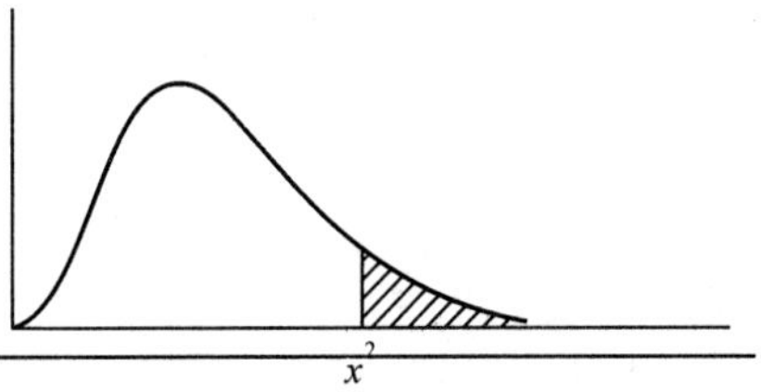


| $v$ | P | | | | | | | | | | | | |
|---|---|---|---|---|---|---|---|---|---|---|---|---|---|
| | 0.995 | 0.990 | 0.975 | 0.950 | 0.900 | 0.750 | 0.500 | 0.250 | 0.100 | 0.050 | 0.025 | 0.010 | 0.005 |
| 1 | … | … | … | … | 0.02 | 0.10 | 0.45 | 1.32 | 2.71 | 3.84 | 5.02 | 6.63 | 7.88 |
| 2 | 0.01 | 0.02 | 0.02 | 0.10 | 0.21 | 0.58 | 1.39 | 2.77 | 4.61 | 5.99 | 7.38 | 9.21 | 10.60 |
| 3 | 0.07 | 0.11 | 0.22 | 0.35 | 0.58 | 1.21 | 2.37 | 4.11 | 6.25 | 7.81 | 9.35 | 11.34 | 12.84 |
| 4 | 0.21 | 0.30 | 0.48 | 0.71 | 1.06 | 1.92 | 3.36 | 5.39 | 7.78 | 9.49 | 11.14 | 13.28 | 14.86 |
| 5 | 0.41 | 0.55 | 0.83 | 1.15 | 1.61 | 2.67 | 4.35 | 6.63 | 9.24 | 11.07 | 12.83 | 15.09 | 16.75 |
| 6 | 0.68 | 0.87 | 1.24 | 1.64 | 2.20 | 3.45 | 5.35 | 7.84 | 10.64 | 12.59 | 14.45 | 16.81 | 18.55 |
| 7 | 0.99 | 1.24 | 1.69 | 2.17 | 2.83 | 4.25 | 6.35 | 9.04 | 12.02 | 14.07 | 16.01 | 18.48 | 20.28 |
| 8 | 1.34 | 1.65 | 2.18 | 2.73 | 3.40 | 5.07 | 7.34 | 10.22 | 13.36 | 15.51 | 17.53 | 20.09 | 21.96 |
| 9 | 1.73 | 2.09 | 2.70 | 3.33 | 4.17 | 5.90 | 8.34 | 11.39 | 14.68 | 16.92 | 19.02 | 21.67 | 23.59 |
| 10 | 2.16 | 2.56 | 3.25 | 3.94 | 4.87 | 6.74 | 9.34 | 12.55 | 15.99 | 18.31 | 20.48 | 23.21 | 25.19 |
| 11 | 2.60 | 3.05 | 3.82 | 4.57 | 5.58 | 7.58 | 10.34 | 13.70 | 17.28 | 19.68 | 21.92 | 24.72 | 26.76 |
| 12 | 3.07 | 3.57 | 4.40 | 5.23 | 6.30 | 8.44 | 11.34 | 14.85 | 18.55 | 21.03 | 23.34 | 26.22 | 28.30 |
| 13 | 3.57 | 4.11 | 5.01 | 5.89 | 7.04 | 9.30 | 12.34 | 15.98 | 19.81 | 22.36 | 24.74 | 27.69 | 29.82 |
| 14 | 4.07 | 4.66 | 5.63 | 6.57 | 7.79 | 10.17 | 13.34 | 17.12 | 21.06 | 23.68 | 26.12 | 29.14 | 31.32 |
| 15 | 4.60 | 5.23 | 6.27 | 7.26 | 8.55 | 11.04 | 14.34 | 18.25 | 22.31 | 25.00 | 27.49 | 30.58 | 32.80 |
| 16 | 5.14 | 5.81 | 6.91 | 7.96 | 9.31 | 11.91 | 15.34 | 19.37 | 23.54 | 26.30 | 28.85 | 32.00 | 34.27 |
| 17 | 5.70 | 6.41 | 7.56 | 8.67 | 10.09 | 12.79 | 16.34 | 20.49 | 24.77 | 27.59 | 30.19 | 33.41 | 35.72 |
| 18 | 6.26 | 7.01 | 8.23 | 9.39 | 10.86 | 13.68 | 17.34 | 21.60 | 25.99 | 28.87 | 31.53 | 34.81 | 37.16 |
| 19 | 6.84 | 7.63 | 8.91 | 10.12 | 11.65 | 14.56 | 18.34 | 22.72 | 27.20 | 30.14 | 32.85 | 36.19 | 38.58 |
| 20 | 7.43 | 8.26 | 9.59 | 10.85 | 12.44 | 15.45 | 19.34 | 23.83 | 28.41 | 31.41 | 34.17 | 37.57 | 40.00 |
| 21 | 8.03 | 8.90 | 10.28 | 11.59 | 13.24 | 16.34 | 20.34 | 24.93 | 29.62 | 32.67 | 35.48 | 38.93 | 41.40 |
| 22 | 8.64 | 9.54 | 10.98 | 12.34 | 14.04 | 17.24 | 21.34 | 26.04 | 30.81 | 33.92 | 36.78 | 40.29 | 42.80 |
| 23 | 9.26 | 10.20 | 11.69 | 13.09 | 14.85 | 18.14 | 22.34 | 27.14 | 32.01 | 35.17 | 38.08 | 41.64 | 44.18 |
| 24 | 9.89 | 10.86 | 12.40 | 13.85 | 15.66 | 19.04 | 23.34 | 28.24 | 33.20 | 36.42 | 39.36 | 42.98 | 45.56 |
| 25 | 10.52 | 11.52 | 13.12 | 14.61 | 16.47 | 19.94 | 24.34 | 29.34 | 34.38 | 37.65 | 40.65 | 44.31 | 46.93 |
| 26 | 11.16 | 12.20 | 13.84 | 15.38 | 17.29 | 20.84 | 25.34 | 30.43 | 35.56 | 38.89 | 41.92 | 45.64 | 48.29 |
| 27 | 11.81 | 12.88 | 14.57 | 16.15 | 18.11 | 21.75 | 26.34 | 31.53 | 36.74 | 40.11 | 43.19 | 46.96 | 49.64 |
| 28 | 12.46 | 13.56 | 15.31 | 16.93 | 18.94 | 22.66 | 27.34 | 32.62 | 37.92 | 41.34 | 44.46 | 48.28 | 50.99 |
| 29 | 13.12 | 14.26 | 16.05 | 17.71 | 19.77 | 23.57 | 28.34 | 33.71 | 39.09 | 42.56 | 45.72 | 49.59 | 52.34 |
| 30 | 13.79 | 14.95 | 16.79 | 18.49 | 20.60 | 24.48 | 29.34 | 34.80 | 40.26 | 43.77 | 46.98 | 50.89 | 53.67 |
| 40 | 20.71 | 22.16 | 24.43 | 26.51 | 29.05 | 33.66 | 39.34 | 45.62 | 51.80 | 55.76 | 59.34 | 63.69 | 66.77 |
| 50 | 27.99 | 29.71 | 32.36 | 34.76 | 37.69 | 42.94 | 49.33 | 56.33 | 63.17 | 67.50 | 71.42 | 76.15 | 79.49 |
| 60 | 35.53 | 37.48 | 40.48 | 43.19 | 46.46 | 52.29 | 59.33 | 66.98 | 74.40 | 79.08 | 83.30 | 88.38 | 91.95 |
| 70 | 43.28 | 45.44 | 48.76 | 51.74 | 55.33 | 61.70 | 69.33 | 77.58 | 85.53 | 90.53 | 95.02 | 100.42 | 104.22 |
| 80 | 51.17 | 53.54 | 57.15 | 60.39 | 64.28 | 71.14 | 79.33 | 88.13 | 96.58 | 101.88 | 106.63 | 112.33 | 116.32 |
| 90 | 59.20 | 61.75 | 65.65 | 69.13 | 73.29 | 80.62 | 89.33 | 98.64 | 107.56 | 113.14 | 118.14 | 124.12 | 128.30 |
| 100 | 67.33 | 70.06 | 74.22 | 77.93 | 82.36 | 90.13 | 99.33 | 109.14 | 118.50 | 124.34 | 129.56 | 135.81 | 140.17 |

# 中英文索引



* 短杠前的数字表示章,短杠后的数字表示节;单独一个数字表示章。

| 拼音 | 中文 | 英文 | 所在章节* |
|---|---|---|---|
| gu | 固定队列 | fixed cohort | 9—1 |
| gu | 固定效应模型 | fixed effect model | 18—4 |
| guan | 观察性偏倚 | observation bias | 4—2 |
| guan | 观察性研究 | observational study | 1—3 |
| guan | 关键词 | key words | 21—3 |
| guan | 关联性 | association | 17—3 |
| guan | 观察终点 | end-point | 9—2 |
| gui | 归因危险度 | attributable risk, AR | 9—3,10—5 |
| hai | 海豹肢症 | phocometia | 14—4 |
| he | 合理性 | rationality | 14—2 |
| heng | 横断面研究 | cross-sectional study | 1—3,8—1 |
| huan | 患者 | patients or other participants | 21—3 |
| huan | 患病率研究 | prevalence study | 8—1 |
| huang | 黄卡系统 | yellow card system | 14—4 |
| hui | 回归模型 | logistic regression model | 10—6 |
| hui | 回忆偏倚 | recall bias | 4—2 |
| hui | 回顾性研究 | retrospective study | 10—1 |
| hun | 混杂 | confounding | 10—4 |
| hun | 混杂变量 | confounding variable | 4—2 |
| hun | 混杂偏倚 | confounding bias | 4—2,9—4 |
| hun | 混杂因素 | confounding factors | 3—3,4—2,10—4 |
| hun | 混杂指数 | index of the degree of confounding | 4—2 |
| huo | 霍桑效应 | Hawthorne effect | 6—2 |
| ji | 极差 | range | 2—3 |
| ji | 记分检验 | score test | 10—6 |
| ji | 记录连结 | record linkage | 14—4 |
| ji | 计量资料 | quantitative data | 2—1 |
| ji | 计数资料 | counting data | 2—1 |
| ji | 几何平均数 | geometric mean | 2—3 |
| ji | 集合偏倚 | assembly bias | 15—3 |
| ji | 即时性队列研 | concurrent cohort study | 9—1 |
| ji | 疾病预防与控制中心 | Center for Disease Control and Prevention,CDC | 16—2 |
| jian | 检出偏倚 | detection bias | 4—2 |
| jian | 健康工人效应 | healthy worker effect | 4—2 |
| jian | 简单随机分组 | simple randomisation | 6—2 |
| jian | 简化急性生理学评价 | simplified acute physiology score,SAPS | 15—2 |
| jiao | 交叉感染 | cross infection | 16—1 |
| jiao | 交叉设计 | cross-over design | 5—2 |
| jie | 结局 | outcome | 9—1,12—1 |
| jie | 结果的外推 | extrapolation of the result | 6—2 |
| jing | 精确性 | precision | 13—2 |
| jun | 均衡不完全配伍组 | balanced incomplete block,BIB | 5—2 |

| 拼音 | 中文 | 英文 | 所在章节* |
|---|---|---|---|
| ren | 人群归因危险度 | population attributable risk, PAR | 9—3,10—5 |
| ren | 人群为基础的病例对照研究 | population-based case-control study | 10—2 |
| ren | 人年 | person-year | 9—3 |
| ren | 人时 | person-time | 9—3 |
| ru | 入院率偏倚 | admission rate bias | 4—2 |
| san | 三盲 | triple blind | 6—2 |
| san | 散点图 | scatter plot graph | 2—3 |
| shai | 筛检 | screening | 13—5 |
| she | 设计 | design | 21—3 |
| she | 社区试验 | community trial | 12—1 |
| she | 社区试验 | community trial | 1—3 |
| she | 社会期望反应定势 | social desirability response set | 7—3 |
| sheng | 生存率 | survival rate | 15—4 |
| sheng | 生存分析 | survival analysis | 14—2 |
| sheng | 生态学谬误 | ecological fallacy | 8—2 |
| sheng | 生态学研究 | ecological study | 1—3,8—2 |
| sheng | 生态比较研究 | ecological comparison study | 8—2 |
| sheng | 生态趋势研究 | ecological trend study | 8—2 |
| sheng | 生物等效性 | bioequivalance | 14—1 |
| shi | 失访 | lose to follow-up | 6—2,12—1 |
| shi | 失安全数 | fail-safe number | 18—4 |
| shi | 实验对照 | experimental control | 3—2 |
| shi | 实验性研究 | experimental study | 1—3 |
| shi | 试验效应 | experimental effect | 3—3 |
| shou | 受试对象 | subject | 3—3 |
| shou | 受试者工作特征曲线 | receive operator characteristic curve,ROC | 13—2 |
| shu | 数学模型 | mathematical model | 1—3 |
| shuang | 双盲 | double blind | 6—2 |
| shuang | 双盲法 | double blinded method | 14—1 |
| shuang | 双模拟对照 | double dummy control | 14—1 |
| shuang | 双向队列研究 | ambispective cohort study | 9—1 |
| shui | 水平 | level | 5—1 |
| shuo | 说谎偏倚 | lie bias | 4—2 |
| si | 四格表 | fourfold table | 17—2 |
| si | 四分位数间距 | quartile range,QR | 2—3 |
| si | 死亡概率模型 | mortality probability models, MPM | 15—2 |
| si | 似然比 | likelihood ratio, LR | 13—2 |
| si | 似然比检验 | likelihood test | 10—6 |
| suan | 算术平均数 | arithmetic mean | 2—3 |
| sui | 随访研究 | follow-up study | 9—1 |
| sui | 随访患病率研究 | follow-up prevalence study | 10—2 |
| sui | 随机化 | randomization | 3—2,4—3,8—1 |
| sui | 随机性 | randomization | 14—2 |

| 拼音 | 中文 | 英文 | 所在章节* |
|---|---|---|---|
| xiang | 向均数回归 | regression to the mean | 6—2 |
| xiao | 效果 | effectiveness | 21—4 |
| xiao | 效力 | power | 9—2 |
| xiao | 效应修正因子 | effect modifier | 4—2,4—4 |
| xin | 信息偏倚 | information bias | 4—2,9—4 |
| xu | 序贯试验 | sequential trial | 6—4 |
| xu | 序贯试验设计 | sequential trial design | 6—4 |
| xu | 叙述性文献综述 | descriptive review | 21—1 |
| xu | 需要治疗的病人数 | number need to treat, NNT | 18—3 |
| xuan | 选择偏倚 | selection bias | 4—2,9—4 |
| xun | 循证医学 | evidence-based medicine, EBM | 18 |
| yan | 严格评价 | critical appraisal | 21—1 |
| yan | 研究变量 | variable | 9—1 |
| yan | 研究场所 | setting | 21—3 |
| yan | 研究结局 | outcome | 9—2,11—1 |
| yang | 样本含量 | sample size | 3—2 |
| yang | 阳性预测值 | positive predicative value,PPV | 13—3 |
| yao | 尧敦方设计 | Youde square design | 5—2 |
| yao | 药物代谢动力学 | primary pharmacokinetics | 14—1 |
| yi | Ⅰ型错误 | type Ⅰ error | 17—2 |
| yi | 一致性检验 | consistency test | 14—2 |
| yi | 易感性偏倚 | susceptibility bias | 4—2 |
| yi | 异体配对设计 | heterogeneous paired design | 5—2 |
| yi | 意向分析法 | analysis by intention to treat | 14—2 |
| yi | 医源性感染 | iatrogenic infection | 16—1 |
| yi | 医院感染 | nosocomial infection | 16—1 |
| yi | 医院感染 | hospital infection | 16—1 |
| yi | 医院感染 | hospital acquired infection | 16—1 |
| yi | 医院为基础的病例对照研究 | hospital-based case-control study | 10—2 |
| yin | 引言 | introduction | 21—3 |
| yin | 因果关联 | causal association | 17—3 |
| yin | 阴性预测值 | negative predicative value,NPV | 13—3 |
| you | 诱导偏倚 | inducement bias | 4—2 |
| yu | 预后 | prognosis | 15—1 |
| yu | 预测值 | predicative value, PV | 13—3 |
| yuan | 圆图 | circle graph | 2—3 |
| yue | 约登指数 | Youden's Index, YI | 13—2 |
| zhai | 摘要 | abstract | 21—3 |
| zhen | 真实性 | validity | 13—2 |
| zhen | 诊断怀疑偏倚 | diagnostic suspicion bias | 4—2 |
| zheng | 正交设计 | orthogonal design | 5—3 |
| zheng | 整群抽样 | cluster sampling | 8—1 |
| zheng | 整群随机分组 | cluster randomisation | 6—2 |

# 主 要 参 考 书 目


1. 陈坤主编. 临床流行病学. 杭州:浙江大学出版社,2000.
2. 方积乾、陆盈主编. 现代医学统计学. 北京:人民卫生出版社,2002.
3. 方平主编. 网络医学资源检索与利用. 北京:科学出版社,2003.
4. 高东怀主编. 网络应用与生物医学信息检索. 西安:第四军医大学出版社,2002.
5. 贺石林,李元建主编. 医学科研方法学. 第1版. 北京:人民军医出版社,2003.
6. 李立明主编. 流行病学. 第5版. 北京:人民卫生出版社,2003.
7. 梁万年主编. 医学科研方法学. 第1版. 北京:人民卫生出版社,2002.
8. 倪宗瓒主编. 卫生统计学. 第4版. 北京:人民卫生出版社,2000.
9. Robert H Fletcheer,等. 临床流行病学. 上海医科大学流行病学教研室译. 上海:上海翻译出版公司,1987.
10. 谭红专主编. 现代流行病学. 北京:人民卫生出版社,2001.
11. 王家良主编. 临床流行病学. 上海:上海科学技术出版社,2000.
12. 王家良主编. 循证医学. 北京:人民卫生出版社,2001.
13. 魏尔清,陈红专主编. 生物医学科研—基本知识和技能. 北京:科学出版社,2001.
14. 熊国强主编. 医学科研设计教程. 北京:科学出版社,2001.
15. 袁伯俊主编. 新药评价基础与实践. 第1版. 北京:人民军医出版社. 1998.
16. 曾光主编. 现代流行病方法与应用. 第1版. 北京:北京医科大学、中国协和医科大学联合出版社,1994.
17. 周元瑶主编. 药物流行病学. 第1版. 北京:中国医学科技出版社. 1996.
18. 郭东星,何大卫. 成组设计的多个样本比较与多个样本间两两比较秩和检验公式的简化. 山西医科大学学报,2000,31(1):31－33.
19. 郭东星、何大卫. 成组设计的两样本比较秩和检验和配对设计差值的符号秩和检验——秩和检验公式的简化. 中国卫生统计 2000,17(2),83－85.
20. 刘福东. 医院科研选题应注意的几个问题. 武警医学,2001,12(5):307－308.
21. 吕虹,吕永秋. 浅议医学教育研究课题的申报. 中华医学科研管理杂志,2001,14(4):217－218.
22. 王宋柱. 中医药科研选题问题的探讨. 陕西中医院学报,2002,25(1):6－9.
23. 张玉荣. 如何选择科研课题. 中华医学科研管理杂志,2003,16(3):154－155.
24. 郑荣远,等. 浙江省温州市的"脑炎"病因探索Ⅰ. 病例观察研究,Ⅱ. 流行病学调查,Ⅲ. 因果关系综合评估. 药物流行病学杂志,1993,2(4):157,161,166.
25. 朱益民,陈坤. 谷胱甘肽 s-转移酶基因(M1、T1)多态性与大肠癌综合危险性的 Meta 分析. 实用肿瘤杂志,2001,16(4):280－281.
26. 朱益民,方顺源,陈坤,等. 乙肝病史、肿瘤家族史和心理因素对肝癌的交互作用. 卫生研究,2000,29(2):92－93.
27. Altman D.G. Practical Statistics for Medical Research. London: Chapman and Hall, 1991.
28. Detels R, Holland WW, Mcewen J, et al. Oxford textbook of public health 3rd Ed. New York: Oxford University Press Inc. 1997.
29. Greenberg RS, Daniels SR, Flanders WD, et al. Medical Epidemiology. 3rd ed. New York :

McGraw-Hill，2001.

30. Kleinbaum，Morgenstern H，Kupper LL. Epidemiologic research：principles and quantitative methods. Belmont，CA：Lifetime Learning Publications，1982.

31. Rothman KJ，Greenland S. Modern Epidemiology. 2nd ed. Philadelphia：Lippincott Raven Publishers，1998.

32. Sackett DL，Straus SE，Richardson WS，et al. Evidence-based medicine：how to practice and teach EBM. 2nd ed. Edinburgh：Churchill Livingstone. 2000.

33. Timmreck TC. An introduction to epidemiology. 2nd Ed. Boston：Jones and Bartlett，1994.

**图书在版编目（CIP）数据**

医学科研方法／陈坤主编．—杭州：浙江大学出版社，2004.8（2022.8重印）
ISBN 978-7-308-03870-6

Ⅰ.医… Ⅱ.陈… Ⅲ.医学—科学研究—研究方法 Ⅳ.R-3

中国版本图书馆CIP数据核字（2004）第088332号

**医学科研方法**

陈　坤　主编

**责任编辑**　葛　娟
**出版发行**　浙江大学出版社
（杭州市天目山路148号　邮政编码310007）
（网址：http://www.zjupress.com）
**排　　版**　杭州青翊图文设计有限公司
**印　　刷**　嘉兴华源印刷厂
**开　　本**　787mm×1092mm　1/16
**印　　张**　20.25
**字　　数**　518千
**版 印 次**　2004年8月第1版　2022年8月第15次印刷
**书　　号**　ISBN 978-7-308-03870-6
**定　　价**　49.00元